现代检验技术诊断学

郭春亮　陈雷　张美玲　崔巍　栗安刚　张南◎主编

中国出版集团
世界图书出版公司
广州・上海・西安・北京

图书在版编目(CIP)数据

现代检验技术诊断学 / 郭春亮等主编.—广州：世界图书出版广东有限公司，2014.9（2025.1重印）
ISBN 978-7-5100-8658-8

Ⅰ.①现… Ⅱ.①郭… Ⅲ.①医学检验 Ⅳ.①R446

中国版本图书馆CIP数据核字(2014)第216240号

现代检验技术诊断学

策划编辑　刘婕妤
责任编辑　曾跃香
出版发行　世界图书出版广东有限公司
地　　址　广州市新港西路大江冲25号
http://www.gdst.com.cn
印　　刷　悦读天下（山东）印务有限公司
规　　格　787mm × 1092mm　1/16
印　　张　24.75
字　　数　634千
版　　次　2014年9月第1版　　2025年1月第3次印刷
ISBN　978-7-5100-8658-8/R · 0262
定　　价　98.00元

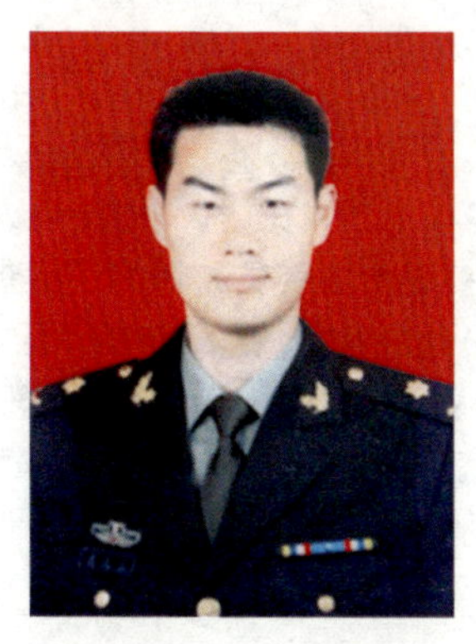

郭春亮，1981年4月出生，博士研究生，现为全军检验专业委员会青年委员，济南军区临床微生物专业组委员，河南省、开封市检验学会委员。长期从事科研工作，具有扎实的科研基础与临床检验实践能力。主要研究方向为幽门螺杆菌的基因微进化与微生态分析。参与过国家重点基础研究发展计划（"973"计划）、国家自然基金、重庆市科技人才项目、开封市创新人才项目等多项课题的研究工作，多年来发表论文39篇，其中包括国际论文杂志（SCI）5篇，中华级期刊18篇。获省市、军区科技进步奖3项。

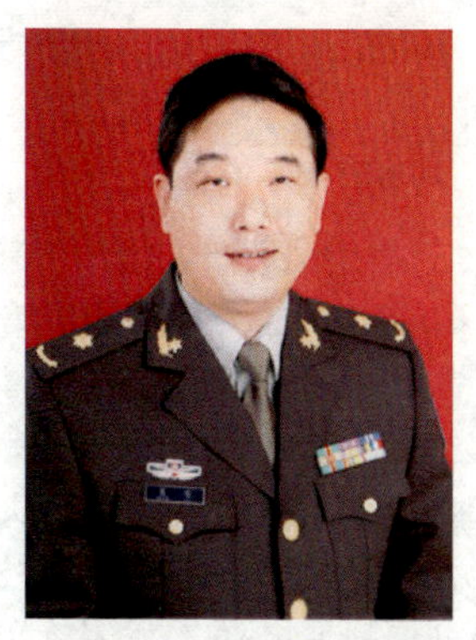

陈雷，1965年7月出生，硕士，主任技师，河南大学教授，研究生导师。现为全军检验专业委员会青年委员，全军临床免疫专业组委员，济南军区及河南省检验学会委员，开封市检验学会主任委员。曾承担5项军区课题，其中2005年承担的"豫东地区驻军肠道病毒感染调查及肠道病毒性脑炎的实验室检查"课题被济南军区列为军队"十一五"重点课题。多年来发表论文86篇，其中中华级期刊22篇。获省市、军区科技进步奖6项。

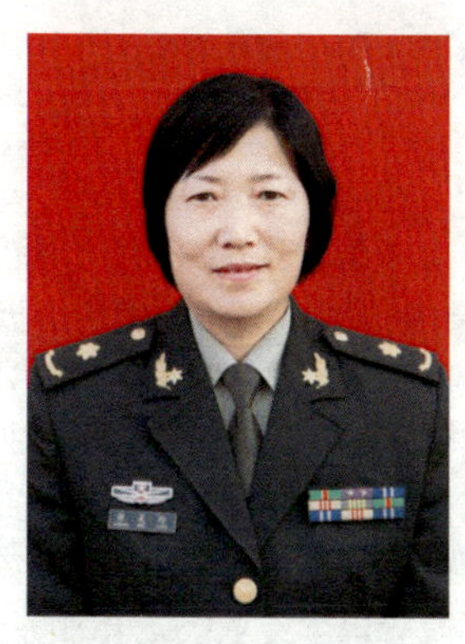

张美玲，1971年7月出生，硕士，主任技师，济南军区检验医学专业委员会委员，河南省免疫学委员会委员，河南省分子生物学委员会委员，河南省开封市检验专业委员。从事临床检验专业21年，擅长血液病的诊断、细胞遗传学染色体核型分析、优生优育项目检测、细胞形态学检查及基因诊断，曾参与"十五"国家科技攻关计划、国家自然科学基金项目、国家高技术研究发展计划（"863"计划）等重大课题的研究。21年来发表论文52篇，其中中华级期刊16篇。获省市、军区科技进步奖4项。

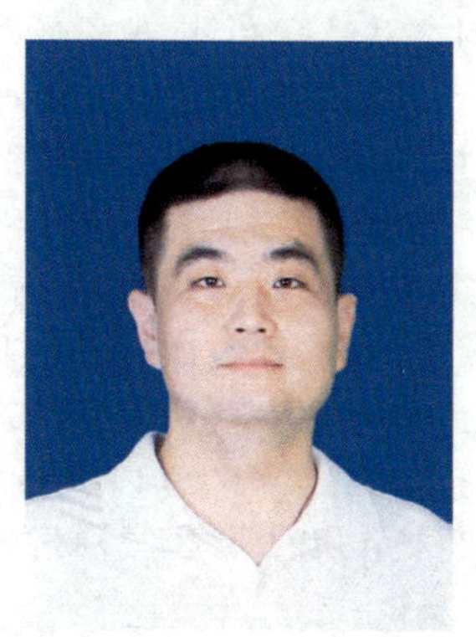

崔巍，1977年12月出生，河南省开封市人。2001年毕业于郑州大学医学院医学检验系，2013年获得河南大学医学院免疫学硕士学位。现为中国人民解放军第一五五中心医院检验科主管技师。从事临床微生物检验及科研工作10余年，在临床微生物鉴定方面积累了较丰富的经验。先后在《中华检验医学杂志》、《临床检验杂志》、《中华医院感染学杂志》等国家级刊物上发表专业学术论文10余篇。

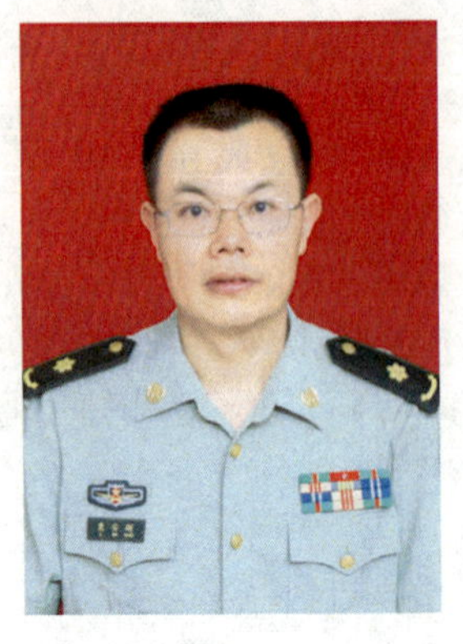

栗安刚，男，45岁，中国人民解放军第一五五中心医院主任医师，开封市病理专业委员会副主任委员，河南省病理专业委员会委员、医师协会委员，济南军区病理副主任委员，全军病理专业委员会委员，河南大学教授，主要研究方向为消化系病理及乳腺病病理，多年来发表论文80余篇，获省市、军区科技进步奖5项。

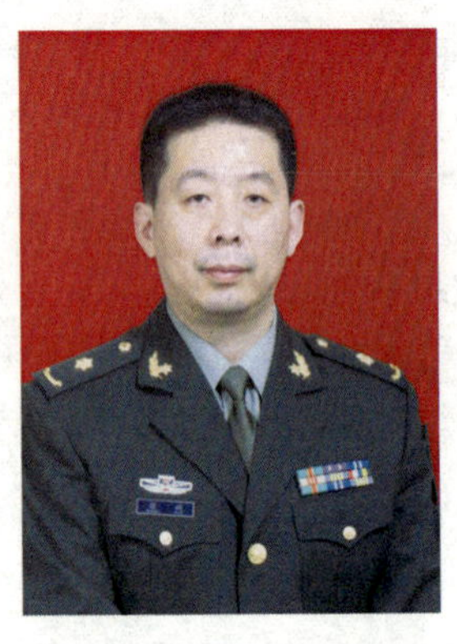

张南，1968年5月出生，医学博士。1991年毕业于郑州大学医学院临床医学系。2008年毕业于第三军医大学，获内科学（感染病学）博士学位。现任中国人民解放军第一五五中心医院生物治疗中心主任，济南军区科学技术委员会生物技术专业委员，开封市感染病专业委员会委员。主要研究方向为恶性肿瘤的过继免疫治疗，病毒性肝炎、肝衰竭及肝癌的生物治疗。发表论文20余篇。

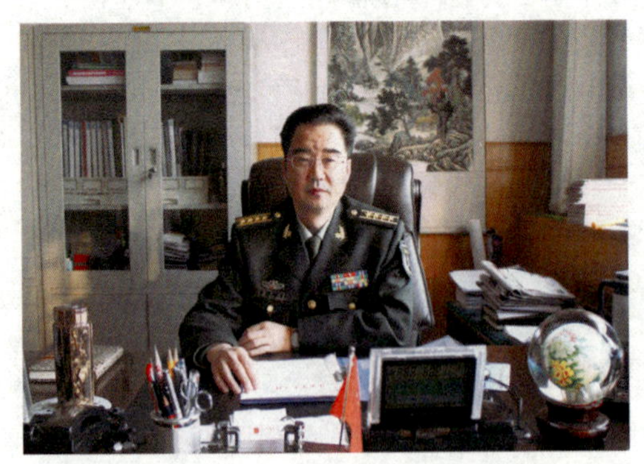

主审专家：郭长升

郭长升，1965年4月出生，主任医师，硕士生导师，河南大学特聘教授，中国人民解放军第一五五中心医院院长。1988年毕业于解放军第三军医大学，2002年获得郑州大学硕士学位，现为开封市血液学专业委员会主任委员，开封市抗癌协会副理事长，河南省血液学专业委员会副主任委员，济南军区血液学专业委员会副主任委员，济南军区医院管理学专业委员会常务委员，被评为开封市医学专家库人才，开封市科技拔尖人才，济南军区科研领军人才。从医近30年，擅长血液、肿瘤、风湿内科疾患的诊疗，对不明原因发热、再生障碍性贫血、难治性血小板减少性紫癜的治疗及白血病和恶性肿瘤的化疗有独到的见解，对各器官实体瘤的微创活检诊断与治疗有深入的研究。先后在国家级刊物上发表专业学术论文和管理论文120余篇，其中包括国际论文杂志（SCI）5篇，中华级期刊49篇，主编专著3部，参编著作10部。目前承担全军科研专项课题1项，济南军区科研课题5项，国家自然基金项目2项，开封市创新人才项目1项。主研的军区级课题“军队中小医院建设发展的研究”、“重症有机磷中毒综合救治的临床研究”、“军队医院急救工作的理论与实践研究”分获军队科技进步三等奖，参研的军区级课题“外伤性截瘫救治与康复一体化治疗的研究”、“单胺氧化酶抑制剂神经保护作用的研究”分别获军队科技进步三等奖和军队医疗成果三等奖。

《现代检验技术诊断学》编委会

主　审：

郭长升　中国人民解放军第一五五中心医院

主　编：

郭春亮　中国人民解放军第一五五中心医院

陈　雷　中国人民解放军第一五五中心医院

张美玲　中国人民解放军第一五五中心医院

崔　巍　中国人民解放军第一五五中心医院

栗安刚　中国人民解放军第一五五中心医院

张　南　中国人民解放军第一五五中心医院

副主编：

范清刚　中国人民解放军第一五五中心医院

李金起　中国人民解放军第一五五中心医院

赵子瑜　中国人民解放军第一五五中心医院

宋宗昌　中国人民解放军第一五五中心医院

闫红艳　中国人民解放军第一五五中心医院

郭　萍　中国人民解放军第一五五中心医院

张志国　中国人民解放军第一五五中心医院

房丽娜　中国人民解放军第一五五中心医院

孙庆国　中国人民解放军第一五五中心医院

编　委：

薛振涛　中国人民解放军第一五五中心医院

赵鹏飞　中国人民解放军第一五五中心医院

张　涛　开封市预备役一三六师

——前　　言——

Preface

医学检验是一门通过运用现代物理化学方法、手段进行医学诊断的学科，研究的主要内容为如何通过实验室技术、医疗仪器设备为临床诊断、治疗提供依据。

伴随着现代科学技术的迅速发展，一大批新技术、新设备、新方法逐渐被引入到临床实验室，增加了更多更准确的检验项目及方法，将其应用于临床当中，并将现有方法进行完善提高，保障了临床实验室诊断的准确性和高质量，同时也提高了临床检验工作的标准化、规范化、准确化程度。

作为医学检验科的一员，在掌握基础医学、临床医学、医学检验、实验诊断等方面的基本理论知识和实验操作能力的基础之上，还需不断学习，吸取最先进的技术与理念，并合理地运用于临床。为了更好地了解医学检验技术的发展，并且更好地将其应用于临床，提高临床诊断率，本编委会组织了在临床检验医学方面具有丰富经验的医务人员认真编写此书。

本书分为十章，内容主要包括：医学检验相关技术和仪器，检验的质控管理，临床常见急症与检验，临床血液学检验，体液、分泌物及排泄物检验，细胞病理学基本检验，微生物学检验，寄生虫学检验与诊断，临床免疫学检验及临床生物化学检验。

每一部分内容均详细介绍了相关检验技术、操作方法、结果参考、检验的临床意义，以及相关疾病的检验及临床诊断，本书侧重于临床，具有较高的实用价值，望以此书对广大医学检验人员起到一定的借鉴参考之用途。

为了进一步提高临床检验人员的水平，本编委会人员在多年临床检验的经验基础上，参考诸多书籍资料，认真编写了此书，望谨以此书为广大临床检验人员提供微薄帮助。

本书在编写过程中，借鉴了诸多医学检验相关临床书籍与资料文献，在此表示衷心的感谢。由于本编委会人员均身负繁重的临床检验工作，故编写时间仓促，难免有错误及不足之处，恳请广大读者见谅，并给予批评指正，以更好地总结经验，以起到共同进步、提高临床医学检验与诊断水平的目的。

《现代检验技术诊断学》编委会

2014 年 6 月

目　　录

第一章

Chapter 1

医学检验相关技术和仪器

第一节　血细胞分析仪

Section 1

血细胞分析仪是医院临床检验应用非常广泛的仪器之一，随着近几年计算机技术日新月异的发展，血细胞分析技术也从三分群转向五分群，从二维空间进而转向三维空间，而且我们也注意到现代血细胞分析仪的五分类技术许多采用了和当今非常先进的流式细胞仪相同的技术，如散射光检测技术、鞘流技术、激光技术等。

一、检测方法

（一）体积、电导、激光散射法（VCS）

这是Beckman-Couter公司生产的血细胞分析仪所采用的经典分析方法，它集3种物理学检测技术于一体，在细胞处于自然原始的状态下对其进行多参数分析。该方法也称为体积、电导、激光散射血细胞分析法。此技术采用在标本中首先加入红细胞溶血剂溶解掉红细胞，然后加入稳定剂来中和红细胞溶解剂的作用，使白细胞表面、胞浆和细胞体积保持稳定不变。然后应用鞘流技术将细胞推进到流动细胞计数池（fowce）中，接受仪器VCS 3种技术的检测。

V代表体积（voume）测量法，是采用经典的库尔特专利技术，用低频电流准确分析细胞体积。体积是区分白细胞亚群的一个重要的参数，它可有效区分体积大小差异显著的淋巴细胞和单核细胞。

C代表高频电导性（conductivity），采用高频电磁探针原理测量细胞内部结构间的差异，也是该公司的专利技术。细胞膜对高频电流具有传导性，当电流通过细胞时，细胞核的化学组分可使电流的传导性产生变化，其变化量可以反映出细胞内含物的信息。该参数可用来区分体积相近而内部性质不同的细胞群体，如淋巴细胞和嗜碱性粒细胞，由于它们的细胞核特性不同而在传导性参数上有所区别。

S代表激光散射（scatter）测量技术，采用氦氖激光源发出的单色激光扫描每个细胞，收集细胞在10°～70°内出现的散射光（MAS）信号。该激光束可穿透细胞，探测细胞内核分叶状况和胞浆中的颗粒情况，提供有关细胞颗粒性的信息，可以区分出颗粒特性不同的细胞群体。例如细胞内颗粒粗的要比颗粒细的散射光更强，因此可以用于区分粒细胞中的嗜中性、嗜酸性和嗜碱性3种细胞。

（二）电阻抗、射频与细胞化学联合检测技术

典型机型如SysmexSE-9000/SE-9500/XE-2100等。这类仪器共有四个不同的检测系统，将标本用特殊细胞染色技术处理后再应用RF和DC技术对白细胞进行分类和计数。其共采用如下4个检测系统。

1.嗜酸性粒细胞检测系统

该系统是利用电阻抗方式计数。血液经分血器分血后部分与嗜酸性粒细胞计数溶血剂混合，特异的溶血剂使嗜酸性粒细胞以外的所有细胞均溶解或萎缩，这种含完整嗜酸性粒细胞的液体经阻抗电路计数。

2.嗜碱性粒细胞系统

该系统检测原理与嗜酸性粒细胞相同，不同的是其溶血剂只能保留血液中的嗜碱性粒细胞。

3.淋巴、单核、粒细胞（中性粒细胞、嗜酸性粒细胞、嗜碱性粒细胞）检测系统

该系统采用电阻抗与射频联合检测方式，使用作用较温和的溶血剂，对核及细胞形态影响不大。在内外电极上存在直流和高频两个发射器。由于直流电不能达到细胞质及核质，而射频电能透入胞内测量核大小和颗粒多少，因此这两种不同的脉冲信号的个数及高低综合反映了细胞数量、大小（DC）和核及颗粒密度（RF）。由于淋巴细胞、单核细胞及粒细胞的大小、细胞质含量、核形态与密度均有较大差异，故可通过扫描得出其比例。

4.幼稚细胞检测系统

该系统也是利用电阻抗方式计数。其原理是由于幼稚细胞上的脂质较成熟细胞少，在细胞悬液中加入硫化氨基酸后，由于脂质占位不同，结合在幼稚细胞上的硫化氨基酸较成熟细胞多，且对溶血剂有抵抗作用，故能保持幼稚细胞的形态完整而溶解成熟细胞，即可通过阻抗法检测。

（三）激光散射和细胞化学染色技术

在白细胞分类上，仪器采用两个通道进行，一个为过氧化酶检测通道，另一个为嗜碱细胞检测通道。

过氧化酶反应（peroxidase，POX）是血涂片染色的一个常用细胞化学染色方法，用于鉴别原始细胞与成熟的粒细胞，鉴别粒细胞与非粒细胞。染色后的细胞内无蓝黑色颗粒出现为阴性反应，出现细小颗粒或稀疏样分布的黑色颗粒为弱阳性反应，出现黑色粗大而密集的颗粒为强阳性反应。过氧化物酶主要存在于粒细胞系和单核细胞系中，各类白细胞对过氧化物酶的反应是这样的：早期的原始粒细胞为阴性，早幼粒以后的各阶段都含有过氧化物酶，并随着细胞的成熟过氧化酶含量逐渐增强，中性分叶核粒细胞会出现强阳性反应，嗜酸性粒细胞具有最强的过氧化物酶反应，嗜碱粒细胞不含此酶呈阴性反应。在单核细胞系统，除早期原始阶段外，幼稚单核和单核细胞会出现较弱的过氧化物酶反应。淋巴细胞、幼稚红细胞、巨核细胞等都为过氧化物酶阴性反应。过氧化酶检测通道就是根据这个原理设计的，它检测每一个通过流动计数池中的白细胞，经过激光照射所产生的过氧化酶散射光吸收率，对当然试剂和辅助试剂均进行了改良。①过氧化酶最强阳性的嗜酸性粒细胞；②过氧化酶强阳性的嗜中性分叶核粒细胞；③体积较大、过氧化酶弱阳性的单核细胞；④体积较小、过氧化物酶阴性的淋巴细胞；⑤体积大于淋巴细胞且过氧化物酶阴性的未染色大细胞，此类细胞增加提示幼稚或原始的各类细胞可能出现。

在嗜碱细胞通道中采用的检测原理是：专用的嗜碱细胞试剂将除了嗜碱细胞以外的白细胞除去细胞膜，使其裸核化并体积变小，仅将嗜碱性粒细胞保持原有状态，体积明显大于其他类的白细胞。

（四）多角度偏振光激光散射技术

美国雅培公司（ABBOTT）推出的血细胞分析仪，在白细胞分类中采用独特的多角度偏振光散射（MAPSS）技术，其所生产的血细胞计数仪从CE-DYN 3000、3200、3500、3700、4000到Sapphire

(蓝宝石)，均在白细胞分类上采用了MAPSS技术。该技术基本原理是细胞在激光束的照射下，在多个角度都产生散射光，仪器在四个角度的四个检测器将接收到相应的散射光信号，然后经过微处理器分析处理，将各类细胞安置在散点图上的相应位置，并计算出白细胞分类结果。

多角度偏振光散射白细胞分类技术（muti-Ange poatised scatter separation of white cell, MAPSS）其原理是一定体积的全血标本用鞘流液按适当比例稀释。其白细胞内部结构近似于自然状态，因嗜碱性粒细胞颗粒具有吸湿的特性，所以嗜碱性粒细胞的结构有轻微改变。红细胞内部的渗透压高于鞘液渗透压而发生改变，红细胞内的血红蛋白从细胞内游离出来，而鞘液内的水分进入红细胞中，细胞膜的结构仍然完整，但此时的红细胞折光指数与鞘液的相同，故红细胞不干扰白细胞检测。在鞘流系统的作用下，样本被集中为一个直径30μm的小股液流，该液流将稀释的血细胞单个排列，然后通过激光束，激光照射于细胞上，在各个方向都有其散射光出现：①0°为前向角散射光，可粗略地测定细胞大小；②10°为狭角散射光，可测细胞结构及其复杂性的相对特征；③90°垂直光散射，主要对细胞内部颗粒和细胞成分进行测量；④90°为消偏振光散射，基于颗粒可以将垂直角度的偏振激光消偏振的特性，将嗜酸细胞从中性粒细胞和其他细胞中分离出来；⑤这四个角度同时对单个白细胞进行测量和分析后，即可将白细胞划分为嗜酸性粒细胞、中性粒细胞、嗜碱性粒细胞、淋巴细胞和单核细胞5种。ABBOTT的五分类法定量很有意思，不用传统的体积定量，而是采用数量定量，每次计数时完成10 000个细胞测定即停止。

二、分　　类

(一)按自动化程度分类

半自动血细胞分析仪、全自动血细胞分析仪和血细胞分析工作站、血细胞分析流水线。

(二)按检测原理分类

电容型、电阻抗型、激光型、光电型、联合检测型、干式离心分层型和无创型。

(三)按仪器分类白细胞的水平分类

二分群、三分群、五分群、五分群＋网织红血细胞分析仪。

三、基本结构

各类型血细胞分析仪结构各不同，但大都由机械系统、电学系统、血细胞检测系统、血红蛋白测定系统、计算机和键盘控制系统等，以不同的形式组成。

(一)机械系统

各类型的血细胞分析仪虽结构各有差异，但均有机械装置(如全自动进样针、分血器、稀释器、混匀器、定量装置等)和真空泵，以完成样品的吸取、稀释、传送、混匀，以及将样品移入各种参数的检测区。此外，机械系统还发挥清洗管道和排除废液的功能。

(二)电学系统

如电路中主电源、电压元器件、控温装置、自动真空泵电子控制系统以及仪器的自动监控、故障报警和排除等。

(三)血细胞检测系统

国内常用的血细胞分析仪，使用的检测技术可分为电阻抗检测和光散射检测两大类。

1.电阻抗检测技术

由信号发生器、放大器、甄别器、阈值调节器、检测计数系统和自动补偿装置组成。这类技术主要用在二分类或三分类仪器中。

2.光散射检测技术

主要由激光光源、检测区域装置和检测器组成。

3.激 光 源

多采用氩离子激光器，以提供单色光。

4 监测区域装置

主要由鞘流形式的装置构成，以保证细胞混悬液在检测液流中形成单个排列的细胞流。

5.检 测 器

散射光检测器系光电二极管，用以收集激光照射细胞后产生的散射光信号；荧光检测器系光电倍增管，用以接受激光照射荧光染色后细胞产生的荧光信号。

这类检测技术主要应用于“五分类、五分类＋网织红”的仪器中。

(四)血红蛋白测定系统

由光源(一般为 540nm 波长)透镜、滤光片、流动比色池和光电传感器组成。计算机和键盘控制系统使检测过程更加快捷、方便。

四、检验参数

当今时代越来越多血细胞分析仪在增加，市场需求量越来越大，这就增大了参数方面的需求量。下面做一下详细介绍。

新的参数以满足临床在诊断和鉴别诊断方面的需求。最初的血细胞计数仪仅仅能够计数红细胞和白细胞，后来又有了血红蛋白、血小板、红细胞压积、平均红细胞体积等几个参数。而发展成为血细胞分析仪后，又增加了许多分析和计算参数。最早加入到并得到公认的参数是红细胞体积分布宽度(RDW)，目前该参数已经成为许多型号血细胞分析仪的标准参数，在各种贫血的诊断和治疗中起着重要作用，而该参数是很难应用人工方法测定的。

目前有的仪器甚至可以提供 40 ～ 50 种测量或计算参数。但很多的新参数目前仍不能应用于临床，仅限定在实验室中供研究使用。在美国凡进入临床应用的新的实验参数，需要经过 FDA(美国食品和药品管理局)的批准认可，其批准原则经过多年实验认证，该参数应该是对临床诊断有用的、安全的和高效率的。这个认证是非常严格的，而在我国目前还缺乏这样严格的认证和批准体系。

五、常见故障

血细胞分析仪也可以被称为血球计数仪，这种仪器一般都用在医院里，是医院临床上应用非常广泛的仪器，下面介绍血球计数仪在使用过程中的常见故障。

(一)计数时本底错误

清洗时设定自动检测空白值，如果检测空白超出规定值，则会报警，就可以知道是出现了本底错误。要先检查稀释液或溶血剂是否有气泡、是否被污染，如果有则更换试剂。此外，要检查是否受到电磁波干扰，还要确保接地良好。此外，检测室检出器细孔如果污染，也会导致该故障，可启动保养清洗程序进行清洗。如果都不是以上原因，可查看旋转阀是否受到污染，并进行相应处理。

(二)RBC/WBC/PT 计数错误

可先检查是否因样品凝集引起，如果是则更换样品。如果不是样品原因，可检查是否受到噪音、电磁波的干扰，接地是否出现故障等。此外，RBC、WBC 和 HGB 检出室下面的绝缘室排空异常也会引发该故障，应进行排除。检查检出室或检出器细孔是否被污染，检出器细孔是否被损坏，细胞计数定量隔膜泵和检出器之间的管道是否堵塞等。此外也要排除电路板故障，对 NO6363 和 NO2135 进行检查。

六、注意事项

为了保证使用血细胞分析仪得出的结果能够尽量反映患者的真实情况，在使用时必须注意以下几方面。

(一)血　　样

由于静脉血受外界因素影响较小，成分比较稳定，检测结果准确度高，重复性好，因此除婴儿外，建议取血者均应采用静脉血。如果采集末梢血时，注意不可局部过度挤压，避免血液中混入大量的组织液，而且易激活凝血系统产生局部凝血，导致检测结果的误差；第一滴血由于细胞成分不稳定应弃掉，用第二滴血进行检测。

(二)抗　　凝

使用拘橼酸盐抗凝剂时间过长易结晶，细胞形态易发生变化，影响计数结果的准确性；草酸盐易使血小板产生凝集，并可使白细胞形态发生变化，影响计数结果及分类；而肝素抗凝过量易引起白细胞凝集和血小板减少；EDTA-2Na 较 EDTA-2K 的可溶性低，血小板凝集的可能性大。因此国际血液学标准委员会(ICSH) 1993 年发表的文件中建议使用 EDTA-2K 作为血细胞分析仪的抗凝剂，用量为 1.5 ～ 2.2mg/mL 血。

(三)保　　存

采血后用塞子密闭，室温保存不超过 6h。

(四)稀　　释

稀释器、吸样管要经过校准。吸血后吸样管外的血液要完全擦干净。血液稀释后要尽快测定，否则易引起“稀释性溶血”。

(五)混　　匀

检测前混匀很重要，如果无旋转式混匀器应颠倒混匀至少 8 次。

(六)试　　剂

血细胞分析仪对试剂的要求非常严格，要求有严格的渗透压标准、稳定的导电率、高标准的纯净度以及对仪器管道和阀路无腐蚀作用。因此溶血剂、稀释液及清洗剂等最好选用原厂配套产品。

(七)白细胞分类

首先必须明确，迄今为止，世界上无论多先进的血细胞分析仪，进行的白细胞分类都只是一种过筛手段，并不能完全取代人工镜检分类。要坚决纠正有些单位用了血细胞分析仪就丢掉镜检的错误思想。

(八)质量控制

血液分析必须建立严格的质量控制制度，才能保证结果的可靠性。

(范清刚)

第二节　血液凝固分析仪

Section 2

一、血凝仪的分型及检测原理

（一）血凝仪分型

按自动化程度分为：半自动血凝仪、全自动血凝仪、全自动血凝工作站。

（二）血凝仪检测原理

主要检测方法有：凝固法（生物物理法）、底物显色法（生物化学法）、免疫学法（血凝仪仅使用免疫比浊法）、干化学法等。

二、血凝仪的基本结构

（一）半自动血凝仪

主要由样本和试剂预温槽、加样器、检测系统及微机组成。

（二）全自动血凝仪

包括样本传送及处理装置、试剂冷藏位、样本及试剂分配系统、检测系统、计算机、输出设备及附件等。

三、实验操作（以 Sysmex CA-7000 全自动血液凝固分析仪检测血凝常规四项为例）

（一）标本处理

早晨空腹采血（空腹 12h 左右），静脉采血。

3.8%（w/v）枸橼酸钠 0.2mL ＋静脉血 1.8mL，混匀。1h 内（3 000r/min × 15min）分离血浆，室温放置不超过 2h，2 ～ 8℃保存不超过 4h，长时间保存需在冰冻条件下（－ 70℃不超过 6 个月），只能冻融 1 次，在 37℃迅速解冻，以减低凝血因子的消耗，解冻后立即测试。

（二）实验材料

凝血酶原测定及质控试剂、活化部分凝血活酶时间反应及质控试剂、凝血酶时间测定及质控试剂、凝血酶试剂（纤维蛋白原）及质控试剂、缓冲液、清洗液等。

（三）实验原理

凝固法确定量的血浆（50μL）样本经一定时间加温后，加入相应试剂，采用波长 660nm 的光照射样本，凝血过程中血浆的浑浊度可以通过测量散射光光强度的改变来测定，然后通过标准曲线求出值，再通过参数计算得出相应结果。

（四）操作步骤

1.检查前准备

清空废液瓶，清空反应杯抛弃槽。添加足够反应杯（不能超出警告线）。添加清洁液试剂，清洗用蒸馏水等。

2.开　　机

先开打印机再开主机，开机后仪器自检，约 15min，屏幕上方“Not Ready”变为“Ready”，表示仪器预热完成，进入系统准备工作状态，可进行测定。

3.输入工作清单

从主菜单选“Work List”→出现第一架样本工作清单输入画面，选“ID NO Entry”输入第一个样本号→按相应实验项目名称键如“PT”，并同时输入此标本的其他测试项目，若选“凝血四项(PT、APTT、Fbg、TT)”，可按“Profie#1 组合”选项选择，选中项目相应位置标记由“-”变为“○”，选完项目后按“ENTER”确认，要删除某项目时只需按该项目(按键如“PT○”变为“PT-”)即可，→用“↑↓”键，同样输入其他标本编号项目。快速输入可用“Repeat”键，输入重复标本数，复制同样项目的输入。

4.放置样本

按设好的工作清单顺序将离心分离好的样本放置于样本架上，并按顺序把样本架排列于Samper 进样器右边位置(最多同时放 5 架共 50 个样本)。

5.按“Start”键开始测定

确认仪器为准备状态(显示屏正上方显示“Ready”)，按“Start”键，进样开始→测定进行，仪器显示为“Anaying”→被选择项目背景变为“◎”，此时可重复 3、4，继续输入其他架样本工作清单，按“Rigester”，继续确认测试任务，添加样本架继续测试→测定完成，测定项目背景变为“●”，打印机打印出测定结果，所有测定清单完成，系统恢复“Ready”状态。

6.查看结果

返回到主屏幕，按下“Stored Date”(储存结果)键，出现已存储结果界面，屏幕显示已完成的测试的信息。如果查看反应曲线，按下边菜单第一项“Graph”查看凝集趋势、吸光度、错误信息等。

7.每日维护

完成每日的测定后，关机前应进行维护。

(1)冲洗针按下“Rinse Probe ”然后按下“Execute”进行洗针。

(2)清空废液瓶和已使用过的反应杯。

(3)将试剂架连用试剂放入冰箱。

8.关　　机

先关主机，再关打印机。

(五)检验结果的判断与影响因素的分析

1.仪器报警

仪器测定完成后若不能对参数进行正确计算，将出现下列息：“＊＊＊.＊”出现错误，不能得到分析数据“———”，“＋＋＋”数值超出线性范围，“＜”数据低于可报告的低限，“＞”数据高于可报告的高限。

2.影响结果的实验前因素

(1)标本采集。若抽血时止血带扎得时间过长，扎得过紧，使局部血液凝固及组织型纤溶酶原激活物释放，引起血小板凝血因子和纤溶成分活化，使纤维蛋白原含量高或 TT 检测结果延长；输液时采血使血液稀释，检测结果发生异常；血液与抗凝剂混合不充分、比例失调而致标本有微小凝块，均可使结果异常。

(2)标本因素。标本离心时间短，血小板去除不彻底导致出现结果异常；标本收集 2h 后检测，PT、APTT、TT 在室温下随放置时间延长而延长，FIB 随放置时间延长而含量下降。若在 2h 内未检测完毕，应低温保存确保检测结果的准确性。另外，标本溶血、标本浑浊、黄疸、高血脂均对实验结果产生一定的影响。

(3)试剂因素。PT、APTT、FIB、TT 试剂从冰箱取出配置好后，均需在室温放置半小时后使用。缓冲液要每天更新，其使用时间过长可使 FIB 检测结果降低。

(4)仪器因素。仪器使用同一根加样针的情况，极为异常血样标本加样后，加样针清洗程度不够发生携带污染出现假性异常结果；比色杯尺寸不合乎规格，杯口底部粗糙可影响测定结果。

(六)质量控制

每批样本同时测定两个浓度水平(高值和正常值)的质控品，以2s为警告限，3s为失控限，绘制质控图，判断是否在控。

四、注意事项

确认溶剂类型：

(1)一般溶解液包括：蒸馏水、生理盐水、缓冲液、厂家特定溶解液，必须按说明书要求使用。

(2)溶解时，轻轻转动容器，保证干粉完全溶解，避免剧烈振荡。

(3)复溶后，室温放置5～10min方可使用。

五、临床意义

(1)PT是用于筛查外源性凝血系统(Ⅱ、Ⅴ、Ⅶ、Ⅹ)及口服抗凝药物剂量的检测项目。PT延长见于：先天性凝血因子Ⅱ、Ⅴ、Ⅶ、Ⅹ缺乏；低(无)纤维蛋白原血症；DIC、原发性纤溶症、维生素K缺乏等。PT缩短见于先天性凝血因子Ⅴ增多、口服避孕药、高凝状态、血栓性疾病、多发性骨髓瘤、洋地黄中毒、乙醚麻醉后。

(2) APTT是常用于内源性凝血系统(Ⅷ、Ⅸ、Ⅺ、Ⅻ因子)的筛选及肝素抗凝治疗的监测。APTT延长见于：先天性凝血因子缺乏；多种凝血因子缺乏；血液中有抗凝物质存在。APTT缩短见于：DIC高凝期和妊娠高血压综合症等高凝状态。APTT同时又是监测肝素治疗的首选指标。

(3) TT是检测凝血、抗凝及纤维蛋白溶解系统功能的一个试验。TT延长：患者血循环中AT-Ⅲ活性明显增高，肝素增多或类肝素抗凝物质存在。TT缩短常见于血样本有微小凝块或钙离子存在时。

(4)Fbg是用于判定血栓前状态或血栓性疾病的必查项目。Fbg含量增高可见于高凝状态；亦见于急性传染病、急性感染、恶性肿瘤等。Fbg含量减少见于：肝脏疾病；DIC消耗性低凝血期及纤溶期，溶栓治疗的监测，原发性纤维蛋白原缺乏症，原发性纤溶活性亢进，恶性贫血及肺、甲状腺、子宫、前列腺手术等。

(范清刚)

第三节　血沉分析仪

Section 3

一、自动血沉分析仪的工作原理和方法

(一)自动血沉分析仪的工作原理

所有自动血沉测定仪的原理和方法都是建立在魏氏法的基础上，利用光学阻挡原理进行

测量;也有采用红外线障碍法或激光光源扫描微量全血进行检测。

红细胞的沉降过程是一个包含力学、流变学及细胞间相互作用的复杂过程。影响红细胞沉降的因素很多,主要包括:红细胞的形态和大小、红细胞的变形性、红细胞的聚集性、红细胞间的相互作用,血细胞比容,血浆介质和上升流动,沉降管的倾斜度等。对于红细胞沉降这一非线性过程而言,自动血沉分析仪可完整记录红细胞沉降的全过程。

$$\text{红细胞沉降曲线方程}: H = \frac{H_\infty}{1+(t_{50}/t)^\beta}。$$

其中,H_∞是血浆层的极限高度($t \to \infty$),t_{50}是血浆高度为$H_\infty/2$的时刻,β为常数(β> 1)。沉降速度则表示为$V = dH/dt$,求极限便可得红细胞的最大沉降速度。

通过对红细胞沉降实践过程的记录,以及采用非线性最小二乘拟合方法,可得红细胞沉降曲线(H-T 曲线)。红细胞的最大沉降速度v_{max}与红细胞在聚集期形成的聚集体的大小、血浆蛋白含量、血浆黏度及红细胞的形态和变形性等因素有关。红细胞沉降从聚集期过渡到恒定沉降的时间t_{max}后,与红细胞聚集达到动态平衡,此后聚集体将不再继续生长。t_{50}反映了红细胞沉降从恒定沉降期向充塞期过渡的特征,它与红细胞在这两个时期中的动力学变化有关。H_∞表示在充塞期($t \to \infty$)红细胞所能达到的最大沉降距离,它与充塞期红细胞间相互作用有关。β是与红细胞沉降曲线有关的常数。

设沉降前的高度为h_0,沉降后的红细胞层高度h_1,两者相减即可得到血浆层的高度Δh。血液沉降前,管内血液均呈红色,即可吸收红外线;沉降后,血液分为上下两层,上层为透明血浆,可透过红外线,下层为红细胞等物质,呈褐红色,可吸收红外线。测量时可利用两层间的色彩差异利用红外线扫描方法找到分界面,从而测得h_0和h_1,通过计算可得到红细胞沉降率Δh。

(二)自动血沉仪的读数原理

目前有两大类型:一类是血沉管垂直固定在自动血沉仪的孔板上,光电二极管沿机械导轨滑动,对血沉管进行扫描。如果红外线不能到达接收器,说明红外线被高密度的红细胞阻挡,一旦红外线能穿过血沉管到达接收器,接收器的信号就引导计算机开始计算到达移动终端时所需的距离。首先记录血沉管中的血液在时间零计时的高度,此后每隔一定时间扫描一次,记录每次扫描时红细胞和血浆接触的位置,并以计算机自动计算转换成魏氏法观测值报告结果。

另一类是固定光电二极管,血沉管随转盘转动。垂直置管式与魏氏法相同。18°倾斜置管方式是将放入血沉管中的血样被仪器充分混匀后,试管相对于Y轴倾斜18°,促使红细胞沉降加速,静置一段时间,光电传感器自动读出红细胞沉降值,先纪录结果后转换成魏氏法观测值。

二、血沉自动分析仪的结构、性能指标及维护

(一)仪器的基本结构

血沉自动分析仪由光源、沉降管、检测系统、数据处理系统四个部分组成:①光源:采用红外光源;②血沉管:为硬质玻璃管或塑料管;③检测系统:一般仪器采用光电阵列二极管,其作用是进行光电转换,把光信号转变成电信号;④数据处理系统:由放大电路、数据采集和打印机组成。其作用是将检测系统的检测信号,经计算机的处理,驱动智能化打印机打印出结果。

(二)仪器的性能指标

测量时间:18～60min;测量精度:≤1mm;定时精度:≤1min。

样品用量:1mL 左右;同时测量样品数:10～40 个;电源:AC 220V ± 20V,50Hz。

标本采集:真空管或普通管。

（三）仪器的软件设计

血沉分析仪软件部分设计了数据采集、数据分析、数据库、打印等模块。数据采集模块在开始测量时启动电机扫描血沉管，当到达血沉分界面时，将此时从光码盘的脉冲数存入相应的数组变量；数据分析模块将脉冲数转换为位移量，得出 h_1，再根据血液原始高度 h_0 计算出红细胞沉降率。数据库模块体现了其设计的优越性，既为其他血流变分析软件提供了接口，增强了软件的扩展性能；还为用户查询提供了方便。

（四）仪器的使用和维护

1.仪器的安装

一般自动血沉分析仪的安装都比较简单，严格按照说明书安装即可。安装前应仔细阅读仪器操作手册。仪器的安装条件如下：

(1)应安装在清洁、通风处（室内温度应在 15 ～ 32℃，相对湿度应≤85%），避免潮湿。

(2)应安装在稳定的水平实验台上（最好是水泥台）。禁止安装在高温、阳光直接照射处；应远离高频、电磁波干扰源。

2.仪器的维护保养

(1)使用过程中，要避免强光的照射，否则会引起检测器疲劳，计算机采不到数据。

(2)使用前要按程序清洗仪器，同时要定期彻底清洗并进行定期校检。

(3)仪器要保持水平状态。

三、血沉自动分析仪的临床应用

红细胞沉降率（ESR）是某些疾病常用的参考指标，全自动血沉分析仪可同时测定数十个标本，整个测量过程完全自动，其结果与国际血液学标准化委员会推荐的魏氏法测定结果相吻合，因此得到广泛的应用。血沉分析仪实现了红细胞沉降的动态结果分析，对监测血沉全过程、研究红细胞沉降的机理等提供了新的数据。红细胞沉降过程表现为悬浮、聚集、快速、缓慢沉降4个阶段。

四、自动血沉分析仪的质量控制

血沉分析仪结果的准确性受到许多因素的影响，包括分析前、分析中、分析后3个环节。为了提高实验室测定结果的可比性和实施有效的质量控制，必须在全球实施统一方法和标准化工作。由国际血液学标准化委员会所属的血液流变学专家组，对血沉常规方法有如下规定。

（一）标本的采集与抗凝

1.静脉采血

要求在 30s 内完成采血且不能淤血和溶血。在吸进血沉管之前标本一定要充分混匀，混匀后立即吸进血沉管内测定。如果用放大镜检查发现血液有一点凝固迹象，就不能使用，否则会导致结果偏低且重复性差。

2.血 沉 管

其内径不得＜ 2.55mm，管全长孔径的一致性应保持在± 5%以内，要正圆，长短轴之差不超过 0.1mm。不可黏附血细胞，也不得释放影响血沉的物质。测定温度应为：18 ～ 25℃± 1℃。

3.抗 凝 剂

由于自动血沉仪大量使用 EDTA 抗凝血液，为了便于同时采血，使用 EDTA 抗凝血可以不用枸橼酸钠液稀释，直接用于血沉测定，但被测标本的血细胞压积（hematocrit，Hct）要调至 0.33 ± 0.03，因为 Hct 过高，重复性差。另外，要将其换算成普通血沉报告结果，校正公式为：ESR（mm/h）=［不稀释血沉（mm）× 0.86］－12。标本也可先用 EDTA 抗凝，然后按 4∶1 加枸橼酸钠液稀释，枸橼酸三钠液（2 分子结晶水）的浓度为 0.10 ～ 0.136mmol。10^9mmol 的枸橼酸钠（含 2 分子结晶水）抗凝，血液与抗凝剂比为 4∶1。

（二）质控物的选择

质控物的质量是质控的关键，标准化方法要求使用新鲜人血，血沉值为 15 ～ 105mm，按参考方法进行校验，95%的差值应在 5mm 以下。一般采取低值、中值、高值 3 个新鲜血样，要求这 3 个血样的 ESR 值应为 1 ～ 99mm。

（范清刚）

第四节　血流变分析

Section 4

血液流变学是一门新兴的生物力学及生物流变学分支，是研究血液宏观流动性质，人和动物体内血液流动和细胞变形，以及血液与血管、心脏之间相互作用，血细胞流动性质及生物化学成分的一门科学。血液流变学的研究对象、内容及其范围极为广泛，如血管的流变性、血液的流动性、黏滞性、变形性及凝固性等。至于专门研究血液的流动性、血液的有形成分、血管和心脏的黏弹性在各种疾病时的变化，了解这些变化的病理生理意义，以利于疾病的诊断、治疗和预防的血液流变学，又称为临床血液流变学或医学血液流变学。

血液流变学包括全血比黏度，全血还原黏度，血浆黏度，红细胞电泳时间，血小板电泳时间，纤维蛋白原测定，血沉及红细胞变形能力等 10 多项指标。主要是反映由于血液成分变化，而带来的血液流动性、凝滞性和血液黏度的变化。在正常情况下，血液在外力（血压）的作用下，在血管内流动，并随着血管性状（血管壁情况和血管形状等）及血液成分（黏度）的变化而变化，维持正常的血液循环。当血液黏度变大时，血液流动性就变差，也就最容易发生脑血栓性疾病。反之，黏度较小，流动性较好。

一、血液流变学的研究范围

从研究角度上看，主要包括三个方面的内容：

（1）血液的宏观流动性，即黏度，包括全血黏度和血浆黏度两类。

（2）血细胞的流变性，主要是红细胞的聚集性和变形性。

（3）血液生化物质对血液流变性的影响，主要是血浆纤维蛋白原、球蛋白和血脂成分的检测等。

二、检测技术和检测项目

（一）血液黏度

黏度测定是血液流变学试验中最基本也是最主要的参数。

全血黏度的检测可使用悬丝法和锥板法两种测定方法，但是无论哪种方法都必须设定高、中、低三个切变率条件，在不同的切变率下测定全血的表观黏度。国际血液学标准化委员会规定高切变率应当在150s-1，中变率应当在50-60s-1，低变率应当在1-5s-1。三个切变率的选择和设定，不仅是测定全血表观黏度的需要，更重要的是反映红细胞流变性的需要。我们已经知道，红细胞的数量对全血黏度影响很大，另外红细胞的流变性，也就是红细胞的聚集性和变形性对全血黏度的影响更为明显，具有极其重要的临床意义。红细胞相互聚集越是严重，血液黏度越大，血液流动越慢，流速越慢，切变率越小，黏度会进一步增高，血液流动就更慢，红细胞就更容易聚集，如此下去造成恶性循环，进一步加重组织的灌注不良，将带来一系列严重后果；红细胞本身具有非常大的可塑性，也就是它们非常容易变形，这对于维持血液的流动非常重要。如果红细胞的变形性减低，那么血液流动一定减缓，血液黏度就会增加，进一步减低血液的流动速度，切变率变小，黏度增高。如此下去造成恶性循环，进一步加重组织的灌注不良，将带来一系列严重后果。而血液学告诉我们，在低切变率的条件下，红细胞容易相互聚集（因为内摩擦力小）；而在高切变率条件下，红细胞容易变形（因为内摩擦力大）。所以，低切变率下测定出的全血表观黏度实际上反映了该患者红细胞的聚集性；而高切变率下测定的全血表观黏度实际上是反映了该患者的红细胞变形性。

研究表明，低切变率低到1s-1，才能充分体现红细胞的聚集性，也就是说红细胞在1s-1低切变率下才能完全聚集。因此，现在都要求黏度计最好能设定出1s-1的低切变率条件。

血浆黏度测定相对简便，因为它不需要设定不同的切变率条件，一般规定在高切变率下（100s-1-120s-1范围）测定即可。但是，锥板法黏度计由于在高切变率在测定时产生二次湍流现象，无法准确测定血浆黏度，所以不主张使用锥板法测定血浆黏度，可采用毛细管法或悬丝法。

（二）红细胞流变性

1.红细胞聚集性

我们可以通过以下方法测定或计算红细胞的聚集性。

（1）低切变率，最好是1s-1条件下全血黏度。

（2）根据黏度计算出所谓的红细胞聚集指数。

（3）血沉（ESR）和血沉方程*K*值。红细胞越是相互聚集，血沉速度就越快。但是血沉速度快慢还受红细胞数量的明显影响，为了排除红细胞数量（红细胞比积）的影响，人们设计了一个公式，采用了一个新的参数，即血沉方程*K*值来表示红细胞的聚集性。

（4）红细胞电泳率。红细胞表面带有负电荷使它们之间有种排斥力而彼此不相互聚集，在电场中可向正极移动。利用这一特征，设计了红细胞电泳仪，可以在显微镜下观察和计算红细胞泳动的速度。如果红细胞聚集在一起，其泳动的速度就会减慢。根据这一观察可以了解患者红细胞的聚集性。

（5）有的黏度计可以通过数学公式，从黏度上推导出所谓红细胞电泳指数。

2.红细胞变形性

我们可以通过以下方法测定或计算红细胞变形性。

（1）高切变率，一般是1501s-1条件下全血黏度。

（2）根据黏度计算出所谓红细胞变形指数和刚性指数。

（3）红细胞滤过指数。这是目前应用最广的，也是比较直接的测定红细胞变形性的方法。它是将一定浓度的红细胞悬液（10%），通过一个由负压抽取的微孔滤膜，根据红细胞悬液通过的时间计算出红细胞的滤过指数。

（4）激光衍射法。将红细胞悬液在高切变率作用下使之变形再通过激光的照射，然后将单个红细胞的影像记录在胶卷底片上，不仅可以直接观察红细胞的形态变化，而且可通过计算红细胞体积的长径和横径直接反映红细胞的变形情况。

三、影响血液流变学检测指标结果的因素

(一)影响全血黏度的因素

1.红细胞比积

红细胞占血细胞的95%以上,白细胞只占1/600,血小板只占1/800。所以,红细胞数量与全血黏度成正相关性。

2.红细胞变形性

在适当的切变率下,即使红细胞比积达到95%～99%,血液仍能保持流动。而与红细胞大小相同的刚性颗粒悬浮液,当其浓度仅为65%时,就成为混凝土般的稠度,不能流动。这是由于红细胞是一种内黏度很低,具有很大流动性的物质。当红细胞变形性降低,血液黏度增加。

3.红细胞聚集性

红细胞聚集性是指红细胞之间形成红细胞聚集体的能力。当红细胞聚集后，血液流动减慢,黏度增高,阻力增加,容易堵塞小血管。

4.血浆黏度

血浆黏度主要由血浆中大分子物质决定,包括各种蛋白质和脂类,其中血浆纤维蛋白原影响最大。这主要是由于纤维蛋白原可形成链状分子结构,使红细胞相互聚集,形成缗钱状。

5.温度效应

温度对血液黏度的影响较为复杂。一般来讲,血浆黏度随温度增高而减低;而对全血黏度来讲,温度从37℃升高到40℃,红细胞聚集增强,变形性减低,黏度增高。

6.其　　他

切应力、切变时间、血液pH值、渗透压、白细胞及血小板数量和功能、凝血系统、抗凝及纤溶系统也都对血液黏度有不同程度的影响。

(二)血浆黏度

1.血浆中大分子物质

如纤维蛋白原、球蛋白和脂类,血浆黏度随它们含量的增加而增高。

2.温　　度

血浆黏度随温度增高而降低。

3.血 容 量

血浆黏度随血容量减少而增高;反之降低。

(三)影响红细胞聚集性的因素

1.高分子的桥连力

血浆中纤维蛋白原和球蛋白分子能够将相邻的两个红细胞连接起来,形成叠连体。

2.表面曲力

即红细胞的几何形状和变形性，由于正常红细胞为双凹圆盘状，相互之间接触面积较大，所有红细胞容易形成叠连体。当红细胞成球形或变形性减低(刚性增强)时，红细胞聚集能力减低。

3.静电排斥力

红细胞表面的唾液酸使红细胞表面带负电荷，彼此相互排斥。当病毒感染或其他原因造成红细胞表面电荷减少,细胞容易聚集。

4.切应力或切变率

切应力是红细胞表面所受的外力，在不同管径的血管中，由于血流造成的切应力不同。在一定范围里，管径越小，切应力越大。动脉内切应力大于静脉中的切应力，所以，在静脉中红细胞容易聚集。

（四）影响红细胞变形性的因素

1.红细胞变形性的定义和生理作用

(1)定义。红细胞变形性（red cell deformability，RCD）或称红细胞的柔顺性（flexibility）或流动性（fluidity），可简单地定义为正常红细胞具有能通过比自身直径小的毛细血管的能力。

(2)生理作用。

调节血液黏度：在血流较快，切变率较高（> 100s-1）时，如在大动脉中，红细胞不聚集，呈分散状态，红细胞形态为圆形双凹状。这时，即使红细胞数量很多，例如比积> 93%，仍可以保证血液流动，这是变形造成的黏度下降所致。如果是不能变形的颗粒，比积在60%时，就成为固态。

保障微循环：在直径小于自身的微血管中，随着血流加速，切变率增加，红细胞可以变成帽状、拖鞋状或香肠状，并沿长轴方面与血流一致。这种形态上的变化，可降低血流阻力，有利于血液流动，保障微循环的通畅。

2.影响红细胞变形性的因素

红细胞膜的化学成分：细胞膜中的脂类有两个极性端，一端为亲水端，另一端为疏水端。疏水端有的有两条长碳链组成，有的仅一条。凡结构中有两条长碳链的，膜的可变形性高。此外，细胞膜中胆固醇的含量高，红细胞的变形性差；反之，变形性好。

血浆中的渗透压：无论是胶体渗透压，还是晶体渗透压，其变化均引起红细胞内水分的变化。无论是细胞体积膨胀，还是体积收缩，都会改变红细胞的形状，从而导致细胞膜的黏弹性改变。

红细胞内黏度：一个正常的红细胞内含血红蛋白32pg，内黏度为6mPa.s。当红细胞内血红蛋白，特别是异常血红蛋白增加时，内黏度增加，细胞的变形性减低。

氧张力：血氧含量及其张力下降后，红细胞内氧合血红蛋白成为脱氧血红蛋白，细胞的刚性明显增加，变形性下降。

红细胞内ATP：ATP含量下降，红细胞失去正常双凹圆形，变形性降低。此外，ATP的减少还影响细胞膜上的钠-钾及钙离子通道，影响细胞形态。

（张美玲）

第五节　血气分析仪

Section 5

血气分析仪是对人体血液的酸碱度（pH）、二氧化碳分压（PCO_2）、氧分压（PO_2）进行直接定量测定及输入被检测者血红蛋白值，通过计算得到其他相应的参数。可用来分析和评价人体血液酸碱平衡状态及输氧状态。被测血液在管路系统的抽吸下，被抽进样品室毛细管中进行测量。通过pH、pH参比、PO_2和PCO_2 4支电极，感测血液中pH、PCO_2和PO_2并将它们转换成各自的电信号，经过放大、模数转换传输至计算机处理后，显示测量值和计算值并打印出测量结果。

一、仪器描述

血气分析仪主要由电极系统、管路系统及电路系统组成。

（一）电极系统

主要分为pH、PCO_2、PO_2和pH参比电极。pH和pH参比电极共同完成对pH值的测量，pH电极是利用电位法原理测量溶液的H^+浓度；氧电极是一个气敏电极，其测量是基于电解氧的原理而实现；二氧化碳电极也是一个气敏电极，前部有一层半透膜，只允许二氧化碳气体分子通过而阻止其他气体分子和离子通过，测得的pH值经对数转换得到PCO_2值。

（二）管路系统

是血气分析仪样品测量的通路。主要由测量室、转换器、真空泵、蠕动泵、气路系统和液路系统组成。管路的中心是恒温测量室，其内部设有传感器、加热器、恒温开关和液位检测器。采用蠕动泵向测量室抽吸定标液、样品及清洗液。真空泵产生强负压，使清洗液快速冲洗管道。由转换器完成各种液气路的转换，从而让不同的液体或气体按预先设置好的程序进入测量室。定标气体经减压、饱和湿化后预热至37℃，再经转换器送到测量室中对PO_2和PCO_2电极进行定标。

（三）电路系统

将仪器测量信号进行放大和模数转换，对仪器实行有效控制、显示和打印结果，通过键盘输入指令。

二、实验步骤（以GEM Premier 3000为例）

（一）仪器使用

1.抽取动脉血

用2mL注射器抽取适量肝素钠抗凝剂，让抗凝剂在注射器管壁内充分滚动后弃去，再抽取动脉血2mL，使血液标本和抗凝剂充分滚动混合，排弃针头内空气或残血并迅速用橡皮封口，核对患者信息后立即送检，如无法立即送检者，放置冰盒内保存送检（室温保存时间不超过半小时）。

2.样品检测

进入操作者界面（Enter），混匀样品，将进样针插入注射器至接近底部处（勿接触底部）。按“OK”启动进样，一次进样约20μL，听到4次“哔”声移开标本完成进样，输入并核对患者样品信息后退出。

3.查看结果

在结果显示屏按“Show History”，将出现该患者最近7次的检测结果。

（二）常见故障及排查

1.仪器主机故障

（1）校正/样品的本底或温度错误。一般在校正或样本测量时出现。主要原因是本底或温度的数模转换结果没有达到预定值。样本测量时出现此故障，系统会提示是否放弃目前的测试，选择放弃后待出现开始状态时，尝试重新测试样本（校正时不出现以上提示，不必重试）。若还是出现上述故障，尝试正常关机后重新开机，让仪器重新复位。如果故障依旧，则考虑电路板故障，可修复性较小。

(2)吸样针/分析包阀门位置错误。一般在吸样(校正)准备或初始化过程中出现。主要现象是吸样针/分析包阀门不能回到正确的位置,可能原因为:位置传感器问题;针/阀门控制电路问题;机械部分问题。可以先关机 3min 后重新开机,在开机初始化过程中认真观察吸样针的机械动作。若机械动作正常则怀疑传感器是否正常;若机械动作不正常,则考虑电路板故障。在排除传感器及电路板故障后考虑机械部分故障,可通过替代法来判断。

(3) 仪器无法检测到分析液。一般在刚换上新的分析包预热时或做标本过程中出现。表现在分析包内的几种试剂无法检测到,可能原因为:分析包问题;蠕动泵机械问题。分析包问题可以用替代法来排除,排除分析包问题后,则考虑为蠕动泵机械问题引起。压力不足也可出现以上报警,需要专用工具调节压力。若滚轴转动不畅可用无水酒精清洁滚轴,若无机械动作可能为控制马达有问题。

2. 分析包故障

(1) 无法检测到 A/B/C 定标液。一般在各种定标液从分析包取出过程中出现。排除定标液对应阀门被关闭而无法检测到以及仪器蠕动泵部分问题外,可能液体确实耗尽。排除以上原因,若在加热模式下出现,则多数为分析包里的电路板发生故障;若在加热模式完成后的准备状态下出现,则多数为分析包液体外漏或有血凝块引起的故障。此时只能通过正常关机,取出试剂包排除液体外漏或做凝块冲洗后安装,让仪器重新对分析包预热并冲洗。

(2)无法检测到气体。一般在定标液从分析包里取出时出现。在排除蠕动泵的原因后,多数为分析包里有凝块而引起,且多数发生在 HCT 和 PO_2 处或者 PO_2 和 Na^+处,此时通过正常关机,重新装分析包后让分析包预热并冲洗。

(3)低氧校正失败。一般在低氧校正时出现。仪器无法进入 Ready 状态,只能关机处理。其原因多为分析包液体外漏,也有可能为分析包内的管道出现问题。出现此故障一般只能更换分析包。

(4)传感器错误。一般在 B 液校正过程中出现。其测量的 K^+、Na^+、Ca^{2+}和 pH 都采用电压法。此类错误多由气泡或分析包内的电路板故障引起,此时只能通过正常关机,重新装上分析包后让分析包预热并冲洗。故障不能排除则只能更换分析包。

(5) 新的分析包刚用不久便因凝血堵包。直接通过吸样针在吸样状态下吸入抗凝剂或去蛋白试剂冲洗,也可用鱼线疏通管路。若无法解决可重新确认试剂包,若无法排除,则只能更换分析包。

3.检测结果异常

(1)K^+检测结果异常。影响血钾检测结果异常的原因有:①GEM 3000 血气分析仪采用的是直接电极法,在样本采集后即刻检测,其参考正常范围是 3.4 ~ 4.5mmol,而生化分析仪采用的是间接电极法,在样本采集 2h后分离血清再检测,其正常参考范围是 3.5 ~ 5.5mmol;②样本中混有干扰物质(如麻醉剂、消毒剂等)干扰检测;③由于样本中存在血凝块,导致实际进样量不足,进样针插入标本深度不够、过快地移走样本等导致采样不够的操作误差;④分析包故障或仪器确实存在系统误差。怀疑仪器检测结果有偏差时,可以进行仪器的定标(一点和二点定标)质控(高、中以及低值)分析。如果确认某项参数确实存在系统误差,经与参考仪器检测结果进行比较研究后,可通过输入校正参数使结果得到校正(包括斜率和截距)。此外,Na^+、Ca^{2+}以及 PO_2、pH 和 K^+一样,都采用电压法直接测量,其检测结果偏差的分析和 K^+基本相似。

(2) 葡萄糖检测结果异常。主要原因有:一些药物(如酒精、退热净等)可能干扰 Gu 的检测;一些抗凝剂可能导致结果假性偏低;操作误差,处理同 K^+检测;分析包故障或仪器确实存在系统误差,处理同 K^+检测。此外,Ac、PO_2 和 Gu 一样,都采用电流法直接测量,其检测结果偏差的分析和 Gu 基本相似。

(3)HCT检测结果异常。主要原因有:GEM 3000血气分析仪采用的是电阻法直接检测,而传统的方法是离心法;高血浆胶体渗透压导致检测结果较血细胞计数仪结果低,异常高血浆蛋白与血脂可导致HCT检测结果偏高;多种疾病引起的高白细胞血症可影响HCT检测结果;操作误差,处理同K^+检测;分析包故障或仪器确实存在系统误差,处理同K^+检测。

三、质量控制

血气分析方法是一种相对测量方法。在进行测量之前，先要用标准的液体及气体来确定pH、PO_2和PCO_2三套电极的工作曲线(定标或校准)。每种电极都要有两种标准物质进行定标以确定建立工作曲线所需要的两个工作点。pH系统使用7.383和6.840左右的两种标准缓冲液来进行定标。氧和二氧化碳系统用两种混合气体来进行定标,第一种混合气中含5% CO_2和20% O_2,第二种含10% CO_2,不含O_2。无论何种型号的血气分析仪,均需要在对每种电极进行两点定标建立工作曲线之后才能进行测量工作。在工作过程中，仪器还自动对电极进行一点定标,随时检查电极偏离工作曲线的情况。一旦发现问题，便停止测量要求重新定标，以保证数据正确性。

用气体定标时其流程为:气体→加热管→转换器→进样口→测量室→蠕动泵→废液瓶,混合气体在测量室被PCO_2和PO_2电极持续检测。用缓冲液进行定标时的流程为：缓冲液1或2在蠕动泵的抽吸下,经转换盘由进样口到达测量室;冲洗时在废液瓶中负压的抽吸下,冲洗液→转换器→进样口→测量室→蠕动泵→废液瓶，完成对测量室以及整个管道的冲洗。每次两点定标之前,仪器自动用清洁液对测量室清洁一次。这一过程是在蠕动泵的抽吸下进行的,即清洁液→转换盘→进样口→测量室→蠕动泵→废液瓶。测量时,转换盘停在进样口处,样品自进样口被抽吸至测量室。

(孙庆国)

第六节　生化分析仪

Section 6

临床化学实验操作中的取样、吸试剂、混合、去干扰物、保温、检测、结果计算和报告的仪器操作称为临床化学的自动化分析，用于这一分析的仪器称为自动生化分析仪。该仪器常用于生化、免疫、微生物、血液、体液等的临床检验,减少了手工操作可能产生的误差,提高了准确性和精密度,并且提高了分析速度,增进了经济效益。

一、基本概念

(一)终点法

样品与试剂充分混匀后,在机外指定恒温条件下进行反应。反应过程中,反应物吸光度A不断变化，一段时间后，A值基本趋于稳定，此时反应到达终点。反应物终点吸光度A与样品中待测物含量有特定的关系。就目前所使用的试剂来说,可能成比例关系、线性关系或非线性关系。

(二)二点法

样品加试剂后，充分混匀，立即注入机内比色池，在指定温度下反应，在时间T_1、T_2处分别读取反应物吸光度A_1、A_2,计算$(A_2-A_1)/(T_2-T_1)$。同样方法对标准物进行测试,然后作比较即可求得样品中待测成分的含量。

（三）速率法

样品加试剂后，充分混匀，立即注入机内比色池，在指定温度下反应，在时间T_1、T_2、…、T_n处分别读取反应物的吸光度，然后求取每分钟平均吸光度变化aA/min，据此可求得待测成分的含量C样$=\triangle A/\min\times k$（其中$k$为消光系数，为已知或用已知浓度的标准物标定）。

二、基本原理

自动生化分析仪的工作原理如图1-1所示。多束垂直单色光束照射比色杯内的有色液体，通过被测样品对光能量的吸收，由光电转换器（如光电管）将光信号转换成相应的电信号，信号经放大、整流，转换成数字信号，送入计算机，同时计算机控制驱动电力驱动滤光片轮和样品盘，计算机根据用户选择的工作方式对测量数据进行处理、运算、分析、保存，打印机同时打印出相应的结果，最后在测完每组样品之后，进行比色杯清洗。

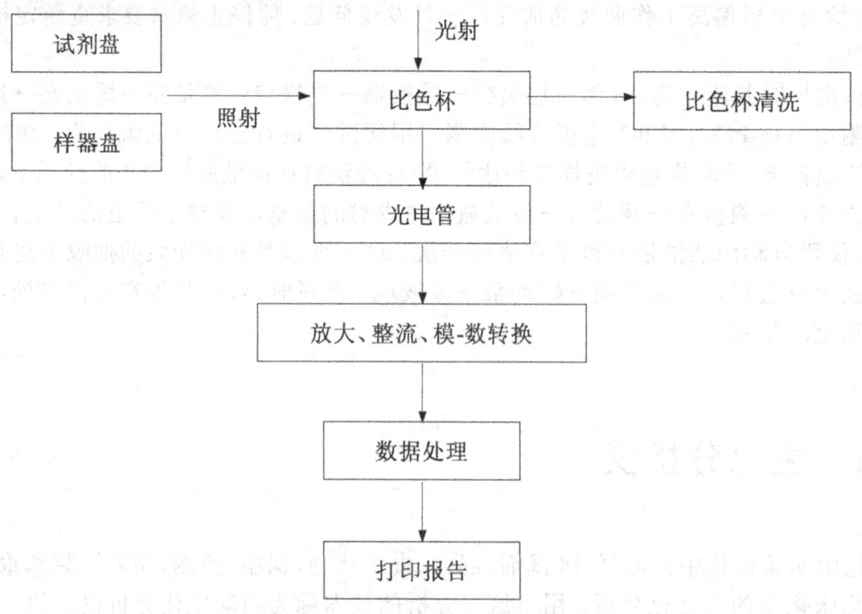

图1-1 自动生化分析仪的原理图

自动生化分析仪可分为半自动和全自动两类。使用全自动生化分析仪可以使临床化学实验操作步骤全部由仪器独立完成，只需预先装入样品和试剂，确定仪器要检测的项目，仪器就会根据所检测项目的不同而选用不同的试剂，即分别自动抽取一定量样品和相应试剂，送入比色杯中混合，同时，置比色杯在一定温度下保持一段时间，即孵育。此后，仪器可抽取其他样品及相应试剂，送入另一比色杯，按此顺序直至取完最后一个样品，仪器会自动记录下每种测定项目的孵育时间，并等待测定项目所需孵育时间过后，再按特定的工作原理，进行比色、读数，交计算机处理数据，最后打印出报告。全自动生化仪可用仪器内部电脑自动选择测定时所用波长，自动进行空白试验，自动混合比色杯里的反应液，选择合适时间进行自动测定，选择不同的计算公式，调节温度，同时可进行不同样品不同项目的测定，大大提高了检验效率。但如果使用半自动生化分析仪，必须由人工完成比色前的步骤。首先需要人工置样品与试剂于温槽中孵育一段时间，然后人工抽取一定量的样品和试剂到流动比色池中进行比色、读数、数据处理、打印报告。在检验时，只能逐项测定，效率较低。检测时由于存有样品和试剂的流动比色池难以清洗，还会受到一些人为因素的影响，检测的准确性和精密度不高。由此可见，半自动化生化仪与全自动生化仪的主要差异在于后者大大提高了检测的自动化程度、项目数、速度、准确性，节省了人力资源。

三、自动生化分析仪的分类

（一）连续流动式自动生化分析仪

世界上第一台自动生化分析仪是美国Technicon公司制造的，因所有的化学反应和测定均在管道的液流中完成，所以称为连续流动式自动生化分析仪。该类仪器由于管道系统结构复杂、不能克服交叉污染以及故障率高、操作繁琐等原因，在20世纪80年代初已经被淘汰。目前，只有一种特殊的尖端产品Chem（Technicon公司）尚在生产，这一产品采用胶囊化学技术，即使用一种惰性氟甲烷液体与样品和试剂同时吸到分析管道中，在管道中形成封闭的壳。样品和试剂被包在其中，形成测试胶囊，并借助于吸进去的空气泡和蠕动泵的推动作用，使胶囊中的样品和试剂混合，混合反应在一系列直角环中发生，不断流动的胶囊，经保温和化学反应后，在一定的测定站进行光学检测，避免了交叉污染，分析速度可达到720次/h。

（二）分立式自动生化分析仪

该类仪器为开敞式生化分析仪，工作原理与手工操作相似，样品与试剂按特定比例加到分立的反应杯或管中进行混合、保温反应和检测。各个样品在分析过程中是彼此分立互不掺杂的，因此交叉污染率相对较低。该类仪器发展非常迅速，主要有3种形式：①反应杯转盘式分立式自动生化分析仪，它是目前最普及的形式，分析效率在200次/h以上。②袋式仪器，它是试剂在化学均匀透明的塑料夹中形成特殊的测试袋，分袋测试，测试袋被连续传送系统送进分析区，在混合器处经机械敲击，样品与试剂充分混合反应，在比色计处经一个特殊装置作用，测试袋形成光径1cm的比色杯，检测后废测试袋被排出。特点是污染少、灵活、准确，分析项目可达到60项。③干式自动生化分析仪，其特点是试剂固定在多层滤纸或胶膜上制成试剂条或试剂片，一定时间后用反射光度计测定，反射光浓度计算用Kubeta-Munk方程计算。干试剂仪器在测定项目、准确度、精密度、多功能和灵活性方面均可与湿试剂法媲美，且有不必配试剂、少污染、有的试剂条可用末梢血等特点。

（三）离心式自动生化分析仪

美国Oakridge国立实验室的Norman Anderson创立了离心式自动生化分析仪，因在离心条件下完成分析全过程而得名，严格说来应属分立式。核心部分是一个离心机，反应盘自动或手工送至分析器，在一定转速下离心，离心力作用下样品与试剂混合、保温反应和监测。其特点是一批分析样品同时在快速旋转中被检测（称为平行分析），不同于连续流动式和其他分立式仪器中样品是按顺序测定的（顺序分析）。

四、影响实验结果的因素

（一）分 辨 率

分辨率是指生化分析仪所能反映的最小测量变化值。当量程变大时，分辨率通常下降。

（二）相对精度

相对精度是指测量值与真实值的差值与真实值的百分比。

(三)绝对精度

绝对精度决定着仪器的可重复性。可重复性越高,仪器越稳定,数据越可靠。

(四)交叉污染

用全自动生化仪检测标本时,有时会遇到一些项目,如磷、镁的结果偏高,复查结果就正常的现象。这种在项目组合时,因试剂成分对检验结果产生影响的现象称为交叉污染。目前除了一些高档的全自动生化仪为防止交叉污染,采用洗涤加脱气装置或超声洗涤装置外,一般随机组合式全自动生化仪可以通过增加洗涤的次数或改变吸取试剂的方式来消除这类污染。由厂家提供给客户使用的仪器参数、项目位置是经过反复论证的最佳状态,建议不要随意改动,否则容易造成测定结果不可靠。

五、生化分析仪的使用方法

目前国内市场上的生化分析仪多为进口产品,在使用仪器前应弄清使用仪器的每一环节,避免由于错误操作而造成仪器损坏。特别值得注意的是使用前一定要安装稳压装置,以防电压波动而造成仪器内零部件损坏。

每个项目在测定之前,必须为其设置各种参数。不同测定模式需设定不同参数。一般半自动生化分析仪的参数包括温度、波长、吸光度范围、正常值范围、标准物浓度、试剂用量、样品用量、延迟时间、测量时间、因子等。参数设置的正确与否对结果影响很大。如酶法延迟时间、测量时间的设置不同,所得到的结果相差很大。操作过程中应严格按说明书要求进行操作,应选择合适的吸液量,既可节省试剂又不影响测定结果。

六、操作要点

(一)仪器的工作环境

好的仪器必须放置在与其性能相适应的工作环境中,否则就不能发挥其作用,在这一点上需要注意以下两个方面。

1.选好安放地点

理论上自动生化分析仪应安放在无尘室中,但这不可能也不现实。一般实验室,仪器应放在平稳的地面(或台面)上,不应受到震动颠簸,并注意防潮、防尘、防腐蚀,周围环境应避免高强的噪音,无大磁场、电场干扰,房间内应有除湿机和合适功率的冷暖两用空调机。

2.电　源

提供与仪器相匹配的稳定电源,最好是在线式不间断电源,能延迟5h,功率可供自动生化仪和空调使用。仪器必须按精密仪器的地线要求接地。

(二)仪器的技术性能评价

仪器安装调试完毕正式启用前,应该对仪器的技术性能做全面评价,而不能盲目相信厂家提供的性能参数,评价的方式、条件和结果必须做详细记录,以备今后对比分析。为了随时了解仪器的工作状态,应定期(特别是更换了仪器重要部件后)对仪器进行性能评价,评价指标主要包括精密度、准确度、灵敏度、互染率等。必须强调的是,不能以该厂家提供的质控物作标准来判断该仪器的准确度。

(三)试剂的选择

现在,供选择的试剂种类和厂家很多,除考虑价格包装等外在因素外,必须通过对试剂进行评价，才能做出选择，所用试剂一旦选定，若没有特殊的原因，最好不要更换，评价分为上机应用前的检查和上机评价两部分，两部分均合格的试剂才能应用。

1.上机使用前的检查

检查内容包括：该试验有无国家批准的生产、销售许可证；试剂配方是否使用中华医学会检验分会推荐的配方；自动配方是否合理，有无权威机构的认可；配方是否可排除操作人员肉眼无法观察而对试验结果影响极大的干扰因素；例如，血糖（氧化酶法）胆固醇、甘油三酯等试剂配方中是否含抗坏血酸氧化酶，该酶能排除维生素的干扰；是否是真正的双试剂。总之，试剂使用前，必须仔细阅读说明书，注意试剂的组成，以免影响参数的设置。

2.上机评价

上机评价的指标包括精密度、准确度、方法的特异性（抗干扰能力）、分析的灵敏度、参考范围、患者结果的可报告范围、试剂的稳定性等，除此以外还需注意两个方面：①检查试剂中重要成分的含量，确定是否与配方中提供的浓度一致；②慎用厂家提供的仪器参数。

（四）做好室内质量控制

仪器再精密也有出现偏差的时候，因此建立完善的室内质控制度是确保检验结果可靠的基础。有以下几点需要注意：

(1)建立本实验室的室内质控可接受范围。无论是进口的还是国产的，定值的还是非定值的，质控血清都必须在常规条件下建立本实验室的统计学参数，包括均值、标准差和变异系数等，并以此均值作为靶值确定本实验室的室内质控可接受范围，若采用的是定值质控血清，其均值应与提供的靶值接近。

(2)确定合适的质控标本次数和时间，并形成制度持之以恒。每天在开始常规标本检测前，应先作一次各项日的室内质控，结果必须在可接受范围内，失控必须查找原因，每一批次的常规检测间隔 30 个标本应插放一轮质控标本，结果必须在可控制范围内才能将报告发出。

(3)必须同时采用高、中、低 3 个浓度值的质控血清。

(4)室内质控必须有完整的记录（包括原始记录），失控时应有纠正措施并做详细记录。

（五）其　　他

(1)严守操作程序，既要有详细的操作手册也要有简单明了的操作流程图，并注明仪器正常运转状态下的标志。

(2)建立明确的仪器维护方案（包括年、季、月、周、天维护），以保证仪器和检查系统维持良好的运转状态。仪器的维护、维修必须有详细记录，以便今后查阅。加样针、试剂针是否清洁、有无堵塞直接影响加样的准确性，因此必须重点维护。自动清洗后观察针外是否挂有水珠是检查二者清洁与否的一个简单易行的好办法。

(3)并非所有项目每天都必须做校准检查，应根据仪器的稳定性和该项目试剂的稳定性确定校准频度，另外校（标）准液包括数目、类型、浓度的选择要恰当，建议采用高、中、低 3 个浓度值的标准品，这样可观察到该项目的检测是否呈线性，是否通过零点。每次校准后应做校准后验证。

(4)蒸馏水和清洗液的质量与检测结果密切相关，不可忽视。合格的清洗液应不影响反应曲线和检测结果，在仪器自动清洗比色杯后无水珠悬挂。

(5)供检测的血清（浆）标本应避免溶血，绝不允许有纤维蛋白丝飘浮，如为原始标本管上层血清（浆）高度应在 10mm 以上。仪器的参数应做备份处理或记录以便仪器故障参数消失后能尽快恢复。

(6)所用试剂特别是配方中含有 NADH 的试剂必须在有效期内，否则由于 NADH 降解将造成检验结果低值升高而高值偏低。

七、生化分析仪在生物学中的应用

半自动生化分析仪或中型自动生化分析仪一般只能测定临床常规生化项目，大型高性能自动生化分析仪则往往是同时可测20个以上项目的多通道分析仪，且具有任选功能。大型分析仪由于设计精巧，具有可见光/紫外光、反射分光光度计、散射光/透射光比浊、荧光/荧光偏振、离子选择电极等测定功能，使仪器除了常规生化项目测定外，还可以进行特殊蛋白质、免疫球蛋白、激素以及血液中药物浓度测定等。

（一）生化检验

目前自动生化分析仪项目任选水平最高可达60项，一般为20～40项。除常规生化项目外，诸多仪器均配有离子选择电极，因而具有检测电解质和pH等功能。

（二）免疫检验

由于诸多大型自动生化分析仪配有紫外光、散射光、透射光比浊功能，目前用免疫消浊法测定免疫球蛋白IgG、IgA、IgM、补体C3及C4、载脂蛋白APOA及APOB、纤维蛋白原（Fb）、转铁蛋白（Tf）、前白蛋白（PA）、铜蓝蛋白（CP）、C反应性蛋白（CRP）等已经普及，且试剂供给已经国产化。该法融合了免疫血清的特异性及生化比浊自动化的快速敏感性于一体，比传统的免疫扩散法快速而结果客观，克服了主观的监测误差。其测定原理是抗原（Ag）与其相应抗体（Ab）在液相中相遇，立即形成Ag-Ab复合物，并形成一定浊度。该浊度的高低在Ab存在时与Ag含量成正比，同时由于反应液中有消浊剂，可使非Ag-Ab复合物（如脂质、大分子蛋白多聚物）消散，因而特异性高，能正确反应Ag含量。同时人们也采用更新测定项目，如在分析仪上用颗粒增强浊度抑制分析法（partice-enhanced turbidmetric inhibitionassay）检测尿中白蛋白以监测糖尿病，灵敏度高。

（三）药物监测

一些大型高性能自动生化分析仪具有荧光/荧光偏振功能，所以在快速监测药物方面具有显著优点。荧光免疫分析法（fuorescence immuneassay，FIA）是用荧光物质作为标记物的分析方法，灵敏度和应用范围均可与放射免疫（RIA）和酶免疫法（EIA）相比。由于荧光物质没有同位素的污染问题，又可克服酶的不稳定性，在药物监测中大有超过和取代RIA和EIA的趋势。其中最常用的方法是荧光偏振免疫分析（fuorescence poarization immune assay，FPIA），它是根据标记药物与抗体结合后荧光偏振的改变而进行测定。荧光标记药物与抗体结合后形成一个大分子复合物而旋转慢，易接收偏振光的激发而发射荧光偏振，没与抗体结合的荧光标记药物分子小而旋转快，荧光偏振消失，偏振光强弱与血中药物浓度成反比。随着自动生化分析仪功能的不断完善，该仪器必将在医学检验中发挥越来越大的作用。

（孙庆国）

第七节　血培养分析仪

Section 7

菌血症和败血症是临床上严重危及患者生命的疾病，所以提高血培养阳性率，及时、准确地做出病原学诊断对疾病的诊断和治疗具有极其重要的意义。此外，血培养检测系统还可用于其他体液标本如脑脊液、关节腔液、腹腔液、胸腔液等病原微生物的检测。随着科学技术的进步和微生物学的发展，血培养所用的培养基、培养方法以及信号检测技术均有所改进和提高，出现了许多智能型的血培养系统。

一、自动血培养仪的工作原理

自动血培养仪主要由恒温孵育系统（培养基、恒温装置、振荡培养装置）和检测系统组成。该仪器先通过培养系统对血培养瓶中的细菌进行培养，细菌在生长繁殖过程中分解产生的代谢产物，会引起培养基的变化，通过检测系统自动监测培养基（液）中的浑浊度、pH值、代谢终产物 CO_2 的浓度、荧光标记底物或代谢产物等的变化，定性检测出微生物的存在。

目前已有多种类型的自动血培养系统在临床微生物实验室应用，根据其检测原理的不同可分为如下四类。

（一）检测培养基导电性和电压为的血培养系统

该系统是在血培养基中添加一定的电解质而使血培养基具有一定的导电性能。微生物在生长代谢的过程中可产生质子、电子和各种带电荷的原子团（例如在液体培养基内 CO_2 转变成 HCO_3^-），通过电极检测培养基的导电性或电压变化可判断有无微生物生长。

（二）应用测压原理的血培养系统

许多细菌生长过程中，常伴有消耗或产生气体现象，如很多需氧菌在胰酶消化大豆肉汤中生长时，由于消耗培养瓶中的氧气，故首先表现为吸收气体。而厌氧菌生长时最初均无吸收气体现象，仅表现为产生气体（主要为 CO_2），导致培养瓶内压力的改变。培养瓶配有压力感受器或激光扫描仪，通过感受压力或扫描瓶底隔膜位置升降（反应瓶内压力变化），将压力变化转换为电压信号传入计算机，并以时间为横坐标显示曲线，曲线随微生物消耗或产生气体量的多少呈现上升或下降。以ESP（extra sending power）血培养仪为例其检测原理见图1-2。

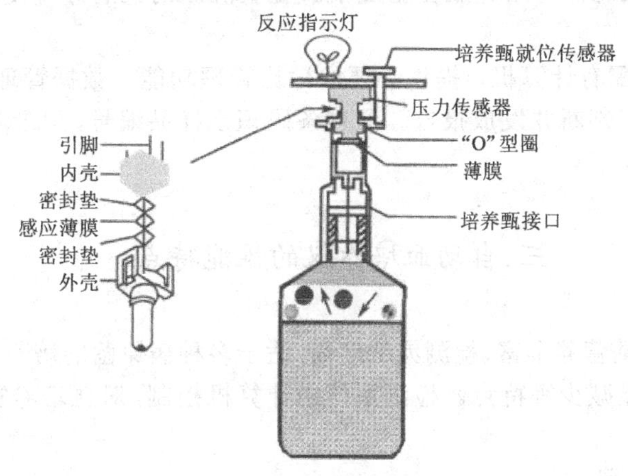

图1-2 ESP血培养仪检测原理示意图

（三）应用光电原理监测的血培养系统

该系统是目前国内外应用最广泛的自动血培养系统，其原理是微生物在代谢过程中必然会产生终代谢产物 CO_2，引起培养基pH值及氧化还原电位改变。利用光电比色检测血培养瓶中某些代谢产物量的改变，可判断有无微生物生长。

（四）应用均质荧光衰减原理的血培养检测系统

该系统的液体培养基内含有发荧光的物质分子。在孵育过程中，如有病原微生物生长，其代谢过程中会产生 H^+（使培养基变酸）产生电子（使培养基中某些物质还原）和（或）各种带电荷的原子团（如在液体培养基内 CO_2 变成 HCO_3^-），发荧光的物质分子在受到这些因素的影响后，改变自身结构而转变成不发荧光的化合物。通过检测每个培养瓶内发出的荧光，若出现荧光衰减的现象，就提示有微生物的存在。

二、自动血培养仪的基本结构

自动血培养系统的仪器型号较多，外观也各不相同，但工作原理相似的同类仪器其结构基本相同。通常自动血培养系统主要由主机、培养瓶、计算机及外围设备组成。

（一）主　机

自动血培养仪分为恒温孵育系统和检测系统两部分。

1.恒温孵育系统

设有恒温装置和震荡培养装置。培养瓶支架根据容量不同可分为50mL瓶、120mL瓶、240mL瓶等，在样品进行恒温培养的同时不断进行检测分析。

2.检测系统

不同的半自动和全自动血培养检测系统根据其各自检测原理设有相应的检测系统。检测系统可设在瓶支架底部、侧面，有的仅有一个检测器，自动传送系统按顺序将每个培养瓶送到检测器所在位置进行检测分析。

（二）培养瓶

目前常用的培养瓶种类有需氧培养瓶、厌氧培养瓶、小儿专用培养瓶、结核菌培养瓶、高渗培养瓶、中和抗生素培养瓶等，根据临床不同需要灵活选用。为保证样品的阳性检出率，要求接种血量为10mL，婴儿培养瓶接种量为5mL。培养瓶应避光保存于15～30℃环境。若存放于冰箱则易产生沉淀，此时需将培养瓶在室温下放置至沉淀消失后方可使用。

（三）数据管理系统

培养瓶检测系统均配有计算机，提供必要的数据管理功能。数据管理系统是血培养检测系统重要组成部分，用来判断并发放报告。通过条码识别样品编号，记录和打印检测结果，进行数据的存储和分析等。

三、自动血培养仪的性能特点

这类仪器具有培养基营养丰富，检测灵敏度高，适于多种病原菌的培养检测且所需时间短，抗干扰能力强、污染明显减少等特点。检测系统由计算机控制，对血培养实施连续、无损伤瓶外监测。

（一）培养基营养丰富

针对不同微生物对营养和气体环境的要求悬殊，患者的年龄和体质差异较大及培养前是否使用抗菌药物等要素，自动血培养系统不仅提供不同细菌繁殖所必需的营养成分，而且在瓶内空间还充有合理的混合气体，无需外接气体。最大限度检出所有阳性标本，防止假阴性。

（二）细菌易于生长

以连续、恒温、振荡方式培养，更易于细菌生长。

（三）避免交叉污染

采用封闭式非侵入性的瓶外监测方式，避免标本交叉感染，且无放射性污染。

（四）自动连续监测

缩短了细菌生长的检出时间，保证了阳性标本检测的快速、准确。培养瓶可在随时放入培养系统，并进行追踪检测。

（五）阳性结果报告及时

阳性结果及时报警提示，85%以上的阳性标本能在48h内被检出。

（六）结果查询简便

培养瓶多采用双条形码技术，查询患者结果时，只需扫描报告单上的条码，就可直接查询到结果及生长曲线。

（七）数据处理功能较强

数据管理系统随时监测感应器的读数，依据数据的变化来判定标本的阳性或阴性，并可进行流行病学的统计分析。

（八）设有内部质控系统

保证仪器的正常运转。

（九）检测范围广泛

不仅可以进行血液标本的检测，也可以用于临床上所有无菌体液，如骨髓、胸水、腹水、脑脊液、关节液、穿刺液、心包积液等的细菌培养检测。

四、自动血培养仪的常见故障处理

自动血培养仪是精密仪器，在使用过程中，不可避免会出现各种各样的故障，当仪器提示存在错误或警告信息时，操作者应立即针对不同的情况予以处理。

（1）工作环境应洁净，室温保持在18～25℃，湿度在40%～70%RH，否则仪器会报警。

（2）温度异常（过高或过低）多数情况下是由于仪器门打开的次数太多引起，需注意尽量减少仪器门开关次数，并确保培养过程中仪器门是紧闭的。通常培养仪的门要关闭30min后才能保持温度平衡。

血培养仪的培养温度条件要求较严格，必须在35～37℃范围内，为维持正确的培养温度，应经常进行温度核实。虽然系统温度会持续显示在仪器上，必要时还是需用温度校对瓶进行手工核实，需注意温度计应经国家标准温度核对设备校正。

（3）仪器对测试中的培养瓶出现异常反应。BacT/Aert培养仪运行中，有时仪器测定系统认为某一瓶孔目前是空的，但是实际上孔内还有一被测的培养瓶（无论是阳性或阴性的），此时应通过打印或“Probem og”命令读出存在问题的瓶孔号。若整个区块中的所有瓶号都被显示出来，那可能是区块有问题；若只列出一个瓶孔号，那就只是这个瓶孔有问题。故障排除方法：如果这一孔内的培养瓶已经被非法卸出，则可以不管这一信息；如果孔内还有培养瓶，则卸出此瓶，装入到另一孔内，然后对前孔作质控。在Bactec9050培养仪中，若培养瓶未经扫描条形码就放入仪器内，或虽已扫描，但未放入规定的瓶孔中，这些培养瓶无法被系统识别而归为“匿名瓶”，在显示屏上会出现提示信息。此时应将“匿名瓶”取出，重新扫描后放入。

（范清刚）

第二章

Chapter 2

检验的质控管理

第一节　质量控制要素

Section 1

ISO9000:2000文件中对质量控制(QC)的定义是"质量管理的一部分,致力于满足质量要求"。质量控制是所有质量理论的基础。质量控制不仅仅是指室内质量控制和室间质量评价,还应包括其他许多作业技术和活动。美国CLIA88将QC诸要素归纳为10个方面:①设施与环境;②检验方法、仪器及外部供应品;③操作手册;④方法、性能、规格的建立和确认;⑤仪器和检测系统的维护和功能检查;⑥校准和校准验证;⑦室内质量控制(IQC);⑧室间质量评价(EQA);⑨纠正措施;⑩质控记录。我国对质量控制诸要素的要求如下。

一、设施与环境

(1)用于检测的实验室设施,应有助于检测活动的正确实施。包括但不限于能源、照明和环境条件。

实验室内应确保其环境条件不会使结果无效,或对所要求的测量质量产生不良影响。在实验室固定设施以外的场所进行抽样、检测时,应予特别注意。对影响检测结果的设施和环境条件的技术要求应制订成文件。

(2)检验场地及设施。检验工作的开展,必须有与其承担任务相应的空间及设施。且布局合理,满足工作流程的要求。

(3)临床实验室所在的位置应尽可能方便于服务对象或服务科室,即为服务对象或服务科室进行检验、输送标本最方便、易于寻找之处。

(4)实验室内有符合工作要求的工作台、橱柜;规模较大的实验室应按工作流程进行合理安排。

(5)特殊检查的实验室(如基因体外扩增实验室)应按相关规定进行实验室的建筑和安排。

(6)临床实验室的建筑、布局还必须按生物危害等级,并根据《病原微生物实验室生物安全管理条例》及《生物安全实验室准则》要求满足生物安全防护等级要求。

(7)当相关的规范、方法和程序有要求,或当对结果的质量有影响时,实验室应检测、控制和记录环境条件。对诸如生物消毒、灰尘、电磁干扰、辐射、湿度、供电、温度、声级和震级等应予重视,使其适应于相关的技术活动。当环境条件危及到检测结果时,应停止检测和校准。

(8)应将不相容活动的相邻区域进行隔离。应采取措施以防止交叉污染。

(9)对影响检测质量的区域的进入和使用,应加以控制。实验室应根据其特定的情况确定控制的范围。

(10)应采取措施确保实验室的良好内务，必要时应制定专门的程序。

二、检验方法、仪器及外部供应品

实验室必须使用能保证准确和可靠的检验结果的检验方法、器材、仪器、试剂、质控品、校准品和供应品。

凡是可能影响实验室服务质域的外部供应品，实验室管理人员应对其选择和使用制定政策、程序，并形成文件，记录归档。

对可能影响实验室服务质量的供应品，应指定相应的评价标准，同时，制定检查、接受或拒收及存放的程序，在确认这些物品达到规定标准或有关程序中规定的要求之前不得使用。

验证供应品的质量，可通过检验质控样品并验证结果的可接受性而实现，还可以利用供应商对其质量管理体系的符合性声明来验证。

实验室对外部供应品应有库存控制系统。库存控制系统应包括全部相关试剂、质控物质和校准品的批号、实验室的接受日期和使用日期，还应包括这些供应品的质量记录。所有这些记录应保存一段时间。

实验室对供应商进行评价，这些评价包括：供应商的声誉；供应品的质与量；供应服务的好坏等。评价应有记录并保存。

使用商品试剂盒时，应使用国家规定有生产许可证、注册登记的品种，绝不能使用没有生产许可证、注册登记证的商品试剂盒。尚未规定者，生产厂家应提供该产品的性能规格以及质保证书。当试剂、溶液、培养基、校准品、质控品和其他供应品超过其失效期，可能已经变质或者质量不合格时，不能使用。除非有生产厂家的说明，不同批号试剂盒中成分不能相互交换。

无论何时，一旦发现仪器或设备出现故障，应立即停止使用，清楚地标记其状态并妥善存放，修复后的仪器和设备应经校准、验证或检测表明其已达到规定的标准后方可使用。

实验室应检查该故障对已经提供的临床检验服务是否造成影响，如果确有影响应立即通知申请检验的临床医师或其他使用检验结果的人员。

三、操作手册

(1) 实验室所有使用的检验方法都应该有操作手册。所制作的操作手册应符合实际工作情况并为操作人员所熟悉和遵守。

(2) 操作手册必须包括以下方面：①方法原理。②标本收集和处理的要求，以及标本拒收的标准。③方法的每个操作步骤，包括检验的计算和结果的解释。④用于检验的溶液、试剂、校准品、质控品、染色液和其他用品的准备。⑤校准和校准验证的方法。⑥检验结果的报告范围。⑦室内质量控制规则和失控限。⑧当校准或质控结果达不到实验室预设的标准时，所采取的纠正步骤。⑨方法的局限性，干扰因素的影响。⑩参考区间。⑪威胁生命的“危急值”及报告规定。⑫标本储存的条件，以保证在完成检验前标本的完整性。⑬当检验仪器不能正常工作时，所采取的补救措施。

(3)操作手册必须由主任批准、签字并注明日期。

(4)实验室改变领导，手册须由现领导再批准、签字并注明日期。

(5)任何改变都必须由现任实验室主任批准、签字并注明日期。

(6)必须保存有开始和停止使用的操作手册副本，并保存到停止使用两年后才能销毁。

四、方法、性能、规格的建立和确认

在检测标本前，实验室必须对所使用的方法的下述特性进行确认：准确度、精密度。如有必要可添加特异性和分析灵敏度，以及检验结果的报告范围、参考区间以及其他适合的特性。

五、仪器和检测系统的维护和功能检查

实验室必须进行仪器和检测系统的维护和功能检查。

(一)仪器和检测系统的维护

(1)对我国国家食品药品监督管理局(SFDA)批准生产的本国仪器和检测系统以及注册登记的进口仪器和检测系统：按制造商规定的程序进行维护；所进行的维护应进行记录并写成文件。

(2)对SFDA尚未要求进行批准生产和注册登记的仪器和检测系统：①建立维护方案，以保证仪器和检测系统能维持在良好的运转状态，保证准确和可靠的检验结果；②所有进行过的维护，应进行记录并写成文件；③对下述仪器按我国计量法规定，定期接受计量检定机构的校验，并保留校验证书：天平、分光光度计、其他有关仪器。

(二)仪器和检测系统的功能检查

(1)对SFDA批准生产的本国仪器和检测系统以及注册登记的进口仪器和检测系统：①安装仪器时，按制造商规定的程序进行功能检查；②如有规定，按制造商规定的频度进行功能检查；③所有进行过的功能检查，应进行记录并写成文件。

(2)对SFDA尚未要求进行批准生产和注册登记的仪器和检测系统：如有需要，应建立功能检查方案，规定功能检查的方法及检查频度；所有进行过的功能检查，应进行记录并写成文件。

六、校准和校准验证

校准是一个测试和调整仪器、试剂盒或者检测系统以提供检验反应和所测物质之间的已知关系的过程。

校准验证是按检验标本方式对校准品进行分析来检查并证实仪器、试剂盒或者检测系统的检验结果，在规定的范围内保持稳定。

除非在各个专业的特定要求中注明可以不作以外，校准和校准验证必须按本节要求和步骤进行并写成文件。

(1)SFDA批准生产和注册登记的仪器、试剂盒和检测系统。实验室应使用制造商规定的校准品和规定的校准方法进行校准，并确认结果符合制造商规定的要求。

(2)当使用标准方法、自己开发的方法、SFDA暂不审批的方法或者实验室修改的方法时，实验室必须做到以下几点：①建立校准方法：A.选择合适的校(标)准品，包括校(标)准品的数目、类型和浓度；B.如有可能，校(标)准品应溯源到参考方法和(或)参考物质；C.确立校准的频度。②校准验证：A.如有可能，方法应追溯到参考方法或已知值的参考品；B.确定校(标)准品的数目、类型和浓度，校准验证的接受限以及校准验证的频度；C.确定检验结果的报告范围，确定时必须包括一个最小值(或零)和此范围上限的最大值。

(3) 至少每6个月有以下情况发生时，进行一次校准：①改变试剂的种类或者批号。但如实验室能说明改变试剂批号并不影响结果的准确，则可以不进行校准。②仪器或者检测系统进行过一次大的预防性维护或者更换了重要部件，这些都有可能影响检测性能。③质控反映出异常的趋势或偏移；或者超出了实验室规定的接受限度采取一般性纠错措施后，不能识别出和纠正问题时。

所有进行过的校准和校准验证工作都必须记录并写成文件。

七、室内质量控制(IQC)

应在日常常规工作的基础上进行IQC以保证检测方法或者检测系统的稳定性。通过IQC系统，使用质控品，确立质控标准，可以间接评价检验结果的精密度，结合室间质量评价(EQA)可以间接评价检验结果的准确性。除各专业的特定要求外，一般应该按照下列步骤进行质控工作。

(1)对于SFDA批准和注册登记的仪器和检测系统，实验室要遵守制造商对质控的要求和说明。

(2)当使用自己开发的方法、SFDA暂不审批的方法或者实验室修改的方法时，实验室必须建立相应的质控方法。包括选择和确立质控的数目、来源、类型以及测定的频度，并建立在一次操作中决定是否接受检验结果的质控规则。

一次操作是指在此一段时间内，仪器和检测系统的准确性和精密度是稳定的。但是一次操作的时间不能＞24h或制造商建议的时间。对每一个方法，实验室可使用校准品或(和)质控品来监视分析过程的稳定性。

①定性检验。实验室在进行患者标本的一次操作时，应含有一个阳性和阴性质控品。②定量检验。每一次操作至少要进行一次质控测定，最好包括两个不同浓度的质控品。③每一工作日，实验室必须用证实的阳性或阴性质控品评估进行抗原抗体测定的方法的质量。如果方法中包括提取步骤，应最好用被测定的靶物质的提取物作为质控品。④如果得不到校准品和质控品，实验室应设立一个取代办法来保证检验结果的有效性。

(3)质控品必须按患者标本那样进行检测。

(4)使用质控品时，实验室要重复检测来决定每一批号质控品在本室的统计学参数(如均值、标准差、变异系数等)。①定值质控品的值，可用来作为IQC的靶值，但要保证声称的定值和所用的方法学和仪器相匹配，并被实验室所证实。进行IQC时，可以对定值质控血清的靶值进行一定的修正。②通过同时检测校准品或者已有统计学参数的质控品，实验室应建立起所使用未定值质控品的统计学参数。

(5)在报告检验结果前，质控品结果必须达到实验室设定的接受标准。

八、室间质量评价(EQA)

室间质量评价是利用实验室间的比对来确定实验室能力的活动。参加EQA计划，可为评价实验室所出具的数据是否可靠和有效提供客观的证据。

(一)室间质量评价的纠正活动

在EQA活动中出现不满意结果的实验室，应依照EQA纠正活动的要求进行整改。纠正活动程序如下：要求实验室尽快寻找和分析出现不满意结果的原因，开展有效的整改活动，并将详细的整改报告以书面形式保存。有效的整改活动包括对质体系相关要素的控制、技术能力的分析以及进行相关的实验和有效地利用反馈信息等。

（二）对室间质量评价的要求和评价

对参加 EQA 的实验室有以下三个基本要求：①有明确的职责以确保参加室间质量评价活动。②有参加该活动的文件化程序。③执行该程序并提供证明参加活动的记录，以及有效利用 EQA 结果。必要时应提供出现不满意结果时所采取的纠正活动的证明资料。

九、纠正措施

实验室必须建立纠正措施的政策，以维护实验室有准确和可靠的检验结果。出现下列情况时，实验室必须将纠正措施进行记录并写成文件：

(1) 实验室的仪器或检测系统没有达到所规定的操作性能要求，包括但不只限于下述情况：①未达到仪器、检测系统所建立的性能规格要求。②检验结果在实验室可报告范围以外。③所提供的某一方法的参考区间对实验室的检验对象不合适。

(2)质控和校准的结果超出实验室确立的控制限，此时应对不能接受的那次操作的检验结果或者是上一次可接受检验以后的检验结果进行评估，以决定检验报告是否受到不利影响。实验室必须采取纠正措施以保证检验结果和报告的可靠性。

(3)实验室不能在规定时间内报告检验结果，则应在考虑对受检者情况是否有危害的基础上，决定是否发出此耽误的检验结果，并通知有关人员。

(4) 如发出的检验结果有错误，实验室必须做到以下几点：①立即通知申请者或者使用此错误报告的人员。②立即对申请者或者使用此错误报告的人员发出纠正过的报告。③保存原来以及纠正报告的副本至少 2 年。

（李金起）

第二节　室内质量控制方法

Section 2

室内质量控制（简称室内质控）是指各实验室为了监测和评价本室工作质量，决定检验报告单能否发出所采取的一系列检查、控制手段。因此，室内质量控制是临床实验室一项非常重要的内容，是保证检验结果准确可靠的一种重要手段。

认真学习和熟练掌握室内质量控制方法，严肃认真地对待每一个质控数据，科学合理地对每一个检验结果进行评价是每个临床检验工作者的基本职责。

一、Levey-Jennings 质量控制法

Levey-Jennings 质量控制法是和手工操作相适应的第一代临床检验质量控制技术。19 世纪 40 年代，临床检验还没有一个科学的质量控制办法，工作人员只能凭借工作经验、重复性实验以及互相比对等办法来估计检验是否准确。1950 年，Levey-Jennings 把 Shewhart 的工业质量控制图引入到临床检验中来，并在其后得到了进一步的发展、推广应用。

Levey-Jennings 质量控制的基本方法是通过对同一份质控血清的 20 个测定结果计算出的平均数($\bar{x}$)、标准差(s)和变异系数(CV)，定出质控规则，以控制限 $\bar{x} \pm 2s$ 为警告限，$\bar{x} \pm 3s$ 为失控限，并画出质控空图。然后，用绘质控图时的质控物每天随患者标本测定一次，将所得的质

控结果绘在质控空图上，根据质控规则确定当天或当批的结果是否可以发出。

(一)OCV 测定

OCV(optimal conditions variance)表示本室在目前条件下该项目所能达到的最好精密度水平，也就是最佳条件下的变异或最佳条件下的批间差异，是本室工作水平的一个基础指标。绘制 OCV 空图时用的方法、试剂和仪器与常规工作完全相同，但必须保证是在最佳条件，比如：所用仪器和量器应重新经过校正；试剂应新鲜配制并经过标定；在测定的全过程中，应严格控制温度、光照、反应时间等一切可能影响检测结果的因素；对检测结果进行认真的计算和核对，等等。

1.基本方法

选择瓶间差异小、稳定性好的未定值质量控制血清，在“最佳条件”下反复测定至少 20 次，在尽可能短的天数内完成 OCV 测定。但每个数据均来自独立的一瓶质控血清，并代表独立的一个测定批次。比如，每天做 4 ～ 5 批测定，每批测一瓶血清，这样在 4 ～ 5d 内即可得到 20 个数值。所测得的 OCV 结果表达了批间和天间的精密度水平。通过统计学处理，计算出这些结果的均值 $\bar{x}$、标准差 s 和变异系数 CV。

在测定过程中，如有特殊情况发生，应做详细记录，并将该数据删除，再重做一次测定补充一个数据。

求出 $\bar{x}$、s 和 CV 之后，应观察有无超出 $\bar{x} \pm 3s$ 范围的数据，如有某个数据超出 $\bar{x} \pm 3s$ 范围，则应废除全部数据，重新进行 OCV 测定。

2.绘制质控图

使用全国统一印发的质控图纸，对 OCV 计算后的平均数和标准差做图，基本步骤如下：首先在纵坐标上标出 $\bar{x}$、$\bar{x}+1s$、$\bar{x}-1s$、$\bar{x}+2s$、$\bar{x}-2s$、$\bar{x}+3s$、$\bar{x}-3s$，并将其具体数据标在左侧标尺上，用红笔画出 $\bar{x} \pm 2s$ 线，用蓝笔画出 $\bar{x} \pm 3s$ 线，横坐标代表分析批，每一格代表一个分析批。然后按照图纸上方的各项内容加填有关内容，如试验项目、测定单位、血清来源及批号、起止日期、主要仪器及使用波长等。

(二)RCV 测定

完成 OCV 测定后，下一步的工作是 RCV 测定。RCV 表示在常规条件下的精密度水平，因此，RCV 的测定要求在常规条件下完成，不准对质控物有任何特殊对待，完全将其当作一个患者的标本来对待，每天随患者标本同批检测。

1.制备 RCV 空图

取与 OCV 测定时完全相同批号的质量控制血清，随机放入患者的标本中，随患者标本一起测定，而且每个分析批应该重新启用一瓶，并只测一份，20 个数据要来自 20 个分析批。绝不可以一天内测多个数据或每天将一瓶血清分成若干份测定，更不准将质控物作任何特殊的对待。测定后求均值！，标准差 s 和变异系数 CV。

求出 $\bar{x}$、s 和 CV 以后，再重新审核原始数据，如果有一个数据超出 $\bar{x} \pm 3s$ 范围，则删除此数据，用剩余的 19 个数据重新计算 RCV；如果有一个以上数据超出 $\bar{x} \pm 3s$ 范围，则应废除该批数据，重新测定 RCV，直到符合要求为止，最后绘制成 RCV 空图。

2.室内质量控制

当完成了 OCV 和 RCV 的空图以后，可以开始常规工作的室内质量控制。基本方法是：取与制作 OCV 和 RCV 空图时完全相同批号的质控物，每天随患者标本一起检验，并将检测结果点在“空图”上。如果质控结果在 $\bar{x} \pm 2s$ 标准差范围内，当批的结果可以发出；20 个结果中如果有一个质控品测定值超出 $\bar{x} \pm 2s$ 警告线而在 $\bar{x} \pm 3s$ 控制线以内为警告，在仔细查找原因后发出报告；如果第二个结果超出 $\bar{x} \pm 2s$ 警告线而在 $\bar{x} \pm 3s$ 控制线以内，或只要有一个质控测

定值结果超出 $\bar{x}\pm3s$ 控制线都视为失控，应迅速查找原因，作好详细记录，纠正失控并重新检测合格后方可报告（详见后面“失控原因分析及处理”）。最后将当天测定的点与前一天的点相连接。因此，当天的检验结果能否发出应该通过质控数据来判断。

3.累加质控数据绘制累加质控图

我们知道，通过以上手段所获得的空图是一个小样本空图，为了使实际工作中使用的空图更具有代表性，可以采用累加质控数据绘制累加质控图的办法。

（三）注意事项

（1）在室内质量控制工作中，每一次质控血清的批号更换，或者其他条件发生改变后均应对其进行 OCV 和 RCV 的测定。所以，在自制或购置室内质控血清时，应该充分考虑到制备 OCV 和 RCV 图时质控品的用量以及计划使用期限，应该有计划地一次性制备或购买足够数量的质控品，既不能频繁地更换质控品，也不能使自备或购置的质控品失效和浪费。

（2）OCV 是本室质量的最佳水平，当室内质控发生改变时，所测数据随时可以与 OCV 比较，分析原因。当检测方法、试剂、仪器等发生重大改变时，均应进行 OCV 的再测定。

（3）因为绘制一张 RCV 空图所用的时间较长，为了保持室内质量控制的稳定性，当一个批号的质量控制血清将要用完时，应提前开始下一批号质控血清的 OCV 和 RCV 空图的绘制，力求常规室内质量控制工作不间断。

（4）RCV 的标准差 s 应该比 OCV 大，但一般不超过一倍，且两个值应十分接近，否则应查找原因。如果 OCV 的标准差 s 过大，往往提示在进行 OCV 测定时不是最佳条件。如果 RCV 的标准差 s 过大，说明常规工作中控制过松，没有达到应有的精密度水平，或由于检测方法不够稳定，难于掌握。

（四）质控结果判断规则

从理论上讲，一份标准的质控图，测定点的分布是以均值为中心两侧对称分布（理论上两侧的点各占 50%），越接近均值测定点分布越密集，越远离均值测定点分布越稀疏，约 68%的点在 $\bar{x}\pm1s$ 范围内，约 27%的点位于 $\bar{x}\pm1s\sim\bar{x}\pm2s$，所有的点会有约 95%的机会在 $\bar{x}\pm2s$ 内，而且呈随机排列。

如果中心线一侧的点明显多于另一侧，这时应考虑均值发生偏移。

如果较多的点接近上、下控制限，说明标准差已经变大。

如果中心线一侧连续出现多个点或点连续上升（或下降）表明有系统误差因素存在，应该查找原因。

如果点按一定规律呈周期性起伏变化，如隔一天或每几天检验结果呈现规律性变化，多考虑环境因素或个体操作误差所致，应仔细查找原因，排除引起误差的因素。

Levey-Jennings 质控图符合以下情形者属异常：

（1）点频频接近控制限的情况应判为异常：连续 3 点中如果有 2 点接近控制限；连续 7 点中有 3 点以上接近控制限；连续 10 点中有 4 点以上接近控制限。

（2）有 7 个以上的点呈链状排列，这种情况包括：连续 7 点在 $\bar{x}$ 线一侧；连续 11 点至少有 10 点在 $\bar{x}$ 线一侧；连续 14 点至少有 12 点在 $\bar{x}$ 线一侧；连续 17 点至少有 14 点在 $\bar{x}$ 线一侧等。

（3）点的排列有一定倾向性，如有 7 个以上的点连续上升或下降。

（4）“漂移”是指准确度发生了一次性的向上或向下的改变，这种变化往往是由于一个突然出现的新情况引起的。如更换标准品的生产厂家或批号，重新配制试剂，更换操作人员等。这种情况提示存在系统误差，在寻找原因时，应重点从时间上找原因，仔细分析发生“漂移”时发生了什么情况，这些情况是否会影响分析质量。

（5）连续 6 点在 $\bar{x}$ 一侧时，提示可能出现系统误差，应积极查找原因，因为按统计学理论这种可能性＜1.5%。但如果结果与靶值偏离并不太大，不会给临床带来较大影响时，一般可以照常发出检验报告。

(6) 趋势性变化。向上或向下的趋势性变化表明检测的准确度渐渐发生了变化。这种变化往往是由于一个逐渐改变着的因素造成的，如试剂的挥发、蒸发、沉淀析出、分光光度计的波长渐渐偏移、光电池老化及质量控制血清本身的变质等。

各种规律性变化都有其各自的原因，只要及时观察，这些变化就不难发现，一旦发现了规律性变化，应尽快查找原因，使这种引起非随机误差的因素迅速得到纠正。

（五）失控原因分析及处理

当质控血清的检测结果超出 $\bar{x} \pm 3s$ 范围时，即判为失控。失控后当批检验报告不可填发，应尽快查清原因纠正，然后再重复测定当批全部标本，直至符合要求后方可填发报告。

失控发生后，应作详细记录，并对引起失控的原因进行讨论，记录查找原因的步骤、推理过程及最后处理办法等，这样可以减少类似问题的发生，为今后的质量控制总结经验，不断提高工作人员的业务素质。

失控原因的查找过程并无固定模式，一般遵循由易到难、由近到远的原则。

1.分析原始数据，初步估计失控原因

“原始数据”是指未经过计算或换算的检测数据，如分光光度法检测中的吸光度值，滴定法检测中所消耗的滴定液的毫升数等。这些数据是检测过程中最直接、最真实的资料。在此基础上，结合近期质控数据和平时的经验进行综合分析，往往有助于估计失控原因的大体方向，提示误差类型和失控原因，使查找原因的工作更有重点。

2.对检测过程进行回顾分析

失控后，应尽快对检测的全过程进行回顾，分析有无特殊情况发生。回顾时应按照先近后远的顺序，尽可能详细，如电压是否稳定、温度是否准确、使用的容器或量器是否需要校准、仪器有无变动（如波长旋钮移动了位置）、试剂是否因瓶签脱落而用错、质控血清瓶盖是否松动、复溶过程是不是异常等。除此之外，再进一步检查标准品或试剂是否变更了生产厂家、是否改变了生产批号、是否接近失效期、结果计算是否出现错误等。

3.选择性复查

为了验证上述的初步分析，并进一步查清失控原因，应对失控分析批中部分患者的标本进行选择性复查。复检时，应将下列标本放入其中：失控时所使用的质控血清，并再加一瓶重新打开的与其批号相同的质控血清；失控时使用的标准品，并再重新打开一支与其相同批号的标准品；选择几个失控时被测患者的标本，最好是已知病情的阳性标本或者是近期曾做过该项目检测并确认该项检验结果异常的患者的标本；重新开启的一瓶定值质控血清。多数情况下，通过上面的复检可以查出原因，并能对患者标本提出较妥善的处理措施。

根据经验，最常见的失控原因是试剂变质、污染或标定错误等。查找原因时，应从当天与前一天有差别的试剂入手。在没有更换试剂的情况下，如未发现当天所用试剂与前一天的有明显差别，则应从那些容易发生变质、稳定性较差或接近失效期的试剂开始，逐一更换试剂，进行复查。如果认定试剂无误，应该重新校正仪器，在条件可能的情况下用另一台同型号仪器复查，判断是否由于仪器原因造成失控。

如果仍然查不出原因，可更换操作者或请有关专家帮助解决。

最后，无论造成失控的原因是属于哪方面的，都要对全部标本进行复查，确认误差因素已经排除后，方可填发报告。

4.其　他

必须复测全部标本的情况是在选择性复查中，各管光密度读数与失控时测定的光密度读数相比较时表现出没有规律的变化,批内精密度降低,常见的原因是试管洗刷不净所致。特别是在对一些灵敏度较高的微量元素的检测中,这种情况较为多见。

为了对室内质控工作进行有效总结,每个月末和每隔半年左右时间应对室内质控进行回顾性总结。

二、累加和质控图

Levey-Jennings 质控法是临床检验中以手工法操作为主的一种质控法,获得的质控数据是决定当批检验结果能否发出的主要依据。但是 Levey-Jennings 质控法存在着一定的缺陷,例如,对于试验初期和后期出现的倾向性的偏趋发现不够及时,对于准确度的偏移也只能在获得一定数量的质控数据后才可显现。累加和(CUSUM)质控图可以及时发现质控结果准确度的变化,因此,在用 Levey-Jennings 质控图进行室内质控的同时,再加用 CUSUM 质控图效果会更好,此图对准确度的改变非常敏感,同时还能较早地发现质控结果的趋势性变化,互相取长补短。

(一)质控图的绘制

将常规质控图的靶值作为指定值,根据下列公式计算出各次质控结果的测定值误差和累加误差。

各次测定值误差=各次测定值—指定值

累加误差=本次质控以前的累加误差+本次质控误差

注意:大小误差按正负表示。

将所得测定值、各次测定值误差、累加误差分别填入相应表格内,同时绘制CUSUM质控图。

(二)误差分析

正常 CUSUM 质控图是以“0”为中线上下随机分布并基本对称的一条曲线。如果各累加误差趋向上升(正值)或趋向下降(负值),均属于趋向性误差。然而,这些测定值在Levey-Jennings质控图中可能均落在允许误差范围以内。

由上可以看出 CUSUM 质控图能够及早发现准确度偏移。分析 CUSUM 质控图时,要注意观察趋向的转折点,分析准确度改变的日期,便于查找产生误差的原因,因此,CUSUM 质控法也是一种回顾性质量控制。当累加误差累计到一定数据后,才能看出曲线的变化,但是发现趋势变化和准确度变化的时间要比 Levey-Jennings 质控法早,并且有些质控数据偏差在 Levey-Jennings 质控图上不易发现,而在 CUSUM 质控图上则很容易发现。

三、改良 Monica 质控法

改良 Monica 质控法是用定值质控血清做室内质量控制,通过室间质评成绩控制准确度,临床化学 CCV 建议值控制精密度,分别确定准确度和精密度两条控制线,将室内质控和室间质评有机地联系起来,以此来监测室内质控的精密度和准确度,简单方便。基本可以预测本项检验参加室间质评的 VIS 成绩。

(一)变异指数及其得分

室间质量评价(简称室间质评)是由实验室以外的某个机构对各实验室常规工作的质量进行监测和评定,主要是评价各实验室检验质量的准确性。我国负责室间质评的机构是各省临床检验中心和卫生部临床检验中心。

(1)变异指数(variance index，VI)是由英国全国性质量评价活动所倡导并被 WHO 推荐的方法，公式为：

$$V = \frac{|x - D|}{D} \times 100 \qquad VI = \frac{V}{CCV \times 100}$$

式中 V 为变异百分数，x 为参加室间质评的实验室测定结果，D 为靶值(原公式为 $\bar{x}$，表示各参加室间质评实验室的结果均值)，VI 为变异指数，CCV 为选定的变异系数(chosen coefficient variation)。

(2)变异指数得分(variance score，VIS)是参加室间质量评价实验室成绩的变异指数得分。当 $VI \leqslant 400$ 时，$VIS = VI$；当 $VI > 400$ 时，$VIS = 400$。我国根据自己的具体情况对参加全国室间质评的实验室成绩确定为：$VIS < 80$ 为优良；$80 < VIS < 150$ 为及格；$VIS > 150$ 为不及格。一般认为，$VIS > 200$ 表明其结果有临床不允许的误差，而 $VIS = 400$ 的测定结果会造成临床上严重的失误，是绝对不允许的。

(二)选定的变异系数

目前，国内和 WHO 国际间临床化学质评常用的 CCV(chosen coefficient variation)如表 2-1 所示。

表 2-1　国内和 WHO 在室间质评所用的 CCV(%)

测定项目	CCV(%)
钾	2.9
钠	1.6
氯	2.2
钙	4.0
磷	7.8
葡萄糖	7.7
尿素氮	5.7
尿酸	7.7
肌酐	8.9
总蛋白	3.9
白蛋白	7.5

(三)改良 Monica 质控法步骤

1.选择定值质控物

最好选择浓度在医学决定水平的冻干定值质控血清。

2.根据下列公式求出警告值和最大允许值

(1)警告值为 $T \pm 0.8CCV \cdot T$。

(2)最大允许值为 $T \pm 1.5CCV \cdot T$。

式中的 T 为定值质控血清的靶值，CCV 为国内和 WHO 国际间常用临床化学质评使用的 CCV 值(见表 2-1)。

采用 $0.8CCV$ 和 $1.5CCV$ 作为警告限和最大误差界限的目的是试图将室内质控和室间质评

有机地直接联系起来。根据前述 VI 的计算公式：

$$VI = \frac{\frac{|x - T|}{T} \times 100}{CCV} \times 100\%$$

式中 VI 表示室间质评成绩；x 表示定值质控血清测定值；T 为定值质控血清的靶值；$\frac{|x - T|}{T} \times 100\%$ 是测定值的相对误差，如果用 d 来表示测定值的相对误差，则上式可变为：

$$VI = \frac{d}{CCV} \times 100$$

如果设定 $VI = 80$，由上式可得 $d = 0.8CCV$。其含义为：对一个测定结果而言，欲想使 VI 成绩≤80（优良），相对误差 d 必须≤$0.8CCV$；同理，当设定 $80 < VI \leq 150$ 时，则相对误差 $0.8CCV < d \leq 1.5CCV$；当 $VI > 150$ 时，则 $d > 1.5CCV$。由此可以估计室间质评成绩。

由上可见，用改良 Monica 质控法进行室内质控，如果能做到全部测定结果均落在警告线内，室间质评成绩可望获得优良；如果有些点分布在警告线外，但在最大允许线内，室间质评成绩可望及格；如果经常出现超出最大允许线，则室间质评很难及格。

（四）改良 Monica 质控图的绘制

改良 Monica 质控图与 Levey-Jennings 质控图的绘制方法基本相似，在纵轴居中位置绘出平行于横轴的靶值线，并绘出平行于靶值的上下警告线和最大允许线共 5 条直线（图 2-1）。警告值线和最大允许值线用一定范围选定的变异系数（CCV）来确定。

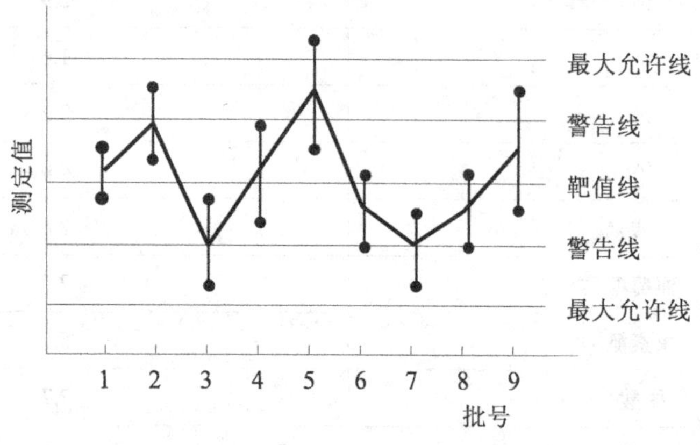

图 2-1 改良 Monica 质控图

（五）改良 Monica 质控法应用

取相同的定值质控血清两份，随机插入患者标本中，与患者标本一起进行测定，测定完毕，记录定值质控血清的两个测定结果并求出其均数，然后将两个测定值点在质控图上，并用垂线将这两个点连接起来，再用红点标出垂线的中点（代表双份测定的均值），然后用线段将相邻的红点连起来。

（六）结果分析与判断标准

（1）最理想的结果是质控血清的全部测定值（不是双份测定的均值）都落在警告线以内。如果超出警告线，但仍在最大允许线内，表示分析批仍然“在控”，但误差较大，虽然该分析批的结果可以发出，但也应仔细查找误差的原因。如果有一个点落在最大允许线以外，表示该分析批“失控”，患者的报告不可发出，应立即查明原因，重新测定。

（2）垂线的长短是评价精密度的一个指标，垂线愈短说明精密度愈好，垂线愈长则精密度愈差。

(3)红点距靶值线的远近是评价准确度的一个指标，红点离靶值线愈近，说明准确度愈好，距靶值愈远，说明准确度愈差。

(4) 当天的均值与上次均值相连所形成的曲线，其意义与 Levey-Jennings 质控图的曲线基本相同。因此，对改良 Monica 质控图的分析判断标准基本上与 Levey-Jennings 质控法相同。

(七)主要优点

(1)改良 Monica 质控法简单方便，只要有质量可靠的定值质控血清就可应用。

(2) 改良 Monica 质控图与 Levey-Jennings 质控图很相似，只是用定值质控血清作质控品，并作双份重复测定，用双份测定值的垂线的长短来监测随机误差，用垂线中点的位置来监测系统误差，既形象直观，又容易理解掌握。

(3) 改良 Monica 质控图统一采用 *CCV* 作为允许误差来确定警告线和最大允许线的界限值，将室内质控与室间质评有机地联系在了一起。通过较长时间的 Monica 质控法的应用，基本上可以预测参加室间质评可能获得 *VIS* 的成绩情况，使室内质控与室间质评统一起来，起到了控制精密度和准确度的双重作用。

四、Youden-Tonks 质量控制法

用两种不同浓度的定值质控血清在相同的条件下对其进行若干次检验(一般不少于 20 次)，分别求出两份质控血清的平均数和标准差。然后以高值质控血清的测定值为纵轴，低值质控血清的测定值为横轴作图，分别在纵轴与横轴上标出两份质控血清的靶值 T 和控制限 $\pm 2s$，并将这 6 条线段延长，延长后的线段在图的中心部分便构成了一个范围为高低两份质控血清 $\pm 2s$ 的矩形区域，并通过该矩形的对应角分别划 1 条延长的实线和虚线。

(一)Youden-Tonks 质控法的应用

(1)Youden-Tonks 质量控制法所使用的两个质控物浓度之间的距离最好稍大些，一般一份在正常参考值范围低限，另一份在正常参考值高限。

(2)绘制好质控图以后，将这两种不同浓度的质控血清每天随机插入患者的标本中进行检验，并将检验后的结果标在质控图横轴与纵轴各自浓度的相应位置。

(3) 分别以两个测定值在各自所代表的坐标轴上绘出点，并以点的位置作垂线，两条垂线的交叉点即为本次质控测定值在质控图上的位置。

(二)结果分析判断

(1)如果两个质控血清测定值的交叉点落在长方形区域以内，表示本次测定结果在控制范围内，该分析批的报告可以发出。

(2) 如果两个质控血清测定值的交叉点在长方形区域以外，表示本次测定结果已经失控；如交叉点落在长方形区域以外所划的实线附近，表示失控是由系统误差造成；如果交叉点落在长方形区域以外，且偏离实线较远在虚线附近，表明该失控由随机误差造成。

五、Crubb 质量控制法

日常工作中，有些检验项目的标本量很少或者试剂的有效期很短，多数实验室采用几天做一次的办法节约成本和时间。对于这些情况，用以上介绍的质量控制法有一定困难，然而可采用 Crubb 质量控制法，该法只需连续测定 3 次，即可对第 4 次的检验结果进行质量控制。

(一)具体方法

(1) 取选定的质控品一支，将其随机插入患者标本中检验 3 次以上(至少 3 次)，然后计算

出结果的平均值(！！！)和标准差(s)。通过下列公式计算：

$$SI_{上限}=\frac{x_{最大值}-\bar{x}}{s}$$

$$SI_{下限}=\frac{\bar{x}-x_{最小值}}{s}$$

(2)查表 2-2,将所求 $SI_{上限}$和 $SI_{下限}$与 SI 值表中的数值进行比较。

表 2-2 SI 值表

N	N_{3s}	N_{2s}	N	N_{3s}	N_{2s}
3	1.15	1.15	12	2.55	2.29
4	1.49	1.46	13	2.61	2.33
5	1.75	1.67	14	2.66	2.37
6	1.94	1.82	15	2.70	2.41
7	2.10	1.94	16	2.75	2.44
8	2.22	2.03	17	2.79	2.47
9	2.32	2.11	18	2.82	2.50
10	2.41	2.18	19	2.85	2.53
11	2.48	2.23	20	2.88	2.56

表中 N 为测定次数,N_{3s}、N_{2s} 表示对应的检测次数的 3 个和 2 个标准差。

(二)分 析

当 $SI_{上限}$和 $SI_{下限}$均$<N_{2s}$表示质控结果在控制范围以内,患者的检验结果可以发出;当 $SI_{上限}$和 $SI_{下限}$有一值处于 N_{2s}和 N_{3s}值之间时,说明该值在 2～3s,为警告;当 $SI_{上限}$和 $SI_{下限}$均$>N_{3s}$时,说明该值已在 3s 范围之外,属“失控”。后两种情况不管出现哪种情况(即“警告”和“失控”)本次检验都应作废,患者的检验结果不可发出,应重新进行检验直至符合要求为止。

每次检验以后,都要将质控合格的检验数据进行累计,用累计以后的数据再计算出一个新的平均数($\bar{x}$)和标准差(s),然后用这个新求得的平均数($\bar{x}$)和标准差(s)再计算 $SI_{上限}$和 $SI_{下限}$值,作为下次检验的质控依据。当累计检测值次数超过 20 次以后,即可制备成空图,转入常规质控应用。

(李金起)

第三节 室间质量评价

Section 3

室间质量评价(external quality assessment, EQA)是全面质量控制的一个重要组成部分,是将实验室的性能与其同等组和(或)参考实验室进行评价的过程。在实验室质量管理中,室间质量评价越来越受到临床实验室和实验室用户的重视。过去使用的名称很多,如外部质控,室间质控,技术熟练实验,外部监测、调查、室间比较等,很混乱。因此,WHO 推荐统一使用室间质量评价这一术语。它是多家实验室分析同一标本并由外部独立机构收集和反馈实验室上报结果、评价实验室操作的过程。

一、概　　述

室间质量评价是由主持单位用质控物去评价各参与实验室测定结果的质量。这种评价是对过去工作质量的评价，是回顾性的，因为实验室之间的相互比较要经过一定时间之后才能得出结果，因此这种比较并不能控制每个实验室当天发出的检验报告，也不能代替室内质量控制。室间质量评价主要目的并不是用来观察日间精密度，而是为了建立实验室间的比较，它是用一种绝对标准来观察评价各实验室测定结果与此标准一致的程度，从而建立起各实验室之间的可比性，其最终目标是使所有参加评价的实验室能够做出准确、可靠的检验结果，将实验误差控制在临床上所能接受的范围内。

（一）室间质量评价的组织形式

我国室间质量评价起步于20世纪70年代末，主要由卫生部临床检验中心和各省、市、自治区等成立的临床检验中心组织开展室间质量评价活动。其组织形式主要以下有两种：

1.调查方式评价

这是 EQA 最常采用的方法。由组织单位定期向有关参加单位发出质量评价活动通知及申请表，拟参加单位可根据要求填写申请表并按规定金额交纳质评费用后，就可成为正式参加单位。由主办单位将质控物按期发给各参加实验室，各单位接到质评样本后，在规定的时间进行测定，并将结果填入质评报告单，在规定的时间前寄回组织单位，组织单位根据各参加单位返回的检验报告，评价其检验质量，并将结果及建议反馈给各参加单位。

2.现场考查评价

事先并不通知，临时派观察员到实验室，指定的、该室用常规方法随同患者标本一起对已知值或结果的标本做规定的一组试验，以评价其工作质量。

（二）室间质量评价的作用

通过室间质量评价可以使参加实验室能尽快地知道他们自己实验室是否存在问题，并帮助他们了解到问题的性质是属于不准确性还是不精密性的，并促使他们改进自己的工作，当他们已经设法改进工作以后，还要为他们提供指标说明他们的工作是否已得到改进。避免可能出现的医疗纠纷和法律诉讼。室间质量评价主要有以下几个作用：

1.识别实验室间的差异，评价实验室的检测

通过室间质量评价结果反馈报告可以建立起各参加实验室之间的可比性，发现自己实验室与其他实验室检测水平存在的差异，可以客观地反映出该实验室的检测能力。

2.分析问题并采取相应的改进措施

每次收到质评结果后要认真分析，确定该实验室与其他所有参加实验室相比检测水平的高低，并填写室间质评不合格项目结果的分析报告，采取措施纠正本室的检测准确度。同时，结合室内质控情况进行讨论研究，并有具体校正措施，以达到推动常规工作质量提高的目的。以下是导致实验室室间质量评价失败的7个主要原因：

（1）检测仪器未经校准或有效维护。

（2）未做室内质控或室内质控失控。

（3）试剂质量不稳定。

（4）实验人员的能力不能满足实验要求。

（5）上报的检测结果计算或抄写错误。

（6）室间质评的样品处理不当。

（7）室间质评样品本身存在质量问题。

3.选择最佳实验方法提高分析能力

由于室间质评结果分别按不同实验方法、不同仪器类型、不同厂家试剂分组统计，来反映各组的误差和变异系数，因此可根据统计结果的比较，来确定适合于本实验室使用的仪器、方法、试剂，提高本实验室的分析能力。

4.确定重点投入和培训需求

室间质量评价可以发现实验室哪些检测项目的结果误差较大，哪些方面处于薄弱环节，需要加强管理。如实验室参加细菌鉴定的室间质量评价，若多次检测结果不正确，与预期结果不符，说明该实验室在细菌学检测上存在的问题较多，需要从各方面分析问题所在，必要时可给予硬件的投入和加强技术人员的培训。

5.实验室质量的客观证据

室间质量评价结果是反映该室质量稳定与否的客观证据。满意的质评结果可证明实验室检测系统的准确性和可靠性，并可作为检验质量保证举证的有利证据。

6.支持实验室认可

室间质量评价是实验室认可活动中不可缺少的一项重要内容，它可反映实验室是否胜任从事某项检测的能力，因此，满意的室间质量评价结果是实验室认可的重要依据。

7.增加实验室用户的信心

室间质量评价结果反映了实验室检测水平的高低，满意的室间质量评价结果可以得到临床医师和患者的充分信赖，可以更好地为疾病的诊断、治疗提供依据。

8.实验室质量保证的外部监督工具

室间质量评价结果是卫生行政部门各级领导检查和评审实验室质量的重要依据，不满意的结果将影响科室或者医院的评审成绩。

（三）开展室间质量评价的条件

1.要建立室内质控制度

凡参加室间质量评价的各实验室，应首先建立室内质控制度，如果在参加室间评价之前没有开展室内质控，则室间的质评工作，只能起调查了解情况的作用，而实验室的质量无法得到保证。建立室内质控以后，不仅可控制当天检验结果的质量，也可使室间质评的结果比较稳定，即使检测的结果不准确，也能在室间质评中查出原因，并予以纠正。

2.要有良好的质控物作为调查样本

室间质控物应具有含费准确、均一性好、成分稳定、瓶间差异小等特点。最好为人血清制品，以减少基质效应。复溶时应注意蒸馏水的质量和量具的准确度。复溶后应根据控制物说明书，决定放置时间、温度以及是否避光等。

3.确定好参考实验室

参考实验室应具有良好的仪器设备、较强的技术力量和新配套的方法、试剂、定标物，还要热心于质控工作。参考实验室除保证所提供各成分测定结果的精密度与准确度可靠外，还应对质控过程中出现的问题，提出分析意见和解决问题的建议。因此，在进行室间评价时，必须选几个参考实验室作参谋和顾问。

4.统一测定方法及测定标准

室间质评结果的统计分析，要在相同方法的基础上进行，否则不好比较。如果能把测定方法统一在推荐的方法上，更为理想，但由于仪器和试剂不同，方法很难统一，目前有关部门和单位正在着手解决统一实验方法的问题。

（四）参加室间质量评价的注意事项

（1）室间质评样本测试须与常规测试一样。室间质评样本必须按实验室常规工作，并由进行常规工作的人员测试，工作人员必须使用实验室的常规检测方法，不能特殊对待。实验室主任和标本检测人员必须在由室间质评组织者提供的表上签字，表明EQA的样本是按常规标本处理。

(2)实验室检测EQA样本的次数必须与常规检测患者样本的次数一样。

(3)室间质评检测结果室间不可相互交流。在规定回报EQA结果截止日期之前，各参加实验室不能进行关于EQA样本结果之间的交流。

(4)不能将EQA样品或样品的一部分送到另一实验室帮助分析。当室间质评组织机构确认某一实验室意图将EQA样品送给其他实验室检查，则此次室间质评定为不满意EQA成绩。

(5)实验室进行EQA样品检测必须文件化。必须将处理、准备、方法、审核、检验的每一步骤的记录文件化。必须保存所有记录的副本至少2年。

(6)按时测定，及时回报。回报表要认真填写。每次结果评价寄回后要认真分析，并填写室间质评不合格项目结果的分析报告，采取措施纠正本室检测的准确度。同时，结合室内质控情况进行讨论研究，并有具体校正措施，以达到推动常规工作质量提高之目的。

二、临床化学检验室间质量评价

临床化学室间质量评价是卫生部临床检验中心成立之初(1982)就开始开展的项目，当时只开展常规化学室间质评，评价的项目只有11项，并且参加单位数量很少。目前，参加单位已达700多家，开展评价的项目已达到30余项，继常规化学室间评价之后，先后开展了化学分析、血气分析、脂类分析、心肌标志物、治疗药物监测、肿瘤标志物、特殊蛋白等项目的评价。

临床化学室间质量评价主要以测定值与靶值的离散程度为评价依据，其方法有以下几种。

(一)变异指数得分法

变异指数得分法(variance index score, *VIS*)是由美国全国性质量评价活动中Whiehead所倡导并为WHO所推荐的方法，主要用于常规检验项目，它可将全部参加实验室的结果动态地报告给每个实验室，其计算方法如下。

1.变异指数(variance index, *VI*)计算

(1)首先定出靶值。

(2)计算变异百分率(V)：

$$V=\frac{|x-T|}{T}\times 100$$

式中X为某实验室某项目的测定结果，T为靶值，V为测定值与靶值的偏离百分数，如$X=T$，则$V=0$。

(3)再计算变异指数(VI)：

$$VI=\frac{V}{CCV}\times 100(\text{不计小数，不计正负})$$

式中，CCV为选定的变异系数。CCV一经选定，就是常数，成为计算每批调查结果时的固定数值。卫生部临检中心推荐全国使用的CCV见表2-3。

表 2-3　我国(1985)和英国(1971)推荐的 *CCV* 值(%)

项目	中国	英国
钾	2.9	2.9
钠	1.6	1.6
氯	2.2	2.2
钙	4.0	4.0
磷	7.8	7.8
葡萄糖	7.7	7.7
尿素氮	5.7	5.7
尿酸	7.7	7.7
肌酐	8.9	8.9
总蛋白	3.9	3.9
白蛋白	7.5	7.5
胆固醇	—	7.6
碱性磷酸酶	—	19.6
胆红素	—	19.2

(4)变异指数得分(variance index, *VI*)。

所谓 *VIS*,其实质是和 *VI* 一样的。*VIS* 和 *VI* 的区别,按 Witehead 的原意,只是把 < 50 的 *VI* 值一律算作 0,而把 > 400 的 *VI* 值一律算作 400,这样规定是为了防止由于个别过大的偶然误差对检测水平全面评价的过分影响所致的假象,凡处于 50～400 的 *VI* 值,是多少算多少。根据我国的情况,规定 $VI > 400$ 时,$VIS = 400$,当 $VI \leqslant 400$ 时,$VIS = VI$。当测定结果与靶值完全相同时,$VIS = 0$。

根据 1985 年全国临床化学质控工作会议(烟台)的提议,卫生部临床检验中心规定成绩评价标准:$VIS \leqslant 80$ 为优秀,$80 < VIS \leqslant 150$ 为及格,$VIS > 150$ 为不及格。当 $VIS > 200$ 时,表明结果有临床上不允许的误差;当 $VIS = 400$ 表明测定结果会造成临床上的严重失误,是绝对不允许的。

2.变异指数移动总均值

变异指数移动总均值(overall mean running variance index score, OMRVIS)原定义为最近 30 个 *VIS* 的平均值。为了使 OMRVIS 的变化与测定时间有更明确的关联,在全国质控会议的提案中建议全国统一以最近 3 次质评活动的 *VIS* 平均值为 OMRVIS。

OMRVIS 是动态反映实验室工作质量的一个指标,表示实验室工作质量提高或下降的总趋势。假设在一次室间评价活动中,某实验室得到 12 个项目的 *VIS*,其平均值则代表了该次活动时该室工作的质量水平。但这个水平并非偶然的和孤立的,它既是前一阶段工作质量情况发展的必然结果,又是下一阶段工作质量的基础。因此,它只是一个连续的、不断发展变化的过程中的一个环节。为了真实生动地反映这一工作质量连续变化的客观过程,采取移动平均值的表达方式,它较少受偶然因素的影响,而对总的发展趋势有较好的代表性。

(二)PT评价法

PT为1998年由美国国会通过的临床实验室改进法案修正案中的能力比对检验(proficiency testing, PT),是利用实验室间的比较来检查实验室检验能力的方法。PT不仅是一种评价或描述准确度的方法,而且是一种控制准确度的手段。PT评价的具体方法如下:

1.计划内容

每年计划必须提供的样本,其浓度应包括临床上相关的值,即患者样本的浓度范围。样本可通过邮政运输方式提供,或指定人进行现场测试。

2.PT调查的频率

每年在大概相同的时间间隔内,至少必须有3次活动。每次活动至少做5个不同浓度的质控样本。

3.PT结果评价

通过结果偏离靶值的距离来确定每一分析物的正确结果。对某一项目的测定结果,如落在评价限内,则判为可接受,PT得分为100%;否则,为不可接受,PT得分为0%。

4.评价区间的确定

对每一结果确定了靶值后,通过使用越于偏离靶值的百分偏差的固定准则或标准差的个数来确定评价区间。有以下4种类型的评价区间:

(1)固定区间(例如:± 4mmol/L)。

(2)固定百分数(例如:± 10%的靶值)。

(3)以上两者的结合(例如:± 6mg/dl或± 10%靶值,取范围大者)。

(4)区间基于组标准差(s)(例如:± $2s$)。

5.PT的评价方法

对每次EQA调查,针对某一项目的得分计算公式为:

$$S_1=\frac{\text{该项目的可接受结果数}}{\text{该项目的总测定样本数}}\times 100\%$$

$$\text{或 } S_1=\frac{\text{该项目总的PT得分}}{\text{该项目总的测定样本数}}\times 100\%$$

对调查的全部项目,其得分计算公式为:

$$S_2=\frac{\text{全部项目的可接受结果总数}}{\text{全部项目总的测定样本数}}\times 100\%$$

$$\text{或 } S_2=\frac{\text{全部项目总的PT得分}}{\text{全部项目总的测定样本数}}\times 100\%$$

CLIA'88的技术细则规定:满意的PT均应> 80%;不满意的PT:S_1或S_2任一< 80%;不成功的PT:S_1或S_2连续两次不满意或3次中有2次以上不满意,即判为不成功,不成功的实验室,则有受到处罚的可能性。

(三)绘图法

将参加EQA实验室回报表结果按统计学原理以一定的组距把回报数据进行合理分组,从小到大把各组段划在横坐标内;纵坐标为回报结果分属各组段的实验室数,即各组段出现的频数。以这种方式表示EQA回报结果的分布状态,称为EQA的频数分布直方图。同一分析系统(测定方法、仪器、试剂、校准物相同)的参评实验室回报结果数据分布应服从正态或接近正态分布,剔除可疑值后,其“组均值”可作为靶值;但在众多的EQA参评实验室中,构成分析系统相同的实验室很难找到,那么至少应找出影响实验结果的最主要因素,如相同的方法原理和反应条件。目前卫生部临床检验中心选择三甲医院的回报结果作统计学处理来确定靶值，因三甲医院的分析系统虽然不完全相同，但多数医院分析系统配套，且有严格的室内质控措施，其EQA回报结果近似正态分布，剔除可疑值的“组均值”可以作为EQA的靶值。在直方图绘制完成后，将靶值线、评价限以及本室结果标记在图上。一方面可以直观地看出本室结果与靶值的偏差的大小，另一方面可以看出本室结果是否在评价限内，决定该结果是否可接受。

三、临床血液、体液检验室间质量评价

（一）血细胞计数室间质量评价

血细胞计数室间质量评价活动始于1989年，当时开展的项目为血红蛋白和白细胞计数，1991年增加了血小板计数项目，1999年使用全血质评物后，又增加了红细胞计数、血细胞比容、平均红细胞容积、平均红细胞血红蛋白含量和平均红细胞血红蛋白浓度等项目，使血细胞计数室间质量评价项目增至8项。1989年参加实验室为60个，2003年已增至621个。各实验室的成绩也存明显提高，与第一次质评活动相比，HGB的*CV*由9.2%降至2%左右，WBC的*CV*由20.8%降至5%左右，PLT的*CV*由30.8%降至7%，HCT的*CV*为6%左右，RBC的*CV*为3%。

1.偏差指数(deviation index,*DI*)法

由组织单位统计所有参加实验室的测定结果，分组计算！和s然后剔除均值±3s范围以外的数据，重新计算各组的$\bar{x}$和s(称为“加权$\bar{x}$”和“加权s”)，直至所有的数据都在均值±3s范围内，每个实验室就可计算出一个偏离指数(*DI*)，以偏离指数*DI*的大小来衡量各参加实验室结果与靶值的偏离程度。*DI*计算公式为：

$$DI=\frac{|x-\bar{x}|}{s}$$

公式中x为参控实验室的测定值，$\bar{x}$为靶值，s为实验室测定结果的加权标准差。

评分标准：

$DI\leqslant0.5$	优秀
$0.5<DI\leqslant1.0$	良好
$1.0<DI\leqslant2.0$	及格
$2.0<DI\leqslant3.0$	不及格
$DI>3.0$	问题严重

2.改良偏离指数法

上述偏差指数法是以实验室测定结果的均值为靶值，用s来衡量每个实验室偏离靶值的大小，但由于每次评价活动的标准差不固定，因此，没有一个固定的评价尺度。如果采用参考实验室的均值为靶值，由于仪器先进、技术优良，所以s通常较小，计算出各参加实验室测定的*DI*值可能偏大，很多实验室将不及格。故改用均值的固定百分变异作为标尺，称为改良偏离指数法，如此则不受标准差的影响。该方法将衡量HGB、WBC、RBC、PLT计算的尺度分别改为参考实验室的加权均值的5%、10%、10%、15%，仍以*DI*大小评价成绩的优劣。改良法的计算公式为：

$$DI=\frac{|x-\bar{x}|}{V\bar{x}}$$

如将偏离百分数V代入上式，则计算公式为：

$$DI(HGB)=\frac{x-\bar{x}}{50\%\bar{x}}=\frac{|x-\bar{x}|}{\bar{x}}\times 20$$

$$DI(WBC)=\frac{x-\bar{x}}{10\%\bar{x}}=\frac{|x-\bar{x}|}{\bar{x}}\times 10$$

$$DI(RBC)=\frac{x-\bar{x}}{10\%\bar{x}}=\frac{|x-\bar{x}|}{\bar{x}}\times 10$$

$$DI(PLT)=\frac{x-\bar{x}}{15\%\bar{x}}\times\frac{|x-\bar{x}|}{\bar{x}}6.6$$

3.PT 评分法

近年来，为了适应医疗事业的发展与进步，目前卫生部临床检验中心血液质评组采用同临床化学相同的 PT 评分法。该方法以美国 CLLA'88 能力比对检验极限偏离百分数为尺度来评价参控项目测定结果与靶值的偏离程度，据此判断项目测定结果是否合格。

测定结果在允许范围内时，测定结果为合格，得分为 100%；测定结果在允许范围外时，测定结果为不合格，得分为 0%(表 2-4)。

表 2-4 血细胞计数的可接受性能准则

项目	可接受范围
WBC	$T\pm 15\%T$
DC	$T\pm$在不同类型白细胞百分数上的 3s
RBC	$T\pm 6\%T$
HGB	$T\pm 7\%T$
HCT	$T\pm 6\%T$
PLT	$T\pm 25\%T$
MCV	$T\pm 7\%T$
MCH	$T\pm 7\%T$
MCHC	$T\pm 7\%T$

单个项目的得分计算公式为：

$$S_1=\frac{\text{该项目的可接受结果数}}{\text{该项目总的测定样本数}}\times 100\%$$

该项目测定成绩≥80%时，为合格；项目测定成绩< 80%时不合格。测定项目的总分计算公式为：

$$S_2=\frac{\text{该项目的可接受结果数}}{\text{该项目总的测定样本数}}\times 100\%$$

全部测定项目的总分≥80%时，为合格；总分< 80%时不合格。

(二)凝血试验室间质量评价

我国卫生部临床检验中心于 1995 年开展了凝血试验室间质量评价活动，当时开展的项目仅有凝血酶原时间(PT)，1999 年增加了激活部分凝血活酶时间(APTT)和纤维蛋白原(FIB)检测项目。并于 1996 年举办了主要由生产凝血活酶的单位参加的 ISI 标定学习班，推进了 PT 测定的标准化和推广在口服抗凝药治疗中用INR报告结果。在室间质评中，虽然因仪器和试剂不同，同一份质控样本可得到不同的结果，但用手工法，同一试剂结果应是一致的。此外，不同类型的仪器试剂，如分开统计，也有一定的可比性。故回报时，要求将仪器型号和试剂厂牌及批号附上，以供比较。

PT和APTT的室间质量评价按照美国CLIA'88能力比对检验的分析质量要求，其可接受范围均为靶值± 15%，即每次每个批号质控物的测定结果在此范围内为可接受，计分为100%，否则为不可接受，计分为0%。其评价标准同其他定量项目。

（三）尿液化学分析室间质量评价

我国卫生部临床检验中心于1997年开展了尿液化学分析室间质量评价，开展的项目包括pH、蛋白、胆红素、葡萄糖、酮体、隐血、亚硝酸盐、尿胆原、白细胞、比重（SG）等。由于不同厂家、不同批号的尿试纸条的试剂组成和反应原理不尽相同，其敏感度及色泽变化有很大差异，加之一些实验室使用的试纸条质量欠佳，致使同一仪器组内的实验室对同一批号的质评物进行检测时结果的差异较大，及格率偏低。

尿液化学检验室间质评的具体方法是将同一批号的质控物分发给各参加单位，各单位在规定的时间内将质控物与患者标本一起按常规方法进行测定，将测定结果同时以定性和半定量两种方式报告结果，为了便于数据统计并进行比较，半定量结果要求换算成国际单位或规定的单位。填写报表时要特别注意详细填写测定时所用仪器型号、试纸条名称、来源等内容，卫生部临床检验中心根据仪器和试纸条的种类将回报结果分组统计，然后采用自身仪器设备和相应试带确定参考值，或采用参加单位测定结果均值作为参考值，各实验室的测定结果与其进行对照，阴性调查品测定结果阴性为可接受，阳性为不可接受；阳性调查品测定结果阳性为可接受，范围为上下浮动一档，阴性为不可接受，差别较大时须查找原因。另外，尿液化学检验的室间质量评价也可利用CLIA'88方案进行评价，对测定项目pH、SG若测定结果在预期允许误差范围内得分为100%，否则为0%；对定性项目若测定结果与预期结果相符者得分为100%，否则为0%。

每批号调查品测定成绩≥80%，为该批号调查品结果满意；每批号调查品测定成绩< 80%时，该项目测定为不满意的EQA成绩。对于不满意的EQA成绩，要求实验室及时查找原因和整改，并采取相应纠正措施。

（四）形态学室间质量评价

形态学室间质量评价活动的开展始于1990年，1990年开展的项目包括血涂片白细胞分类和网织红细胞计数项目，2001年增加了寄生虫检查和尿沉渣检查项目。1999年开始以图片形式发放质评物。

形态学室间质量评价的具体方法是由国家卫生部临床检验中心和各省、市及地区临床检验中心负责组织，将参考实验室已明确诊断的血（或骨髓）涂片或者把细胞、寄生虫、尿沉渣等样本以图片的形式发给各参加单位，并附有标本片患者的病历及常规检查项目结果，各参加单位在限定日期回报结果。由组织者做出评价后，将评价结果反馈给参加单位，参加者收到组织者的通知后，进一步核对和校正自己的实验结果，并组织本实验人员进行讨论总结，共同提高诊断水平。

在尿沉渣检查和寄生虫检查的评价中，部分批号标本的合格率较低，分析原因与近几年检验科对形态学检测水平的提高缺乏足够的重视有关，此外，与国内形态学检查的教材和图谱的缺乏也有关。

四、临床免疫学检验室间质量评价

卫生部临床检验中心于1988年开展了临床免疫学检验室间质量评价，当时开展的项目仅有乙肝5项，即HBsAg、HBsAb、HBeAg、HBeAb、HBcAb，以后又陆续开展了HCV、HBc-IgM、HAV-IgM、梅毒螺旋体抗体的室间质评，以及免疫球蛋白、补体、HIV、AFP、HCG等项目的室间质量评价活动。随着临床免疫学检验的室间质量评价活动的开展，参加实验室数逐年增加，由原来的几十家增至现在的600多家，十几年来，随着试剂盒质量和人员素质的提高以及对检测质量的重视，室间质量评价的成绩有了明显的提高。

临床免疫学检验室间质量评价的评分有以下两种：

（一）免疫学检验EQA阴/阳性型评分方法

1.*SI*评分法

样本检验结果与预期结果相符者得2分，不符合者得0分，报可疑者得1分。当项目某一样本缺失，而未报告结果，以空白表示时，按0分计算，因此，接到质控物时，应及时检查质控物是否合格，如有缺样或漏液，应及时补领，否则，到该检验时，会因缺样品无法报告，而影响整个项目成绩。通过各参与实验室的各项目得分，获取该项目平均分($\bar{x}$)和标准差(s)。通过*SI*公式，获该室这个项目的*SI*得分，计算公式如下：

$$SI=\frac{\text{该室得分}(x)-\text{总平均得分}(\bar{x})}{s}$$

当$SI\geqslant 0$时，说明该室该项目成绩居于全国平均水平之上，即优于平均水平，为合格。

当$SI<0$时，说明该室该项目成绩差于全国平均水平，处于平均水平之下，为不合格。

2.PT评分法

临床免疫学定性测定PT的评价方法比较简单，主要是看参评实验室对质评样本的测定结果与预期结果的符合程度，根据符合率来判断参评实验室的PT是否合格。PT评分中，定性项目的可接受的性能准则为阳性或阴性。对每一次PT调查，某一批号被调查项目的检测结果与预期值相符为可接受，得分为100%；否则为不可接受，得分为0%。

针对某一项目的评分计算公式为：

$$S_1=\frac{\text{该项目的可接受结果数}}{\text{该项目的总测定样本数}}\times 100\%$$

该项目测定成绩≥80%，为合格；＜80%时，该项目测定成绩不合格。测定项目的总分计算公式为：

$$S_2=\frac{\text{全部项目的可接受结果总数}}{\text{全部项目总的测定样本数}}\times 100\%$$

全部测定项目的总分≥80%时，为合格；＜80%时不合格。

（二）免疫学检验EQA数字型评分方法

1.*SI*评分法

首先通过各参评实验室的检验数据，获取该项目平均分($\bar{x}$)和标准差(s)，然后通过该室该项目的检测值与预期值之差，求*SI*值，公式如下：

$$SI=\frac{|\text{该项目检测值}(x)-\text{该项目预期值}(\bar{x})|}{s}$$

当*SI*趋于0时，说明该室该项目检测值接近预期值（靶值），检验水平十分好。

当时，说明该项目检测值在预期（靶值）分布的 1s 范围内，在 1s 范围内的实验室约占全部参与实验室总数的 70%，为优秀。

当 $1 < SI \leqslant 2$ 时，说明该项目检测值落在预期值（靶值）分布的 1s 之外、2s 之内的范围。一般 $SI \leqslant 2$ 的实验室数约占全部参与实验室总数的 95%。人们常以此作为判断合格与否的界限：$1 < SI \leqslant 2$ 为合格，$SI > 2$ 为不合格。

2.PT 评分法

定量免疫学检验的 PT 调查完全同于临床化学室间质量 PT 评价法。依据 CLIA'88 能力验证计划的分析质量要求一般以靶值 ± 25%或 3s 为测定符合范围。评价标准如下。

对每一次PT调查，测定结果在允许范围内时，测定结果为合格，得分为 100%；测定结果在允许范围外时，测定结果为不合格，得分为 0%。单个项目的得分计算公式为：

$$S_1(\%)=\frac{\text{该项目的可接受结果数}}{\text{该项目的总测定样本数}}\times 100\%$$

该项目测定成绩≥80%时，为合格；< 80%时，该项目测定成绩不合格。

全部测定项目的总分计算公式为：

$$S_2(\%)=\frac{\text{全部项目的可接受结果数}}{\text{全部项目的总测定样本数}}\times 100\%$$

全部测定项目的总分≥80%时，为合格；< 80%时不合格。

五、临床细菌学室间质量评价

我国卫生部临床检验中心于 1982 年成立之初，就开展了临床微生物室间质评项目，但不如临床化学室内和室间质量评价发展得快，临床微生物专业一直是检验专业中最薄弱的，其主要原因有如下几点：①微生物也在因环境等因素的不同而处在不断的变化之中，即是两株同种细菌，其生理、生化特性或血清学特性不尽相同致鉴定结果不同。②微生物学方面的自动化仪器发展较慢。尽管近几年来全自动微生物鉴定系统不断问世，细菌检验的鉴定环节实现了自动化分析，但由于鉴定系统的成本较高，难以普及，所以目前细菌检验仍以手工操作为主，加之其检验方法较多，许多环节因结果解释不当均可导致错误。③检验科对微生物专业重视不够，检验水平和人员素质参差不齐。④没有做好室内质量控制。要保证细菌检验的质量，必须认真做好室内质量控制，对实验室内的仪器、设备、培养基和试剂等经常实行质量监督。

近年来，随着国际临床微生物领域的快速发展，细菌室的工作的重要性也逐渐被国内医院管理层认识，需要微生物专业人员有关专家共同努力，尽快把这项工作层层开展起来，不断提高临床微生物学工作质量，更好地为患者诊断与治疗服务。

（一）评价内容

微生物室间质量评价是由组织单位（临床检验中心）定期向各参评实验室发放质控物（已知菌株或模拟标本），参评实验室收到质控标本时，应按本室的设备条件及工作人员的能力进行分离培养及鉴定，各实验室按指定日期回报结果。回报内容包括各质控物细菌的培养特性、形态学特点、生化反应及血清学反应，最后报告细菌鉴定结果以及指定细菌质控标本的药敏试验结果。组织单位负责综合分析各实验室回报结果，将评价结果反馈给各参评实验室。

美国CLIA'88 能力验证计划要求每年进行 3 次细菌室间质评活动，每次分发 5 个质控菌株。

（二）具体要求

（1）参加室间质量评价活动，首先必须要求各实验室做好室内质控。做好室内质控是取得室间质评好成绩的先决条件，为了确保实验室的水平不断提高，取得较好的室间质评成绩，就必须对实验室内的仪器、设备、培养基和试剂等，经常进行质量监测，对每一种培养基试剂和诊断血清都必须用参考菌株进行检测。

(2)要想使质控菌株得以正确地进行鉴定，首先必须设法使收到的质控菌株存活。如这一点不能保证做到，就谈不上正确鉴定的问题。因此，当收到质控物时，首先要认真阅读报告单，根据提供的模拟标本种类、疾病及接种质控菌株的要求，接种相应的培养基和给予适当的培养条件，分离出存活的菌株，这是正确鉴定的先决条件。

(3)参控实验室收到质控标本时，应按本室的设备条件及工作人员的能力进行分离培养及鉴定，不要特殊对待。只有按本室条件进行常规处理，才能发现自己实验室存在的问题，如发现本实验室人员理论与技术水平等存在问题，应及时加以解决，才能不断提高检测临床标本的能力，才能达到参加室间质评的目的。

(4)当质控菌株被分离出来后，就要坚持正确的鉴定程序，这一点对能否将质控菌株做出正确鉴定至关重要。

对于认识或不熟悉的菌株，均应按着先定科、屈，再分种、型的鉴定程序。绝不能仅凭自己已有的经验，只作几项试验就定XX菌。要熟悉掌握某些细菌的生物学特性及鉴别要点，必要时应做阴阳性对照，严格控制质量。只有这样，才能得到正确的鉴定结果，并可能发现一些新的菌种。

(5)临床微生物学应加强对条件致病菌、耐药性细菌的研究，监测临床感染优势菌的组成和变迁规律与趋向，不断提高诊疗水平。科学的发展是无止境的，微生物也在因环境等因素的不同而处在不断的变化之中，一些新的种别在不断出现，人类要想与致病微生物作斗争，必须不断地学习和探索，熟悉和了解微生物所发生的变化，不断地进行知识更新。参加室间质控本身就是一种自我学习过程，要想把每批发来的质控物做好，也必须进行知识更新。知识更新包括阅读国内外专业书刊，及时了解本专业的国内外动态，参加有关的学术会议，交流经验；同时也包括深入细致地处理临床标本，认真地对待每一株来自临床标本的细菌，在实践中提高自己处理标本和鉴定细菌的能力。

(三)调查结果统计分析和评价

组织单位应对每次调查结果加以统计分析，将参评实验室的结果与预期结果比较，按符合情况给予评分，我国目前以WHO的标准评分。

1.细菌鉴定

菌株鉴定4级打分法：

(1)鉴定完全正确给3分。

(2)部分正确但可以接受的鉴定给2分，例如被鉴定的细菌属名和种名均符合预期标准，但生物型错误。

(3)鉴定部分错误给1分，即属名符合预期标准，但种名鉴定错误。

(4)完全鉴定错误给0分。

2.药敏试验

药敏试验室间质量评价的具体方法是对细菌检验室间质评中指定的菌株进行药敏试验，结果要求报告抑菌环直径(mm)及敏感度(S、I、R)，抑菌环直径只填写2位整数，舍去小数点后的数字，如果无抑菌环，请填写6mm(即纸片直径)。评价方法为：

(1)完全准确得1分。

(2)误差一级(如S报成I)得0.5分。

(3)误差二级(如S报成R)得0分。

药敏试验结果统计也可按抑菌环直径统计分析，将药敏试验结果按抗生素分类对其抑菌环直径进行统计学处理，绘制抑菌环直径分布直方图，计算加权均数（！）与标准差（s）。根据各种抗菌素的正确抑菌范围，确定结果是否可接受，凡测定结果不在范围内的药物必须作相应调整。

按照CLIA'88能力验证计划规定细菌鉴定可接受标准为阳性或阴性，阳性为鉴定正确，阴性为鉴定不正确。对每一次PT调查，某一菌株被调查项目的鉴定结果与预期值相符为可接受得分为100%；否则为不可接受，得分为0%。

3.回报结果评价

$$某实验室正确百分率(\%)=\frac{实验室鉴定结果正确数}{实验室接受检验的总数}\times 100\%$$

评价标准为：每次鉴定正确率与总鉴定正确率≥80%，为满意得分，连续2次活动或连续3次活动中的2次活动未能达到满意，则判为不成功。

（四）评价的作用和特点

临床微生物学的主要任务是研究感染性疾病的病原体特征，加强对条件致病菌、耐药性细菌的研究。临床微生物实验室的重要任务是要承担临床标本检验方法学的研究和评价，以及正确解释检验结果，并将其转化为临床信息的双重任务。搞好室间质评的目的是技术培训，也是自我教育和技术水平提高的重要措施，是质量保证体系的重要组成部分。而更重要的是要提高对日常临床细菌检验水平，也就是做好临床标本中致病菌的分离与鉴定工作。

1.主要作用

（1）EQA能促进和提高各参控实验室理论水平和技术水平。由质评管理机构（卫生部、省临检中心）统一发放模拟临床标本或菌种，在限定时间内由参控实验室工作人员根据自己的能力（知识和技术水平）将未知菌株进行分离培养与鉴定，以及抗生素敏感试验，然后将其结果向质评组织者报告。质评管理机构将参控实验室的报告汇总后，进行统计分析，向参控者公布成绩同时发放一些有关新资料，使参控实验室工作人员的理论及技术水平不断提高。国内外均有资料表明，室间质评活动起到了促进各实验室提高鉴定未知菌株的能力。

（2）有利于操作程序、方法的标准化和诊断试剂的统一及标准株的活力。虽然发放的未知菌株是一样的，但由于参控实验室条件、工作经验、操作程序和方法不同，其结果可能会千差万别，参差不齐。通过室间质量评价，要求各参控实验室要按科学的方法及正确的程序进行细菌鉴定，逐渐趋于统一和标准化。必须按科→属→种的程序进行鉴定，从而有利于方法和程序的标准化。

（3）室间质评要求使用标准试剂，取得结果的一致。国内外均有一些厂家逐步生产标准化的微生物试剂和培养基。国内近几年出现了一些生产培养基和试剂的厂家，这对于统一试剂、统一标准、搞好微生物学质量控制和提高微生物检验质量均有重要意义。

2.主要特点

近年来，微生物室间质评方案有了非常大的改进，具有以下几个突出的特点：

（1）从形式和内容上与国际临床微生物室间质评方案靠近，并结合国内现状。

（2）较以往更加接近临床，有标本来源患者的病历，并有对临床治疗和评论、对耐药机制的解释。

（3）对鉴定结果评分，对药敏试验结果部分评分。

（4）在鉴定用菌株选择上，主要有以下几类：①临床常见菌株，特别是引起医院内感染的菌株；②需要血清学鉴定手段，包括肠道致病菌和B型溶血链球菌；③对培养基和培养环境要求较高的苛养菌，如肺炎链球菌、流感嗜血杆菌、脑膜炎奈瑟菌，淋病奈瑟菌等；④较难鉴定的细菌，实验室对这些菌的临床意义不熟悉，另一方面而鉴定手段和方法不齐，这种教育是非常有必要的，更为重要的是，这些菌引起感染的治疗与常见细菌不同，因此，对这类细菌的认识和掌握对提高实验室诊断水平有重要意义；⑤逐步增加混合菌标本的数量，提高参加实验室对标本的分离能力。

(5) 考查实验室对细菌耐药机制的了解、药敏判断标准的掌握，以及实验室内质量控制中存在的问题。

六、临床聚合酶链反应测定的室间质量评价

我国卫生部临床检验中心从1998年开始开展PCR测定的室间质量评价活动，参加实验室数由开始的26家发展到2002年的159家。检测项目包括HBV DNA和HCV RNA，随着实验室条件的改善和操作人员素质的提高，按照严格的操作规程和室内质量控制，PCR的检测在准确度和精密度方面有了很大的提高，但由于存在试剂盒的灵敏度问题，部分实验室仍存在假阳性或假阴性问题。

PCR检测的室间质量评价同其他项目一样，通过定期发放统一的样本给参加实验室，然后实验室将其测定结果在规定时间内报告至临检中心进行统计分析，最后，临检中心向每一参加实验室寄发EQA报告。

（一）室间质量评价的方法

1.质评样本

用于质评的样本应符合下面几个条件：

(1)样本特征与患者样本应尽量一致。

(2)样本浓度与试验的临床应用相适应。

(3)样本传达的条件稳定。

(4)不存在不可避免的传染危险性。

(5)定性试验质评样本中应包含一定数量的强阳性和弱阳性样本，一定数量的阴性样本。

2.对参加质评实验室的要求

(1)参加PCR质评的实验室必须要有严格的室内质控措施，操作人员必须有上岗培训合格证。

(2)不对质评样本特殊对待，要以与常规检测样本一起在完全相同的条件下检测。

(3)对质评回报表上要求的内容逐项认真填写，并按时回报。

3.EQA靶值的确定

临床PCR测定质评靶值，在定性测定中，应为明确的阴性或阳性。在定量测定中，则以参考方法(公认的定量方法如bDNA和COBAS Amplicor等)定值或以参加实验室的加权均值为准。

4.EQA测定技术评价

对PCR测定技术的评价主要应注意以下几个方面：

(1)使用适当的统计学方法。

(2)全面地对方法、试剂和单个参评实验室测定技术进行评价。

(3)指明产生严重误差的原因之所在。

(4)适当评价测定的其他方面(如测定干扰)。

（二）室间质量评价的局限性

PCR测定的室间质量评价同其他质评一样，在某些情况下，其对参评实验室测定水平的反映也存在局限性。

(1)参评实验室没有同等地对待EQA样本和患者样本。

(2)当使用单一靶值时,难于评价单个实验室和测定方法。

(3)可能会妨碍给出不同结果的改良方法的发展。

(4)在不同的EQA程序中,对实验室的评价可能不同。

(李金起)

第三章
Chapter 3

临床常见急症与检验

第一节 发 热

Section 1

发热(fever)是患者主观异常或不适的感觉，是急诊常见的症状，亦是疾病的主要体征之一。

正常人的体温比较恒定，在个体间略有差异，亦可受多种因素影响如时间、季节等，但绝大多数(95%)在 36.2 ～ 37.4℃(腋下)范围内。通常以腋窝温度＞ 37.4℃，或一昼夜体温波动在 2℃以上，称为发热。

一、病因及发病机制

发热是机体在外源性或内源性致热原的作用下，产生的一种调节性体温升高反应，其基本机制是下丘脑体温调节中枢的体温调定点水平升高，致机体产热增加、散热减少。各种病原微生物及其毒素、坏死组织、抗原抗体复合物、炎症、恶性肿瘤或某些化学物质等外源性致热源，通过作用于体内细胞产生内源性致热原(某些肿瘤本身也可产生致热原)，间接或直接作用于下丘脑体温调节中枢而发挥致热效应。

少数情况下发热亦可与致热原无关，如中暑、脑出血、下丘脑附近的肿瘤、麻醉药物、广泛皮肤病变、甲状腺危象等引起的发热。

二、临床表现

除发热本身的常见症状寒战、头痛、肌肉酸痛及全身不适外，由于病因不同，发热的特征及伴随症状也各异，临床主要表现如下。

(一)发热的特征

稽留热多见于大叶性肺炎、伤寒、副伤寒、斑疹伤寒、恙虫病的极期；弛张热多见于败血症、重症结核、感染性心内膜炎等；间歇热多见于疟疾、局灶化脓性感染等。

(二)伴随症状

鼻塞、流涕、咳嗽、咽痛多见于上呼吸道感染；胸痛、咯铁锈色痰、呼吸困难常见于大叶性肺炎；腹痛、腹泻、恶心、呕吐多见于急性胃肠道炎症；右上腹痛、黄疸常见于胆道感染；腰痛、尿频、尿急、尿痛多为泌尿系统感染；意识障碍、头痛、抽搐多见于中枢神经系统感染；皮疹常见于急性传染病、变态反应性疾病、血液病等；口角疱疹常见于肺炎、疟疾、流行性脑脊髓膜炎等。

三、检验项目

(一)尿液检查

外观、化学检查、沉渣检查。

(二)粪便检查

外观、显微镜检查。

(三)血液检查

血红蛋白、红细胞计数、白细胞计数及分类计数、嗜酸性粒细胞直接计数、血小板计数、红细胞沉降率、血液寄生虫检查、胆红素。

(四)病原学检查

血液、粪便、尿液、脑脊液培养、脑脊液涂片查细菌。

(五)血清免疫学检查

肥达反应、外斐反应、病毒抗体检测等。

四、检验结果解读

(一)尿液检查

在发热情况下,尿色可深,可出现微量蛋白。当尿离心后显微镜检查每高倍视野出现5个白细胞或有大量白细胞存在时,则为病理现象,常表示泌尿道有化脓性病变,如肾盂炎、泌尿道感染等。但发热患者一次尿液检查阴性者,不能除外尿路感染,需反复检查。在某些妇女尿中常可能有阴道分泌物混入,如阴道上皮细胞、白细胞及细菌,故在临床上考虑有泌尿道感染存在时,应将外生殖器用肥皂水及清水充分洗涤后,留中段尿标本检查。

如尿糖定性试验呈强阳性,且有酮体时,则提示有糖尿病酸中毒伴继发感染的可能。

尿液沉渣涂片经瑞氏-姬姆萨染色后镜检,可见巨细胞包涵体和多发性骨髓瘤细胞。前者见于巨细胞病毒感染,后者见于多发性骨髓瘤。巨细胞包涵体在显微镜高倍镜下胞浆内包涵体为嗜酸性,呈圆形或卵圆形,较红细胞大,直径为6～11μm,在包涵体周围有一白色圆晕,包涵体常偏在胞浆一侧,核内包涵体为嗜酸性或嗜碱性,核膜与包涵体之间可形成一空白亮区,呈"猫头鹰眼"状。多发性骨髓瘤进展期时约半数患者有骨髓瘤肾病,在尿沉渣涂片中可查到数量不等的骨髓瘤细胞,阳性率达93.3%,骨髓中骨髓瘤细胞比例高者,可间接反映患者的病情。

(二)粪便检查

如粪便为水样,则常见于某些急性肠道疾病,如食物中毒、急性胃肠炎,如肉眼见多量黏液,且脓中带血,需考虑细菌性痢疾,显微镜检查见大量中性粒细胞伴有吞噬细胞,白细胞多于红细胞,且红细胞无聚堆现象。如为果酱色样有腥味的便,则考虑阿米巴痢疾,显微镜检查时红细胞较白细胞多,且常呈聚堆现象,部分有破坏。

(三)脑脊液检查

对可疑有神经系统感染性疾病时,脑脊液检查很重要。直接涂片经不同染色,可见不同细菌,对诊断有重要意义。如流行性脑脊髓膜炎的脑膜炎奈瑟菌,肺炎链球菌脑膜炎、结核性脑膜炎等,均可发现病原菌。

(四)血　　象

血红蛋白、红细胞的降低,要考虑发热和血液疾病有关,如溶血性贫血、再生障碍性贫血、急性白血病、恶性组织细胞病等。如伴有血小板减少，则血液系统疾病的可能性更大，如急性再生障碍性贫血、急性白血病、恶性组织细胞病等；或其他系统疾病引起了血液系统的继发改变，如出血热肾病综合征、败血症、暴发性流行性脑脊髓膜炎等。

在高热患者实验室检查中，白细胞计数及涂片检查对诊断有非常重要的意义。炎症性疾病中，各种细胞因子和激素成分的变化，其中有些因子可直接增加骨髓中髓细胞的形成，有的可促进白细胞及未成熟的前体自骨髓中释放出来。白细胞增多或减少本身是非特异性的，既可见于细菌性或病毒性感染，代谢性失衡特别是酸中毒，亦可见于白血病等血液系统疾病以及大剂量激素治疗之后，故白细胞计数和分类可估计、推测炎症的活动性及来源，是病毒性抑或细菌性等。

白细胞数的变化，大多为中性粒细胞数的增多或减少，有时为淋巴细胞和嗜酸性粒细胞增多，感染时白细胞数常高达（15 ～ 25）× 10^9/L，有时可增至正常的 5 ～ 6 倍。分类中 0.80 为粒细胞，主要为成熟中性粒细胞增多。中性粒细胞增多最常见的原因是全身感染，尤其是球菌（金黄色葡萄球菌）、杆菌（大肠埃希菌、铜绿假单胞菌等）、真菌（组织胞浆菌）、螺旋体（钩端螺旋体）、病毒（流行性出血热）。

中性粒细胞减少可出现于许多感染性疾病。其机制是中性粒细胞在外周血液中的生存期缩短，而且某些感染抑制骨髓生成中性粒细胞。例如许多病毒感染时白细胞减少，如病毒性肝炎、传染性单核细胞增多症、坏死增生性淋巴结病等。伤寒和副伤寒常有白细胞减少及中性粒细胞减少，个别患者尚可发生粒细胞缺乏症。粟粒性结核、败血症均可引起白细胞及中性粒细胞减少，尤其是当骨髓中性粒细胞储备减少或骨髓因毒素作用抑制时更易发生。

嗜酸性粒细胞在正常情况下主要居留于组织中，如呼吸道、胃肠道和泌尿生殖道的上皮细胞与深层组织之间的界面上，寿命可达数周。血中嗜酸细胞数并不能确切反映组织中嗜酸粒细胞的多少，细胞因子 IL-5 能特异地促进嗜酸粒细胞的发育、分化和成熟。嗜酸粒细胞多呈两个叶，其胞浆内含有特异的嗜酸性阳离子蛋白，决定了细胞的染色。在瑞氏染色中，其胞浆含有橘黄色麦珠样颗粒。嗜酸粒细胞绝对值超过（0.4 ～ 0.45）× 10^9/L，超过 0.05 时称嗜酸粒细胞增多，与过敏、寄生虫、感染等有关。在发热性疾病中嗜酸粒细胞数的变化有一定的意义。在中性粒细胞增多的感染性疾病中，嗜酸粒细胞通常减少或消失，例如伤寒，血中嗜酸粒细胞数量的恢复，常预示感染性疾病即将康复；传染性单核细胞增多症在恢复期可出现嗜酸细胞增多反应；疟疾时偶有中度嗜酸粒细胞增多。

某些细菌感染性疾病可有单核细胞增多，如活动性进行性结核病。在结核病时单核细胞增多，曾被认为是结核病预后不良的标志，当结核感染时，单核细胞与淋巴细胞之比对病情的判断有一定作用，正常时两者的比值约≤0.3，在活动性结核病时，单核细胞增多，两者的比值为 0.8 ～ 1.0 或更多，表明病灶活动渗出并预后不良，在结核愈合过程中，单核细胞减少，比值恢复正常。在草绿色链球菌所致的心内膜炎可见单核细胞增多，甚至可高达白细胞总数的 1/3，约 25%的患者的血液中可见组织细胞，巨噬细胞或变形单核细胞，由耳垂采血，第 1 滴血中易见这类细胞，有助于诊断。单核细胞增多尚可见于败血症、疟疾、伤寒、斑疹伤寒。

白细胞分类中淋巴细胞增加，＞ 0.4，而白细胞总数不增加，称相对淋巴细胞增多，可见于病毒感染。在传染性单核细胞增多症，尚有异型和大型淋巴细胞。

在急性发热，特别是严重感染引起发热时，不仅有白细胞数量的改变，而且可有质量的改变。可出现核左移、类白血病反应、中毒颗粒、异型淋巴细胞及病态造血等。

（五）嗜中性粒细胞碱性磷酸酶阳性率及积分

碱性磷酸酶主要出现于中性粒细胞系统的成熟阶段，故称为中性粒细胞碱性磷酸酶，简称 ALP。晚幼粒细胞偶见轻度阳性反应。需计算 ALP 的阳性率及积分。

在发热疾病中，ALP阳性率及积分增高的疾病有各种细菌性感染、败血症、各种恶性肿瘤、骨髓纤维化、再生障碍性贫血、急性淋巴细胞白血病、浆细胞白血病、多发性骨髓瘤、霍奇金病。ALP阳性率及积分降低者有病毒性感染、淋巴肉瘤、急性非淋巴细胞白血病、恶性组织细胞病。

（六）血液寄生虫检查

某些病原体如疟原虫、微丝蚴、黑热病小体、螺旋体等，均可从血液中直接检出而确定诊断。

（七）红细胞沉降率

发热伴有红细胞沉降率增快者，在感染性疾病中要考虑活动性结核病、感染性心内膜炎等，肿瘤性疾病中有恶性肿瘤、恶性淋巴瘤、多发性骨髓瘤，在血管-结缔组织病中有风湿热等。一般发热时红细胞沉降率常增快，两者都表明体内发生了炎症反应。

但尚需注意，红细胞沉降率是一相对延迟的炎性指标，在急性炎症反应开始1～2d后才升高。炎性反应蛋白尤其是纤维蛋白原的延迟出现，使红细胞沉降率延迟增快，因此对发热患者而红细胞沉降率正常者，应于48h后复查。

（八）血清胆红素测定

胆红素代谢障碍可引起黄疸，血清总胆红素超过17.1μmol/L可诊断为黄疸；在17.1～34.2μmol/L时，巩膜和皮肤无黄染，称为隐性黄疸；超过34.2μmol/L时，临床可见巩膜及皮肤发黄称为显性黄疸。根据总胆红素、直接胆红素、间接胆红素升高的具体情况，结合发热特点，考虑肝胆系统疾病、溶血、败血症及严重感染引起的肝功能障碍。

（九）病原学检查

当发热原因不明时，血象或骨髓象又具有感染的特征，应作血液或骨髓培养，这对伤寒、副伤寒、败血症、波状热、细菌性心内膜炎等疾病的病原诊断具有决定意义。对长期应用抗生素（或抗癌药物）与激素治疗的病例应注意有真菌感染或其他条件致病菌（如厌氧菌）感染的可能。对疑似泌尿系感染的应做尿液培养；疑似消化道感染的应做粪便培养；疑似神经系统感染的应做脑脊液培养，以确定引起发热的致病菌。

（十）血清免疫学检查

肥达、外斐反应、病毒抗体检测等对发热的诊断有一定的价值。

（赵子瑜）

第二节　昏　迷

Section 2

昏迷（coma）是多种病因引起的中枢神经系统活动的极度抑制状态，表现为持续性的意识完全丧失。

一、病因及发病机制

多种重症神经系统疾病及其他各系统疾病均可导致昏迷。其病因复杂，有时难以确定，其常见病因如下。

（一）神经系统疾病

如脑出血、脑梗死、蛛网膜下腔出血、脑外伤、脑肿瘤、脑脓肿、脑炎、重症脑膜炎、脑疝及癫痫连续状态等。

（二）其他系统疾病所致

如高血压性脑病，肝性脑病，肺性脑病，糖尿病酸中毒脑病，乳酸酸中毒脑病，尿毒症脑病，胰性脑病，感染性脑病，脑膜白血病，CO中毒脑病，急性炎症性脱髓鞘性脑病，水、电解质紊乱及酸碱平衡失调等。

（三）各种中毒

如有机磷中毒，巴比妥类药物、地西泮（安定）、乙醇、苯妥英钠、气丙嗪，各种麻醉药及毒蕈植物中毒等。

（四）物理及虫媒等因素

如电击，高热中暑，低温昏迷，蛇咬伤、蜂蜇伤及溺水等。

二、临床表现

昏迷即意识完全丧失，缺乏觉醒状态，意识内容以及躯体运动均完全丧失，如认知、思维、记忆、情感、定向及随意动作等意识活动完全丧失。可伴有体温、脉搏、呼吸、血压及瞳孔等生命体征的明显改变，根据意识障碍的不同程度可将昏迷分为：

（一）浅昏迷

患者对周围事物及声、光刺激无反应，但强烈刺激（如疼痛）可有痛苦表情或防御反应，随意运动丧失，吞咽及咳嗽反射存在，角膜反射、瞳孔对光反应及腱反射存在。呼吸、血压及脉搏等无明显改变。

（二）中度昏迷

患者对各种轻微刺激均无反应，强烈疼痛刺激的防御反应、瞳孔对光反射及角膜反射均迟钝，尿、便失禁或潴留。

（三）深昏迷

患者对任何外界刺激（包括剧烈的疼痛刺激）均无反应，瞳孔散大，瞳孔对光反射、腱反射、角膜反射、吞咽反射及咳嗽反射均消失，肌张力降低，可有血压、脉搏、呼吸及体温等生命体征改变。

（四）昏迷特殊类型

1.去大脑皮质状态

严重、广泛的大脑皮质病变，而皮质下结构未受侵犯。患者表现无意识地睁眼及眼球活动；肌张力增高，上肢屈曲、下肢伸直；病理反射阳性。有吸吮及强握反射，无自发动作及有意识的反应，大小便失禁，存在睡眠-觉醒周期。

2.无动性缄默症

丘脑及脑干上行网状结构部分损害。患者表现为缄默无语、肢体无自主活动，但有躲避反应，无锥体束征；有睁眼、吞咽等活动，存在睡眠-觉醒周期。

3.持续性植物状态

损害范围包括皮质、皮质下及脑干。患者的基本生命功能持续存在，有无目的眼球运动，但无任何意识心理活动，四肢瘫痪，无吞咽动作，大小便失禁。

三、检验项目

昏迷病例急诊检验的目的主要在于通过各项检验结果明确昏迷的病因及其严重程度，对于急症抢救具有重要意义。昏迷病例原因不清者，来急诊就诊或入院时即时进行血、尿分析等各项化验检查。

（一）血液检查

红细胞计数、血红蛋白、白细胞计数及分类计数、血小板计数、血糖、乳酸、钾、钠、氯化物、尿素、肌酐、胆红素、丙氨酸转氨酶、血氨、血浆渗透压、血气分析、凝血酶原时间、活化部分凝血活酶时间、凝血酶时间、D-二聚体、纤维蛋白原。

（二）药、毒物检查

巴比妥酸盐、CO、有机磷等。

（三）尿液检查

沉渣检查、化学检查、比重、钠、肌酐。

（四）脑脊液检查

外观、细胞计数、糖、蛋白。

（五）病原学检查

脑脊液涂片查细菌，脑脊液、血液细菌培养。

四、检验结果解读

（一）尿液检查

尿白细胞数增高表明泌尿系统感染，尿蛋白+～++，颗粒管型提示肾炎、尿毒症的可能。尿比重＜1.014、尿钠＞30mmol/L、尿肌酐/血肌酐比值＜10，对急性肾功衰竭、尿毒症性昏迷的诊断有参考意义。尿糖增高，尿酮体阳性对糖尿病酮中毒有辅助诊断的意义。

（二）血　　象

白细胞总数增高、白细胞中性粒细胞增高提示急性细菌感染或继发性感染；血红蛋白过低表明贫血或失血。

（三）血糖测定

血糖急检为不明原因昏迷的必检项目，能迅速明确糖尿病昏迷或低血糖昏迷的诊断。血糖＜2.5mmol/L则可引起低血糖脑病。必要时作定期监测，对其严重程度及治疗反应的判断有参考价值，各种严重脑内病变所致应激性血糖改变，多为轻度或中度增高。血糖＞33.3mmol/L、白细胞增高者可为糖尿病酮症酸中毒昏迷。

（四）血清电解质测定

对低钾、低钠、高钾、高钠的诊断有重要意义，通过测定值可计算出血浆渗透压（mOsm/L）＝2（Na^+＋K^+）＋血糖（mmol/L）＋尿素（mmol/L），正常血浆渗透浓度为280～300mOsm/L，超过320mOsm/L则为高渗状态。如钠＞145mmol/L，血浆渗透压＞350mOsm/L者，为高渗性昏迷。

（五）病原学检查

血液细菌培养及药物敏感试验，宜在抗生素应用之前、患者发热时抽血检查，其结果对严重败血症的诊断及指导抗生素的应用价值较大。体温高者，就诊时即时抽血作细菌培养。

（六）凝血功能检查

血小板计数、凝血酶原时间、活化部分凝血活酶时间、D-二聚体、纤维蛋白原及凝血酶时间检测，对血液病及DIC的诊断具有重要意义。

（七）药、毒物检查

疑为外源性中毒时，须抽血检测巴比妥酸盐、CO、有机磷等。如检测值明显增高，则对外源性中毒具有诊断意义。

(八)血气分析

可了解血液缓冲系统、肺呼吸及肾脏排泄系统等代谢状态。肺性脑病时 $PaCO_2$ 增高,血 pH 值下降;呼吸性酸中毒合并代谢性酸中毒时,$PaCO_2$ 增高,SB 及 BE 正常或降低,pH 明显下降;合并代谢性碱中毒时,$PaCO_2$ 升高,SB 及 BE 均明显升高,血清钾降低。血乳酸增高＞ 5mmol/L 者,对乳酸酸中毒有诊断价值。

(九)肝脏功能检查

血清总胆红素、丙氨酸转氨酶可直接反应肝细胞功能。正常人空腹静脉血氨为 18 ～ 72μmol/L,动脉血氨为静脉血氨的 0.5 ～ 2 倍,慢性肝性脑病血氨增高,而急性肝功能衰竭所致脑病,则血氨正常。

(十)肾脏功能检查

血清尿素、肌酐测定可反映肾功能状态,对排除尿毒症性脑病有一定价值。

(十一)脑脊液检查

对昏迷的诊断和鉴别诊断有重要意义。脑脊液初压＞ 1.96kPa(200mmH_2O)表明颅压增高,可见于各种颅内出血、炎症、肿瘤、外伤及各种脑病等。外观为血性脑脊液者表明蛛网膜下腔出血、脑室出血、脑挫裂伤、肿瘤出血、脑出血及出血性脑梗死等。脑脊液细胞数增高表明脑膜炎、脑炎等颅内炎症性病变。蛋白增高见于颅内炎症、出血、肿瘤及蛛网膜炎等。脑脊液糖增高见于糖尿病血糖增高时,糖低见于各型细菌性脑膜炎、脑膜癌病等。脑脊液细胞学检查,嗜酸细胞增多有利于寄生虫性脑病的诊断。脑脊液细菌学涂片或培养检查对各型细菌性脑膜炎、结核、隐球菌脑膜炎均有肯定诊断的意义。考虑脑炎、脑膜炎者,就诊时即时检测脑脊液。

(赵子瑜)

第三节 呼吸困难

Section 3

呼吸困难(dyspnea)是呼吸功能不全的一个重要症状。指患者主观上感到呼吸费力或气量不足,客观上表现为呼吸频率、深度与节律的异常,辅助呼吸肌亦参与呼吸活动。严重时可出现鼻翼煽动、端坐呼吸等。目前多认为呼吸困难主要是由于通气的需要量超过呼吸器官的通气能力所致。

一、发病机制

(一)呼吸器官疾病

包括:①肺脏疾病,如肺炎、肺结核、肺癌、肺栓塞、肺梗死、硅沉着病(硅肺)及其他尘肺、慢性阻塞性肺气肿、急性呼吸窘迫综合征、肺间质纤维化等;②呼吸道疾病,如喉、气管、大支气管的炎症、水肿、肿瘤或异物所致的狭窄或梗阻等;③胸膜疾病,如自发性气胸、胸腔积液等;④纵隔疾病,如纵隔炎、纵隔气肿及肿瘤等;⑤胸廓及神经肌肉疾病,如脊髓灰质炎、重症肌无力等;⑥膈肌运动受限,如高度鼓肠、大量腹水、腹腔内巨大肿瘤等。

(二)心脏病

各种原因所致的重度心功能不全。

(三)中毒

如尿毒症、酸中毒、药物中毒等。

(四)血液病

如重度贫血、高铁血红蛋白血症等。

(五)神经精神性因素

如脑炎、脑血管意外、肿瘤、外伤等所致呼吸中枢功能障碍及癔症等。

二、临床表现

(一)按发生特点分为急性、慢性进行性和发作性3种

1.急性呼吸困难

表现为起病急促,呼吸频率增快,常＞28次/mim或伴有呼吸窘迫,可见于急性呼吸窘迫综合征(ARDS)、自发性气胸、肺栓塞、大叶性肺炎、急性间质性肺炎、军团菌肺炎、首次发作的支气管哮喘、急性左心衰等。

2.慢性进行性呼吸困难

表现为起病缓慢,进行性加重,因某些诱因也可突然加重。常见于慢性阻塞性肺疾病、间质性肺疾病、胸腹腔积液、心包腔积液、慢性充血性心力衰竭、原发性肺动脉高压等。

3.发作性呼吸困难

突然发病,呈阵发性,可通过治疗或自行缓解,常见于支气管哮喘;夜间发作性呼吸困难,常见于心源性肺水肿。

(二)按性质可分为吸气性、呼气性和混合性3类

1.吸气性呼吸困难

见于上气道的机械性梗阻(如喉部肿瘤、异物、水肿、急性咽后壁脓肿等)。特点是显著的吸气困难,严重者在吸气时常伴有胸骨上窝、锁骨上窝、肋间隙明显下陷(三凹征),听诊于上胸部或颈部闻及吸气相哮鸣音。

2.呼气性呼吸困难

常见于支气管哮喘、急性细支气管炎及慢性阻塞性肺气肿等。表现为呼气缓慢、延长,可伴有呼气相哮鸣音(哨笛音)。

3.混合性呼吸困难

见于大叶性肺炎、肺纤维化、大面积肺不张、大量胸腔积液和气胸、心源性呼吸困难等。表现为呼气及吸气均感费力,呼吸频率增加。

呼吸困难还可表现为呼吸节律的异常,如潮式呼吸、间歇性呼吸(Biot呼吸)、延髓型呼吸、叹气样或抽泣样呼吸等,多为中枢神经性疾病导致呼吸中枢功能障碍所致;而呼吸深而规则,伴有酮味或尿臭味,称酸中毒大呼吸,常为代谢性酸中毒(尿毒症、糖尿病酮症酸中毒)时,血中酸性代谢产物刺激呼吸中枢所致;因呼吸浅、快(60～100次/min),换气过度引起呼吸性碱中毒,手足搐搦者,多为癔症。

三、检验项目

(一)血液检查

白细胞计数及分类计数、红细胞计数、血红蛋白、嗜酸性粒细胞计数、红细胞沉降率、C-反应蛋白、血糖、肌酸激酶(CKKCK-MB)、乳酸脱氢酶(LD)、天冬氨酸转氨酶(AST)、尿素、肌酐、血气分析。

(二)尿液检查

化学检查、沉渣检查、比重。

(三)病原学检

查痰涂片培养。

(四)血清学检查

支原体抗体、衣原体抗体、结核杆菌抗体、军团菌抗体、病毒抗体检测。

四、检验结果解读

(一)血　　象

白细胞增加,中性粒细胞核左移提示有感染存在。红细胞、血红蛋白增加有助于脱水的判断,二者降低要注意贫血所致的呼吸困难。嗜酸性粒细胞计数有助于支气管哮喘、肺寄生虫病、过敏性肺炎所致呼吸困难的诊断。

(二)血糖升高有助于糖尿病诊断

红细胞沉降率、C-反应蛋白异常见于肺部感染。CK、LD、AST升高常见于急性心肌炎和急性心肌梗死,但后者有CK-MB的升高;肺栓塞时也可有血清酶学变化,但多表现为LD升高、AST正常并伴有胆红素升高,此点可与急性心肌梗死进行鉴别。说明血清酶学检查对心源性和肺源性呼吸困难的鉴别亦有一定帮助。

(三)尿液检查

如尿蛋白阳性,镜检见红细胞、白细胞、管型等,提示肾脏疾病所致呼吸器官损害,同时有血尿素、肌酐明显升高者(肌酐> 445μmol/L)应考虑尿毒症肺水肿所致的呼吸困难。尿糖、酮体阳性,要注意糖尿病酮症,如伴有血糖明显升高(16.7～33.3mmol/L)、血酮体升高(> 4.8mmol/L)则提示糖尿病酮症酸中毒。

(四)动脉血气分析

为自诉有呼吸困难患者进行诊断的重要客观指标,可区分正常、低氧血症、呼吸衰竭。呼吸衰竭即在海平面大气压下,于静息时呼吸室内空气,动脉血氧分压(PaO_2)< 60mmHg,伴或不伴有CO_2分压($PaCO_2$)> 50mmHg。呼吸衰竭又可分为两个类型:Ⅰ型呼吸衰竭,仅有缺氧(PaO_2下降),不伴CO_2潴留($PaCO_2$正常),甚至由于缺氧引起代偿性通气过度,大量排出CO_2(PaO_2低于正常),导致所谓呼吸性碱中毒。Ⅱ型呼吸衰竭既有缺氧,又有CO_2潴留。计算氧分压与吸氧浓度的比值(氧合指数,PaO_2/FiO_2)有助于ARDS的诊断。PaO_2/FiO_2 < 300mmHg提示急性肺损伤;PaO_2/FiO_2 < 200mmHg提示ARDS。

(五)痰液检查

痰涂片可初步推测致病菌。经过培养(需氧、厌氧)证实病原菌,根据药物敏感试验决定抗生素的选择甚为重要;痰细菌定量培养对致病菌的确定更有意义。

(六)血清学检查

用微生物快速诊断技术检测病毒、军团菌、支原体、衣原体、结核杆菌抗体,对感染性疾病的鉴别诊断有意义。

(赵子瑜)

第四节　咯　　血

Section 4

喉及喉以下的呼吸道或肺组织出血,经口咳出,称为咯血(hemoptysis)。咯血,特别是大咯血(咯血量> 100mL/d),是临床常见的急诊,它可能是多种严重疾病的一种表现,因此即使很小量咯血，也应予以高度重视。咯血引起失血性休克死亡的较少见，常见的是一次性大咯血，引起窒息和顽固性低氧血症而导致患者死亡。口腔、鼻、咽部的出血和上消化道出血引起的呕血有时易与咯血混淆。

一、病因及发病机制

引起咯血的病因繁多，最常见的是呼吸系统和循环系统疾病。

（一）呼吸系统疾病

绝大部分由支气管和肺部的炎症、结核、肿瘤引起。多见于支气管扩张、肺结核、支气管内膜结核、支气管肺癌、肺炎、肺脓肿、慢性支气管炎等。

（二）循环系统病

较常见的是二尖瓣狭窄，心源性肺水肿，肺梗死，肺动静脉瘘等。

（三）其　他

血液病如血小板减少性紫癜、白血病、血友病、再生障碍性贫血等。

二、临床表现

（一）年　　龄

青壮年咯血多见于肺结核、支气管扩张、肺囊肿等疾病；中年人新近出现咯血者应警惕支气管肺癌，特别是有长期大量吸烟史的患者。

（二）咯 血 量

小量咯血常见于慢性支气管炎、支气管内膜结核等；持续的或间断的小量咯血应考虑支气管肺癌；大咯血主要见于肺结核空洞、支气管扩张、慢性肺脓肿、支气管结石等。

（三）咯血的颜色和性状

肺结核、支气管扩张、肺脓肿、支气管内膜结核、出血性疾病等咯血为颜色鲜红。大叶性肺炎和肺吸虫病常咳铁锈色血痰；肺炎克雷伯菌性肺炎典型者咳砖红色胶冻样血痰；肺淤血时咳粉红色泡沫痰；肺梗死时常咳黏稠暗红色血痰。

（四）伴随症状

有发热、胸痛、呼吸困难等症状。

三、检验项目

（一）血液检查

白细胞计数及分类计数，血红蛋白、血小板计数、红细胞沉降率、出血时间、凝血时间、凝血酶原时间、纤维蛋白原、活化部分凝血活酶时间、纤维蛋白降解产物、D-二聚体。

（二）痰液检查

涂片查细菌、肺吸虫卵、癌细胞，痰培养。

（三）血清学检查

结核菌抗体、肺炎支原体抗体、钩端螺旋体血清免疫反应。

四、检验结果解读

(一)血液检查

炎症时白细胞总数常增多,并有核左移。如发现有幼稚型白细胞则应考虑白血病的可能。嗜酸性粒细胞增多常提示有寄生虫病的可能。疑有出血性疾病时,应测定血红蛋白,出、凝血时间,凝血酶原时间及血小板计数等,必要时做骨髓检查。

(二)凝血功能检查

以血小板计数、纤维蛋白原、凝血酶原时间、活化部分凝血活酶时间、D-二聚体、纤维蛋白降解产物、试管法凝血时间等参数,估计凝血功能及高凝状态。由于各种病理原因,促进血管内凝血因子激活,若凝血酶增加到一定浓度时,使大量纤维蛋白原活化为纤维蛋白,在微循环产生广泛性血管内凝血,形成DIC,继发纤溶亢进而引发出血。故血小板和纤维蛋白原减少,凝血酶原时间延长,纤维蛋白降解产物增多,D-二聚体阳性,均为提示临床DIC发生的指标。

(三)痰液检查

留取痰标本时,应晨起清洁漱口后深咳气管内的痰,2h内迅速送检,以免影响测定结果的准确性。通过痰涂片和培养,查找致病菌、结核菌、真菌、寄生虫卵及肿瘤细胞等。

(四)血清学检查

采用快速诊断技术,检测结核菌抗体、肺炎支原体抗体及进行钩端螺旋体胶乳凝集试验,有助于咯血原因的确诊。

(赵子瑜)

第五节　恶心和呕吐

Section 5

恶心和呕吐(nausea and emesis)是多种疾病的临床急症之一。恶心是呕吐的先兆,是一种紧迫欲吐的感觉,通常伴有咽喉部或上腹部特殊的不适感,此时胃张力和蠕动减弱,十二指肠张力升高;呕吐时胃窦部持续收缩,贲门开放,腹压增高驱使胃内容物被有力地排出体外。呕吐是人体生理保护机制之一,但临床急诊所见的呕吐,多是器质性病变或功能障碍所致。

一、病因及发病机制

(一)消化系统疾病

如消化道各种细菌性、病毒性或寄生虫感染,胃黏膜刺激或炎症、溃疡病、良、恶性肿瘤、贲门狭窄、幽门梗阻、急性胆囊炎、急性胰腺炎、急性阑尾炎、急、慢性肠梗阻、各种肝病等。

(二)循环系统与神经系统疾病

循环系统疾病如急性心肌梗死;神经系统疾病,如脑血管病变、中枢神经感染、偏头痛、脑肿瘤、头部外伤等。

(三)代谢与内分泌疾病

如甲状腺及甲状腺旁腺危象、肾上腺危象、低钠血症、糖尿病酮症酸中毒、妊娠呕吐等。

(四)泌尿系统疾病

如泌尿系感染、泌尿系结石、尿毒症。

(五)其　他

如功能性呕吐及急性中毒和药物毒性作用引起的呕吐。

上述各种原因刺激延髓的呕吐中枢和化学感受器促发带产生呕吐。呕吐中枢主宰呕吐的实际动作,它接受来自前庭器官、咽喉部、消化道、腹膜及大脑皮质等发出的冲动,也接受化学感受器促发带传入的冲动,通过一系列协调的神经肌肉活动来完成复杂的呕吐动作。化学感受器促发带本身不能引起呕吐动作。

二、临床表现

(一)呕吐的特点

呕吐见于多种疾病,不同的疾病导致的呕吐可表现出一些特殊规律。妊娠与酒精性胃炎恶心、呕吐多在晨间;神经性呕吐为餐后立即发生;幽门梗阻呕吐常发生于进食后6～12h,量大。高颅压症呕吐与饮食无关,呈喷射状;低位小肠梗阻的呕吐物带有粪臭味;高位小肠梗阻、胆囊炎呕吐剧烈,呕吐物常含大量胆汁;迷路疾病、晕动病呕吐常伴有耳鸣、眩晕。

(二)伴随症状

消化道系统疾病常伴有腹痛、腹泻、腹部肿块、胃、肠型、发热、黄疸等;泌尿系统疾病多伴有尿路刺激症状、血尿、水肿等;循环系统疾病及神经系统疾病可伴有心前区疼痛、胸闷、气短、剧烈头痛、眩晕等症状。

三、检验项目

(一)血液检查

血红蛋白、红细胞计数、红细胞比容、白细胞计数及分类计数、胆红素、血清蛋白质、丙氨酸转氨酶、天冬氨酸转氨酶、尿素、肌酐、淀粉酶、脂肪酶、糖、钾、钠、氯化物、血气分析。

(二)尿液检查

沉渣检查、化学检查、妊娠试验、淀粉酶、肌酐。

(三)粪便检查

性状、显微镜检查、隐血。

(四)进一步确诊需作检验项目

碱性磷酸酶、γ-谷氨酰转肽酶、甲状腺激素、肝炎病毒血清标记物检测。

四、检验结果解读

(一)血　象

白细胞总数及中性粒细胞升高是急性炎症反应,常见于各种急腹症、胃肠道急性细菌感染引起的呕吐,包括急性胰腺炎、肠梗阻、急性胆囊炎、急性阑尾炎、急性胃肠炎等。血红蛋白及红细胞降低提示有贫血表现,应注意有无消化道肿瘤如食管癌、胃癌。由于脱水,血液浓缩,红细胞比容可增高,并与脱水程度呈正比。

(二)尿液检查

如发现尿液中红细胞、白细胞增多,甚至可见到各种管型以及尿蛋白增高,均应考虑到各种泌尿系统疾病导致的呕吐,如泌尿系感染、泌尿系结石、急慢性肾炎、尿毒症等。

（三）粪便检查

粪便镜检见到白细胞及红细胞提示各种急慢性肠道炎症，尤其对于同时有腹泻症状者，应考虑到急性胃肠炎、炎症性肠病。便隐血阳性可能为溃疡病出血或胃癌、结肠癌。

（四）肾脏功能检查

剧烈或持续时间较长的呕吐或同时伴有腹泻者更易导致脱水、血容量不足而发生肾前性氮质血症，此时尿素和肌酐可升高。脱水纠正后则应恢复正常。但如经治疗后尿素及血肌酐仍持续升高，需注意有急、慢性肾功能衰竭、尿毒症存在。可进一步作内生肌酐清除率检查，清除率下降则提示肾功能不全。

（五）电解质及血气分析

可反应呕吐所致电解质及酸碱失衡状态、脱水程度并对治疗有着重要指导意义。严重呕吐时由于大量富含钠、钾离子和气离子的消化液丢失，可导致血钾、钠、氯降低，血气分析表现为代谢性碱中毒；重症腹腔感染或糖尿病、尿毒症患者表现为代谢性酸中毒。

（六）肝脏功能检查

血清胆红素升高，血清蛋白降低，尤其清蛋白降低，丙氨酸转氨酶、天冬氨酸转氨酶升高，碱性磷酸酶及Y-谷氨酰转肽酶升高见于各种病毒性、药物性、酒精性、自身免疫性以及血管病变等引起的急慢性肝炎、肝硬化、肝胆系统肿瘤以及胆管梗阻等疾病。

（七）淀粉酶及脂肪酶测定

血、尿淀粉酶及脂肪酶升高对急性胰腺炎所致呕吐，具有特异性诊断价值。

（八）空腹血糖升高

尿糖及酮体阳性，说明为糖尿病酮症导致呕吐。

（九）尿妊娠试验

尿妊娠试验阳性可明确为妊娠呕吐。

（十）肝炎病毒血清免疫学标记物检测

甲、乙、丙、丁、戊、庚各种病毒性肝炎抗原抗体检测如为阳性，同时有血清胆红素或血清转氨酶升高，可明确诊断为病毒性肝炎，并可为肝炎分类提供依据。

（十一）甲状线激素水平升高（T_3、T_4、rT_3）

提示为甲状腺功能亢进。

（赵子瑜）

第六节　急性腹痛

Section 6

急性腹痛（acute abdominalgia）是消化道最常见的临床急症之一，因其病因复杂，病情变化快，涉及临床学科广，鉴别诊断困难，一旦诊断、处理不当或不及时，常可引起严重的后果。

一、病因及发病机制

（一）病　　因

1.腹腔内脏器疾病

主要包括：腹腔脏器的各种炎症、穿孔、梗阻或扭转、破裂出血、血管病变等引起的腹痛。常见的疾病如急性胃肠炎、胰腺炎、胆囊炎或胆管炎、阑尾炎、腹膜炎、胃、十二指肠溃疡穿孔、肠穿孔、急性胃扭转、卵巢囊肿蒂扭转、肠梗阻、胆结石、肾结石、肝、脾破裂、异位妊娠和卵巢破裂、肠系膜动脉栓塞或血栓形成、脾栓塞、肾梗死、急性胃扩张及妇科的痛经等。

2.腹腔外脏器或全身性疾

病常见的疾病有:①胸部疾病,如急性心肌梗死、急性心包炎、不典型心绞痛、大叶性肺炎、胸膜炎等;②全身性疾病,如腹型紫癜、糖尿病酮症酸中毒、尿毒症、腹型癫痫、铅、砷、汞及酒精中毒、神经官能症等。

(二)发病机制

1.内脏性腹痛

是由于消化器官的急性扩张、梗阻、缺血及管壁平滑肌痉挛等因素刺激了内脏传入神经末梢引起的疼痛,常呈阵发性疼痛,定位较模糊。

2.躯体性腹痛

是因脏器病变累及躯体感觉神经末梢产生的疼痛,多为持续性剧烈疼痛,定位较明确,变换体位疼痛常加剧。

3.放射痛(牵涉痛)

是指腹内脏器疾病刺激了内脏神经末梢,经交感神经传入相应或同一脊髓节段,引起该节段脊神经产生感应,将冲动传至体表引起过敏性疼痛(内脏皮肤过敏带),或引起远隔脏器痛,如胆绞痛向右肩部放射、阑尾炎引起的胃区疼痛等。

二、临床表现

(一)病　　史

除应了解性别、年龄外,还应详细了解既往是否有类似腹痛发作史、手术史、女性月经史等。如既往有腹部手术史的腹痛患者,应考虑肠粘连或粘连性肠梗阻;闭经、休克的急性腹痛患者应高度怀疑异位妊娠破裂出血等。

(二)急性腹痛的特点

一般内科急性腹痛常表现为先发热,后腹痛,腹痛部位不固定,按压腹部腹痛常可缓解,多无腹膜刺激征;外科急性腹痛则是先腹痛,后发热,定位较明确,腹部多拒揉、拒按,常有腹膜刺激征。腹腔脏器炎症腹痛常缓起发病、逐渐加重,多呈持续性疼痛;空腔脏器梗阻腹痛呈阵发性绞痛或持续性痛伴阵发性加剧;空腔脏器穿孔则表现为突然发作的剧烈疼痛,短时间迅速扩散至全腹;腹腔脏器破裂出血时可伴有内出血综合征(如贫血貌、冷汗、心慌、脉细速、血压下降等);腹腔脏器血管阻塞病变时起病急骤,腹痛非常剧烈,呈持续性,大量镇痛药或解痉药常不能缓解;胆道梗阻、炎症时腹痛常与发热及黄疸相伴。泌尿系梗阻时疼痛可向会阴部放射,常伴有血尿。

三、检验项目

(一)血液检查

血红蛋白、红细胞计数、白细胞计数及分类计数、血小板计数及血淀粉酶、肝功能、肾功能测定,血糖、电解质、血气分析。

(二)尿液检查

化学检查、沉渣检查、尿淀粉酶。

(三)粪便检查

显微镜检查、隐血。

四、检验结果解读

(1) 血常规检查有助于了解贫血及感染情况。血红蛋白及红细胞计数提示有无活动性内出血。白细胞总数和中性粒细胞计数增多，提示有化脓性炎症存在。当核左移，且白细胞内含有中毒颗粒时，提示感染严重；若核左移明显，而白细胞总数不增多甚至减少，提示机体反应能力降低。

(2)尿中红细胞、白细胞对诊断肾绞痛、泌尿系结石、尿路感染有价值；尿糖、酮体、pH测定可诊断糖尿病酮症酸中毒。

(3)粪便隐血试验有助于诊断消化道出血，脓血便见于肠道炎症及肿瘤。

(4)血、尿淀粉酶增高可见于急性胰腺炎引起的腹痛，但其增高的幅度不与胰腺炎的严重程度呈正相关。如出现急性出血坏死性胰腺炎时，由于胰腺已经大部分坏死丧失功能以致淀粉酶并不升高；相反，一些非胰腺炎的急腹症(如溃疡病穿孔、小肠梗阻、穿孔等以及由于淀粉酶廓清受阻时)反而表现为淀粉酶升高。对表现有休克、剧烈呕吐、严重腹泻或腹部胀满者应同时测定电解质和肾功能。血气分析对腹痛合并腹膜炎、休克、胰腺炎、败血症、肠缺血性病变和疑有代谢性酸中毒者可提供诊断价值。黄疸升高提示胆石症、胰头癌、肝癌等。

(赵子瑜)

第七节　腹　　泻

Section 7

腹泻 (diarrhea) 是指原有的排便习惯和粪便性状发生变化，如便次增多，粪便稀薄或呈水样，甚至含脓血或不消化物及脂肪等。腹泻分急性和慢性两种，急性腹泻的特点是起病急骤、病程较短，可导致水、电解质平衡紊乱，严重者可出现失液性休克和急性肾功能衰竭。

一、病因及发病机制

常见病因包括：由沙门菌属、金黄色葡萄球菌、致病性大肠埃希菌、痢疾志贺菌等各种细菌引起的急性肠道细菌感染或细菌性食物中毒，如感染性腹泻、变形杆菌食物中毒、伤寒、霍乱、肠结核、出血坏死性小肠炎、真菌性肠炎、病毒性肠炎等；由血吸虫病、阿米巴痢疾、绦虫病等引起的急性肠寄生虫病；由小肠吸收不良引起的疾病；非感染性炎症(如克罗恩病、溃疡性结肠炎、放射性肠炎)及新斯的明、利血平等药物引起的功能性及药物性腹泻等。发病机制如下。

(一)分泌性腹泻

正常情况下肠黏膜细胞的吸收功能大于分泌功能，所以每天粪便中水分较少，在某些致病因素的作用下，小肠或大肠分泌过多的水、电解质，超出了吸收能力，引起腹泻。

(二)渗透性腹泻

当肠腔内进入了大量不吸收的水溶性分子，在小肠内形成高渗，导致大量液体渗透到肠腔内，并阻碍肠壁对水和电解质的吸收，产生渗透性腹泻。

(三)渗出性腹泻

各种原因引起的肠黏膜炎症、溃疡渗出、黏液或脓血而引起腹泻。

（四）肠蠕动加速性腹泻

多种致病因素可引起肠蠕动加速，导致肠内容物运输过快，影响消化吸收而致腹泻。

二、临床表现

（一）病　史

应注意了解年龄、发病情况、有无不洁饮食史、旅游史、用药史（包括各种抗生素、类固醇激素、泻剂等）。如病毒性胃肠炎、大肠埃希菌性肠炎见于婴幼儿；细菌性痢疾、炎症性肠病、肠易激综合征多见于中、青年；结肠癌、缺血性结肠炎多见于中、老年；急性食物中毒性感染多在餐后 2 ～ 24h 内发病，常为聚餐后短时内群体发生。

同时还应注意了解既往有无糖尿病、甲状腺功能亢进及放射治疗等病史。

（二）腹泻特点

肠道易激综合征腹泻有大量的黏液；食物中毒排稀水样便，无里急后重感；结肠炎症可见脓血便、黏液便，腹痛多在左下腹，伴里急后重感；急性坏死性肠炎排紫色血便，有恶臭味；吸收不良综合征时粪便含食物残渣或发酵物，有奇臭。

（三）伴随症状

有发热、贫血、消瘦，常见于溃疡性结肠炎、肠结核、淋巴瘤或大肠癌。皮肤结节红斑，有色素沉着或关节炎，见于炎症性肠病、Wippe 病、Addison 病，伴有面部潮红见于类癌综合征、VIP 瘤等。

三、检验项目

（一）血液检查

血红蛋白、红细胞计数、白细胞计数及分类计数、血小板计数、嗜酸性粒细胞直接计数、红细胞沉降率、血清蛋白质、糖、尿素、肌酐、钾、钠、气化物。

（二）尿液检查

化学检查、沉渣检查。

（三）粪便检查

显微镜检查、隐血。

（四）病原学检查

粪便、呕吐物涂片查细菌、真菌及做菌群分析；粪便悬滴检查及培养；血液、骨髓培养；粪便或血清病毒抗体检测。

四、检验结果解读

（一）血　象

血红蛋白及红细胞计数降低者提示有贫血，应注意有无肠结核、肠道肿瘤及炎症性肠病。急性腹泻同时白细胞计数升高及分类显示中性粒细胞升高，常见于肠道急性感染性炎症，如急性感染性腹泻、细菌性食物中毒、急性细菌性痢疾。如白细胞计数正常甚至偏低时，应注意伤寒或病毒性胃肠炎。血小板计数降低时，需注意有无肠出血性大肠埃希菌性肠炎所致的溶血性尿毒症综合征。嗜酸性粒细胞升高可见于肠道寄生虫感染及嗜酸细胞性胃肠炎。发热腹泻同时嗜酸性粒细胞减少甚至完全消失提示伤寒。腹泻伴红细胞沉降率增快多见于肠结核、肠道或腹腔其他脏器的恶性肿瘤、炎症性肠病。

（二）尿液检查

对于急性重度肠道感染者应注意作尿液检查，如尿蛋白定性阳性，尿沉渣检查出现少量红细胞、白细胞，甚至出现管型尿，提示肾脏功能受累。

（三）粪便检查

发现红细胞、白细胞，提示有肠道的各种感染性或非感染性炎症，也可见于肠道肿瘤。镜下还可发现原虫及各种寄生虫卵。对于可疑患者应注意留取新鲜粪便送检，阿米巴肠病可查到 Charcot-leyden 结晶、溶组织阿米巴大滋养体、小滋养体及包囊。寄生虫卵包括蛔虫、钩虫、鞭虫以及绦虫，是各种肠道寄生虫感染导致腹泻的诊断依据。粪便隐血检查阳性提示有肠道出血，见于各种肠道炎症、肿瘤、寄生虫病引起的腹泻。通过粪便涂片苏丹 01 染色观察脂肪滴，类脂含量达到 15%以上可呈阳性，说明有脂肪泻，反应小肠的消化吸收功能不良，可进一步做小肠及胰腺的功能检查。

（四）肾脏功能及电解质检查

通过对肾脏功能及血电解质的测定可以了解有无腹泻所致的电解质紊乱、脱水、肾功能损害。可有血钾、钠、氯降低，VIP 瘤腹泻伴有持续严重的低钾血症，称水样泻低钾低胃酸综合征（WDHA）。重度肠道感染、中毒性痢疾合并感染中毒性休克时，可发生急性肾功能衰竭，血尿素、血肌酐均可升高。肠出血型大肠埃希菌性肠炎（EHEC）易引起溶血性尿毒症综合征，亦可有肾功能改变。

（五）血糖及尿糖测定

血糖升高、尿糖定性试验阳性或有多年糖尿病史者出现持续腹泻，应注意可能为糖尿病胃肠病变。

（六）血清蛋白质测定

血清蛋白质降低尤其清蛋白降低提示蛋白丢失性肠病，如炎症性肠病、成人乳糜泻、肠淋巴管扩张症等。

（七）病原学检查

1.粪便细菌涂片

成人结肠肠腔中存在着大量细菌，以革兰阴性杆菌和革兰阳性杆菌为主。如粪便菌群分析杆菌比例降低，球菌比例增加，或发现较多真菌，则提示有肠道菌群失调及真菌性肠炎。

2.粪便及呕吐物的细菌培养及分离

粪便及呕吐物的细菌培养及分离可以发现各种致病菌生长如致病性大肠埃希菌、空肠弯曲菌、痢疾志贺菌、霍乱弧菌等。对可疑为肠出血性大肠埃希菌肠炎者，可做 $EHECO_{157}H_7$ 山梨醇麦康凯琼脂平板筛选，此法可以快速可靠的检出 $O_{157}H_7$ 菌株。

3.粪便悬滴试验

粪便悬滴检查可见鱼群穿梭样运动活泼的细菌，如滴加霍乱弧菌多价血清，弧菌动力减弱甚至静止，“制动试验”阳性，可依据此做出霍乱早期快速诊断。

4.粪便或血清病毒检测

对疑为病毒性胃肠炎的患者可做粪便病毒检测，如轮状病毒、诺瓦克病毒等。应用特异性诊断试剂盒可作血清病毒抗体测定，为诊断提供依据。

5.血液及骨髓培养

对可疑为伤寒的患者应及时做血液培养，特别是骨髓培养阳性率可达 90%以上。

（宋宗昌）

第八节　脱　　水

Section 8

脱水(dehydration),又称失水,是指由于体液的负平衡而引起的临床综合征。机体水分的摄入不足和(或)丢失总是伴有以钠盐为主的电解质丢失,根据体液丢失的程度分为:轻度脱水(失水量占体重2%～3%),中度脱水(占体重3%～6%),重度脱水(占体重6%以上)。根据失水和失钠的比例分为:低渗性脱水(血浆渗透压＜280mmol/L)、等渗性脱水(血浆渗透压正常)、高渗性脱水(血浆渗透压＞320mmol/L)。

一、病因及发病机制

正常成人体液占体重的55%～60%,其中细胞内液占体重的35%～40%;细胞外液占体重的20%～25%,血浆占细胞外液的1/4(即体重的5%)。钠(平均约60mmol/kg体重)是细胞外液中的主要离子,占细胞外液阳离子总量的90%以上,是维持细胞外液渗透浓度与细胞外液容量的关键因素。水和钠的平衡影响着体液的容量、分布和渗透压,在讨论体液平衡时总是将三者联系在一起,这就构成临床上描述脱水的三种类型。

(一)高渗性脱水(单纯性脱水)

失水多于失钠,血浆渗透压升高,细胞外液高渗,细胞内液外移,其结果是以细胞内缺水为主。

(二)低渗性脱水(缺钠性脱水)

失水少于失钠,血浆渗透压减低,细胞外液低渗,细胞外液移至细胞内,加之抗利尿激素分泌因低渗而减少,肾脏不能多保存水分,细胞外液进一步丢失,特别是血浆容量减少。

(三)等渗性脱水(混合性脱水)

最常见。水、钠成比例丢失,细胞外液减少,血浆渗透压在正常范围内。

二、临床表现

(一)高渗性脱水

主要症状为口渴,当脑细胞功能受损时,则出现智力与精神障碍,幻觉、谵语、烦躁、意识恍惚乃至昏迷;皮肤及黏膜干燥,尿量少,体温上升。

(二)低渗性脱水

口渴不明显,以循环血量不足为主要表现,如头晕、乏力、脉速弱、直立性低血压,甚至出现休克、少尿、末端发凉、眼窝下陷、皮肤失去弹性等。

(三)混合性脱水

兼有二者的表现。

三、检验项目

(一)血液检查

红细胞计数、血红蛋白、红细胞比容、三种红细胞参数平均值的计算、钾、钠、尿素、肌酐、葡萄糖、血气分析。

(二)尿液检查

比重、化学检查、沉渣检查、钠、氯化物。

四、检验结果解读

(1)高渗性脱水时MCV降低,MCHC增高,而红细胞比容在早期无明显增高;低渗性脱水时MCV增高,MCHC降低,红细胞比容、红细胞计数、血红蛋白均增高,即所谓“血液浓缩”,它主要发生于低渗性脱水血浆容量减少时,而高渗性脱水的早期并无“血液浓缩”。

根据Hct增加值,可以推算低渗性脱水时的血浆减少量。

$$\text{血浆减少量}=\text{原血容量}\times\left(1-\frac{\text{原 Hct}}{\text{实测 Hct}}\right)$$

式中原血容量可按体重8%估算,原Hct可按正常值估算。

(2)脱水常有电解质紊乱,Na^+、K^+均可呈现低或高,须作检测。高钠与低钠血症是区分高、低渗性脱水的重要标准,同时也是治疗时计算补液量的参考值。高渗性脱水时,血清每增高1mmol/L需输入葡萄糖液3～4mL/kg;低渗性脱水时,血清每降低1mmol/L需输入生理盐水3～4mL/kg,以上计算值只是临床输液时的一个参考,而不是硬性参数。

(3)水与电解质紊乱常与酸碱紊乱并存,须同时作检查及处理。

(4)脱水可出现功能性少尿及血中氮质潴留,至后期发展为休克时可转为器质性肾功能衰竭,须及早诊断、鉴别、处置。正常时尿素、血糖在血浆内产生渗透压各约5mOsm/L,即共约占总毫渗量(295mOsm/L)的3.4%,可忽略不计,但在尿素和(或)血糖明显增高时,则对细胞外液渗透压影响很大(两者均是每增加1mmol/L,使渗透压增加1mOsm/L),在低钠血症补给钠离子时,应考虑这一因素,加以调整(相应减少输钠量)以免加重高渗血症。

(5)高、低渗性脱水时尿比重各呈现增高、降低;尿Na、Cl在低渗性脱水时显著减少(肾上腺皮质功能低下的脱水及应用利尿药者例外)。此外,蛋白与管型均可出现在脱水患者尿内,不能误为肾脏器质疾病。

(宋宗昌)

第九节 水 肿

Section 9

水肿(edema)是指体液在组织间隙异常积聚。水肿可以是全身性的,亦可以是局限性的,一般认为,全身性水肿的主要病理学基础是钠、水的异常潴留;局限性水肿则取决于局部毛细血管的通透性增加或毛细血管的压力梯度改变。

一、病因及发病机制

引起水肿的主要因素有:钠、水的异常潴留;毛细血管静水压升高;毛细血管的通透性增加;血浆胶体渗透压降低;淋巴液回流受阻;组织压力减低。常见的病因包括:

(一)全身性水肿

心源性水肿,如右心衰竭、缩窄性心包炎、原发性心肌病等;肾源性水肿,如急性肾炎、肾病综合征等;肝病性水肿;营养不良性水肿;特发性水肿;妊娠中毒、某些药物及血清病所致的水肿，如注射马血清引起的变态反应；结缔组织病引起的水肿，如系统性红斑狼疮、硬皮病等；内分泌障碍引起的水肿，如垂体前叶功能减退症、黏液性水肿、皮质醇增多症、原发性醛固酮增多症等。

(二)局限性水肿

局部炎症性水肿；静脉阻塞引起的水肿，包括静脉血栓，静脉炎，静脉曲张，上、下腔静脉阻塞综合征等；淋巴、液回流受阻引起的水肿，如丝虫病、淋巴管炎等；血管神经性水肿；神经营养障碍引起的局部水肿等。

二、临床表现

引起水肿的病因不同，临床表现各异，主要的临床表现有：

(一)水肿的特征

全身性水肿常为对称性的，以组织松弛的下垂部位最为显著，如眼睑、踝部、阴囊等处，静脉血栓、淋巴管阻塞引起的局限性水肿，则仅表现为一侧肢体肿胀；晨起眼睑或颜面水肿常为肾脏疾患，双侧足、踝部的水肿则多见于心源性水肿；大多数水肿用手指按压均可出现凹陷，非凹陷性水肿仅见于甲状腺功能低下所致的黏液性水肿及淋巴管阻塞引起的水肿。

(二)伴随症状

全身水肿伴有血压升高及尿的改变(血尿、蛋白尿及管型尿)常见于肾炎性水肿；伴有端坐呼吸、颈静脉怒张、肝肿大常为心源性水肿；水肿局限于胸部伴有静脉扩张可见于上腔静脉压迫症，炎症引起的局部水肿常伴有红、肿、热、痛，变态反应性水肿可伴有发痒；水肿伴有大量腹水以肝硬化最常见；伴有皮肤增厚、躯干有鳞屑和毛发脱落等常见于垂体前叶功能减退症。

三、检验项目

(一)血液检查

红细胞计数、血红蛋白、红细胞比容、血嗜酸细胞计数、钾、钠、尿素、肌酐、葡萄糖、血浆蛋白、血醛固酮、血免疫学指标及微丝蚴检查。

(二)尿液检查

化学检查、沉渣镜检、尿醛固酮。

四、检验结果解读

(1)血象检查。血红蛋白降低可见于神经营养障碍引起的局部水肿；在有局部炎症时，可伴有白细胞、中性粒细胞增多；血嗜酸细胞计数升高见于某些变态反应导致的局部水肿。

(2)肝病性水肿，如重症、肝炎、慢性活动性肝炎、肝硬化、肝癌患者可有转氨酶增高、黄疸、低蛋白血症、白球比倒置、乙肝、丙肝病毒标记阳性。重度慢性肝炎可伴有透明质酸(HA)、III型前胶原、Ⅳ型胶原(IV-C)、层黏蛋白(LN)等肝纤维化指标阳性。

(3)肾病性水肿可伴有少尿、血尿、蛋白尿、抗链球菌溶血素“O”阳性、补体C3降低。肾衰竭时可有酸碱失衡、电解质紊乱、出血倾向。

(4)醛固酮(ALD)含量增高见于心源性水肿(如心力衰竭、慢性缩窄性心包炎和原发性心肌病)、肝源性水肿(如肝硬化)等。

(5)夜间血中查找微丝蚴及患者皮肤活检对于丝虫病象皮肿可明确诊断。

(宋宗昌)

第十节 血 尿

Section 10

血尿(hematuria)是指尿中红细胞排泄异常增多。根据外观和颜色可分为肉眼血尿和镜下血尿。在1 000mL尿液中有1mL血即可呈肉眼血尿;尿液经离心沉淀后,在高倍视野下红细胞超过3个,为镜下血尿。

一、病因及发病机制

多种原因可以引起血尿,约98%是泌尿系统本身疾病,仅2%是由全身或泌尿系邻近器官病变所致。引起血尿的疾病,主要有肾小球肾炎、泌尿系感染、结核及多囊肾、泌尿系结石、肿瘤及创伤等。全身出血性疾病也常伴发血尿。剧烈运动也能导致血尿。

二、临床表现

(一)病 史

应注意了解性别、年龄、发病情况,如青少年的血尿以泌尿系统感染性疾病、肾小球疾病、先天性泌尿系统异常多见;中年患者则以尿路感染、泌尿系结石和肿瘤常见;老年男性患者以前列腺肥大、前列腺癌、尿路感染多见,女性则以尿路感染、肾或膀胱肿瘤多见。还应了解是否食用过某些可使尿液呈红色的食物或药物(紫萝卜、红色菜、利福平、四环素族抗生素等),是否做过剧烈运动等。

(二)血尿特点

肉眼血尿呈鲜红色,一般为下尿路出血,呈暗褐色时,多为上尿路出血;尿液中有扁平状血块,出血多来自膀胱,细长形血块多来自输尿管,锥形或三角形血块常来自肾脏。

(三)伴随症状

无痛性血尿以膀胱肿瘤最多见,青少年持续性无痛血尿多为肾小球疾病。血尿伴肾绞痛是肾、输尿管结石的特征;伴膀胱刺激症状以急性膀胱炎最多见;伴腰痛、发冷、发热多见于急性肾盂肾炎、肾结核等;伴有高血压、水肿常见于急性肾小球肾炎;伴皮肤出血点、淤斑多提示血液病或某些传染病(如流行性出血热);伴咯血则见于肺出血肾炎综合征。

三、检验项目

(一)尿液检查

蛋白定性、沉渣检查。

(二)血液检查

红细胞沉降率、出血时间、凝血时间、凝血酶原时间(PT)、活化部分凝血活酶时间(APTT)、凝血酶时间(TT)、尿素、肌酐。

(三)病原学检查

尿液细菌培养。

四、检验结果解读

（一）尿液检查

应留取新鲜中段尿液检查。按血尿病因不同，可见不同血尿。

1.肾性血尿

除红细胞外，含有较多蛋白质或管型。

2.膀胱性血尿

除红细胞外，可有少量蛋白质，但无管型，可见较多的膀胱黏膜上皮细胞。

3.尿道性血尿

除红细胞外，一般无其他异常指标。

上述3种血尿，如果合并感染时，尿中均可见白细胞。

（二）尿三杯试验

在患者持续排尿过程中，用3只杯子分别收集排尿的初、中、终各段尿液进行检查。仅第1杯有血尿者，即初段血尿，血尿来自尿道括约肌以下的前尿道；仅第3杯血尿或第3杯明显加重者，即终末血尿，提示血尿来自后尿道、膀胱出口处，精囊或前列腺疾病；3杯均有血尿者，即全程血尿，血尿来自输尿管、肾脏或膀胱出血。

（三）尿红细胞形态

留取新鲜尿液，用相差显微镜观察，分为均一红细胞尿和多形性红细胞尿，两类细胞混合存在称混合性血尿。均一红细胞尿是指一份尿标本内红细胞大小一致，形态相似，每个细胞内血红蛋白分布均匀，整个细胞与外周血红细胞相似，表明血尿是由肾或尿路血管破裂，血液直接进入尿液而产生。多形性红细胞血尿，是指一份尿标本内红细胞大小不等，形态多样，每个细胞内血红蛋白分布不均匀，提示红细胞经疾病肾单位而进入尿液。一般认为，肾单位血尿是红细胞被挤压穿过病变的肾小球基底膜时受损和（或）通过肾小管时受到管腔内渗透压、pH值及代谢物质作用，而发生外形及大小多样化变化的。均一红细胞血尿和多形性红细胞血尿，两者的区分在于初筛血尿来源。

（四）肾脏功能的检查

排除代谢性疾病，如痛风，确定肾功能是否异常。

（五）凝血功能的检查

可鉴别由全身出血性疾病所引起的血尿。无明显原因的血尿，伴有他处出血症状者应考虑出血性疾病。

（六）病原学检查

血尿患者尿沉渣成分检查发现细菌、白细胞或白细胞管型，以及伴尿频、尿急、尿痛等膀胱刺激征时，应作细菌培养和药物敏感试验，以排除泌尿系感染。尿标本可取自中段尿、导尿和膀胱穿刺尿。由于培养结果的可靠程度与尿标本收集方法有很大关系，故中段尿标本的收集必须严格按照操作规程。导尿标本虽然污染率较低，但导尿有致尿路感染的危险。

（宋宗昌）

第十一节 黄　疸

Section 11

黄疸（jaundice）是肝胆系统疾病、某些传染病、代谢性疾病、血液病及先天遗传性疾病等的一个突出临床表现，是由肝内、外多种疾病引起的血清胆色素代谢异常所致，表现为皮肤、黏膜、巩膜及体液等组织黄染。当血清胆红素含量高于正常，而肉眼不能察见黄染时，称为隐性黄疸。

一、病因及发病机制

黄疸的产生主要取决于下列因素：胆红素生成过多；肝细胞对胆红素的摄取、结合、转运和排泌功能障碍；肝内或肝外胆道系统梗阻。按照黄疸发生的病因学可分为溶血性黄疸、肝细胞性黄疸、胆汁淤积性黄疸和先天性非溶血性黄疸4种类型。各型的发病机制简述如下。

（一）溶血性黄疸

由胆红素来源和生成过多所致。溶血时红细胞破坏明显增多，单核巨嗜细胞功能增强，血中非结合胆红素生成大量增加，超过了肝脏的代偿能力；加之贫血、缺氧及红细胞破坏释放的毒性物质，损害了肝细胞功能，最终导致大量的非结合胆红素积聚在血清中产生黄疸。

（二）肝细胞性黄疸

感染、中毒、缺氧、代谢异常等多种因素可引起肝细胞广泛损害或大片坏死，肝细胞对胆红素的摄取、结合和排泌功能障碍，导致血清中结合胆红素和非结合胆红素含量增高出现黄疸。

（三）胆汁淤积性黄疸

各种原因所致肝内、外胆道机械性阻塞，胆汁淤积、排泄不畅，胆管内压力不断增加，胆红素反流入血。本型可分为肝内阻塞和肝外阻塞两种情况，前者常见于毛细胆管性肝炎、原发性胆汁性肝硬化、药物性肝炎等，后者系胆道疾患所致，如炎症、狭窄、结石、寄生虫、肿瘤等。

（四）先天性非溶血性黄疸

因先天性缺陷，肝细胞对胆红素的摄取、酯化及排泌障碍所致的黄疸，黄疸多出现在青少年期。如Gilbert综合征、Roter综合征、Grigler-Najjar综合征等。

二、临床表现

（一）病　　史

应了解性别、年龄，如婴儿时期黄疸常见的原因为新生儿生理性黄疸、先天性胆道闭锁等；青少年时期以病毒性肝炎为多见；中老年应多考虑胆石症、肝硬化、恶性肿瘤等；男性以肝硬化、胰头癌为多见，女性以胆石症、胆管癌为多见。应了解是否有肝炎接触史；是否近期应用过血浆制品或输过血；是否服用过某些易引起肝损害的药物，如氯丙嗪、利福平、避孕药等；是否有家族史及长期大量饮酒史等。

（二）其　　他

不同类型的黄疸临床上有其特征性的症状和体征，常见的共同表现有：程度不同的食欲缺乏、恶心、呕吐、厌油腻饮食、上腹部饱胀、上腹及背部的绞痛或隐痛等消化道症状；皮肤瘙痒；皮肤、黏膜、巩膜黄染，溶血性黄疸皮肤呈柠檬色，病毒性肝炎呈浅黄或金黄色，胆汁淤积性黄疸时间较长则呈黄绿色、深绿色或褐色；尿、粪色泽改变，如胆汁淤积性黄疸时尿如浓茶，肝脏损害时，尿液呈豆油状，并泛起黄色泡沫，溶血性黄疸急性期尿呈酱油色，梗阻性黄疸时，粪呈灰白色或白陶土色；部分可有肝、脾及胆囊肿大。

三、检验项目

（一）血液检查

红细胞计数、血红蛋白、网织红细胞、白细胞计数及分类计数、异常白细胞形态、血小板计数、凝血酶原时间(PT)、活化部分凝血活酶时间、纤维蛋白原、胆红素、血清蛋白质定量与比值、血氨、丙氨酸转氨酶(ALT)、天冬氨酸转氨酶(AST)、胆碱酯酶、淀粉酶。

(二)尿液检查

化学检查、淀粉酶。

(三)粪便检查

隐血、虫卵检查。

四、检验结果解读

(一)血　　象

红细胞及血红蛋白降低合并轻度黄疸多为溶血性黄疸,同时网织红细胞、晚幼红细胞增加。慢性肝病晚期、肝硬化,由于出血、溶血、营养不良、骨髓抑制等致中度贫血;伴脾功能亢进时白细胞、血小板减少。贫血合并重度黄疸多为梗阻性黄疸或恶性肿瘤。肝胆系统炎症时,白细胞总数增高,异型淋巴增多考虑急性病毒性肝炎或传染性单核细胞增多症。

(二)尿液检查

溶血性黄疸尿胆红素阴性,当伴有肝细胞损害时转为阳性,肝细胞性及梗阻性黄疸时呈阳性反应。正常人尿胆原定性阴性或弱阳性,肝细胞黄疸时阳性,急性大量溶血时尿胆原明显增加;肝外梗阻由于肝肠循环中断,尿胆原消失,癌症性黄疸时尤其明显。尿胆红素、尿胆原能较灵敏地反映肝细胞损害情况,二者增高常早于血清胆红素升高,病毒性肝炎黄疸出现前86%患者尿胆红素阳性。此外连续鉴测尿胆原的变化有助于黄疸的鉴别及了解肝功能的动态变化。

(三)粪便检查

粪便隐血试验阳性,见于肝衰竭、壶腹癌、胰头癌侵犯十二指肠者。粪便涂片查到虫卵,结合临床可诊断相应寄生虫病。

(四)血清胆红素代谢

血清总胆红素的升高程度及发展变化有助于黄疸的鉴别诊断。溶血性黄疸时,多为轻度增高,总胆红素一般＜85.5μmol/L,很少超过17μmol/L,且主要是间接胆红素增多;肝细胞性黄疸或混合性黄疸多为轻中度增高,直接胆红素占40%～60%;阻塞性黄疸呈中重度增高,直接胆红素占总胆红素的60%以上。血清总胆红素＞262.5μmol/L时,即可引起灰白色大便。

(五)酶学检查

血清酶活力测定有助于黄疸发生原因的鉴别。肝细胞损害时,肝细胞相关酶如ALT、AST升高,胆碱酯酶活力下降;肝细胞性黄疸ALT＞1 000U提示肝细胞坏死。血清ALT升高大于正常值的5倍,伴有碱性磷酸酶轻度增高,是弥漫性肝细胞病变的特点;碱性磷酸酶高于正常值的3～5倍,提示有胆汁淤积存在。梗阻性黄疸可伴有淀粉酶增高。

(六)蛋白质代谢试验

血清蛋白质质和量的变动能反映肝脏合成蛋白质的功能及一般肝功状态。血清清蛋白下降在肝功能严重损害时表现明显。球蛋白增高、清球蛋白比例倒置见于慢性活动性肝炎晚期、肝硬化和结缔组织病。

(七)凝血检查

重度黄疸和肝实质损害均可发生凝血异常,血浆凝血酶原时间测定是早期反映肝损伤程度的可靠指标,定期测定可反映肝功能的动态变化。肝功能损害时多种凝血因子合成减少,凝血酶原时间延长,纤维蛋白原严重减少。PT对维生素K的反应对黄疸的鉴别有重要意义:梗阻性黄疸时,维生素K吸收障碍,凝血酶原合成减少,PT延长;当肌注维生素K后PT恢复或提高 30%，多为梗阻性黄疸；若 PT 不被纠正或无反应，应考虑肝细胞黄疸。

（赵鹏飞）

第十二节　紫　癜

Section 12

紫癜（purpura）是皮肤或黏膜下出血，引起的局部皮肤或黏膜颜色的改变，是临床上出血倾向的常见体征，其范围视病情而异，直径不超过 2mm 的称为出血点，直径 3 ～ 5mm 者称为紫斑，直径＞ 5mm 者称为瘀斑，片状出血伴有血液淤积使皮肤隆起者称为血肿。

一、病因及发病机制

按引起紫癜的病因及发病机制可分类如下。

（一）血管性紫癜

是由于血管壁结构先天性缺陷或获得性异常，引起管壁通透性或脆性增加，使血液外渗所致。常见的病因可分为遗传性和非遗传性两大类。前者包括遗传性毛细血管扩张症、马方综合征、家族性单纯性紫癜、高胱氨酸尿症等；非遗传因素包括血管退化、免疫异常、感染、药物及机械因素等，如老年性紫癜、恶病质、过敏性紫癜、高γ球蛋白血症、败血症及流行性脑脊髓膜炎近期的暴发性紫癜、类固醇性紫癜、香豆素坏死性紫癜、体位性紫癜等。

（二）血小板性紫癜

是由于血小板量或质的异常所引起的紫癜。可分为血小板减少及功能异常两大类。前者包括：原发性、药物性及血栓性血小板减少性紫癜；周期性及药物性血小板减少症；以及电离辐射、营养缺乏、化学毒物、感染、脾功能亢进、恶性肿瘤骨髓浸润等引起的血小板减少症。后者包括：遗传性血小板功能异常（如血小板无力症、血小板活化缺陷症、血小板磷脂缺乏症等）；获得性血小板功能异常（如骨髓增生性疾病、弥散性血管内凝血、急性白血病、尿毒症）；及阿司匹林（乙酰水杨酸）、保泰松、右旋糖酐等药物诱导的血小板功能异常。

二、临床表现

主要表现为皮肤或黏膜出现出血点、紫斑、或瘀斑及其他部位的出血。紫癜根据出血后时间的不同和部位的深浅，可呈红、紫、蓝、棕、黄等不同的颜色。由于引起紫癜的病因不同，所表现的形式、特点也不尽相同。如感染性紫癜起病多较急，常伴有发热；遗传性紫癜一般起病较缓，常有家族遗传史；过敏性紫癜多伴有关节肿痛、腹痛、荨麻疹等；暴发性紫癜多伴有严重的出血。

三、检验项目

（一）尿液检查

化学检查、沉渣检查。

（二）粪便检查

显微镜检查、隐血。

（三）血液检查

血红蛋白、红细胞计数、白细胞计数及分类计数、血小板计数、血小板形态、网织红细胞、红细胞异常形态、红细胞沉降率、凝血时间、纤维蛋白原、凝血酶原时间、活化部分凝血活酶时间D-二聚体、纤维蛋白降解产物、胆红素、丙氨酸转氨酶、血清蛋白质、清蛋白/球蛋白、尿素、肌酐。

四、检验结果解读

（一）尿液检查

尿中有红细胞、管型。尿蛋白测定阳性时，要考虑有紫癜性肾炎、流行性出血热、多发性骨髓瘤，以及其他出血性疾病有泌尿道出血。

尿中如胆红素阳性要考虑肝脏疾病、各种病毒感染并发肝脏受累。尿胆原增高要考虑溶血，如自身免疫性溶血性贫血、伊-万综合征、溶血性尿毒症。由于此类疾病可引起血小板减少、血小板功能障碍及引起 DIC 而出血。

（二）血小板检查

1.血小板减少

是紫癜最常见的原因，因血小板在初期出血过程中通过黏附、变形、释放、聚集等反应起作用，统称血小板的活化反应。血小板表面吸附有各种凝血因子，在血液凝固中亦起重要作用。血小板通过膜表面磷脂的促凝活性，以及α颗粒释放的血小板第 4 因子具有中和肝素的作用，保护凝血酶免受肝素的破坏。加之，血小板可插入血管内皮细胞之间的间隙，有减少血管脆性及保护血管内皮完整性的作用。

血小板 $< 10 \times 10^9$ 个/L 为血小板减少，$< 20 \times 10^9$ 个/L 称血小板危象。因紫癜而急诊的患者，如有血小板减少则需要考虑以下疾病：特发性血小板减少性紫癜（ITP）急性型、慢性 ITP 急性发作、伊-万综合征、输血后紫癜及血栓性血小板减少性紫癜。继发性血小板减少性紫癜，如急性白血病、急性再生障碍性贫血、慢性再生障碍性贫血、恶性组织细胞病等。

病毒感染可直接影响巨核细胞、血小板的结构和功能。并且有些病毒感染，如风疹、传染性单核细胞增多症、巨细胞病毒感染等，可因血小板被抗原抗体复合物包裹，而后被巨噬细胞系统阻留、破坏而使血小板减少。

严重的细菌感染如败血症、流行性脑脊髓膜炎等，以及并发弥散性血管内凝血，血小板明显减少。

药物作为半抗原与血浆中大分子蛋白质结合，形成抗原，产生相应抗体，抗原与抗体形成复合物附着于血小板膜上，使血小板在巨噬细胞系统内被破坏；亦可因血小板被药物包裹，药物-血小板复合物与药物抗体起反应。药物先与抗体结合，药物-抗体复合物包裹血小板，使血小板减少。

2.血小板增多

见于原发性血小板增多症，血小板数目虽多，但血小板功能障碍，血小板黏附力降低，血小板聚集反应亦降低。因此，部分患者可有自发性出血，如胃肠道出血、鼻出血、齿龈出血、血尿及皮肤瘀斑。

3.血小板形态检查

正常血小板直径 2 ～ 3μm，厚度 0.5 ～ 1.5μm，为 1/4 ～ 1/3 红细胞大小。占成人血小板的 91%～ 98.75%，65 岁以上老人占 59.75%～ 95%。正常血小板呈圆形或椭圆形，表面有许多树突，部分血小板可呈不规则形，如杆状、星点状、蝶形、逗点状等。血小板无核，其胞浆分颗粒区和透明区。胞浆含许多细小紫红色颗粒，称颗粒区，是酶的释放场所。胞浆周围边缘部位，无颗粒，染成浅蓝色，称透明区，亦称均质区。此两部分构成血小板的整体，且含不同的凝血物质，具有不同的功能。正常情况下，血小板分布常三五成群，或数十个成簇聚集在一起。因血小板有树突，正常情况下成堆成群出现，可分 5 级：①0 级：散在分布。②Ⅰ级：3 ～ 8 个血小板聚集成堆，为小堆集。③Ⅱ级：10 ～ 30 个血小板聚集成堆，为中堆集。④Ⅲ级：40 ～ 50 个血小板聚集成堆，为大堆集。⑤Ⅳ级：＞ 100 个血小板聚集成堆，为特大堆集。正常血小板以中小堆集为主，散在血小板＜ 5%。如散在血小板增多，提示血小板黏附功能、聚集功能障碍，见于血小板无力症。

血小板异常形态包括：①微小型：直径＜ 2μm，平均 1.1μm，为红细胞的 1/5 ～ 1/3，约占血小板数的 36.32%。②中型：直径 2 ～ 3μm，平均 2.25 ± 0.16μm，为红细胞的 2/5 ～ 3/5，约占血小板数的 62.66%。③大型：直径 5 ～ 7.5μm，为红细胞的 3/4 ～ 4/4，约占血小板数的 1%。④巨大型：直径＞ 7.5μm，大于红细胞，有时可达 9 ～ 80μm，约占血小板数的 0.02%。⑤幼稚型：胞浆深蓝、体积较大，颗粒少而小，又名蓝色血小板，系未成熟胞浆脱落。形态较光滑规则，无树突，导致血小板黏附性及血小板因子功能较差，成人占 0.3%～ 5%。⑥衰老血小板：外形残缺不全，胞浆色淡，偏酸，有空泡，颗粒模糊不清，部分血小板体积缩小或颗粒密集、着色深，又称退化型血小板，故功能较差，成人占 0%～ 3%。⑦畸形血小板：胞浆透明区部分扩大，颗粒区颗粒减少和消失，有的颗粒向透明区扩散使透明区消失；有的颗粒与透明区界限不清，模糊一团，外形不规则，奇形怪状，呈黄瓜形、毛虫形、香肠形、蝌蚪形、树枝形等。此类血小板功能障碍。

4.注意事项

在涂片中见蓝色或红色无结构的染料杂质，应与血小板区别；在涂片中见圆形或扁圆形胞浆碎片，称为浆质体，如早幼粒细胞胞浆脱落的碎块，浆质体有少数颗粒，应与幼稚型巨大血小板区别。

血小板大小、形态变化多端，可小至 1μm 以下，大至 80μm。在病理情况下，血小板数目、形态有改变，特别有特殊形态改变的血小板，可引起血小板计数的困难，造成血小板计数的误差。正常血小板形态的误差为 5%～ 10%，病理血小板形态计数误差可达 56%～ 90%。

血小板的多少及形态的改变，在出血性疾病的鉴别诊断中价值极大，小型血小板增多见于再生障碍性贫血；巨大型血小板增多，血小板不分散存在，见于血小板无力症。在原发性血小板减少性紫癜，亦可见巨大血小板增多，而无巨核细胞性血小板减少性紫癜无巨大血小板。

（三）红细胞检查

1.红细胞形态

血液中的红细胞，在悬浮状态为一直径 8.5μm、厚度 2.5μm、双凹盘形的无核细胞。在瑞氏染色的血膜上，呈边缘光滑、直径约 7.5μm 的正圆形，色泽为橙黄色，中央有一淡染区，约占直径的 1/3，位于红细胞的中心。细胞内无核，无包涵体，在血膜的适宜区域，细胞分布均匀，无特殊异常排列现象。在紫癜疾病，需观察血片中的破碎红细胞。破碎红细胞是含有血红蛋白，直径常＜ 3μm 的红细胞碎片，形态多样，有三角形、钢盔形、小球形等。其产生原因为正常红细胞在血液循环中遭受撞击、撕裂等损伤，而将一个完整的红细胞分成两个或两个以上，如碎片红细胞超过 2%，则需考虑 DIC、微血管病性溶血等。

2.红细胞排列

正常人的红细胞为各自分离分布。如果血浆中出现异常蛋白质，可导致红细胞排列异常。

3.缗钱状排列

系多个红细胞整齐地形成一串钱状，此种现象的存在多由于血浆中出现了多株峰或单株峰球蛋白增多，这些蛋白包绕红细胞并改变了红细胞表面的电荷，减弱了红细胞间的排斥力，而使红细胞互相重叠黏附。在急、慢性感染，结缔组织病时，血浆纤维蛋白原增加亦可出现红细胞缗钱状排列。这种排列是红细胞沉降率增快的根本原因。在瑞氏染色涂片中，观察缗钱状形成的同时，应注意红细胞周围非细胞区有无灰蒙蒙的蓝色背景，这种非细胞区出现的灰蓝色的背景反映高血清蛋白血症。这种现象结合红细胞缗钱状形成，是提示多发性骨髓瘤的重要线索，应考虑异常蛋白血症引起的紫癜。

4.红细胞凝聚

无论在抗凝血中，或血片上，如患者血浆中有温型或冷型的红细胞抗体时，可出现红细胞凝聚现象。其特点为在血片中有成簇不规则的细胞群，此现象见于冷凝集素综合征、伊-万综合征。

（四）血　象

血红蛋白、红细胞计数、白细胞计数的增多和减少，以及白细胞分类比例的改变，白细胞形态的改变以及幼稚细胞的出现等均提示紫癜的原因和血液系统疾病有关。

（五）网织红细胞计数

正常情况下幼稚红细胞脱核后的网织红细胞，2d后才离开骨髓释放到循环血液中去，在血中带网1d后脱网，即网织红细胞共带网3d。网织红细胞是血中新生红细胞的标志，可以反映骨髓有效制造和释放红细胞的功能。临床上常以网织红细胞百分数表示，但百分数受红细胞基数的影响，系为相对数，故提出以绝对值表示更合理。近来研究指出，血中高浓度的促红素可加速骨髓中网织红细胞释放速度，使骨髓中的带网时间缩短，在血中带网时间自然延长，造成血中网织红细胞增加的假象，而主张用网织红细胞指数。目前发现，在绝大多数贫血疾病中，血浆中促红素浓度与红细胞比容或血红蛋白浓度成规律性的线性反比。根据贫血程度可以同步进行红细胞基数及血中网织红细胞带网时间假象的纠正，此纠正的结果即为网织红细胞指数。在贫血疾病的鉴别中网织红细胞指数最有意义。

网织红细胞（生成）指数（reticulocyte production index，*RPI*）计算公式：

$$RPI = \text{网织红细胞}(\%) \times \frac{\text{患者红细胞比容}}{45(\text{正常人红细胞比容})} \times \frac{1}{2}\text{或}$$

$$= \frac{\text{网织红细胞}\% \times \text{患者红细胞数} \times 0.5}{0.05 \times 10^{12}/\text{L}(\text{正常人网织红细胞绝对数})}$$

紫癜时如网织红细胞增加，则需考虑伊-万综合征、溶血性尿毒症等。减少时要考虑再生障碍性贫血，特别是急性再生障碍性贫血。

（六）凝血检查

凝血酶原时间测定在临床上是反映外源性凝血系统的状况。PT 延长见于先天性因子Ⅴ、Ⅶ、Ⅹ、缺乏症和低（无）纤维蛋白原血症。继发见于DIC、原发性纤溶、维生素K缺乏症，特别是肝脏疾病。肝病时，由于维生素K的摄入、吸收、利用和代谢发生障碍，肝细胞不能合成正常的维生素K依赖性凝血因子，而造成维生素K依赖性凝血因子合成减少。肝病时，因子Ⅴ、纤维蛋白原合成减少，使凝血酶原时间延长。

PT缩短见于长期口服避孕药，先天性FV增多症，血栓前状态和血栓性疾病。纤维蛋白原减少，主要见于先天性纤维蛋白原减少或缺乏症、DIC、原发性纤溶、重症肝炎和肝硬化等，亦可见于降纤酶等治疗和溶栓治疗。

（赵鹏飞）

第十三节　休　　克

Section 13

休克（shock）是常见的危重症之一，是由于各种原因引起的急性循环障碍，有效循环血量锐减，导致组织器官微循环灌注不足、缺氧、代谢紊乱、细胞功能失常及脏器功能衰竭的危重综合征。

一、病因及发病机制

休克的分类，目前尚未统一，依据病因可分为：

（一）低血容量休克

常见于创伤失血、消化道出血、动脉或实质脏器破裂出血等引起的大量失血；此外，胰腺炎、烧伤及肠梗阻等可因液体量摄入不足或丢失过多，导致血容量锐减。

（二）心源性休克

常见于心律失常、心肌梗死、心肌病、瓣膜性心脏病、创伤及药物中毒等引起心肌收缩力下降，心脏泵血功能不足；此外，张力性气胸、心包压塞、肺梗死等可导致回心血量减少和（或）心排出量骤减。

（三）神经源性休克

可见于脊髓损伤、颅脑损伤或脊髓麻醉后，主要因交感神经系统不能维持正常血管张力，导致外周血管阻力下降，静脉容量增加。

（四）血管源性休克

可见于全身炎性反应综合征、过敏性反应、肾上腺皮质功能不全、脓毒症、创伤等，主要是由于内源性或外源性血管活性介质的作用，导致血管张力减低，有效循环血量减少。

二、临床表现

包括原有基础疾病的表现和休克的临床表现。

（一）休克早期

面色稍苍白、手足温度正常或发凉、烦躁不安、心跳及呼吸加快、血压正常或偏低，脉压小，常＜ 30mmHg（4kPa），尿量正常或减少。

（二）休克发展期

表情淡漠、嗜睡、面色苍白、口唇及甲床发绀、皮肤出现花斑、呼吸浅快、脉搏快而细弱，血压下降，收缩压 50 ～ 80mmHg（6.7 ～ 10.6kPa），脉压 20mmHg（2.67kPa），少尿甚至无尿。

（三）休克晚期

神志不清，肢体厥冷，明显发绀，呼吸困难，甚至出现潮式呼吸，无反应的深度低血压或根本测不出，并有多脏器功能衰竭，弥漫性血管内凝血（DIC）（如广泛的皮肤瘀点或瘀斑，口鼻黏膜及内脏出血）。

三、检验项目

（一）血液检查

白细胞计数及分类计数、红细胞计数、血红蛋白、血小板计数、凝血酶原时间、活化部分凝血活酶时间、纤维蛋白原、纤维蛋白降解产物（FDP）、D-二聚体、乳酸、丙氨酸转氨酶（ALT）、天冬氨酸转氨酶（AST）、肌酸激酶（CK）、乳酸脱氢酶（LD）、尿素、肌酐、血气分析。

（二）尿液检查

化学检查、沉渣检查、比重、尿渗量、钠、肌酐。

(三)病原学检查

血液、尿液、粪便、分泌物、各种体液细菌涂片及培养、细菌内毒素检测。

四、检验结果解读

(一)血　　象

外周血白细胞数多有升高,常在(10 ~ 30)× 10^9/L,中性粒细胞可明显升高,呈核左移,中性粒细胞常有中毒颗粒。革兰阴性杆菌败血症引起的休克,细菌 L 型败血症、免疫功能低下、病情严重者的休克,白细胞数可正常或减少,但中性粒细胞增多。红细胞与血红蛋白在重症患者可减低。严重感染或并发 DIC 时血小板可减少。

(二)尿液及肾功能检查

感染性休克并发急性肾功能衰竭时,尿液检查可有尿蛋白增多及出现红细胞、白细胞、管型成分,尿比重初期偏高,渐转为低而固定(1.010 左右)。血尿素和肌酐值升高,尿/血肌酐之比< 20,尿渗透压降低,尿/血渗量之比< 1.1,尿钠(mmol/L)排泄量> 40;肾衰指数> 1;钠排泄分数(%)> 1。以上检查可与肾前性肾功能不全鉴别。

(三)电解质及血气分析

休克病例血钠偏低,血钾高低不一,取决于肾功能状态。在有混合性酸中毒、呼吸衰竭时,必须进行血气分析,测定血 pH、动脉血二氧化碳分压、氧分压、标准 HCO_3^-、缓冲碱与剩余碱等,以了解酸碱平衡的情况。

(四)血清酶学测定

血清 ALT、AST、CK、LD 有不同程度升高,可反映肝、心等脏器损害的情况。

(五)血乳酸测定

休克时,血乳酸含量增高,且与休克程度密切相关,故将其作为判定休克疗效及预后的指标之一。

(六)DIC 检查

血小板计数明显减少、纤维蛋白原(Fg)降低、凝血酶原时间和 APTT 延长、FDP 与 D-二聚体增加等。

(七)病原学检查

进行血、尿、粪便、分泌物及其他体液细菌学检查、涂片及培养。应包括厌氧菌、细菌 L 型培养等。获得病原菌后,应作药敏实验。

(八)其　　他

检测血清中细菌内毒素,有助于判断有无革兰阴性菌感染。

(赵鹏飞)

第十四节　重度烧伤

Section 14

重度烧伤(severeburn)是指总面积在 31%~ 50%,或Ⅲ度烧伤在 11%~ 20%,烧伤总面积不足 31%,但有下列情况之一者:①全身情况较重或有休克者;②有复合伤或合并伤;③中、重度吸入性损伤。总面积在 51%以上,或Ⅲ度烧伤面积在 21%以上者称为特重烧伤。

一、病因及发病机制

按致伤的原因可概括为热力、化学物质、电流及放射线4类。

在烧伤的类型中以热烧伤最为常见，它系由高温的气体、液体或固体接触表体而发生。其他一些类型的烧伤亦常合并热力烧伤。热能对细胞的作用是损伤细胞表面的脂蛋白膜、脂蛋白结构、细胞内蛋白质变性及抑制细胞内酶的活性而影响细胞的活力。各度烧伤微循环紊乱的程度与烧伤时全身循环的变化过程相一致。Ⅱ度烧伤时微静脉扩张和微静脉内血流停滞，红细胞及血小板聚集，白细胞附壁，并逐渐阻塞管腔。但微动脉内仍有血液流动，此时血管通透性增加。Ⅲ度烧伤时，微动脉、微静脉和毛细血管中均可见血栓形成、血流停滞、微循环闭塞。热能不仅对局部组织造成损伤，对全身亦可引起损害。伤后6～8h达到体液渗出的最高峰，持续时间可延至48～72h。此时常并发急性肾功能衰竭（ARF）、成人型呼吸窘迫综合征（ARDS）、脑水肿等。创面的坏死组织和含大量蛋白的渗出液是细菌的良好培养基。创面感染，不仅深度加深，而且细菌和毒素进入体内，导致败血症。除合并ARF、ARDS以外，也时常看到心功能不足、急性血栓性静脉炎、应激性溃疡等。

二、临床表现

由于致伤原因不同，其临床表现差异较大。致伤物持续作用时间、受伤部位、深度、面积等与病情程度有明显关系。如果有合并伤或复合伤，临床表现更为严重和复杂。常见受伤部位为四肢、头面部及躯干，会阴部及呼吸道少见。最常见受累器官为肺、肾和心。重度烧伤患者经历体液丧失、渗液回吸收和创面修复，临床上可分为休克期、感染期和恢复期。

三、检验项目

（一）尿液检查

尿量、化学检查、肌红蛋白、尿钠、尿素、肌酐。

（二）血液检查

血红蛋白、红细胞比容、游离血红蛋白、肌红蛋白、血浆渗透压、钠、尿素、肌酐、糖、血清蛋白质、血气分析。

（三）病原学检查

创面、血液细菌培养。

四、检验结果解读

（一）尿液检查

在烧伤时，可见有血红蛋白尿和肌红蛋白尿，而在重度烧伤时，更为常见。烧伤可致红细胞破裂，血中游离血红蛋白增高；变性坏死的肌组织分解及吸收，血中肌红蛋白量增高。二者可致血红蛋白尿和肌红蛋白尿。当原尿量少不能清除时，这些蛋白质将沉积在肾小管内，进而影响肾小管的重吸收和分泌功能，加重肾功能损害。临床上，若能早期发现，经扩容、利尿、碱化尿液等措施后，大多数病情得到缓解。

（二）肾功能检查

根据血、尿钠、肌酐测定，衍生出诊断肾功能衰竭的指标。

$$(1)肾衰指数(RFI)=\frac{尿钠}{尿肌酐/血肌酐}。$$

$RFI < 1$ 为肾前性少尿；> 2 为肾性肾功能衰竭。

$$(2)纳排泄分数(FENa)=\frac{尿钠/血钠}{尿肌酐/血肌酐}\times 100\%。$$

参考范围：1%～3%。

$FENa > 3\%$提示急性肾小管坏死；$< 1\%$提示为肾前性肾功能不全。

(3)血浆胶体渗透压＝白蛋白(g/L)×0.06＋球蛋白(g/L)×0.015

参考范围：25mmHg(3.33kPa)。

(4)估计血浆渗透压(mOsm/L)＝2×血钠(mmol/L)＋血糖(mmol/L)＋血尿素(mmol/L)。

临床上判断肾功能衰竭的标准为：血肌酐在177.3μmol/L以上，而连续6h尿量＜20mL/h；或者尿量少而尿钠在40mmol/L以上。重度烧伤时，常见的肾功能衰竭类型为肾前性和肾性，而肾后性较少见。因为重度烧伤时有血容量不足等导致肾前性ARF的病理生理基础，加之毒素吸收可诱发急性肾小管坏死，故两种类型可能相继出现。而临床上对二者治疗原则完全不同，因此鉴别是肾前性ARF还是肾性ARF显得尤为重要。目前公认的敏感指标是测定钠排泄分数（*FENa*）。认为 $FEMa < 1\%$时提示肾前性ARF，而 $FENa > 3\%$时提示肾性ARF。当ARF进一步加重，使血钾＞7mmol/L，血尿素＞70.67μmol/L(200mg/dl)时，往往是作为血液透析的指标。

（三）红细胞比容、血清电解质、血浆渗透压测定

主要了解有无红细胞浓缩和血浆渗透压的减低。重度烧伤后，自创面丢失大量液体，导致有效循环血量减少，但早期血浆渗透压多为正常范围，即等渗性脱水。如补液方法掌握不当，加以ARF致水潴留，可使红细胞比容下降。血清钠＜135mmol/L，可致低渗性脱水甚至水中毒；ARF可致酸中毒与血清高钾。因此，在抗休克过程中动态监测红细胞比容、电解质、血浆渗透压等，就有可能避免医源性所致的脑、肺水肿等。

（四）血气分析

不仅可了解有无酸碱平衡紊乱，更重要的是作为早期诊断ARDS客观指标。ARDS是一种进行性的、非通气障碍的以急性呼吸困难和缺氧为特征的综合征，常见于重度烧伤，其休克过度不平稳者，重度吸入性损伤和严重脓毒症的患者。ARDS的死亡率为60%～85%。提高生存率的关键是早期诊断、早期治疗。临床上ARDS的诊断有赖于血气检查，其诊断标准为氧合指数(PaO_2/FiO_2)＜200mmHg。

（五）细菌培养

主要为针对性应用抗生素提供依据。

（赵鹏飞）

第四章

Chapter 4

临床血液学检验

第一节 血液的一般检验

Section 1

一、白细胞计数

(一)参考范围

成人:(4～10)× 10^9 个/L; 儿童:(5～12)× 10^9 个/L; 新生儿:(15～200)× 10^9 个/L。

(二)临床评价

(1)白细胞是无色有核细胞,正常外周血中常见白细胞有中性粒细胞、嗜酸性粒细胞、嗜碱性粒细胞、淋巴细胞和单核细胞5种,各种白细胞的功能不同,主要是通过吞噬和免疫功能防御感染。白细胞有结实柔韧的细胞膜,适于伸展和变形,能通过微血管及其内皮间孔到达各组织。

中性粒细胞是血中主要的吞噬细胞,在防御急性感染中起重要作用。它们在血液中停留时间不长,主要是进入组织中起吞噬作用。吞噬过程主要是粒细胞向被吞噬物伸出伪足,将其包裹。血清中免疫球蛋白和补体系统对细菌表面起调理作用,使其易黏附于粒细胞。粒细胞包裹被吞噬物后,随即摄入胞浆,形成吞噬泡。粒细胞胞浆颗粒的溶酶体中含有许多酶(如蛋白水解酶等)和杀菌物质。从而能对吞噬体进行消化、分解,起杀菌等作用。

粒细胞起源于粒-巨噬祖细胞,从增殖动力学上可分为以下几个部分:①分裂-增殖池;②成熟-贮存池;③循环-边缘池;④组织池。

血液白细胞计数只能测知循环池中的白细胞,注射肾上腺素可动员边缘池的粒细胞入循环池。注射肾上腺皮质激素或还原尿睾酮可动员骨髓粒细胞人血引起血液粒细胞多,用此方法测定骨髓粒细胞贮备量。粒细胞从原始到成熟所需的时间约10d。

嗜酸性粒细胞也具有变形运动和吞噬功能,能吞噬抗原抗体复合物。在抗原抗体反应的部位对嗜酸性粒细胞具有很强的趋化性,特别是对速发性过敏反应和蠕虫感染的免疫反应。嗜酸性粒细胞可释放组织胺酶,抑制嗜酸性粒细胞及肥大细胞中活性物质(如组胺、5-羟色胺等)的合成和释放,或灭活这些活性物质。另外,嗜酸性粒细胞膜上的Fc和C受体可与经IgG调理的蠕虫黏着,再通过酶的作用杀伤蠕虫。

嗜碱性粒细胞无吞噬功能,颗粒中有许多生物活性物质,其中主要有肝素、组胺、慢反应物质和血小板激活因子等。在免疫反应中与IgE具有较强的结合力。结合了IgE的嗜碱性粒细胞再次接触相应的过敏原时,发生抗原抗体反应,细胞发生脱颗粒现象。继而引起毛细血管扩张，通透性增加，平滑肌收缩、腺体分泌增加等变态反应。

淋巴细胞在机体免疫过程中具有重要作用。B 淋巴细胞在抗原的刺激下转化为浆细胞，分泌特异性抗体，参与体液免疫；T 淋巴细胞接受抗原刺激被致敏后，在抗原作用下分化、增殖成具各种功能的致敏 T 淋巴细胞，直接杀伤抗原物质和带有抗原的靶细胞。同时合成多种免疫活性物质，在巨噬细胞协同下，参与细胞免疫。

单核细胞具有活跃的变形运动和强大的吞噬功能，它穿出血管进入组织，逐渐转化为巨噬细胞。除能吞噬一般细菌、组织碎片、衰老的血细胞、某些寄生于细胞内的细菌（如结核杆菌等）外，还能通过吞噬抗原，传递免疫信息，活化 T、B 淋巴细胞，在特异性免疫中起重要作用。

白细胞计数通常采用显微镜计数法，即将血液用稀酸稀释，使红细胞溶解后进行白细胞计数，求出每升血液内的白细胞数。也可用自动血细胞计数仪计数。

(2) 白细胞数明显增减的原因或疾病。①白细胞数减少主要见于流行性感冒、麻疹、伤寒、疟疾、布氏杆菌病、粒细胞缺乏症、再生障碍性贫血及结缔组织疾病等。此外，药物过敏、应用磺胺制剂、解热镇痛剂、抗甲状腺剂以及长期应用抗肿瘤药物等，均可引起白细胞减少。②病理性白细胞数增多，包括反应性及肿瘤性两类。前者见于各种感染、中毒、出血、溶血后，后者见于白血病及各种恶性肿瘤等。

(3) 白细胞总数高于或低于参考范围均为异常现象。其高低又与病情严重程度有关。但健康人变动的范围也很大，有时数值虽正常，但有质的异常。因此，有必要结合白细胞分类，特别是核形变化情况综合判断，这些将在白细胞分类计数和白细胞形态观察等检查项目中进一步予以阐述。

随着电子血细胞计数仪在临床上的逐渐普及，一次少量采血可同时获悉多项血液检验结果。如红细胞数（RBC）、白细胞数（WBC）、血红蛋白浓度（Hb）、血小板数（PLT）、红细胞比容（压积）（Hct）、红细胞平均血红蛋白含量（MCH）、红细胞平均体积（MCV）、红细胞平均血红蛋白浓度（MCHC）、红细胞分布宽度变异（RDW）、血小板比容（Pct）、血小板分布宽度（PDW）、血小板平均体积（MPV）、淋巴细胞数（Lym）、淋巴细胞比例（Lym%）、单核细胞数（Mon）、单核细胞比例（Mon%）、嗜中性粒细胞数（Gran）、嗜中性粒细胞数（Gran%）18 项指标，对疾病的诊断和鉴别诊断都将起到重要作用。如再生障碍性贫血，除 WBC 下降外，其他如 RBC、Hct 等也可明显下降，从而大大提高诊断的准确性。

(4) 白细胞计数的影响因素很多，如生理性影响因素常有：新生儿、经期、妊娠末期、分娩、饭后、剧烈运动后、酒后、冷浴后、情绪突变时及注射肾上腺素后均增高；正常人一般下午较上午为高。此外，技术误差中的取血部位不当、稀释倍数不准、血凝集、混合悬液时产生大量气泡、充液不当、计数池内细胞分布不均、误认、仪器校正不准等，都是影响本试验准确性的因素。

二、白细胞分类计数

（一）参考范围

中性粒细胞：46%～63%；嗜酸性粒细胞：0%～5%；嗜碱性粒细胞：0%～1%；淋巴细胞：24%～47%；单核细胞：1%～7%。

（二）临床评价

(1) 白细胞分类计数就是取血液制成薄的膜片，染色后根据不同的白细胞形态和染色特征加以区别，计数各类白细胞的百分率。近年来，已有自动白细胞分类计数仪问世，它利用细胞染色以电子扫描的方法，或根据白细胞的生化特点、大小和各项形态学参数，经过计算机处理，自动进行分类。

(2)在病理情况下，由于造血器官功能紊乱或器质性损害，各种内源或外源性刺激(微生物、化学药物、代谢性毒物)或白细胞在外周血与内脏间的分布异常，均可引起白细胞浓度数(总数)和百分率的明显改变。①中性粒细胞增多与减少。A.增多：a.急性感染或化脓性炎症：包括局部感染(如中耳炎、脓肿、疖痈、扁桃体炎、阑尾炎等)；全身性感染(如肺炎、丹毒、败血症、猩红热、白喉、急性风湿热等)。b.中毒：如尿毒症、糖尿病、酸中毒、早期汞、铅中毒等。c.急性出血、急性溶血和手术后。d.恶性肿瘤、粒细胞白血病等。e.心肌梗死和血管栓塞等。B.减少：a.某些传染病如伤寒、副伤寒、疟疾、布氏杆菌病，某些病毒感染如乙肝、麻疹、流行性感冒等。b.化学药物中毒与放射线损伤，如X线或镭照射、抗癌药物、晚期砷(或铅、汞、锑、苯)中毒等。血液病，如再障、粒细胞减少症或缺乏症等。c.过敏性休克，高度恶病质。d.脾功能亢进和自身免疫性疾病。②嗜酸性粒细胞增多与减少。A.增多：a.过敏性疾病，如支气管哮喘、荨麻疹、食物过敏、热带嗜酸性粒细胞增多症、过敏性肺炎等。b.皮肤病，如牛皮癣、湿疹、疱疹样皮炎、霉菌性皮肤病等。c.寄生虫病，如钩虫病、肺吸虫病、包囊虫病、血吸虫病、丝虫病、绦虫病等。d.血液病，如慢性粒细胞性白血病。e.其他，如猩红热、溃疡性结肠炎、X线照射后、脾切除术后、传染病恢复期等。B.减少：多见于伤寒、副伤寒，应用肾上腺素或促肾上腺皮质激素等。③嗜碱性粒细胞增多。多见于慢性粒细胞白血病、淋巴网细胞瘤、脾切除后以及罕见的嗜酸性粒细胞白血病。此外，癌转移和铅、铋中毒也可见增多。④淋巴细胞增多与减少。A.增多常见于中性粒细胞减少所致的相对增多。淋巴细胞绝对增多可见于：a.某些传染病，如百日咳、传染性单核细胞增多症、传染性淋巴细胞增多症、结核病、水痘、麻疹、流行性腮腺炎、传染性肝炎等。b.许多传染病的恢复期和肾移植术后发生排斥反应时。c.急、慢性淋巴细胞白血病。B.减少多见于传染病的急性期、放射病、细胞免疫缺陷病等。此外，各种中性粒细胞增多症时，淋巴细胞常相对减少。⑤单核细胞增多。A.某些细菌感染，如结核、伤寒、亚急性细菌性心内膜炎等。B.某些寄生虫病，如疟疾、黑热病等。C.单核细胞白血病、粒细胞缺乏症恢复期。D.许多急性传染病的恢复期。

(3)白细胞分类计数结果的影响因素。①年龄变化。初生期在外周血中大量出现中性粒细胞，到第6～9d中性细胞逐渐下降至与淋巴细胞大致相等，以后淋巴细胞又逐渐增加。整个婴儿期淋巴细胞较高，可达70%，2～3岁后，淋巴细胞逐渐下降，中性粒细胞逐渐上升，至4～5岁二者相等，形成变化曲线的两次交叉。至青春期，中性粒细胞与成人相同。②分类计数区域变化。由于各种白细胞大小不同，在血片中分布不很均匀。一般体积较小的淋巴细胞在头、体部比较多，而尾部和两侧以中性粒细胞和单核细胞较多，特别是异常大的细胞常在片尾末端出现。一般认为细胞分布在血膜片头至片尾3/4区段比较均匀，因此分类时须在体尾交界处，由血膜边缘向中央依次上下呈曲线向中间移动。

三、白细胞形态

在疾病的病理过程中，除白细胞总数和各类白细胞比例发生改变外，有时白细胞的形态也会发生改变。因此，观察血象中白细胞形态变化，同样具有重要意义。

(一)中性粒细胞的核象变化

外周血中性粒细胞核象是指粒细胞的成熟程度，而核象变化则反应疾病的病情发展和预后。测定外周血采成熟粒细胞(杆状核及以前各阶段)与成熟中性粒细胞比率(正常比值1∶13)，可将中性粒细胞核象分为左移与右移两种。

1.核 左 移

杆状核和杆状核以前的幼稚细胞增多即为核左移。核左移伴白细胞总数增多者，称为再生性左移，表示机体需要增加，骨髓造血功能旺盛，能释放大量粒细胞至外周血。常见于急性炎症，如大叶性肺炎等。核左移，但白细胞总数不增多或降低者，称为退行性左移或变质性左移，表示骨髓释放功能受抑制。常见于严重感染，机体抵抗力下降时，如伤寒、败血症等。

2.核 右 移

核右移系指外周血内中性分叶核粒细胞增多的同时分 5 叶核以上的细胞超过 3%时。这是造血功能衰退或造血物质缺乏的表现，常见于巨幼红细胞性贫血和用抗代谢药物后（如阿糖胞苷或 6-巯基嘌呤等）。在疾病进行期，突然出现右移，表示预后不良，炎症恢复期也常一过性右移。

（二）中性粒细胞的毒性变化

1.中毒颗粒

中性粒细胞胞浆中出现较粗大的、大小不等、分布不均匀的黑蓝色颗粒，称为中毒颗粒。此种颗粒在电镜下为梭形或椭圆形的大颗粒，密度较大，碱性磷酸酶活性较高。被认为是颗粒发生变化所致。常见于较严重的化脓菌感染及大面积烧伤等。

2.空　　泡

中性粒细胞的胞浆中出现一个或数个空泡，也可在核中出现。它是细胞受损后，发生脂肪变性的结果。常见于严重感染。在 Jordan 异常且无任何化脓菌感染等情况下，其中性粒细胞（也可累及淋巴细胞、单核细胞等系）胞浆中却可持续地存在多个空泡，属家族性异常。

3.核 变 性

包括核固缩、核溶解和核碎裂等情况。其临床意义同中毒颗粒及空泡形成。

4.杜 勒 体

中性粒细胞的胞浆中因毒性变化而保留的嗜碱性区域，呈圆形、梨形或云雾状的天蓝色或灰蓝色，直径 1 ～ 2um，是细胞发育不平衡的表现。它是胞浆局部未成熟的表现，是疾病严重的标志，有时和中毒颗粒伴随出现。

（三）不典型淋巴细胞

不典型淋巴细胞也称异型淋巴细胞或 Downey 细胞，多见于病毒感染（如 EB 病毒、肝炎病毒、巨细胞病毒）的外周血中（骨髓中也可见到），故曾有人不适当地叫它“病毒细胞”。其中以传染性单核细胞增多症、流行性出血热、病毒性肝炎、病毒性肺炎、带状疱疹、流行性腮腺炎、流感、风疹等较多见。

此外在一些非病毒感染疾病，如药物所致的过敏性疾病、疟疾、弓浆虫感染以及少数细菌感染时也可见到。Downey 将传染性单核细胞增多症的异型淋巴细胞分为三型：Ⅰ型（泡沫型或浆细胞样型）；Ⅱ型（不规则型或单核细胞样型）；Ⅲ型（幼稚型或幼淋巴细胞样型）。经研究证实，病人周围血中的大多数异型淋巴细胞具有 T 细胞的特点。

四、红细胞计数

（一）参考范围

男：(4 ～ 5.5) × 10^{12} 个/L；女：(3.5 ～ 5) × 10^{12} 个/L；新生儿：(6 ～ 7) × 10^{12} 个/L。

（二）临床评价

(1) 正常红细胞为两面微凹的圆盘形，平均直径 7.2um，无核，具折光性。在血涂片上经瑞氏染色后，红细胞呈粉红色，中央着色较淡。

在电镜下所见成熟红细胞为高度分化的细胞，呈双面凹陷的圆盘状，无细胞核，仅有细胞膜包裹着大量电子密度高的血红蛋白颗粒（约占细胞重量的 30%）。还可见到铁蛋白和小型亮泡。核糖体、线粒体、内质网、高尔基复合体和溶酶体等细胞器已完全消失。因此，成熟红细胞不能合成核酸、蛋白质和生物膜。

红细胞主要成分是血红蛋白（30%～34%）和水（64%～70%），少量其余成分为蛋白质、磷脂、无机盐和酶。

红细胞的主要功能是通过血红蛋白运输O_2和CO_2，以及维持酸碱平衡和免疫黏附作用。免疫黏附作用可增强吞噬性白细胞对微生物的吞噬作用，消除抗原抗体补体复合物的作用，防止复合物在易感区域形成可能有害的沉淀物。

红细胞在骨髓内生成，由红细胞系祖细胞在红细胞生成素的作用下，分化发育而来，释入血液后的红细胞寿命120d左右，衰老的红细胞被单核吞噬系统消除，血红蛋白分解为铁、珠蛋白和胆色素。

红细胞计数有显微镜计数法、光电比法、血细胞分析仪法等。

(2)引起红细胞增减的因素。

红细胞增多见于：①相对性增多，见于连续性呕吐、反复腹泻、排汗过多、大面积烧伤等情况。由于大量失水，血浆量减少，血液浓缩，使血液中各种成分的浓度相对增高。如果按全血总容量计算，它们并没有增加，这是一种暂时现象。②代偿性和继发性增多，常继发于慢性肺心病、肺气肿、高山病、法洛四联症和某些肿瘤（如肾癌、肾上腺肿瘤等）等患者。③真性红细胞增多症，为原因不明的慢性骨髓功能亢进，红细胞可达（7～12）×10^{12}个/L。

红细胞减少见于：①缺乏造血物质，多由营养不足或吸收不良引起。如慢性胃肠道疾病、酗酒、偏食等，引起铁、叶酸等造血物质不足，蛋白质、铜、维生素C的不足，都可致贫血。②骨髓造血功能低下，原发性或由药物、放射线等多种理化因素所致的再生障碍性贫血。白血病、癌症骨髓转移等，可抑制骨髓正常造血功能。③红细胞破坏增加，如先天性或后天获得性溶血性贫血。④红细胞丢失过多，如急、慢性失血后贫血。⑤继发性贫血，多种疾病如炎症、结缔组织病、内分泌疾病等，都可致贫血。

(3)影响红细胞计数结果的生理因素颇多。①生理性增多，多与机体缺氧、血中促红素水平升高，骨髓加速释放红细胞等有关，见于高原生活、胎儿和新生儿、剧烈的体力劳动等。②生理性减少见于：A.婴幼儿由于生长发育迅速和血容量的增加致造血原料的相对不足，如未能注意补充可导致贫血。B.妊娠中、晚期，为适应胎盘血循环的需要，血浆容量明显增加而导致血液稀释及造血原料相对不足等均可导致贫血。C.某些老年人造血功能减退而出现贫血。③其他影响红细胞计数结果的因素还有：A.采血时间原则上应在早晨空腹采血，不宜在食后消化旺盛时或剧烈运动后，其他时间采血则无甚差异。B.取血部位以取静脉血为最好，若不能应取指血，耳垂血所得结果偏高且波动大不宜采用。C.由于吸管或技术上的缺陷使稀释倍数不准确；操作太慢致使部分血细胞凝集，计数板不精确，盖玻片不平整，计数池内被污染致使红细胞分布不匀，充液过多而溢出，计数池内有气泡、灰尘异物等原因均可影响结果的准确性。

五、血红蛋白测定

(一)参考范围

男：120～160g/L；女：110～150g/L；新生儿：170～200g/L。

(二)临床评价

(1)血红蛋白是由珠蛋白和亚铁血红素组成的结合蛋白质。每个血红蛋白分子有4条多肽链，每条多肽链包裹一个亚铁血红素。亚铁血红素由原卟啉和一个铁原子(Fe^{2+})组成。血红蛋白分子量为64458。

每分子血红蛋白有4个亚铁血红素，含4个Fe^{2+}原子，可结合4个氧分子。因此，1mol(6 4458g)血红蛋白，含4mol(4 × 55.84g)铁，结合4mol氧(4 × 22.4L)。故每克血红蛋白含铁3.47mg，结合氧1.39mL。

血红蛋白除能与氧结合形成氧合血红蛋白外，尚能与某些物质作用形成多种血红蛋白衍生物。它们具有特定的色泽和吸收光谱，在临床上可用以诊断某些变性血红蛋白血症和作血红蛋白的定量测定。

血红蛋白测定方法较多，常用的有比色法、比重法、血氧结合力测定法和全血铁测定法等，而应用较广的是国际血液学标准化委员会(ICSH)推荐的氰化高铁血红蛋白(HiCN)测定法。

血红蛋白被高铁氰化钾氧化为高铁血红蛋白，再与氰结合成稳定的棕红色氰化高铁血红蛋白，在规定的波长和液层厚度的条件下，具有一定的吸光系数，根据吸光度，即可求得浓度。

(2)血红蛋白增减的临床意义基本上与红细胞增减意义相同，但血红蛋白能更好地反映贫血程度。而某些贫血，由于单个红细胞血红蛋白的含量不同，血红蛋白减少与红细胞减少程度不成平行关系。如缺铁性贫血时，血红蛋白量减少程度较红细胞数减少明显，巨幼细胞性贫血时，则红细胞数减少程度较血红蛋白量减少明显。

(3)血红蛋白量减少是诊断贫血的最重要指标，但尚不能确定贫血类型，需结合其他检测指标综合分析。如MCV、MCH、MCHC测定呈小细胞低色素性；成熟红细胞偏小而着色浅、中心苍白区扩大；细胞化学染色显示骨髓中细胞内、外铁降低，则以缺铁性贫血可能居大。若Hb量降低、网织红细胞明显增多、血清胆红素增加等，则以溶血性贫血可能居大。而如果除Hb量减少外，WBC、BPC同时减少，呈全血细胞减少时，则以再生障碍性贫血的可能性居大。

(4)氰化高铁血红蛋白测定法具有操作简便，试剂容易保存，和除硫化血红蛋白外，能将碳氧血红蛋白、高铁血红蛋白等多种变性血红蛋白转变为HiCN等优点。

六、网织红细胞计数

(一)参考范围

成人：0.5%～1.5%(Benecher法)，平均为1%；新生儿：3%～6%，3个月后接近成人水平绝对值：(24～84)× 10^9个/L。生成指数：1。

(二)临床评价

(1)网织红细胞是晚幼红细胞脱核后直到完全成熟的红细胞之间的过渡型细胞，这一过程有2～3d，其中约有24h在循环血流中。网织红细胞胞浆中含有数量不等的核蛋白体和核糖核酸，可被某些染料(如煌焦油蓝、新美蓝)活体染色成蓝色网状或颗粒结构。Heilmyer按其发育阶段分成五型：O型(花冠型)、Ⅰ型(丝球型)、Ⅱ型(网型)、Ⅲ型(破网型)、Ⅳ型(点粒型)，在正常人体外周血中通常仅见Ⅲ型和Ⅳ型。网织红细胞在外周血中的数值可反映骨髓红细胞生成功能，因此，是血液学检查中不可缺少的一项化验。

(2)网织红细胞增多，表示骨髓红细胞系统增生旺盛，多见于溶血性贫血、失血性贫血等，但在溶血危象时却不增反减。网织红细胞减少则是骨髓红细胞系统增生低下的标志，如再生障碍性贫血。网织红细胞也是抗贫血治疗疗效观察的一个重要指标，缺铁性贫血给予铁剂或巨幼细胞性贫血在补充$VitB_2$或叶酸后2～3d，网织红细胞有明显增多，这一变化远较血红蛋白含量增多来得更敏感，也可作为一种治疗性诊断的手段。

(3)网织红细胞计数配合血常规检验和骨髓象观察，是再生障碍性贫血诊断的重要依据，可表现为全血细胞减少，网织红细胞绝对值减少，骨髓有核细胞增生低下。溶血性贫血时，红细胞可代偿性增生，网织红细胞＞5%，骨髓红系明显增生，血象中成熟红细胞易见到嗜多色性和点彩红细胞，以及豪-胶（Howell-Jolly's）小体、卡-波（Cabot's）环等。

（4）由于网织红细胞百分率还受成熟细胞总数的影响，严重贫血时常不能正确反映造血功能，如急性再生障碍性贫血红细胞数显著减少，此时网织红细胞数即使在正常范围，也不能视作正常，此时应计算绝对值（网织红细胞/L ＝红细胞/L ×网织红细胞%）。有人采用网织红细胞%×患者血细胞比容/正常血细胞比容，作为网织红细胞生成指数，正常时此数为 1，指数减少表明有效红细胞生成能力的减低，指数增加则表示亢进。若在 3 以上，则高度可疑有溶血性贫血。近年来流式细胞计数仪在网织红细胞计数项目中的应用，使该项目的准确性大大提高。

七、红细胞比容（压积）测定

（一）参考范围

温氏法：男性：42%～ 49%；女性：37%～ 43%。

（二）临床评价

（1）正常人血细胞与血浆容量基本上保持一定的比例，但由于贫血及其程度的不同，使之有相应的减少。因此，红细胞容积（Hct）可以作为贫血的衡量指标，同时在测定 Hct 时，可以由血浆的颜色和透明度对白细胞数等做出估测。

本测定是用抗凝血，在一定条件下离心沉淀，测定红细胞在全血中所占容积的百分比，其比例与红细胞数量及大小有关。以前多采用 Wintrobe 管法，目前多用毛细管法，也可用血细胞分析仪测定。

（2）红细胞容积变化。①红细胞容积增高见于：A. 各种原因导致的血液浓缩，如大面积烧伤，连续多次的呕吐、腹泻、多汗、多尿等；B.真性红细胞增多症；C.新生儿等。②红细胞容积降低主要见于各种贫血或妊娠稀血症。

Wintrobe 等主张，在离心前，观察 1h 的红细胞沉降率，然后再离心沉淀观察其血细胞比容，由红细胞层上部灰白色层的厚度来估算白细胞数的多少。正常人厚度为 0.5 ～ 1mm。再由上部血浆的颜色及透明度估算血中胆红素浓度及贫血的类别。例如，慢性感染引起继发性贫血时，可见白细胞层增加，血浆颜色稍浓；慢性出血性贫血时，血浆颜色浅淡；慢性粒细胞性白血病时，白细胞层明显增厚，血浆颜色加重；恶性贫血时，红细胞数明显减少，血浆颜色增浓；急性肝炎时，轻度贫血，血浆由于血细胞的破坏而呈黄红色。

Hct 测定在纠正脱水及电解质平衡时有参考价值，在急性失血时，可参考 Hct 值判断其出血量。

（3）Hct 测定常与红细胞计数和血红蛋白量测定同时进行，并以此计算红细胞平均值（平均红细胞体积（MCV）、平均红细胞血红蛋白含量（MCH）、平均红细胞血红蛋白浓度（MCHC）。根据 MCV、MCH、MCHC 值可对贫血进行形态学分类，并对其鉴别诊断有一定意义。

（4）Hct 测定除 Wintrobe 法、高速离心毛细管法外，还有利用红细胞容积之差有电阻抗的不同，进行直读式微量血细胞比积法，以及用同位素法测定全循环血细胞比积。

毛细管法测定值较 Wintrobe 法低 3%～ 5%。

常见的多数血细胞分析仪均可自动计算出 Hct，其结果比手工 Wintrobe 法稍低。

测定中所有器材必须清洁干燥，选用不影响血细胞体积的抗凝剂，防止溶血。抗凝血在注入比容管前，一定要充分混入，同时应保证离心的速度和时间。

八、红细胞平均值测定

(一)参考范围

平均红细胞体积(MCV):82 ～ 92(fl)。

平均红细胞血红蛋白含量(MCH):27 ～ 31(pg)。

平均红细胞血红蛋白浓度(MCHC):320 ～ 360(g/L)。

(二)临床评价

(1)根据红细胞计数、血红蛋白测定和红细胞比积的数据,可以算出平均红细胞体积(*MCV*)、平均红细胞血红蛋白含量(MCH)和平均红细胞血红蛋白浓度(MCHC)3 项平均值,便于对贫血作形态学分类,并对其鉴别诊断也有一定意义。

3 项平均值计算如下:

$$\text{MCV}=\frac{\text{每升血液中红细胞体积(L/L)}\times 10^{15}}{\text{每升血液中红细胞数量}}\text{(单位:fl)}$$

$$\text{MCH}=\frac{\text{每升血液中血红蛋白浓度(g)}\times 10^{12}}{\text{每升血液中红细胞数量}}\text{(单位:pg)}$$

$$\text{MCHC}=\frac{\text{每升血液中血红蛋白浓度(g/L)}}{\text{每升血液中红细胞体积(L/L)}}\text{(单位:g/L)}$$

(2)MCV、MCH、MCHC 3 项指标在贫血形态学分类中的应用见表 4-1。

表 4-1 各型贫血时红细胞平均比较表

类别	MCV(fl)	MCH(pg)	MCHC(g/L)	病因
大细胞性贫血	＞正常 (94 ～ 160)	＞正常 (32 ～ 50)	正常 (320 ～ 360)	缺乏维生素 B_{12} 或叶酸等,如恶性贫血、营养性巨幼细胞性贫血、妊娠期巨幼红细胞贫血等
正常细胞性贫血	正常 (82 ～ 92)	正常 (27 ～ 31)	正常 (320 ～ 360)	急性失血性贫血,见于创伤或手术大出血时等;急性溶血性贫血,如烧伤、某些细菌感染、化学物质或药物中毒、血型不合的输血等;造血组织疾病,如再生障碍性贫血、白血病等
单纯小细胞性贫血	＜正常 (72 ～ 80)	＜正常 (21 ～ 24)	正常 (300 ～ 360)	感染、中毒、慢性炎症、尿毒症等
小细胞低色素贫血	＜正常 (50 ～ 80)	＜正常 (12 ～ 29)	＜正常 (12 ～ 29)	慢性失血性贫血,如溃疡病、月经过多、缺铁性贫血等

(3)由于 MCV、MCH、MCHC 3 项平均值是根据红细胞数(RBC)、血红蛋白(Hb)和红细胞比积(Hct)这 3 项计算出来的,故后 3 项测定的影响因素均会影响 3 项平均值的准确性,否则对临床帮助不大,甚至会造成错误判断。

目前新式的电子血细胞计数仪,在计数红细胞的同时测定 Hct 和 Hb,并通过电子计算机运算,直接显示 MCV、MCH、MCHC 3 个数值,不必另行计算。

九、红细胞平均直径测定

(一)参考范围

正常红细胞直径 6.7 ～ 7.7μm,平均 7.2μm。

红细胞直径分布曲线(即 Price-Jones 曲线)呈突出的尖峰状,顶点在 7 ～ 8μm,因正常人红细胞大小差别不大,因此直径曲线基底窄。

(二)临床评价

(1)在生理情况下,红细胞的大小比较恒定,但在病理状态时,其差异较大。例如贫血可为大细胞性贫血或小细胞性贫血。因此,测定红细胞的直径,有助于对贫血的鉴别诊断。测定方法有直接测量红细胞直径的方法,即用目镜测微器在油镜下直接测量染色血涂片上 200 ～ 500 个红细胞的直径,求出其平均值。并计算出具有相同直径红细胞所占的百分比,以其为纵坐标,以红细胞直径的大小(tzm)为横坐标,绘出红细胞直径分布曲线(Price-Jones 曲线)。

(2)红细胞平均直径增大常见于巨幼细胞性贫血等大细胞性贫血;肺气肿、阻塞性黄疸以及严重肝脏损害引起的黄疸。红细胞直径通常在 7.4 ～ 9.6μm。顶峰右移,基底明显变宽,曲线较平坦。红细胞平均直径降低常见于小细胞低色素性贫血和单纯小细胞性贫血等。直径 6.2 ～ 6.7μm,顶峰左移,基底略宽,曲线顶峰较钝。红细胞直径曲线,基底越宽,顶点越低,表示红细胞大小差异越大。

(3)红细胞可视为一个圆柱体,根据红细胞平均体积(MCV)和红细胞平均直径(MCD),用圆柱体计算公式,即可求出红细胞平均厚度。

$$\text{红细胞平均厚度}=\frac{\text{红细胞平均体积(MCV)}}{\pi[\text{红细胞平均直径(MCD)}/2]^2}$$

正常红细胞平均厚度 2μm 左右,患遗传性球形红细胞性贫血和巨幼红细胞性贫血时,较正常略厚,单纯小细胞性贫血和阻塞性黄疸时,较正常略薄。

十、红细胞体积分布宽度

(一)参考范围

RDW:11.6%～ 14.6%。

(二)临床评价

(1)红细胞体积分布宽度(RDW)是定量反映外周血红细胞体积异质性的参数,以所测红细胞体积大小的变异系数表示。通常由自动血液分析仪才能获得。

(2)RDW 参数常用于:①缺铁性贫血的诊断和疗效观察,缺铁性贫血时 RDW 值增大,当给以铁剂治疗有效时 RDW 值一过性增大,随后逐渐降到正常;②对小细胞低色素性贫血的鉴别诊断,缺铁性贫血时 RDW 值增大,而轻型地中海性贫血时 RDW 值正常。③Bassman 将贫血以 RDW(正常值 14.7%以下)与 MCV(正常值 82 ～ 92f1)的变化对贫血作进一步分类(即 Bassman MCV/RDW 分类法)。A.小细胞均一性贫血:MCV 减小,RDW 正常,如轻型地中海性贫血。B.小细胞不均一性贫血:MCV 减小,RDW 增大,如缺铁性贫血。C.正细胞均一性贫血:MCV、RDW 均正常,如慢性病所致的贫血。D.正细胞不均一性贫血:MCV 正常,RDW 增大,如早期缺铁性或营养性贫血。E.大细胞均一性贫血:MCV 增大,RDW 正常,如再生障碍性贫血。F.大细胞不均一性贫血:MCV、RDW 均增大,如巨幼细胞性贫血。

十一、红细胞形态

参考范围及临床评价：各种贫血时，随着贫血程度的加重，成熟红细胞常可出现大小、形态、染色等形态方面的改变，这些变化对于推断贫血的原因有一定参考价值。

(一)红细胞大小和血红蛋白含量方面

1.红细胞大小方面

正常红细胞平均直径 7.5um，小红细胞直径＜ 6um，大红细胞直径＞ l0um，巨红细胞直径＞ 15um，超巨红细胞直径＞ 20um。

红细胞大小不等指红细胞之间直径相差悬殊（相差 1 倍以上）的情况，常见于各种增生性贫血及巨幼细胞性贫血。

2.血红蛋白含量方面

正常色素红细胞经瑞-姬染色后呈淡琥珀色，中心 1/3 处着色较淡为生理性中心淡染区。

低色素红细胞内血红蛋白含量减低，生理性中心淡染区扩大甚至成为环形红细胞。

高色素性红细胞内血红蛋白含量增多或正常，但由于细胞厚度加大，其生理性中心淡染区常消失。

嗜多色性为尚未完全成熟的红细胞，由于胞质中残存核糖体和核糖核酸等嗜碱性物质，故染色后红细胞全部或其一部分呈灰蓝色。正常人血片中不见，于各种增生性贫血时常易见到。

3.临床意义(见表 4-2)

表 4-2　贫血的形态学分类表

贫血类型	常见疾病
正常细胞正常色素性	急性失血、再生障碍性贫血、骨髓病性贫血等
小细胞低色素性	缺铁性贫血、珠蛋白生成障碍性贫血
大细胞正/高色素性	营养性巨幼细胞性贫血
单纯小细胞性	慢性病性贫血，如尿毒症、慢性炎症等

(二)红细胞形态异常

1.球形红细胞

红细胞直径缩小（常＜ 6um），厚度增大、生理性中心淡染区消失，为一膨胀的球形。球形红细胞增多见于遗传性球形细胞增多症（一般＞ 25%）、自身免疫性溶血性贫血时也可见到。

2.椭圆形红细胞

红细胞长径增大、横径缩小呈椭圆形或长柱形。正常人血片中可见少数。椭圆形红细胞增多见于遗传性椭圆形细胞增多症（常＞ 25%），巨幼细胞性贫血及恶性贫血时也可见到。

3.口形红细胞

红细胞周围深染，中心淡染区呈一狭长裂隙，宛如微张的鱼口。正常人血片中口形红细胞＜ 4%，其增高见于遗传性口形细胞增多症，弥散性血管内凝血（DIC）及酒精中毒等也可见到。

4.靶形红细胞

红细胞中心及边缘处有血红蛋白着色，二者之间为一乏色素苍白区，形同射击的靶心。靶形红细胞增多主要见于珠蛋白生成障碍性贫血、某些血红蛋白病（如 HbC、HbE、HbD 等）、脾切除术后等。

5.镰形红细胞

红细胞形如镰刀、柳叶状等。主要见于镰状细胞性贫血(HbS 病)。

6.红细胞线串状形成

在并不厚的血涂片上成熟红细胞之间平行叠连呈串状排列。主要见于高丙球蛋白血症(如多发性骨髓瘤、原发性巨球蛋白血症)、高纤维蛋白原血症等。

7.红细胞形态不整

指成熟红细胞形态发生各种明显变异,如三角形、泪滴形、帽盔形、新月形、梨形、棍棒形等。畸形红细胞增多主要见于较严重的巨幼细胞性贫血及 DIC 时。

(三)红细胞内出现异常结构

1.嗜碱性点彩

指瑞氏染色条件下红细胞胞质内存在的嗜碱性黑蓝色颗粒，实为残存的核糖核酸等嗜碱性物质。常见于重金属中毒及较严重的增生性贫血等。

2.染色质小体

系位于成熟或幼红细胞胞质中的紫红色圆形小体，直径多为 1 ~ 2um，可一个或数个，其本质为细胞核的残余物。常见于巨幼细胞性贫血、溶血性贫血及脾切除术后等。

3.卡 波 环

为一紫红色细圈状结构，多位于嗜多色性红细胞及点彩红细胞的胞质中，可能为幼红细胞核膜的残余物，也可能为胞质脂蛋白变性所致。常见于溶血性贫血、较严重的巨幼细胞性贫血及恶性贫血等。

4.有核红细胞

由于髓血屏障的存在，正常成人外周血不见有核红细胞。在溶血性贫血(包括急、慢性溶血性贫血、巨幼细胞性贫血)及造血系统恶性疾患(如各种类型的白血病及骨髓转移癌等)等常于外周血中见到数量不等的幼红细胞。

在正常血片中也可偶见人工推片不当、环境潮湿、染色不妥等造成的异常红细胞，如仅在局部区域见到一片椭圆形或皱缩形红细胞，这可能是该区域干涸过慢造成的，应注意区别。

十二、红细胞沉降率测定

(一)参考范围

Westergren 法:成年男性:0 ~ 15mm/h;成年女性:0 ~ 20mm/h。

(二)临床评价

1.红细胞沉降率(ESR)

是指红细胞在一定条件下于单位时间内的沉降距离。红细胞的下沉取决于两种对立力量的相互作用。红细胞的密度大于血浆的密度，在地心吸引力的作用下产生自然下沉力，在下沉的每一瞬间必须与红细胞等体积的血浆发生位置交换，这就形成了一股向上的阻逆力。正常情况下，红细胞下沉力与血浆的阻逆力相差不多，因此血沉很慢。促使血沉增快的主要因素在血浆，而血沉增快的关键是红细胞之间排斥力减小而导致的线串状形成(正常情况下，血流中的红细胞由于胞膜表面唾液酸所具有的负电荷而使相互排斥，彼此分散呈悬浮状态)。已知血浆纤维蛋白原是促进线串状形成的最强有力的因素，而白蛋白则起相反作用，同时，红细胞大小、形状等也可影响血沉。

2.红细胞沉降率加快的病理意义见于

(1)各种炎症。①急性细菌性炎症由于急性期反应物质迅速增多,于感染2～3d即可出现血沉增快。②慢性炎症如结核病、结缔组织炎症风湿热等于活动期每见血沉增快,病情好转时血沉减慢,非活动期血沉可正常。

(2)组织损伤及坏死。较大手术创伤可致血沉增快,如无合并症多于2～3周内恢复正常;心肌梗死时血沉于发病后一周可见血沉增快,并持续2～3周,而心绞痛时血沉多正常,因此可借血沉对二者加以鉴别。

(3)恶性肿瘤。血沉可作为恶性肿瘤的普查筛选试验。通常增长迅速的恶性肿瘤血沉多增快,而良性者血沉多正常。恶性肿瘤手术切除或治疗较彻底时血沉可趋于正常,复发或转移时又见增快。

(4)各种原因导致的高球蛋白血症均可见血沉增快,如系统性红斑狼疮、多发性骨髓瘤、巨球蛋白血症、亚急性感染性心内膜炎、黑热病、肝硬化、慢性肾炎等。

(5)稀血症(贫血)。血红蛋白＜80g/L时血沉可因红细胞数量稀少下沉摩擦阻力减小而致增快。因此,明显贫血的病人测血沉时应进行贫血因素的校正,报告其校正后结果。

(6)高胆固醇血症患者血沉多见增快。血沉减慢见于红细胞数量明显增多及纤维蛋白原含量严重减低时,如相对性及真性红细胞增多症及DIC的晚期。

3.血沉加快也可见于某些生理情况

(1)妇女月经期由于子宫内膜的破损及出血,血沉多略有增快。

(2)妊娠3个月以上可由于其生理性贫血及血浆纤维蛋白原的增加而使血沉增快。

(3)老年人特别是60岁以上的高龄者多因纤维蛋白原的增高而血沉增快,可达30mm/h。

4.结果判断时的注意事项

(1)Westegren法最适温度为18～25℃,并须于采血后2h内测定完毕。夏季天热时血沉多增快,须进行温度校正后报告。

(2)抗凝剂与血液比例为1∶4。

(3)血沉管必须垂直放置,管内径应符合要求。

十三、血小板计数

(一)参考范围

(100～300)×10^9个/L。

(二)临床评价

(1)血小板(PLT)是由骨髓中成熟巨核细胞的胞浆脱落而来,每天产生的量相当于每升血中增加35×10^9个,血小板的寿命有7～14d(生物学半寿期只有3d),外周血中血小板的数量受血小板生成素的控制,后者能刺激定向的祖细胞生成原巨核细胞,并促进其胞浆成熟和血小板的形成。全身血小板有的贮存在脾池,脾池血小板和循环池血小板可以自由交换,衰老的血小板在脾、肝等处的单核巨噬系统中破坏后消失。

血小板在正常止血过程中的作用主要表现在:①对毛细血管的营养与支持作用;②通过黏附、聚集与释放反应,血小板在伤口处形成白色血栓,堵塞伤口,使血流停止;③产生多种血小板因子,参与血液凝固,形成血栓进一步止血;④释放出血小板收缩蛋白,使纤维蛋白网发生退缩,促进血液凝固而止血。目前常用的血小板计数有显微镜计数法和自动电子仪计数法两种。显微镜计数法又分保留红细胞和溶解红细胞两种。

(2)血小板如明显减少,可导致出血。一般血小板＜40×10^9个/L,就有自发性出血的可能。但由于人的因素是多方面的，常常相互影响，且有个体差异。在日常工作中发现，有的低于此数并无自发性出血，但也有的仅稍低于正常却有明显出血。

血小板减少见于特发性血小板减少性紫癜、全身性红斑狼疮、弥散性血管内凝血、某些药物中毒或过敏、应用某些抗癌药后、再生障碍性贫血和阵发性睡眠性血红蛋白尿症、各种急性白血病、肿瘤骨髓转移、脾功能亢进、巨幼细胞性贫血、某些感染（如伤寒、黑热病、粟粒性结核和败血症）等。

血小板增多主要见于原发性血小板增多症、脾摘除术后（一时性）、骨折、出血和手术后。在慢性粒细胞白血病和真性红细胞增多症时，血小板也常增高。

(3) 凡疑为出血性疾病的病人，一般先作血小板计数或阿司匹林耐量试验，以初步确认出血性疾病的类型。如 PLT 减少和血块收缩不良，结合骨髓巨核细胞及血小板的数量和形态观察，有助于区别特发性或继发性血小板减少性紫癜。如怀疑病人体内含有血小板抗体，可作血小板凝集试验、血小板抗人球蛋白消耗试验。

(4) 血小板和其他血液中的细胞一样，在一天之中有生理性波动，相差可达 10%。静脉血比手指血或耳垂血高 8%左右。此外，如运动、寒冷可使血小板增多，月经来潮前则减少。

十四、平均血小板体积

（一）参考范围

6.8 ～ 13.5fl。

（二）临床评价

(1) 平均血小板体积（MPV）是指血小板体积的平均值，研究表明 MPV 的大小与 PLT 的多少呈非线性负相关，故在分析 MPV 的临床意义时应结合 PLT 的变化来考虑。

(2) MPV 在鉴别血小板减少症病因中的应用：当骨髓损害导致血小板减少时，PLT↓/MPV↓；当血小板在外周血中破坏增多导致血小板减少时，PLT↓/MPV↑；当血小板分布异常导致血小板减少时，MPV 则正常。

(3) MPV 增高可作为骨髓功能恢复的较早期指标：当骨髓功能衰竭时，MPV 与 PLT 同时持续下降，骨髓抑制越严重，MPV 越小；当骨髓功能恢复时，MPV 值的增大先于 PLT 数值的增高。

(4) 血栓前状态或血栓性疾病时 MPV 增高。

十五、血小板体积分布宽度

（一）参考范围

5.5%～ 18.1%。

（二）临床评价

(1) 血小板体积分布宽度（PDW）是定量反映血小板体积异质性的参数。以所测血小板体积大小的变异系数表示。

(2) PDW 的增大可能与骨髓巨核细胞的倍体数增大有关，其临床应用尚较少。

十六、毛细血管脆性试验

(一)参考范围

束臂法：男性：0 ～ 5 个(出血点)；女性：0 ～ 10 个(出血点)。

通常出血点直径为 0.5 ～ 1mm，数目在 5 个以下者为(－)，5 ～ 9 个者为(＋)，10 ～ 19 个者为(3 ＋)。如前臂的前面和后面有广泛性出血点者为(4 ＋)。健康人约有 30%为(＋)。如在(2 ＋)以上者则肯定为异常。除计数出血点外，如出血点直径超过 1 ～ 3mm 者，可判断为潜在性紫癜。

(二)临床评价

(1)毛细血管的完整性依赖于毛细血管本身的结构和功能、血小板的质和量以及一些体液因子来维持。上述因素有缺陷或受到各种理化因素刺激时，毛细血管的完整性受到破坏，其脆性即增高。束臂试验是用血压计的袖带束于上臂，使血压维持在收缩压与舒张压之间(一般多在 13kPa)，持续 8min 后解除压力，约经 4min 后，观察袖带下缘直至肘窝部的出血点。

(2)在坏血病、血小板减少性紫癜(原发性和继发性)、过敏性紫癜、血小板无力症、血管性假血友病、老年性紫癜、糖尿病、高血压、类风湿性关节炎、慢性肾炎、肝胆疾患时可呈阳性反应。在遗传性出血性血管扩张症中，多数呈阳性反应，甚至其他临床表现尚正常时，本试验即可呈阳性反应，故而对本病的诊断较有意义。

(3)血管壁功能检查。方法包括：毛细血管脆性试验、出血时间测定、阿司匹林耐量试验和甲襞微循环检查等，由于血管壁功能与血小板的质与量的关系甚密，故通常还需作血小板计数和功能方面的检测。

(4)本试验的阳性反应，不仅见于血小板及毛细血管有缺陷的病人，也常见于正常人，尤其是妇女。因此，其意义较为有限。在观察出血点时选择好适宜的光线和角度。试验前，应对受试者的前臂先进行出血点检查。

(张志国)

第二节　骨髓细胞检查

Section 2

一、骨髓细胞形态学检查

(一)检验项目名称

骨髓细胞形态学检查。

(二)采用的方法

涂片染色镜检。

(三)标本类型

选择骨髓小粒多、涂片制备良好的骨髓涂片进行瑞-姬氏染色，然后选择染色好的涂片在显微镜下进行观察。

1.低倍镜下观察

(1)判断骨髓涂片质量：观察涂片厚薄、骨髓小粒多少、油滴染色等，并选择满意的区域进行有核细胞计数。

(2)判断骨髓增生程度：骨髓中有核细胞多少可反映骨髓增生程度，一般采用五级分类法：增生极度活跃、增生明显活跃、增生活跃、增生减低、增生重度减低。

(3)巨核细胞计数并分类：由于巨核细胞胞体大，全片数最少(在血膜边缘部位较多)，故巨核细胞计数一般在低倍镜下进行，巨核细胞分期需在油镜或高倍镜下进行。

(4)全片观察有无体积较大或成堆分布的异常细胞(尤其要注意观察血膜边缘部位)。

2.油镜观察

在有核细胞计数分类前，先观察各系增生程度、形态大致比例等情况，得出初步诊断意见，然后进行细胞分类计数及形态观察，必要时细胞分类计数应在细胞化学染色后再进行。

(1)有核细胞计数分类。

选择部位：选择厚薄合适且均匀、细胞结构清楚、红细胞呈淡红色、背景干净的部位，一般在体尾交界处。

计数顺序：按一定顺序计数，避免重复计数。

计数细胞：除巨核细胞、破碎细胞、分裂象以外的其他有核细胞。

计数目：至少计数200个有核细胞。增生明显活跃以上者最好计数500个，增生减低者可计数100个。

巨核细胞不归入有核细胞计数范围，而是单独对巨核细胞计数分类，通常计数1.5cm × 3.0cm的血膜中巨核细胞总数，分类一定数量的巨核细胞。

(2)观察内容：包括粒细胞、红细胞、巨核细胞、淋巴细胞、浆细胞、单核细胞系统及其他细胞的观察，应观察各系增生程度、各阶段细胞比例及细胞形态。

3.结果计算

(1)计算各系统细胞百分比及各阶段细胞百分比：一般情况下，百分比是指有核细胞的百分比(ANC)。在某些白血病中，还要计算出非红系细胞百分比(NEC)，NEC是指去除有核红细胞、淋巴细胞、浆细胞、肥大细胞、巨噬细胞外的有核细胞百分比。

(2)计算粒红比值(G/E)：所谓粒红比值是指各阶段粒细胞(包括中性、嗜酸性、嗜碱性粒细胞)百分率总和与各阶段有核红细胞百分率总和之比。

(3)计算各阶段巨核细胞百分比或各阶段巨核细胞的个数。

4.填写骨髓细胞学检查报告单

(1)填写患者姓名、性别、年龄、科室、病区、床号、住院号、上次及本次骨髓涂片号、骨髓穿刺部位、骨髓穿刺时间、临床诊断等。

(2)填写骨髓涂片取材、制备和染色情况。

(3)填写骨髓报告单中各阶段细胞百分比、骨髓增生程度、粒红比值等。

(4)文字描述：包括骨髓涂片、血涂片及细胞化学染色。

(5)填写诊断意见、建议：肯定性诊断、提示性诊断、符合性诊断、可能性诊断、排除性诊断、形态学描写。

(6)填写报告日期并签名：骨髓报告单一式两份，其中一份发给患者，另一份存档。

5.标本登记保存

(1)登记：患者姓名、年龄、临床诊断、本次检查结果、骨髓涂片号、检验日期、检验者等。

(2)保存：可用乙醚乙醇混合液(4 ∶ 1)将骨髓涂片、血涂片及细胞化学染色的涂片上的香柏油擦干净，贴上标签，按一定规律放置、保存，骨髓申请单、报告单也应予以妥善保存，标本存档至少5年。

6.骨髓象检查注意事项

(1)观察细胞时不能抓住某一两个特点就轻易地做出肯定或否定的判断，应全面观察细胞形态，同时注意与周围细胞进行比较。

(2) 同一患者的骨髓涂片，如涂片制备、染色、观察部位等不同，其显微镜下的细胞形态相差较大。

(3) 血细胞的发育是一个连续过程，为便于识别通常将各系细胞人为地划分为若干阶段，但实际观察中常会遇到一些细胞介于上下两个阶段之间，一般将它归入下一阶段。

(4) 对于个别介于两个系统之间的细胞，如难以判断，可采用大数归类法（即归入细胞多的性别系列中）。

(5) 急性白血病时，各系统原始细胞虽各有特征，但有时极为相似，很难鉴别。这时应注意观察伴随出现的幼稚细胞、成熟细胞，与其比较，推测原始细胞的归属，并要结合细胞化学染色、血涂片细胞形态观察等。

(6) 难以识别的细胞，可参考涂片上其他细胞后做出判断。如仍不能确定可归入“分类不明”细胞，但不宜过多，若有一定数量，则应通过细胞化学染色、集体读片或会诊等方法进行识别。

(7) 骨髓涂片中血小板数减少也可以是人为造成的，要排除标本凝固的可能性。

（四）骨髓常规检查的临床应用

1.适应证

(1) 患者多次检查外周血一系或三系有异常。

(2) 查明感染原因，出现不明原因发热、肝肿大、脾肿大、淋巴结肿大。

(3) 出现不明原因的骨痛、骨质破坏、肾功能异常、黄疸、紫癜、血沉明显加快。

(4) 查明恶性肿瘤有无转移，辅助诊断类脂质沉积病。

(5) 血液系统疾病定期复查，化疗后疗效观察。

2.禁忌证

(1) 有出血倾向或出血时间明显延长者不宜做，但为了明确疾病诊断也可做，但穿刺后必须按压止血 5 ～ 10min，严重血友病患者禁忌。

(2) 晚期妊娠妇女做骨穿应慎重。

穿刺部位选择：①骨髓腔中红髓应丰富；②穿刺部位应浅表易定位。临床上成人最为理想的部位是髂骨上棘，包括髂前、髂后，其他部位如胸骨，小儿可选择胫骨。

3.骨髓取材情况判断

(1) 取材满意：①抽吸骨髓时患者感到酸痛感；②骨髓液中有较多的黄色小粒（多为骨髓小粒，有的是脂肪）；③显微镜下涂片中有较多的骨髓特有细胞，如幼粒、有核红细胞、巨核细胞、浆细胞、破骨细胞、脂肪细胞、肥大细胞、组织细胞、吞噬细胞等；④中性杆状核/分叶核粒细胞大于外周血中性杆状核/分叶核粒细胞比值，有核细胞数大于外周有核细胞数。

(2) 取材失败（骨髓稀释）：如抽吸骨髓时混进血液，为骨髓部分稀释；如抽出的骨髓实际上就是血液，为骨髓完全稀释。特征：①完全稀释：与血涂片细胞成分完全一致；②部分稀释：骨髓小粒油滴少或不见，骨髓特有细胞少，成熟细胞/幼稚细胞 > 3/5。

（五）注　意

(1) 涂片要新鲜，涂片挥干后染色，如有特殊情况，一般不应超过 1 周。否则影响染色质量。

(2) 染色时间长短除与气温有关外，也与细胞增生情况、染色性能有关。必要时可将染色中的涂片在显微镜下观察，待颗粒清楚，核与胞质分明，着色满意后才终止染色。

(3) 染色过深的涂片可用瑞-姬染液滴加于涂片上，马上冲洗。染色过浅的涂片可重复染色一次。

（六）主要临床意义

(1) 确定诊断造血系统疾病。骨髓是人体的造血器官，造血组织出现病变，可导致骨髓细胞出现质和量的异常，骨髓象检查对有些血液病具有决定性诊断意义，如急性白血病、慢性白血病、巨幼细胞性贫血、再生障碍性贫血、恶性组织细胞病、多发性骨髓瘤等，而且还可对其进行分类、分型，指导治疗方案选择、观察疗效、判断预后等。

(2)诊断某些类脂质沉积病。这些疾病都具有特征性细胞形态学改变，骨髓象检查也具有决定性诊断意义，如戈谢病、尼曼一匹克病、海蓝组织细胞增生症等，骨髓涂片中可见到吞噬细胞中蓄积类脂质而形成特殊形态的戈谢细胞、尼曼-匹克细胞或海蓝组织细胞等。

(3)诊断某些感染性疾病。骨髓中含有丰富的单核吞噬细胞系统，能够捕捉侵入机体内的病原微生物。如骨髓涂片查找疟原虫、黑热病原虫、弓形虫及真菌等，既可提高阳性率又可明确临床诊断。

(4)诊断恶性肿瘤骨髓转移。骨髓是许多恶性肿瘤侵袭转移的好发部位，如肺癌、乳腺癌、胃癌、前列腺癌、恶性淋巴瘤、神经母细胞瘤、黑色素瘤等发生骨髓转移时，可在骨髓涂片中见到相应的肿瘤细胞。有时，某些肿瘤的发现可能是最早在骨髓中找到了转移癌细胞。

(5)协助诊断某些血液病及相关疾病。这类疾病多数有骨髓细胞质和量的异常，但需结合其他临床资料才能做出诊断。如缺铁性贫血、溶血性贫血、骨髓增生异常综合征、白细胞减少症、粒细胞减少症、粒细胞缺乏症、骨髓增殖性疾病、血小板减少性紫癜、脾功能亢进等。

(6)协助鉴别诊断某些血液病及相关疾病。临床上遇有发热，淋巴结、肝、脾肿大或骨痛时，骨髓检查有助于鉴别是否由造血系统疾病引起。有些非血液系统疾病可有血液学改变，如白细胞显著增高的"类白血病反应"，可通过骨髓象检查与慢性粒细胞白血病鉴别等。

二、细胞化学染色检查

细胞化学染色检查是细胞学和化学相结合而形成的一门科学，是以细胞形态学为基础，结合运用化学反应原理对血细胞内的各种化学物质作定性、定位、半定量分析的方法。

临床用途：辅助诊断急性白血病的细胞类型，协助血液系统等疾病的诊断和鉴别诊断。

基本步骤：

(1)固定。为保存细胞结构及化学成分不变，需对细胞进行固定。据染色的成分不同，选择合适的固定液，使细胞内的蛋白质、酶类、糖类等变成不溶性物质。固定的方法有物理法(干燥和火焰固定)和化学法(蒸汽固定和液体固定)，临床常用化学法固定。

蒸汽固定：在较封闭的玻璃器皿中加入40%甲醛，将涂片血膜朝下，固定5 ～ 10min。

液体固定：将涂片浸在甲醛、乙醇、甲醇、丙酮等固定液中，也可用2种或2种以上固定液混合而成。

(2)有色沉淀反应。通过不同化学反应，使被检测的化学物质最终形成稳定的有色沉淀。包括偶氮偶联法、普鲁士蓝反应、雪夫反应等。

(3)复染。目的是使各种细胞结构能显示出来，便于观察。选择复染液的颜色应与有色沉淀的颜色有明显的对比度，即能使细胞结构显示又能清楚地看出细胞化学染色结果。复染后，首先要通过显微镜观察染色是否成功，然后观察染色结果并报告结果。

(一)过氧化物酶染色

1.检验项目名称

过氧化物酶染色。

2.英文缩写

POX，MPO。

3.采用的方法

ICSH 推荐法和氧化 WG-KI 法。

4.正常血细胞的染色反应

(1)粒细胞系统。分化差的原始粒细胞为阴性,分化好的原始粒细胞至中性成熟粒细胞均呈阳性;且随细胞的成熟,阳性反应的程度逐渐增强。(嗜酸性粒细胞阳性最强,嗜碱性粒细阴性。)

(2)单核细胞系统。大多数细胞呈阴性或弱阳性,其阳性颗粒少而细小。

(3)其他细胞。淋巴细胞系统、红细胞系统及巨核细胞系统的细胞均呈阴性,浆细胞、组织细胞也呈阴性,吞噬细胞有时呈阳性。

5.临床意义

POX 染色是辅助诊断急性白血病首选、最重要的细胞化学染色。

(1)急性白血病类型鉴别。急性髓细胞白血病(AML)多呈阳性反应,以 M_3 和 M_2 反应最强,以 M_4 和 M_5 反应较弱。急性淋巴细胞白血病(ALL)呈阴性反应。

(2)诊断遗传性过氧化物酶缺乏症。

6.应用评价

POX 染色是急性白血病形态学分型中最重要、首选的常规细胞化学染色。观察 POX 染色的关键是如何辨认哪种细胞是白血病细胞,POX 阳性率的高低与实际真值之间会有一定的误差。POX 染色测定 MPO 的敏感性明显低于流式细胞术对 MPO 测定。所以 POX 染色阴性的患者并不等于白血病细胞中不存在此酶,需用流式细胞术进行确认。

7.注　　意

(1)标本需新鲜制作并及时固定。

(2)染色液应临用前配制。

(3)标本在未染色前勿沾有氧化剂类试剂,以免细胞内的过氧化物酶被抑制和破坏。

(4)应保证过氧化氢的质量,其最适浓度是 0.05mol/L 左右,浓度过高会抑制 MPO 活性,浓度过低又会降低 MPO 染色中的反应性,甚至出现假阴性。

(5)采用健康人末梢血涂片作阳性对照。

(二)中性粒细胞碱性磷酸酶染色

1.检验项目的名称

中性粒细胞碱性磷酸酶染色。

2.英文缩写

NAP。

3.正常血细胞的染色反应

NAP 主要存在于中性成熟粒细胞(包括中性杆状核和分叶核粒细胞),故中性成熟粒细胞呈阳性,其他细胞基本呈阴性。在油镜下计数 100 个成熟中性粒细胞,分别记录其分级情况－、＋、＋＋、＋＋＋、＋＋＋＋,100 个细胞中阳性细胞总数即为阳性率,100 个细胞中阳性细胞的积分和即为 NAP 积分。

4.参考区间

(生物参考区间)阳性率＜ 40%,积分 30 ～ 130。

5.临床意义

不同疾病其 NAP 活性有变化,生理性因素可使酶活性发生改变,如应激状态、经前期、妊娠期、新生儿等可使 NAP 活性升高。

(1)类白血病反应积分明显增高,而未经治疗的慢性粒细胞白血病积分明显减低,甚至为零。

(2)急性细菌性感染积分增高,病毒性感染积分多正常或减低。

(3)再生障碍性贫血积分常增高,阵发性睡眠性血红蛋白尿(PNH)和骨髓增生异常综合征(MDS)积分常减低。

(4)NAP积分升高,见于某些骨髓增殖性疾病(如慢性中性粒细胞白血病、骨髓纤维化、真红、原发性血小板增多症)、慢粒(加速期和急变期)、慢淋、恶性淋巴瘤、骨髓转移癌、肾上腺糖皮质激素及雄激素治疗后等。

(5)NAP积分降低,见于骨髓增生异常综合征、恶性组组织病。

6.注　意

(1)涂片应新鲜,厚薄适宜,及时固定。

(2)若无2-氨基-2-甲基-1,3-丙二醇,也可用巴比妥缓冲液(pH9.2)或0.2mol/L的Tris缓冲液(pH9.2)代替。

(3)EDTA会抑制NAP的活性,故不可用EDTA抗血涂片,只能用不抗凝的静脉或皮肤穿刺血测定。

(4)底物液配制后要及时使用,以免失效或降低阳性强度。

(5)每次染色应有阳性对照片。

(三)过碘酸-Schiff反应

1.检验项目名称

糖原染色。

2.方　法

过碘酸-Schiff反应。

3.英文缩写

PAS。

4.正常血细胞的染色反应

(1)粒细胞系统。分化差的原始粒细胞呈阴性,分化好的原始粒细胞至中性分叶核粒细胞均呈阳性,并随细胞成熟而逐渐增强,阳性呈弥散性、细颗粒状;嗜酸性粒细胞中的嗜酸性颗粒本身不着色,而颗粒之间的胞质呈红色;嗜碱性粒细胞中的嗜碱性颗粒呈阳性,而颗粒之间的胞质不着色。

(2)红细胞系统。有核红细胞及红细胞均呈阴性。

(3)单核细胞系统。分化差的原始单核细胞呈阴性,其他呈阳性,绝大多数阳性呈细颗粒状,有时分布于细胞边缘的阳性颗粒较粗大。

(4)淋巴细胞系统。大多数呈阴性,少数呈阳性(阳性率＜20%),阳性呈粗颗粒状或块状。

(5)巨核细胞系统。巨核细胞和血小板呈阳性,呈颗粒状或块状。

(6)其他细胞。少数浆细胞阳性,巨噬细胞可阳性,两者均呈细颗粒状。

5.临床意义

(1)红细胞系统疾病。幼红细胞PAS染色强阳性除见于红血病及红白血病外,部分严重缺铁性贫血、重型地中海贫血及一些铁粒幼细胞性贫血也可呈阳性,骨髓异常综合征中有核红细胞阳性反应强且阳性率高,某些红系良性疾病若能排除3种贫血,有助于红血病、红白血病诊断。溶血性贫血有的为弱阳性,巨幼细胞性贫血和再生障碍性贫血一般为阴性,有助于巨幼细胞性贫血与红白血病的鉴别。

(2)白细胞系统疾病。主要用于辅助鉴别急性白血病的细胞类型。急性粒细胞白血病的原粒细胞PAS染色阴性或弥漫淡红色阳性;急性淋巴细胞白血病的原、幼淋巴细胞为红色颗粒状或块状阳性,少数为阴性反应;急性单核细胞白血病的原、幼单核细胞为阳性红色细颗粒、胞质边缘及伪足处颗粒明显，分化差的原单核细胞为阴性；急性巨核细胞白血病的原巨核细胞为红色颗粒、块状阳性或强阳性；慢性淋巴细胞白血病淋巴细胞阳性率增加，呈粗颗粒状、块状；恶性淋巴瘤淋巴瘤细胞阳性强、阳性率高。

(3)戈谢细胞与尼曼-匹克细胞鉴别。前者强阳性，后者阴性或弱阳性。

(4)淋巴肉瘤细胞与Reed-Stemberg细胞鉴别。前者阳性，后者为阴性或弱阳性。

6.应用评价

如果急性白血病的PAS染色结果典型，可辅助系列判断，但是实际上PAS染色结果常不典型。PAS染色在恶性红系疾病中常呈阳性尤其是强阳性，意义更大，但有时也呈阴性，所以不能排除恶性红系疾病的可能性；而在大多数良性红系疾病中常呈阴性，但少数患者也可出现阳性。该染色受试剂等影响，也可出现假阴性或假阳性。

7.注　　意

(1)过碘酸的质量要保证，氧化时间应严格掌握。

(2)不同品牌的碱性品红染色效果不一，其质量是试验成败关键因素之一。

(3)Schiff试剂中偏重亚硫酸钠的浓度，此药易于分解，若药物变性则不能使用。

(4)活性炭可以多加，以便吸附红色。

(5)Schiff试剂应避光保存，若溶液变红，弃去不用。

(6)所用染色缸及器皿宜清洁干燥。

(7)染好的涂片不宜久置，放久逐渐褪色。

(四)苏丹黑B染色

1.检验项目名称

苏丹黑B染色。

2.英文缩写

SBB。

3.正常血细胞的染色反应

结果与POX染色基本一致。

4.临床意义

(1)急性白血病类型鉴别：SBB染色与POX染色临床意义相似，但其敏感性、特异性两者有所不同，SBB染色特异性低于POX染色，由于较早的原粒细胞SBB有时也能显示阳性反应，其灵敏度高于POX。但SBB的急性淋巴细胞白血病已有报道，故其特异性不如POX。

(2)神经磷脂和脑苷脂SBB均为阳性，有助于对类脂质沉积病的诊断。

5.注　　意

(1)复染选用瑞氏染色有利于与骨髓染色标本对比观察。也可选用甲基绿或中性红复染。

(2)对照标本可用乙醚、氯仿及丙酮等量混合液溶解一般脂肪，用冷丙酮溶解磷脂，再进行SBB染色。

(3)为了避免染料沉着，可在染色时将染液放于平皿内，两端放置小竹签，血膜向下进行架空染色。

(4)已固定的旧标本作SBB染色，其阳性程度比MPO染色明显。

(五)铁染色

1.检验项目名称

铁染色。

2.方　　法

普鲁士蓝反应：骨髓中铁分细胞外铁和细胞内铁，细胞外铁主要存在于骨髓小粒的巨噬细胞中，细胞内铁存在于中幼红的幼红细胞、红细胞（铁粒幼、铁粒红）。

3.正常血细胞的染色反应

细胞外铁：观察小粒中的铁，阳性结果呈弥漫性、颗粒状、小珠状、块状蓝色，依次分为一、+、++、+++、++++。

细胞内铁：观察100个幼红细胞，计算阳性率，据蓝色颗粒多少分为Ⅰ、Ⅱ、Ⅲ、Ⅳ和环形铁粒幼红细胞。

环形铁粒幼红细胞：指幼红细胞铁颗粒6粒以上，围绕核周1/2以上者。

4.参考区间

（1）细胞外铁：+～++。

（2）铁粒幼红细胞正常参考值12%～44%，不同实验室的参考值相差较大，应建立自己实验室的参考值。

5.临床意义

铁染色主要应用于缺铁性贫血和环形铁粒幼贫血的诊断和鉴别诊断。

（1）缺铁性贫血细胞外铁明显减少，甚至消失，细胞内铁阳性率低或阴性。铁剂治疗后细胞内、外铁可迅速增多。非缺铁性贫血细胞外铁可增高，细胞内铁正常或稍多。

（2）铁粒幼红细胞贫血的幼红细胞含铁粒粗而多，并可发现环形铁粒幼红细胞，占幼红细胞的15%以上。

（3）骨髓增生异常综合征中，难治性贫血伴环形铁粒幼增多（RARS）时铁粒幼细胞增多，环形铁粒幼细胞＞15%。

（4）非缺铁性贫血、溶贫、巨幼贫、再障、多次输血后，细胞外铁、内铁正常或增加。感染、肝硬化、慢性肾炎、尿毒症时细胞外铁明显增加，而铁粒红细胞可减少。

（六）酯酶染色

不同血细胞中所含酯酶的成分不同。根据酯酶特异性高低分为特异性酯酶（SE）和非特异性酯酶（NSE）。特异性酯酶就是指气乙酸AS-D萘酚酯酶染色：非特异性酯酶据pH不同分为酸性非特异性酯酶（即酸性α-萘酚酯酶）、碱性非特异性酯酶（即α-丁酸萘酚酯酶）和中性非特异性酯酶，后者包括α-醋酸萘酚酯酶、醋酸AS-D萘酚酯酶等。目前显示血细胞中酯酶均采用偶氮偶联法。

1.氯乙酸AS-D萘酚酯酶染色

（1）正常血细胞的染色反应。①粒细胞系统：分化差的原始细胞呈阴性，分化好的原始细胞呈阳性，自早幼粒细胞至成熟中性粒细胞均呈阳性，但酶活性并不随着细胞的成熟而增强。嗜酸性粒细胞呈阴性或弱阳性，嗜碱性粒细胞呈阳性。②单核细胞系统：绝大多数为阴性，仅个别细胞呈阳性。③其他细胞：如淋巴细胞、浆细胞、巨核细胞、有核红细胞、血小板等均呈阴性，肥大细胞阳性。

（2）临床意义。主要用于附注鉴别急性白血病细胞类型，是急性白血病的常规细胞化学染色。①急性粒细胞白血病时原始粒细胞呈阳性或阴性，故染色结果阴性不能排除急性粒可能性。②急性早幼粒细胞白血病时早幼粒细胞呈强阳性；③急性单核细胞白血病时原始单核和幼稚单核几乎均呈阴性，个别细胞呈弱阳性；④急性粒单核细胞白血病时原始粒细胞及早幼粒细胞呈阳性，原始单核和幼稚单核呈阴性；⑤急性淋巴细胞白血病和急性巨核细胞白血病均呈阴性。

2.α-醋酸萘酚酯酶染色

（1）正常血细胞的染色反应。①单核细胞系统：分化差的原始单核细胞呈阴性，分化好的原始单核细胞呈阳性（常较强），幼稚单核及单核细胞也呈阳性，阳性反应能被氟化钠抑制。②粒细胞系统：阴性或阳性，但阳性反应不能被氟化钠抑制。③淋巴细胞系统：多数阴性，少数弱阳性，阳性反应不能被氟化钠抑制。④其他细胞：巨核细胞和血小板呈阳性，阳性反应不能被氟化钠抑制；少数有核红细胞呈弱阳性，阳性反应不能被氟化钠抑制；浆细胞呈阴性。

（2）临床意义。主要用于辅助鉴别急性白血病细胞类型。①急性单核细胞白血病中的细胞大多数呈阳性且较强，阳性反应能被氟化钠抑制；②急性粒细胞白血病中的原始粒细胞呈阴性或阳性，阳性反应不能被氟化钠抑制；③急性早幼粒细胞白血病中的早幼粒细胞呈强阳性，阳性反应不能被氟化钠抑制；④急性淋巴细胞白血病中的原始淋巴细胞及幼稚淋巴细胞呈阴性或阳性，阳性反应不能被氟化钠抑制；⑤急性粒单核细胞白血病中的原始粒细胞呈阴性或阳性，阳性反应不被氟化钠抑制；原始单核和幼稚单核细胞呈阳性，单系细胞阳性反应能被氟化钠抑制。

3.醋酸AS-D萘酚酯酶染色

（1）正常血细胞的染色反应。粒细胞系统中，原始粒细胞阴性或阳性，早幼粒细胞至中性成熟粒细胞均阳性，此阳性不被氟化钠抑制。其他血细胞染色结果基本同crNAE染色。

（2）临床意义。基本同α-NAE染色，用以辅助鉴别急性白血病细胞类型。

4.α-丁酸萘酚酯酶染色

（1）正常血细胞的染色反应。①粒细胞系统：各阶段粒细胞呈阴性。②单核细胞系统：分化差的原始单核细胞呈阴性，分化好的原始单核细胞呈阳性，幼稚单核细胞及单核细胞呈阳性，阳性反应能被氟化钠抑制。③淋巴细胞系统：T淋巴细胞、非T非B淋巴细胞可呈阳性，B淋巴细胞呈阴性。④其他细胞：巨核细胞、有核红细胞、浆细胞呈阴性或弱阳性；组织细胞也可呈阳性，但不被氟化钠抑制。

（2）临床意义。与α-NAE染色的临床意义相同。①急性单核细胞白血病中的细胞大多数呈阳性，阳性反应能被氟化钠抑制；②急性粒细胞白血病中的原始粒细胞呈阴性；③急性早幼粒细胞白血病中的早幼粒细胞呈阴性；④急性粒单核细胞白血病，部分白血病细胞阳性，部分白血病细胞阴性；⑤急性淋巴细胞白血病中的原始淋巴细胞及幼稚淋巴细胞一般呈阴性。

5.酯酶双染色

在同一张涂片上进行两种酯酶染色，一般采用一种特异性酯酶加一种非特异性酯酶染色，常用的有α-醋酸萘酚酯酶与气乙酸AS-D萘酚酯酶双染色、α-丁酸萘酚酯酶和气乙酸AS-D萘酚酯酶双染色等。

临床意义：酯酶双染色对急性粒单核细胞白血病的诊断具有独特的价值，即在同一张片中出现两种酯酶染色阳性的细胞或同一种细胞同时出现两种酯酶染色阳性结果。

（七）酸性磷酸酶（ACP）染色（偶氮偶联法）

1.检验项目名称

酸性磷酸酶（ACP）染色法（偶氮偶联法）。

2.原　　理

在酸性条件下细胞内酸性磷酸酶可使萘酚AS-BI磷酸盐水解，释放出磷酸与萘酚，后者与重氮盐偶联生成有色产物，定位于细胞质中。

3.正常血细胞的染色反应

阳性颗粒为紫红色。各阶段粒细胞ACP染色呈弱至中度阳性，单核细胞为弱至强阳性，淋巴细胞为阴性或弱阳性，浆细胞、巨核细胞为中度阳性，红细胞系为阴性。若细胞内酸性磷酸酶被酒石酸抑制，不加酒石酸者呈阳性，而加酒石酸者呈阴性。

4.临床意义

(1)毛细胞白血病的毛细胞ACP染色呈强阳性或中度阳性，且不被L(+)-酒石酸抑制，其他细胞酒石酸抑制后均为阴性或极弱阳性。

(2)急性白血病幼单核细胞ACP染色为阳性，原淋巴细胞常弱阳性，原粒细胞对ACP反应不一。

(3)有助于淋巴细胞类型鉴别：T淋巴细胞ACP染色呈阳性反应，颗粒粗大、密集、局限性块状阳性；B淋巴细胞阴性或颗粒细小的弱阳性。

(4)戈谢细胞和尼曼-匹克细胞的鉴别：戈谢细胞ACP染色呈强阳性；尼曼-匹克细胞呈阴性或弱阳性。

5.注　　意

(1)ACP不稳定，其活性降低或消失，本法宜用皮肤穿刺血涂片，晾干后应及时染色。

(2)ACP酒石酸抑制试验，必须选用L(+)-酒石酸，否则染色不成功。

(3)磷酸萘酚AS-BI应选用优质试剂，可明显增强阳性反应。

(4)底物液配制后要及时使用，以免失效或降低阳性强度。

(张美玲)

第三节　血型血清学检查

Section 3

一、ABO血型鉴定

(一)正定型法

1.原　　理

玻片法是根据IgM类特异性血型抗体与红细胞膜上特异性抗原结合能够出现凝集反应的原理，用已知的IgM类特异性标准抗血清与被检红细胞在盐水介质中反应(室温)，若出现凝集现象，表明被检红细胞膜上有与血型抗体相对应的抗原，从而判断和鉴定被检者的血型。

2.试　　剂

(1)抗-A血清。

(2)抗-B血清。

(3)生理盐水。

3.操　　作

(1)直接取末梢血或用抗凝静脉血，制成10%红细胞盐水悬液。

(2)取清洁玻片1张用玻璃笔划格，标明抗A侧和抗B侧。

(3)分别滴加抗A和抗B标准血清各1滴于标明格内，再各滴加受检者10%红细胞盐水悬液1滴，混合。

(4)将玻片不断轻轻转动，使血清与红细胞充分混匀连续5～15min。以肉眼观察有无凝聚反应，也可用低倍镜观察结果。

4.判定结果

(1)凝集判断标准。红细胞呈均匀分布，无凝集颗粒，显微镜下红细胞分散存在，无凝集靠拢现象为阴性，红细胞出现凝集为阳性。凝集强弱程度判断标准如下(低倍镜)：①呈一片或几片凝块，仅有少数单个游离红细胞为（＋＋＋＋）；②呈数个大颗粒状凝块，有少数单个游离红细胞为（＋＋＋）；③数个小凝集颗粒和一部分微细凝集颗粒，游离红细胞约占1/2为（＋＋）；④肉眼可见无数细沙状小凝集颗粒，周围有较多的游离红细胞，于显微镜下观察，每个凝集团中有5～8个以上红细胞凝集为（＋）；⑤可见数个红细胞凝集在一起，周围有很多的游离红细胞为（±）；⑥镜下未见红细胞凝集，红细胞均匀分布为（－）。

（2）血型结果判定标准。

见表4-3。

表4-3 ABO血型正定型结果判定

抗A	抗B	被检者血型
＋	－	A
－	＋	B
－	－	O
＋	＋	AB

5.注意事项

（1）严格标记，摇动玻片动作要轻。

（2）所用器材必须干燥清洁、防止溶血，避免交叉污染。

（3）标准血清的质量、性能要符合要求。

（4）操作应按规定的程序进行，一般先加血清，然后再加红细胞悬液，以便核实是否漏加血清。

（5）IgM抗A和抗B与相应红细胞的反应温度以4℃为最强，但为了防止冷凝集的干扰，一般仍在室温（20～24℃）下进行试验，37℃可使反应减弱。

（6）观察时应注意红细胞呈特异性凝集、继发性凝固以及缗钱状排列的区别。

（7）判定结果后应仔细核对、记录，避免笔误。

（二）反定型法

1.原　　理

用已知标准A，B，O型红细胞与被检血清反应，若被检血清与已知型别的标准红细胞出现凝集，则证明被检血清中存在着与该红细胞抗原相对应的抗体。反之，若被检血清与已知型别的标准红细胞不出现凝集，证明被检血清中不存在与红细胞抗原相对应的血型抗体，以此反证被检红细胞上抗原的型别。

2.试　　剂

5%A，B，0型标准红细胞生理盐水悬液。

3.操　　作

（1）将待检血液以2 500r/min离心3min，分离血清。

（2）取小试管3支，分别标记A，B，O字样，于各管加入被检者血清1滴。

（3）按标记分别加入5%A，B，O型标准红细胞生理盐水悬液1滴，混匀，立即以1 000r/min离心1min。

（4）先观察上层液有无溶血现象，再斜持试管轻轻摇动或轻轻弹动，肉眼观察有无凝集，再用低倍镜观察。

4.结果判定

血型结果判定标准见表4-4。

表 4-4 ABO 血型反定型结果判定

A 型红细胞	B 型红细胞	O 型红细胞	被检者血型
−	+	−	A
+	−	−	B
+	+	−	O
−	−	−	AB

5.注意事项

(1)标准红细胞用 3 名健康人同型新鲜红细胞混合,用生理盐水洗涤 3 次,以除去存在于血清中的抗体及可溶性抗原。

(2)观察结果时若管中出现溶血现象,表明存在抗原抗体反应并有补体激活,应视为凝集。

(3)先天性免疫球蛋白缺陷、长期大量应用免疫抑制剂,血型抗体减弱或消失,造成反定型困难。

(4)血清中存在自身免疫性抗体、冷凝集素效价高、多发性骨髓瘤、免疫球蛋白异常均可造成反定型困难。

(5) 由于新生儿体内可能存在母亲输送的血型抗体,而且自身血型抗体效价又低,所以出生 6 个月以内的婴儿不宜做反定型。

(6)其他同正定型。

二、Rh 血型鉴定

(一)原 理

酶递质法。抗 D 血清为免疫性血型抗体,属于 IgG 型不完全抗体,相对分子质量小,在生理盐水递质中不能与相应的红细胞发生凝聚。木瓜酶(或菠萝蛋白酶)可以破坏红细胞表面带电荷的唾液酸,从而降低红细胞表面负电荷,减少红细胞间排斥力使红细胞之间的距离缩小,使特异性不完全抗体(免疫性抗体)能与经酶处理的具有相应抗原的红细胞(被检者红细胞)发生肉眼可见的凝聚。

(二)试 剂

(1)IgG 型抗 D 标准血清[效价＞(1 ∶ 64)]。

(2)1%木瓜酶(或菠萝蛋白酶)溶液。1%木瓜酶(或菠萝蛋白酶)1.0g 溶于 pH 值为 5.5 的磷酸盐缓冲液 100mL 中。

(3)0.067mol/L 磷酸盐缓冲液(pH 值 5.5):0.067mol/L Na_2HP0_4 45mL 和 KH_2P0_4 95mL 混合而成。

(4)5%D 阳性红细胞生理盐水悬液。

(5)5%D 阴性红细胞生理盐水悬液。

(6)AB 型的血清。

(三)操 作

(1)制备被检标本 5%红细胞生理盐水悬液。

(2)取小试管 3 支,分别标记 P(被检标本),D^+,D^-,各加入抗 D 血清 1 滴(D^-管也可用 AB 型人血清代替),再依次分别加入 5%被检者红细胞生理盐水悬液、RhD 阳性红细胞和 RhD

阴性红细胞悬液各 1 滴，最后于每管中加入 1%木瓜酶溶液 1 滴，置于 37℃水浴 1h。

（四）判断结果

如阳性对照管出现凝聚，阴性对照管不出现凝集，再看被检管，若被检管出现凝集，为 Rh 阳性，若被检管不凝集，则为 Rh 阴性。

（五）注意事项

（1）酶递质中的酶很容易失活，故每次试验都要设置阳性对照。若阳性对照不出现凝集，表明酶或抗血清已经失效，酶的活性过强也可使阴性标本出现假阳性结果，因而也要设立阴性对照，以排除假阳性。无论出现假阳性还是假阴性，测定管结果均不可靠。

（2）Rh 血型鉴定严格控制温度与时间，因 Rh 抗原、抗体凝集反应凝块比较脆弱，观察反应结果时，应轻轻弹动试管，不可用力摇动。

三、交叉配血试验

（一）盐水介质配血法

1.原　理

天然 IgM 类血型抗体与对应红细胞抗原相遇，在室温下的盐水递质中出现凝集反应。通过离心，观察受血者血清与供血者红细胞以及受血者红细胞与供血者血清之间有无凝集现象，判断供血者、受血者之间有无 ABO 血型不合的情况。

2.试　剂

生理盐水。

3.操　作

（1）取受血者静脉血 3mL，分离血清（PS），并将红细胞配成 2%盐水悬液（PC）。

（2）供血者血样以同样方法分离血清（DS）及配制成 2%红细胞盐水悬液（DC）。

（3）交叉配血（按 1 个供血者为例）。

取小试管 2 支，分别标明主、次，即主侧配血管和次侧配血管。在主侧配血管中分别加 PS 和 DC 各 1 滴，在次侧配血管中分别加 DS 和 PC 各 1 滴，混匀，1 000r/min 离心 1min。

4.判定结果

（1）ABO 同型配血。主侧、次侧均无溶血及凝集，血型相同，可以输血；主侧、次侧任何一管发生溶血及凝集，不可输血，查找原因。

（2）异型配血（指 O 型血输给 A、B、AB 型，或 A、B 型输给 AB 型）。主侧无凝集无溶液血，次侧有凝集，无溶血，可以输入少量血。如主侧、次侧均不凝集或主侧凝集，需查找原因，不能输血。

5.注意事项

（1）严格三查三对，确保标本、姓名、血型准确无误。

（2）配血试管中发生溶血现象是配血不合，表明有抗原抗体反应，同时还有补体参与，必须高度重视。

（3）室温控制在 22℃（± 2℃），以防止冷抗体引起凝集反应，影响配血结果的判断。

（4）若受血者用血量大，需用几个献血员血液时，献血员之间也应进行交叉配血。

（5）为确保输血安全，应输同型血。特殊情况下无同型血又必须输血时，可选择 O 型血输给 AB、A 及 B 型血的患者，或 A，B 型输给 AB 型的患者，但主侧管必须无凝集和溶血现象，次侧有凝集、无溶血，方允许少量输入（不超过 200mL），但供血者血清中抗 A（B）效价应＜1 ∶ 64。若免疫性抗 A（B）抗体则不能输血。

(6)盐水递质配血法也可用玻片法进行操作，但提倡用试管法。

(二)交叉配血试验中的不配合问题

交叉配血试验中发现有不配合时，首先应考虑受血者和供血者的ABO定型是否有错，必须重新鉴定血型，必要时进行Rh血型检定及抗体筛检。其次，应注意有无特异性同种抗体、特异性未知的同种抗体存在。患者的血清若在室温、37℃或抗人球蛋白血清中凝集所有的其他红细胞，造成交叉配血困难时，应及时请示上级血液中心指导和解决问题。

受血者和供血者的血液样本必须密封或盖紧，在每次输血之后，在2～6℃保存至少3～7d。供学者的样本也许是实际上用于交叉配血后剩余部分，或者在临发出血袋前取下的一截管段。如果保存的是已用的管段，必须将它放置在密封的或者加塞的试管中，而发血前取下的完整管段则不必这样做，因它已经是密封的。如果患者在输血中发生不良反应，或在输血后数天内发生迟发性溶血性输血反应时，保存的患者和供血者的血样就有可能要重做或追加试验，必要时对发生溶血性输血反应的患者重新采取血样与输血者血样同时检查，以资比较。

四、抗球蛋白试验

(一)直接抗球蛋白试验

1.原　理

抗球蛋白试验又称抗人球蛋白试验或Coombs试验，分为直接抗球蛋白试验(DAT)和间接抗球蛋白试验(IAT)。患者体内若有与红细胞抗原相对应的不完全抗体存在，可与红细胞结合形成抗原抗体复合物。但因不完全抗体分子小，不能有效地连接红细胞，仅能使红细胞处于致敏状态，加入抗人球蛋白血清，与红细胞上吸附的不完全抗体结合，在致敏红细胞之间搭桥，出现肉眼可见的凝集。这种直接检测红细胞上有无免疫性抗体吸附的试验称为DAT或直接抗人球蛋白试验。

2.试　　剂

(1)抗球蛋白试剂盒内包括抗广谱，抗C3，抗IgG 3种试剂。

(2)IgG型抗D致敏的5%Rh(D)阳性红细胞生理盐水悬液，即阳性对照。取3名O型血健康人的红细胞等量混匀，经生理盐水洗涤后取压积红细胞，加等量抗D血清，置37℃水浴致敏1h，取出后用生理盐水洗涤3次，压积红细胞配成5%红细胞生理盐水悬液。

(3)正常人5%红细胞生理盐水悬液。即阴性对照。取3名O型血健康人的红细胞悬液等量混匀，经生理盐水洗涤后取压积红细胞，配成5%红细胞生理盐水悬液。

(4)生理盐水。

3.操作(见表4-5)

表4-5　DAT操作

反应物	被检管	阳性对照管	阴性对照管
5%被检红细胞生理盐水悬液	1滴	—	—
5%阳性对照红细胞生理盐水悬液	—	1滴	—
5%阴性对照红细胞生理盐水悬液	—	—	1滴
抗球蛋白试剂	1滴	1滴	1滴

(1)取被检者抗凝血少许，用生理盐水常规洗涤3次，弃去上清液后用滤纸吸去管口残液。

按1滴压积红细胞加19滴生理盐水的比例配成5%的红细胞生理盐水悬液。

(2)取小试管3支，分别标记被检、阳性对照、阴性对照，按表4-5将各反应物加入相应的试管内。

(3)混匀1min，以1 000r/min离心1min。

4.判断结果

先观察阴性和阳性对照管，阴性对照管无凝集，阳性对照出现(+++)(++++)凝集，说明被检管的结果可信。如测定管有凝集为阳性，阳性强弱判断标准见ABO血型鉴定(玻片法)。

5.注意事项

(1)标本采集后应立即进行试验，时间延长可使抗体从细胞上丢失。

(2)抗人球蛋白血清应按说明书最适稀释度使用，否则可产生前带或后带现象而误认为阴性结果。

(3)如需了解体内致敏红细胞的免疫球蛋白的类型，则可分别以抗IgG，抗IgM或抗C3单价抗球蛋白血清进行试验。

(二)间接抗球蛋白试验

1.原　　理

用已知抗原的红细胞检测被检血清中相应的不完全抗体，或用已知的不完全抗体检测被检红细胞上相应的抗原。在37℃条件下温育，若被检血清或红细胞有对应的不完全抗体或抗原，抗原抗体作用使红细胞细胞致敏，再加入抗球蛋白试剂，与红细胞上不完全抗体结合(原理同DAT)，出现肉眼可见的凝集。这种通过体外致敏红细胞，检测红细胞上有无免疫性抗体吸附的试验称为间接抗球蛋白试验(IAT)。

2.操　　作

(1)取小试管3支，分别标记被检者、阳性对照、阴性对照，按表4-6将各反应物加入相应的试管内。

表4-6　IAT操作

反应物	被检管	阳性对照管	阴性对照管
被检者血※	2滴	—	—
5%已知抗原的红细胞悬液※※	1滴	—	—
不完全抗D血清	—	2滴	—
5%D阳性红细胞悬液	—	1滴	1滴
AB型血清	—	—	2滴

注：如检查特殊红细胞抗原，则将“※”改为已知抗体的血清，将“※※”改为5%被检者红细胞悬液。

(2)混匀，置37℃水浴1h。

(3)取出试管，以1 000r/min离心1min，弃去上清液，将管底红细胞摇匀，用生理盐水洗涤3次后用滤纸吸净管口残液。

(4)各管加入抗球蛋白试剂1滴，混匀1min后，以1 000r/min离心1min。

3.判定结果

若阳性对照管凝集，阴性对照管不凝集，被检管凝集，说明被检血清中有与已知抗原红细胞相对应的不完全抗体(或被检红细胞上有与已知抗体相对应的抗原)；若阳性对照管凝集，阴性对照管不凝集，被检管不凝集，说明被检血清中不含有与已知抗原红细胞相对应的不完全抗体（事被检红细胞上没有与已知抗体相对应的抗原）。

4.注意事项

（1）红细胞洗涤应迅速、彻底。将生理盐水用力冲入管底，使管底红细胞松散分离。

（2）离心速度和时间十分重要，应取能使阳性对照管出现阳性反应的最小离心力和最短的离心时间。

（薛振涛）

第四节 血栓与止血的筛选试验

Section 4

血栓与止血是一门涉及临床面广，与临床治疗和预后关系密切的学科。止血与血栓的检测广泛应用于出血、血栓性疾病及血栓前状态的诊断、治疗及预后观察。由于止血与血栓形成的机制复杂，检查方法多样，检测标本不同，影响检测结果的因素众多，所以检测前标本的收集及处理至关重要。

血栓与止血的筛选试验包括血管壁和血小板的筛选试验、凝血和抗凝血的筛选试验、纤溶活性的筛选试验及血液流变学检测。对于出血性疾病和血栓性疾病的筛查有重要意义。

一、血管壁和血小板的筛选试验

（一）束臂试验

1.临床准备工作

（1）医生要根据患者病情需要开检验申请单，做到有的放矢。

（2）患者应遵医嘱，并主动与医生沟通。试验前 5 ～ 7d 内禁服含有阿司匹林成分的药物和其他影响出血时间的药物。

2.试验方法及参考值

（1）原理。毛细血管壁的完整性有赖于毛细血管的结构、功能和血小板质和量的正常，也与某些体液因素有关。当这些因素有缺陷时，毛细血管的完整性就受到破坏。束臂试验或称毛细血管脆性试验（CFT）是在上臂给静脉及毛细血管外加“标准压力”、增加血管负荷，观察前臂一定范围内皮肤出血点数量的方法。本试验主要反映毛细血管结构和功能，也与血小板质和量有关。

本试验对检查毛细血管壁的缺陷比检查血小板的缺陷稍敏感。总体而言，仅是一个粗略的指标。许多有血管或血小板异常并有出血症状的患者，本试验可呈假阴性；而许多无症状的人可以呈阳性。国外有一种“瘀点计”可作 CFT 的定量检测，主要应用于新生儿。

（2）方法。①血压计袖带缚在上臂，加压使压力维持在收缩压与舒张压之间，通常为 90 ～ 100mmHg（12.0 ～ 13.3kPa），若收缩压显著高于正常，则保持在 110mmHg（14.7kPa）左右。②试验部位应在肘窝凹下 4cm 处。

（3）参考值。阳性：男性＜ 5 个出血点；女性＜ 10 个出血点。

3.临床意义

（1）病理性束臂试验阳性。①毛细血管有缺陷的疾病：如遗传性出血性毛细血管扩张症、坏血病、过敏性紫癜、老年性紫癜等。②血小板有缺陷的疾病：原发性血小板减少性紫癜（ITP）、血小板无力症、血管性血友病（VWD）、血小板病。③其他：偶见于严重的凝血异常；毛细血管造成损伤的疾病，如败血症、尿毒症、肝脏疾病、慢性肝炎、血栓性血小板减少性紫癜。

(2)少数正常人束臂试验可呈阳性，尤其是妇女。因此，本试验仅为一粗略指标。

(二)出血时间测定

1.临床准备工作

(1)医生要根据患者病情需要开检验申请单，做到有的放矢。

(2)了解患者试验前1周内是否服用抗血小板药物，如乙酰水杨酸(阿司匹林)、双嘧达莫(潘生丁)等以及口服抗凝药和抗生素，以免影响结果。

(3)注意年龄、性别、血型、血细胞比积(HCT)以及皮肤温度等对出血时间测定的影响。通常女性出血时间长于男性，但男性对阿司匹林的反应强于女性。

(4)注意出血时间依赖的血小板数量、功能、血管壁的特性以及vWF的活性。

2.血液采集要点

(1)采血部位要温暖，避开充血、水肿、冻伤瘢痕等处，血液应自动流出。

(2)穿刺伤口应标准，否则影响结果。

(3)滤纸吸干流出血液时，避免与伤口接触，更不能挤压。

(4)“出血时间测定器”法刀片长轴与前臂平行，以符合前臂神经和血管的解剖。

3.试验方法及参考值

(1)方法。在一定条件下，人为刺破皮肤毛细血管后，从血液自然流出到自然停止所需的时间，称为出血时间测定(BT)。BT测定受血小板的数量和质量、毛细血管结构和功能以及血小板与毛细血管之间相互作用的影响，而受血液凝固因子含量及活性作用影响较小。BT测定是筛选试验中唯一的体内试验。传统方法有Duke法和IVY法，目前推荐使用标准化出血时间测定器法(TBT)。

BT测定的影响因素有皮肤切口深度、长度、位置、方向，及毛细血管所受压力、皮肤温度等。其中，最重要的因素是切口的深度。对儿童、老年、有瘢痕形成史的患者，可用疲点计替代TBT做出血时间测定。

Duke法：在耳垂采血，虽然操作简便，但整个操作难以标准化，且很不敏感，特别是对血管性血友病(VWD)的检测，故已渐被淘汰。

IVY法：采血部位在前臂掌侧。在上臂用压脉带施加固定运力，然后在前臂规定的范围内作切口。敏感性较Duke法好。但因切口深度、长度仍未能标准化，故重复性不如在其基础上改进后的TBT法。

TBT法：是较理想的方法。TBT是在IVY出血时间测定方法上经改进后目前最有效的标准化测定法。由于使用标准的测定器，因此能使皮肤切口的长度和深度恒定，使试验重复性比传统方法明显提高，有利于检出血管壁及血小板质和量的缺陷。且根据需要，不同型号的测定器，可作不同长度和深度的标准切口，适用于不同年龄的患者。

测定器法对前臂的切口有两种：刀刃长轴与前臂垂直的为水平切口，与前臂平行的为垂直切口。水平切口敏感性高，为首选方法，但对4个月以下的婴儿宜作垂直切口，以免形成瘢痕。

(2)参考值。

TBT法(SimplateⅡ型)：2.3 ～ 9.5min。

IVY法：2 ～ 7min。

Duke法：1 ～ 3min(不超过4min)。

4.临床意义

(1)出血时间延长。①血小板数量异常：A.原发性血小板减少性紫癜、血栓性血小板减少性紫癜(可因药物、中毒、感染、免疫等原因引起)；B.血小板增多症，如原发性血小板增多症。②血小板功能缺陷：A.先天性血小板病，如血小板无力症；B.获得性血小板病，如药物引起的血小板病、骨髓增生异常综合症等。③血管性血友病(VWD)。④血管壁及结构异常(少见):如遗传性出血性毛细管扩张症等。⑤偶见于严重的凝血因子缺乏:如凝血因子Ⅱ、Ⅴ、Ⅷ、Ⅸ或纤维蛋白原缺乏,弥漫性血管内凝血(DIC),也见于接受大量输血后患者。

(2) 出血时间缩短。主要见于某些严重的血栓前状态和血栓形成时。如妊娠高血压综合征、心肌梗死、脑血管病变、DIC高凝期等,均可因血管壁损害,血小板或凝血因子活性过度增强所致。

(三)血小板计数

1.临床准备工作

(1)医生要根据患者病情需要开检验申请单。

(2)考虑到一些生物学变异对血小板计数的影响,如正常人血小板每天有6%～10%的波动,表现为早晨较低,午后略高;春季较低,冬季略高;平原居民较低,高原较高;静脉血比毛细血管血高10%;剧烈运动和饱餐后增高;妇女月经期偏低,妊娠晚期时偏高,分娩后即降低,婴儿出生3个月后达正常水平。

(3)检测前了解患者是否输注大量血浆和库存血,以免造成血液稀释,引起血小板分布异常。

2.血液采集要点

(1)采血要顺利,不能有凝块,否则会导致结果偏低。

(2)在用自动血细胞计数仪做血小板计数时,避免用EDTA作抗凝剂,否则会引起血小板聚集,导致结果人为偏低。

(3)标本注入采血管中,应充分与抗凝剂混合。

(4)镜检法计数血小板,稀释液混入杂质或有细菌生长可影响计数结果,应避免此情况发生。

(5)流式细胞仪计数血小板采用EDTA-K_2抗凝,储存或稀释用的容器避免发生血小板黏附,不能用平底玻璃器皿。

3.标本处理

(1)标本采集后应立即送实验室。

(2)镜检法应在1h内检验完毕,否则结果偏低。

(3)流式细胞仪法放置于室温(18～22℃)时,4h内处理完毕。

(4)有凝块的标本不能检验。

4.方法及参考值

(1)方法。血小板计数(BPC)的基本原理同血液的白细胞或红细胞计数法。血小板由于体积小,特别是容易发生黏附、聚集和变破坏,故常难以准确计数。目前,血小板计数方法主要有两大类:血细胞分析仪法和目视显微镜计数法。目视显微镜计数法有普通光学显微镜法和相差显微镜法。

普通光镜直接计数法:因稀释液成分不同,有多种计数方法。可分为两类:①破坏红细胞的溶血法:如草酸铵稀释液法对红细胞破坏力强,血小板形态清楚;尿素稀释法因尿素易于分解,且有时不能完全溶解红细胞,反使血小板计数发生困难;也有用赤血盐(高铁氰化钾)血小板稀释液者,此试剂稳定,可在室温下长期保存而不变质,但如稀释20倍或40倍,则红细胞破坏不完全。②不破坏红细胞的方法:有复方碘稀释液法。因红细胞未破坏,可能掩盖血小板,且此液易生长微生物而干扰计数,已被淘汰。

相差显微镜直接计数法:用草酸铵作稀释液,在相差显微镜下进行计数,并可于照相后核对计数。此法准确性高,血小板易于识别。

血细胞分析仪法:此法由于重复性好,适于临床应用。目前血液细胞分析仪逐步普及,一般均以全血作为标本,比用富含血小板血浆测定简便。但由于血细胞分析仪计数不能完全将血小板与其他类似大小的物质，如红细胞或白细胞碎片、灰尘等杂物区别开来，因此计数结果有时仍需目视显微镜计数作校正，因而国内外仍将目视显微镜计数作为参考方法，特别是相差显微镜计数法。

在各种稀释液中，无论自动血细胞分析仪法或显微镜计数法，多以草酸铵溶血法作为参考。

(2)参考值。

普通显微镜计数法：(100 ～ 300) × 10^9 个/L。

5.临床意义

(1)生理性。正常人血小板计数 1d 内可有 6%～ 10%变化，表现为早晨较低，午后略高；春季较低，冬季略高；平原居民较低，高原较高；静脉血比毛细血管血高 10%；月经前降低，月经后升高；妊娠中晚期升高，分娩后即降低；运动后升高，休息后恢复。

(2)病理性。①在临床上，除创伤之外，血小板减少是引起出血常见原因。血小板数＞ 100 × 10^9 个/L，无异常出血；当＜ 50 × 10^9 个/L 时，可有出血症状。常见的疾病有：A.血小板生成障碍，如急性白血病、再生障碍性贫血；B.血小板破坏过多，如 ITP、脾功能亢进，系统性红斑狼疮(SLE)；C.血小板消耗增多，如 DIC、血栓性血小板减少性紫癜。②血小板增多：A.骨髓增生性疾病：慢性粒细胞白血病，真性红细胞增多症；B.原发性血小板增多症；C.急性大出血，急性溶血，急性化脓性感染；D.脾切除手术后。

(四)血块收缩试验

1.临床准备工作

(1)医生要根据患者病情需要开检验申请单。

(2)了解患者试验前 1 周内是否服用抗血小板药物，如乙酰水杨酸(阿司匹林)、双嘧达莫(潘生丁)等，以免影响结果。

2.标本采集要点与处理

(1)试管必须清洁，否则血块将黏附于管壁上。

(2)标本采集后应立即检测，否则延长血块收缩时间。

3.方法及参考值

(1)方法。完全凝固的新鲜血块，在血小板收缩蛋白的作用下，使纤维蛋白网收缩，血块缩小，血清析出，使血块的止血作用更加牢固。在一定的条件下，按规定的时间观察血块收缩情况或计算血块收缩率，即为血块收缩试验(CRT)。CRT 与血小板数量与质量、凝血酶原、纤维蛋白原和因子ⅩⅢ浓度以及血小板数量有关，但主要反映了血小板的质量。

定性法：静脉血(可利用试管法凝血时间测定后血标本)静置于 37℃水浴箱中，在不同时间内分别观察血块收缩情况。本法为简单的定性方法，可作为临床上粗略判断血小板的功能之用。

定量法：①全血定量法(Macfarlane 法)：将静脉血注入有刻度的离心管，待血凝固后去除血块，再将离心管血清离心后，读取血清量，计算血块收缩率。此法需同时作红细胞比积测定。②血浆定量法：先制备富血小板血浆(PRP)，然后加入氯化钙或凝血酶，使血浆凝固，去除血浆凝块，读取血清体积，再计算血块收缩率。由于有更准确的血小板功能实验，CRT现已少用。

(2)参考值。

定性法：30 ～ 60min 开始收缩，24h 完全收缩。

Macfarlane 法：48%～ 60%。

血浆定量法：＞ 40%。

4.临床意义

(1)血块收缩不良或血块不收缩。①血小板功能异常，如血小板无力症；②血小板数减少：当血小板数＜ 50 × 10^9 个 L 时，血块收缩显著减退，如 ITP；③纤维蛋白原、凝血酶原的严重减少；④原发性或继发性红细胞增多症；⑤异常蛋白血症，如多发性骨髓瘤。

（2）血块过度收缩。①先天性或获得性因子XIII缺乏症；②严重贫血。

二、凝血和抗凝血的筛选试验

（一）凝血时间测定

1.临床准备工作

（1）医生要根据患者病情需要开检验申请单。

（2）了解患者是否应用肝素、口服抗凝剂，以免影响结果。

（3）本试验不甚敏感，普通试管法仅能检出因子Ⅷ：C水平＜2%的重型血友病。

2.标本采集要点

（1）静脉采血时要一针见血，尽量减少组织液和气泡混入，避免溶血。

（2）沿管壁将静脉血注入试管。

（3）温度要恒定，过高或过低均可使凝固时间延长。

（4）注射器和试管均应保持干燥、清洁，否则会加速凝血和发生溶血。

（5）试管口径大小均应适当，管径越大，凝血时间越长。

3.标本处理

标本采集后应立即检测，否则凝固时间延长。

4.方法及参考值

（1）方法。新鲜血液离体后，因子Ⅻ被异物表面（玻璃）激活，启动了内源性凝血。由于血液中含有内源凝血所需的全部凝血因子、血小板及钙离子，血液则发生凝固。血液凝固所需时间即为凝血时间（CT）。

凝血时间测定，根据标本来源有以下方法。

毛细血管采血法：可用玻片法或毛细管法测定。由于采血过程易混入较多组织液因而即使有内源性凝血因子缺乏，也仍可发生外源性凝血，使本该异常的结果变为正常。本法极不敏感，仅能检出Ⅶ：C水平＜2%的血友病患者，漏检率达95%。

静脉采血法：由于血液中较少混入组织液，因此对内源凝血因子缺乏的敏感性比毛细血管采血法要高。目前有3种检测法：①普通试管法（Lee-White法）：仅能检出因子Ⅷ：C水平＜2%的患者，本法不敏感，目前也趋于淘汰。②硅管法（SCT）：本法与普通试管法的测定方法基本相同，唯一的区别是采用涂有桂油的试管。由于硅管内壁不易使内源凝血因子接触活化，故凝血时间比普通试管法长，也较敏感，可检出因子Ⅷ：C水平＜45%的患者。③活化凝血时间（ACT）法：本法是在待检全血中加入白陶土部分凝血活酶悬液，先充分激活接触活化系统的凝血因子Ⅻ、Ⅺ等，并为凝血反应提供丰富的催化表面，从而提高了试验的敏感性。为内源系统敏感的筛选试验之一，能检出Ⅶ：C水平＜45%亚临床血友病。ACT法也是监护体外循环肝素用量的较好指标之一。

以上测定凝血时间的各种方法，在检测内源性凝血因子缺陷方面，无论敏感性或准确性均不如活化部分凝血活酶时间测定（APPT）。

（2）参考值。

普通试管法：5～10min。

硅管法：15～32min。

活化凝血时间法：1～2.1min。

5.临床意义

（1）CT延长。①较显著的因子Ⅷ、Ⅸ减少的血友病甲、乙，凝血因子Ⅺ缺乏症。②血管性血友病。③严重的因子V、X纤维蛋白原和凝血酶原缺乏，如肝病、阻塞性黄疸、新生儿出血症、吸收不良综合征、口服抗凝剂、应用肝素以及低(无)纤维蛋白原血症。④继发性或原发性纤溶活力增强。⑤循环血液中的抗凝物，如抗因子Ⅷ抗体或抗因子Ⅸ抗体、SLE等。

(2)CT缩短。①血栓前状态：DIC高凝期等。②血栓性疾病：如心肌梗死、不稳定心绞痛、脑血管病变、糖尿病血管病变、肺梗死、深静脉血栓形成、妊高征、肾病综合征及高血糖、高血脂等。

(二)复钙时间测定(RT)

1.临床准备工作

(1)医生要根据患者病情需要开检验申请单。

(2)了解患者是否应用了肝素、口服抗凝剂，以免影响结果。

(3)本试验较CT略敏感，能检出因子Ⅷ:C水平＜4%的轻型血友病患者。

2.标本采集要点

(1)静脉采血时要一针见血，避免有凝血或溶血。

(2)用0.1mol/L草酸钠抗凝。

(3)用作肝素监测时，须用枸橼酸钠作为抗凝剂。

3.标本处置

(1)标本采集后应立即送实验室。

(2)取血后应立即检验，不易久置。

(3)草酸盐抗凝血800～1 000r/min离心8～10min，获得富含血小板血浆。

(4)有凝块的标本不能检验。

4.方法及参考值

(1)方法。在去钙离子的抗凝血架中，重新加入适量的钙后，血浆就发生凝固，这一过程所经历的时间即为复钙时间(RT)。通常有两种方法：①表面玻璃皿法：本法比试管法敏感，但不如试管法简便。②试管法：仅用试管替代玻璃皿作试验。

RT测定方法也有改良，如以高速离心分离贫血小板血浆(PPP)，因血浆血小板减少，测定结果时间较长；也有在血浆中加激活剂的方法，称活化复钙时间(ART)。RT试管法虽较凝血时间普通试管方法敏感，但也只能检出Ⅷ:C水平＜4%的血友病患者，目前应用较少。

(2)参考值。

玻璃皿法：97～160s。

试管法：①PRP法：90～160s。②PPP法：90～200s。③Art法：＜50s。

5.临床意义

同凝血时间(CT)测定。但较为敏感，某些轻型血友病患者本试验可延长。

(三)活化部分凝血活酶时间测定(APTT)

1.临床准备工作

(1)医生要根据患者病情需要开检验申请单。

(2)了解患者是否应用肝素、口服抗凝剂，以免影响结果。

(3)本试验较CT敏感，能检出因子Ⅷ:C＜25%的轻型血友病。

(4)本试验对肝素的作用敏感，常用于肝素抗凝治疗时的监测。

(5)患者应遵医嘱，并主动与医生沟通。试验前12h内禁食大量鱼肉等高脂食物。

2.标本采集要点

(1)采血前患者要保持情绪稳定，避免剧烈运动。

(2)10^9mmol/L枸橼酸钠抗凝。

(3)静脉采血时要一针见血，尽量减少组织液和气泡混入，避免溶血。

3.标本处置

(1)标本采集后应立即送实验室。

(2)标本应及时检测，放置不宜超过 2h。

(3)分离血浆时，应 3 000r/min 离心 5 ～ 10min，务必除去血小板。

(4)有溶血、黄疸、脂血、凝块的标本不能检验。

4.方法及参考值

(1)方法。在抗凝血浆中，加入足够量的活化接触因子激活剂(如白陶土)和部分凝血活酶(代替血小板的磷脂)，再加入适量的钙离子即可满足内源凝血的全部条件。从加入钙离子到血浆凝固所需的时间即称为活化部分凝血活酶时间(APTT)。APTT 的长短反映了血浆中内源凝血系统凝血因子(Ⅻ、Ⅺ、Ⅸ、Ⅷ)、共同途径中凝血酶原、纤维蛋白原和因子Ⅴ、Ⅹ的水平。本试验是目前最常用的敏感的检查内源凝血系统是否正常的筛选试验。

APTT测定因所用的激活剂不同以及部分凝血活酶来源及制备的不同，均可影响测定结果，因此本试验的准确性首先取决于部分凝血活酶试剂的质量。常用的激活剂有白陶土，此时 APTT 又称为 KPTT，还可用硅藻土等。即使是同一种激活剂，其质量也可有很大的不同。APTT 最初是用玻璃试管激活接触因子，后来又加入高质量的激活剂，使激活作用更迅速更标准化，从而消除了接触激活的差异。部分凝血活酶(磷脂)主要来源于兔脑组织(脑磷脂)。不同制剂质量不同，一般选用对因子Ⅷ:C、Ⅸ和Ⅺ在血浆浓度为 200 ～ 250U/L 时敏感的试剂。APTT 是一个较为敏感且简便的试验，可替代普通试管法凝血时间测定或血浆复钙时间测定。用自动血液凝固仪测定 APTT，虽可提高检测速度和结果精确性，但仪器本身也会产生一定误差。

(2)参考值：33.68 ～ 40.32s。

5.临床意义

基本与凝血时间意义相同，但敏感性高。目前所用的大多数 APTT 测定方法，凡当血浆凝血因子低于正常水平的 15%～ 30%即可异常。

(1)APTT 延长。APTT 结果超过正常对照 10s 以上即为延长。APTT 是内源凝血因子缺乏最可靠的筛选试验，主要用于发现轻型的血友病。虽可检出因子Ⅷ:C 水平＜ 25%甲型血友病，但对亚临床型血友病(因子Ⅷ＞ 25%)和血友病携带者敏感性欠佳。结果延长也见于因子Ⅸ(血友病乙)、Ⅺ和Ⅻ缺乏症；血中抗凝物如凝血因子抑制物或肝素水平增高时；当凝血酶原、纤维蛋白原及因子Ⅴ、Ⅹ缺乏时也可延长，但敏感性略差；其他尚有肝病、DIC、大量输入库存血等。

(2)APTT 缩短。见于 DIC，血栓前状态及血栓性疾病。

(3)肝素治疗的监护。APTT 对血浆肝素的浓度很为敏感，故是目前广泛应用的实验室监护指标。此时，要注意 APTT 测定结果必须与肝素治疗范围的血浆浓度呈线性关系，否则不宜使用。一般在肝素治疗期间，APTT 维持在正常对照的 1.5 ～ 3.0 倍为宜。

(四)血浆凝血酶原时间测定(PT)

1.临床准备工作

(1)医生要根据患者病情需要开检验申请单。

(2)了解患者是否应用了肝素、口服抗凝剂、口服避孕药等，以免影响结果。

(3)了解患者是否患有肝病。

(4)INR 主要用于华法林抗凝治疗监测的标准化，不作为评价肝病患者的凝血功能的指标。

(5)本试验是外源凝血系统常用的筛选试验之一。

(6)新生儿可延长 2 ～ 3s。

2.标本采集要点

(1)10^9mmol/L 枸橼酸纳抗凝。

(2)抽血要顺利，抗凝要充分，不应有小凝块，否则凝血时间延长；不能混入组织液，避免溶血。

(3)在血细胞比积(Hct)＜20%或＞50%时，抗凝剂与血液的比例应按下式调整：抗凝剂量(mL)＝(100%－Hct)×血液(mL)×0.00185。

3.标本处置

(1)标本采集后应立即送实验室。

(2)标本采集后应立即检测，不宜久置。

(3)3 000r/min 离心 10min，分离乏血小板血浆。

(4)室温为 22～24℃时，应在 2h 内检测完毕；若为 4～8℃，则凝血酶原时间可能会缩短。

(5)有溶血、黄疸、脂血、凝块的标本不能检验。

4.方法及参考值

(1)方法。在抗凝血浆中，加入足够量的组织凝血活酶(组织因子，TF)和适量的钙离子，即可满足外源凝血的全部条件。从加入钙离子到血浆凝固所需的时间即称为血浆凝血酶原时间。PT 的长短反映了血浆中凝血酶原、纤维蛋白原和因子Ⅴ、Ⅻ、Ⅹ的水平。

一步法凝血酶原时间测定：由 Quick 在 1935 年创建，该法是在抗凝血浆中直接加入试剂一次完成测定，因此称为一步法。用枸橼酸钠作抗凝剂。一步法 PT 常用静脉抗凝血普通试管法手工测定；也有用毛细血管微量抗凝血测定，虽采血量少，但操作较繁琐，故少用；也可用表面玻皿法测定，准确性较试管法高，而操作不如后者简单。近年来，多采用半自动或全自动血液凝固仪测定，也以出现纤维蛋白丝作为终点。

手工法虽重复性差、耗时，但仍有相当程度的准确性，故仍广泛应用，其中以手工倾斜试管法为参考方法。半自动仪法提高了精确度和速度，但存在标本交叉污染的缺点。全自动仪法克服了半自动仪法不足之处，使检测更加精确、快速、敏感与方便。

组织凝血活酶试剂质量是影响 PT 测定准确性最重要的因素之一。组织凝血活酶的不同来源、不同制备方法，使各实验室之间及每批试剂之间 PT 测定结果差异大，可比性差，特别影响对口服抗凝剂患者治疗效果的判断。因此，被要求计算和提供每批组织凝血活酶的国际敏感指数(ISI)，其表示标准品组织凝血活酶与每批组织凝血活酶 PT 校正曲线的斜率。并且，还规定对口服抗凝剂的患者必须使用国际标准化比值(INR)作为 PT 结果报告形式，并用以作为抗凝治疗监护的指标。作 PT 测定时，首先应了解所用的组织凝血活酶试剂的 ISI 值。ISI 值通常由生产试剂的厂商提供，测定 PT 后，即可计算出 INR。

为使用方便，INR 也可从制造商提供的图表中查得。最初规定 INR 必须使用手工法测得。在引入自动化凝血仪后，为了不影响 INR 的可靠性，制造商还应提供仪器相应的 ISI 值。使用 ISI 和 INR 可减少或去除各实验室 PT 测定在技术上和试剂上差异，便抗凝疗法监测过程中，各种 PT 结果有可比性。

近年，国外用重组组织因子(γ-TF)作 PT 测定。γ-TF 比其他动物性来源的凝血活酶对凝血因子Ⅱ、Ⅶ、Ⅹ敏感性高，但目前尚未被推广使用。

一般情况下，一步法 PT 结果报告可同时报告被检标本 PT(s)和正常对照 PT(s)以及 PT 比率。凝血酶原比率＝被检血浆 PT 时间/正常血浆 PT 时间。当 PT 用于监测口服抗凝剂时，则必须同时报告 INR 值。

二步法凝血酶原时间测定：首先由 Warner 等(1936 年)创建，后由 Ware、Seegers 等(1949 年)改良。此法第一步生成凝血酶，第二步测定生成的凝血酶，从而间接测得凝血酶原时间。二步法虽然比较合理，但操作繁琐，未被广泛应用。

(2)参考值。一步法凝血酶原时间：11 ～ 13s。凝血酶原比值：0.82 ～ 1.15。

5.临床意义

(1) PT 延长。PT 超过正常对照 3s 以上或凝血酶原比值超过正常范围即为延长。主要见于以下情况：①先天性因子Ⅱ、Ⅴ、Ⅶ、Ⅹ减少及纤维蛋白原的缺乏（低或无纤维蛋白原血症）；②获得性凝血因子缺乏，如DIC、原发性纤溶亢进症、肝病的阻塞性黄疸和维生素K缺乏、血循环中抗凝物质增多等。

(2)PT 缩短。①先天性因子Ⅴ增多；②DIC 早期（高凝状态）；③口服避孕药、其他血栓前状态及血栓性疾病。

(3)口服抗凝药的监护。临床上，当 *INR* 为 2 ～ 4 时为抗凝治疗的合适范围。当 *INR* > 4.5 时，如纤维蛋白水平和血小板数仍正常，则提示抗凝过度，应减少或停止用药。*INR* > 4.5 时，同时伴有纤维蛋白原和（或）血小板减低，则可能是DIC或肝病等所致，也应减少或停止口服抗凝剂。

三、血液流变学检测

（一）血液黏度测定

1.临床准备工作

(1)医生要根据患者病情需要开检验申请单。

(2)了解生物学变异，如人体在一天中血液黏度呈现规律性变化，上午 11 时和下午 8 时为高峰。进食会引起血细胞比积和血浆成分变化。

(3) 患者应遵医嘱，并主动与医生沟通。采血前避免过度活动和进食油脂；采血前避免情绪激动。

2.标本采集要点

(1)采血时间为早晨空腹采血。

(2)取血时止血带不宜扎得过紧，尽可能缩短静脉阻滞时间。

(3)用肝素（浓度：10 ～ 20IU/mL 血）或 EPTA-K_2（浓度：3.4 ～ 4.8mol/L 血）作抗凝剂。肝素可造成血小板的微聚集而影响细胞滤过能力。

(4)盛血容器内壁应做类似防粘处理。

(5)使用大孔径针头，用一次性封闭式真空定量采血管。

(6)采血后应充分抗凝。

(7)受试者的采血体位对结果有影响，立位高于坐位，坐位高于卧位。

3.标本处置

(1)取血后应立即送实验室。

(2)取血后静置 20min 后进行试验，最好在 4h 内完成。

(3) 血样不能在 0℃以下冰冻保存，室温条件下应在 0.5 ～ 2h 内完成检测；4℃条件下，在 12h 内完成。

(4)有溶血、凝块的标本不能检验。

（二）红细胞压积测定（HCT）

1.临床准备工作

(1)医生要根据患者病情需要开检验申请单。

(2)了解生物学变异，如红细胞压积生理性降低见于妇女妊娠、月经期。

(3)患者应遵医嘱,并主动与医生沟通。采血前避免过度活动和进食油脂。

2.标本采集要点

(1)血液与抗凝剂比例要准确。

(2)采血后应充分抗凝。

(3)取血过程要顺利,血液中不应混有气泡和产生凝块,否则需重新采集。

(4)所用器材必须干燥,防止溶血。

3.标本处置

(1)取血后应立即送实验室。

(2)有溶血、凝块的标本不能检验。

4.方法及参考值

将 EDTA-K_2 抗凝血在一定条件下离心沉淀,由此而测出其红细胞在全积压中所占体积的百分比,称为红细胞比积测定。红细胞比积的多少主要与红细胞数量及其大小有关,红细胞比积测定常用来诊断贫血并判断其严重程度。结合有关指数变化还可推断贫血病因,从而给以恰当的治疗。红细胞比积测定对于相对性或绝对性红细胞增多症的诊断及疗效观察也有重要参考价值。

测定红细胞比积方法有多种,如折射计法、黏度法、比重测定法、离心法、电阻抗法和放射性核素法。后者被 ICSH 定为参考法,非一般实验室所能开展。血细胞分析仪用微量血即可将红细胞比积与其他血细胞指标同时打印出来。离心法测定红细胞比积不够精确的关键是无法完全排除压积红细胞之间的残留血浆,因此测定值比真值略高,残留量一般认为约 3%。目前温氏法已属淘汰之列,渐为微量高速离心法所代替,因其用血量少,测定时间短,效率高。而且血浆残留量基本稳定,精度(CV)为 1%～ 2%,但对某些血液病样品则血浆残留量仍较多。

5.临床意义

红细胞比积增高可见于大面积烧伤和各种脱水患者。测定红细胞比积后可以了解血液浓缩程度,作为补液计算的依据。在各种贫血时,红细胞减少,红细胞比积常随之减低。但可因不同性质贫血时红细胞大小不同,两者的减低不一定平行。临床上常用 HCT 值计算红细胞平均容积和红细胞平均血红蛋白浓度,有助于贫血的鉴别诊断。

(张志国)

第五节　血溶性贫血的检查

Section 5

一、血浆游离血红蛋白测定

(一)原　　理

血管内溶血时,血浆游离血红蛋白浓度增高。血红蛋白中亚铁血红素有类似过氧化物酶的作用,使邻-甲联苯胺氧化显色,呈蓝色,吸收峰 630nm;加强酸后(pH 值为 1.5)呈黄色,吸收峰在 435nm。

(二)试　　剂

(1)邻-甲联苯胺溶液。邻-甲联苯胺 0.2g,溶于冰乙酸 60mL,加蒸馏水至 100mL,保存于冰箱中,可用数周。

(2)1%过氧化氢溶液。由 30%过氧化氢液新鲜稀释而成。

(3)10%乙酸溶液。

(4)Hb标准应用液。取抗凝血，离心去除血浆，用生理盐水洗红细胞3次，以压积红细胞的容积为准，加入等量体积的蒸馏水和半量体积的四氯化碳或氯仿，然后猛烈振摇5～6min，高速离心，除去沉淀，将Hb溶液分离出来，用HiCN方法测其浓度，并用生理盐水调节至100g/L，于低温冰箱保存(此为贮存标准液)。用时稀释成100mg/L的标准应用液。

(三)操　　作

(1)受检血清(或尿液)0.02mL置于测定管内。

(2)Hb标准应用液0.02mL置于标准管内。

(3)邻-甲联苯胺溶液及1%H_2O_2溶液各1.0mL依次分别加入空白管、标准管及测定管内，充分混匀，放置10min。

(4)于上述3管内分别加入10%乙酸溶液10mL混合，用435nm进行比色，以空白调零，读取各管吸光度。

(四)计算

$$\text{游离 Hb(mg/L)}=\frac{\text{测定管吸光度}}{\text{标准管吸光度}}\times 100$$

(五)参考范围

血浆游离血红蛋白＜40mg/L。

(六)注意事项

(1)整个试验过程均要避免器皿被血红蛋白污染，且所用试管、吸管等玻璃制品使用前应用盐酸浸泡24h,并用蒸馏水冲洗净，以避免假阳性。

(2)采集标本及分离血浆时应严格防止体外溶血。

(七)临床意义

血管内溶血性贫血为60～650mg/L,PNH为200～2 500mg/L,输入血型不配合的血液后为150～5 000mg/L。

二、红细胞渗透脆性试验

(一)原　　理

本试验是测定红细胞对不同浓度低渗盐水溶液的抵抗力。这种抵抗力与红细胞表面积和体积的比值有密切关系。表面积大而体积小者对低渗盐水抵抗力较大(脆性减低);反之，则抵抗力较小(脆性增加)。球形细胞表面积/体积比值减少，脆性显著增加。

(二)试　　剂

10g/L NaCl溶液：取经100℃烘干的分析纯氯化钠1g置100mL容量瓶中，加适量双蒸馏水溶解后，再加双蒸馏水至刻度。

(三)操　　作

(1)分别取10g/L NaCl和蒸馏水按表4-7加入小试管中。

表 4-7　红细胞渗透脆性试验操作

	1	2	3	4	5	6	7	8	9	10	11	12
10g/L NaCl(mL)	1.7	1.6	1.5	1.4	1.3	1.2	1.1	1.0	0.9	0.8	0.7	0.6
蒸馏水(mL)	1.8	0.9	1.0	1.1	1.2	1.3	1.4	1.5	1.6	1.7	1.8	1.9
NaCl(g/L)	6.8	6.4	6.0	5.6	5.2	4.8	4.4	4.0	3.6	3.2	2.8	2.4
NaCl(mmol/L)	116.3	109.4	102.6	95.8	88.9	82.1	75.2	68.4	61.6	54.7	47.94	1.0
NaCl(%)	0.68	0.64	0.60	0.56	0.52	0.48	0.44	0.40	0.36	0.32	0.28	0.24

(2) 将试管架带至病人面前，用 6 号针头的注射器取静脉血 1 ～ 1.5mL，立即滴于各试管中。每管 1 滴（贫血病人可加 2 滴）。轻轻摇匀，室温静置。

(3)每次实验均应同时作正常对照。

（四）结果判断

静置室温 2h，观察结果，从高浓度管开始观察，上层溶液开始出现透明红色且管底有红细胞者为开始溶血管；溶液透明红色，管底完全无红细胞者为完全溶血管。

（五）参考范围

开始溶血：0.42 ～ 0.46%（71.8 ～ 78.6mmol/L）。

完全溶血：0.32 ～ 0.34%（54.7 ～ 58.1mmol/L）。

患者与正常对照溶血浓度相差 0.04%具有诊断价值。

（六）注意事项

(1)NaCl 经 100℃干燥后可保存于干燥器中，称量要精确，用前要新鲜配制。

(2)注射器和小试管必须清洁干燥。

(3)本试验忌用抗凝血，如遇特殊情况，可用肝素抗凝。

(4)在乳白色背景下观察、判断完全溶血管，必要时可离心观察。

(5) 黄疸患者开始溶血管不易观察，严重贫血患者红细胞太少，皆可用等渗盐水将红细胞洗涤后再配成 50%红细胞悬液进行试验。

（七）临床意义

(1)渗透脆性增加。见于遗传性球形红细胞性贫血，也见于自身免疫性溶血性贫血伴球形红细胞增多者。

(2)渗透脆性降低。见于各型地中海贫血。Hb-C，D，E 病，缺铁性贫血、脾切除术后，阻塞性黄疸等。

三、红细胞孵育渗透脆性试验

（一）原　　理

将患者血液置于 37℃孵育 24h，使红细胞代谢继续进行。由于能源葡萄糖的消耗，贮备的 ATP 减少，导致需要能量的红细胞膜对阳性离子的主动传递受阻，造成钠离子在红细胞内聚集，细胞膨胀，孵育渗透脆性增加。有细胞缺陷及某些酶缺陷的红细胞能源很快耗尽，孵育渗透脆性明显增加。

（二）试　　剂

9g/L 氯化钠磷酸盐缓冲液（pH 值为 7.4）。NaCl（AR）9g，Na_2HP0_4（AR）1.365g，Na_2HP0_4（AR）

0.184g，蒸馏水加至1 000mL。

（三）操　　作

（1）取肝素抗凝静脉血2mL，分为2份，1份立即试验，另1份加瓶塞在37℃温育24h再作试验。

（2）将氯化钠磷酸盐缓冲液稀释成不同浓度。

（3）每管加肝素抗凝血0.05mL，轻轻颠倒混匀，放置室温（20℃左右）30min。

（4）将各管混匀1次，然后离心取上清，用分光光度计波长540nm，以9g/L氯化钠磷酸盐缓冲液调零，调定各溶血管上清液的吸光度。以1g/L NaCl完全溶血管的吸光度为100%，从各吸光度计算出相应氯化钠浓度的溶血百分率。

$$溶血百分率(\%)=(测定管A/完全溶血管A)\times 100\%$$

（5）红细胞中间脆性（MCF）。以溶血百分率为纵坐标、氯化钠浓度为横坐标作溶血曲线图，即为红细胞盐水渗透脆性曲线。在曲线上，50%溶血的氯化钠浓度为红细胞中间脆性。

（6）每次试验应作正常对照。

（四）参考范围

未孵育：50%溶血为4.00～4.45g/L NaCl。

37℃孵育24h：50%溶血为4.65～5.9g/L NaCl。

（五）注意事项

（1）血液孵育时所用的试剂及试管均应消毒，试管应加瓶塞。

（2）试验中pH值及温度必须恒定，pH值改变0.1或温度升高5℃均可使结果改变。

（3）配制氯化钠磷酸盐缓冲液时，要注意结晶水含量不同，调整用量；氯化钠纯度很重要，杂质会引起溶血。

（六）临床意义

（1）本试验多用于轻型遗传性球形细胞增多症、遗传性非球形细胞溶血性贫血的诊断和鉴别诊断。

（2）增加。见于遗传性球形细胞增多症、遗传性椭圆形细胞增多症、遗传性非球形细胞溶血性贫血。

（3）降低。见于地中海贫血、缺铁性贫血、镰状细胞性贫血、脾切除术后。

四、红细胞自身溶血试验

（一）原　　理

本试验是测定患者血液在37℃孵育48h后，自发产生的溶血程度。遗传性非球形细胞溶血性贫血患者由于细胞内酶缺陷，糖酵解发生障碍，能量供应不足，不能维持红细胞内钠的平衡，使患者红细胞在自身血清中经温育后发生溶血。若属Ⅰ型（包括磷酸戊糖旁路中多种酶缺陷），其自身溶血能被葡萄糖和ATP纠正；若属Ⅱ型（缺乏丙酮酸激酶或ATP），则自身溶血不能被葡萄糖纠正，只能被ATP纠正。因此，本试验有助于遗传性非球形细胞溶血性贫血的鉴别诊断。

（二）试　　剂

（1）100g/L葡萄糖（无菌）。

（2）等渗盐水（无菌）。

（3）HiCN稀释液。

(4)0.4mol/L ATP生理盐水无菌液:称取ATP2.5g,溶于10mL无菌生理盐水中,用30g/L Tris溶液或0.1mol/L NaOH溶液调节至pH值为6.8,加热消毒后备用。

(三)操　作

(1)取4支小试管(每管加1g/L肝素0.02mL,8磅15min高压灭菌,烘干),编号测定管1,2,3,4号。

(2)取静脉血4mL,以无菌手续按表4-8加入各试管内,混合抗凝。

表4-8　红细胞自身溶血试验

管号	1	2	3	4(溶血对照)
肝素抗凝血(mL)	1.0	1.0	1.0	—
100g/L葡萄糖(mL)	0.5	—	—	—
0.4mol/L ATP(mL)	—	0.05	—	—
9g/L NaCl(mL)	—	—	0.05	—
	37℃孵育48h后作压积测定			4℃冷藏
孵育后血浆(mL)	0.2	0.2	0.2	0.1(全血)
HiCH稀释液(mL)	4.8	4.8	4.8	9.9

(4)4号管全血,抽取后即放4℃冰箱内保存,用来制备"全溶对照管"。

(5)以冷藏和离心后的血浆0.2mL加HiCN稀释液4.8mL为空白对照管。分光光度计波长540nm处,用空白对照管调零,读取上述各管吸光度值。

(6)计算各测定管的溶血率(相当于全溶血对照管100%的比值)。

$$测定管溶血率(\%)=\frac{测定管A\times(1-红细胞比积)}{全溶血对照管A\times 4}\times 100\%$$

测定管$A\times(1-$红细胞比积)为测定管A值乘血浆比积,换算或稀释到全血量时的吸光度。全溶血对照管$A\times 4$是溶血对照管稀释100倍、测定管稀释25倍的系数。

(四)注意事项

应严守无菌操作规程。

(五)临床意义

正常人血液在无菌条件下孵育48h后,溶血率很低,一般<4.0%;加葡萄糖或ATP后,溶血率更低<0.6%。遗传性球形细胞增多症自身溶血加快,能被葡萄糖纠正。遗传性非球形细胞溶血性贫血自身溶血增加,其中Ⅰ型6磷酸葡萄糖脱氢酶活性减低,能被葡萄糖和ATP纠正;Ⅱ型因缺乏丙酮酸激酶,溶血不能被葡萄糖纠正,但能被A1P纠正。阵发性睡眠性血红蛋白尿症(PNH)、自身免疫性溶血性贫血和药物性溶血等均不能被葡萄糖纠正。

五、高铁血红蛋白还原试验

(一)原　理

有足量的NADPH存在下,反应液中的高铁血红蛋白能被高铁血红蛋白还原酶(即细胞色素b_5,亦称黄素酶)还原成(亚铁)血红蛋白。在体外,这一还原过程还需递氢体亚甲基蓝的参与。

当红细胞内葡萄糖-6-磷酸脱氢酶(G6PD)含量正常时,由磷酸戊糖代谢途径生成的NADPH

的数量足以完成上述还原反应。

当红细胞内 G6PD 含量不足或缺乏时，高铁血红蛋白还原速度减慢，甚至不能还原。高铁血红蛋白呈褐色，在波长 635nm 自有吸收峰，可用分光光度计加以测定。

（二）试　　剂

（1）0.18md/L 亚硝酸钠和 0.28mol/L 葡萄糖混合溶液：亚硝酸钠 1.25g，葡萄糖 5.0g，加蒸馏水至 100mL。贮存于棕色瓶中，放 4℃冰箱，可保存 1 个月。

（2）0.4mmol/L 亚甲基蓝溶液：亚甲基蓝（含 3 个结晶水）0.15g，加蒸馏水至 100mL，先将亚甲基蓝放入乳钵中，加蒸馏水少量研磨，待溶解后移到 100mL 容量瓶中，再加蒸馏水至刻度线，混匀过滤，此液可贮存 3 个月。

（3）0.02mol/L 磷酸盐缓冲液（pH 值为 7.4）：Na_2HP0_4 229.5mg；KH_2HP0_4 52.2mg；加蒸馏水至 100mL，或用 0.0667mol/L，pH 值为 7.4，磷酸盐缓冲液稀释 3 倍。

（4）10^9mmol/L 枸橼酸钠溶液（38g/L）。

（三）操　　作

（1）在试管中加入葡萄糖 20mg，10^9mmol/L 枸橼酸钠溶液 0.2mL，静脉血 1.8mL，混匀。

（2）离心 15min，取出，调整血细胞与血浆比例为 1 ∶ 1 后再混匀。

（3）取上述抗凝血 1mL，加亚硝酸钠葡萄糖混合溶液和亚甲蓝溶液 0.05mL，颠倒混合 15 次，使与氧气充分接触，加塞后放 37℃水浴或孵箱中 3h。

（4）孵育后混匀，取血 0.1mL，加 pH 值为 7.4 磷酸盐缓冲液 10mL 混匀，2min 后在波长 635nm 处测定吸光度（设为 *SA*）。

（5）空白对照，用未加亚硝酸钠葡萄糖的血液，同样孵育后取血 0.1mL，加 pH 值为 7.4 磷酸盐缓冲液 10mL，2min 后测定吸光度为 *B*。然后加入亚硝酸钠葡萄糖混合溶液 1 滴，混匀，5min 后再测其吸光度为 *St*，此为高铁血红蛋白对照。

（四）计　　算

$$高铁血红蛋白还原率 = 1 - \frac{SA - B}{ST - B}$$

（*SA* − *B*），（*St* − *B*）分别为还原后和还原前高铁血红蛋白的吸光度，（*SA* − *B*）/（*St* − *B*）为还原后剩余高铁血红蛋白的比值。

（五）参考范围

高铁血红蛋白还原率应超过 75%。

（六）注意事项

（1）红细胞比积＜30%时，高铁血红蛋白还原率显著降低，所以须调整红细胞与血浆的比例。

（2）本试验抗凝剂若用 ACD 保养液时，ACD 保养液与血之比为 0.15 ∶ 1。该抗凝血可保存 1 周。因草酸盐具有还原性，不宜使用。

（3）标本不应有凝血或溶血以免影响测定结果。

（4）测定吸光度时，分光光度计的波长应准确。一般要求 *St* 比 *B* 大 8 倍以上。

（七）临床意义

香豆病和伯氨喹啉型药物溶血性贫血患者由于 G6PD 缺陷（隐性遗传），高铁血红蛋白还原率明显下降，纯合子常在 30%以下，杂合子则呈中间值，多在 31%～74%。

六、血红蛋白 F 碱变性试验

（一）原　理

Hb-F 抗碱能力比 HbA2 强，在碱性溶液中，Hb-F 不易变性沉淀，其他 Hb 在碱性溶液中可变性而被沉淀剂沉淀。测定其滤液中 Hb 含量，即 Hb-F 的含量。此外，本试验中所使用的半饱和硫酸铵有停止变性反应、降低 pH 值及沉淀蛋白的作用。

（二）试　剂

（1）0.038mol/L KOH（pH 值为 12.7），置于塑料瓶中，4℃保存，若有沉淀浑浊，应弃去不用，用前应进行滴定校正。

（2）半饱和硫酸铵。取硫酸铵 390g，溶于 500mL 蒸馏水中，加热溶解，冷却后置室温。饱和硫酸铵溶液中必须有少量硫酸铵结晶在容器底部，才能表示已达饱和。临用前，取饱和硫酸铵 4mL，加蒸馏水 4mL 及 10mol/L 盐酸 0.02mL。

（三）操　作

（1）血红蛋白液的制备。取抗凝血 1 ～ 2mL，用等渗盐水离心沉淀，洗涤红细胞 3 ～ 4 次。将洗涤后的红细胞按沉淀体积加 1.5 倍蒸馏水和等体积的四氯化碳，用力振荡混合 5 ～ 6min，使红细胞溶解完全后离心 20min。上层红色透明液即为血红蛋白液，其浓度约为 100g/L。

（2）取大试管 1 支，加 0.083mol/L KOH 溶液 3.2mL，血红蛋白 0.2mL，立即混匀，准确碱化 1min，届时立即加入半饱和硫酸铵 6.8mL，混匀后用优质滤纸过滤，所得滤液为甲液。

（3）另取试管 1 支，加蒸馏水 5mL 及血红蛋白液 0.02mL，混匀后为乙液。

（4）甲液和乙液均用蒸馏水作空白管，用分光光度计 540nm 波长分别测定吸光度（A）。

（四）计　算

$$抗碱血红蛋白(\%)=\frac{甲液的A}{乙液的A}\times\frac{51}{251}\times 100\%$$

式中 51 和 251 分别为甲、乙血红蛋白液的稀释倍数。

（五）参考范围

成人为 1.0%～ 3.1%。

新生儿为 55%～ 85%，2 ～ 4 月后下降，1 岁左右接近成人水平。

（六）注意事项

（1）如滤液呈淡黄或淡红色，可能为血红蛋白含量高，但首先应检查所用碱液及酸性半饱和硫酸铵的质量，因碱液的碱度不足或酸性半饱和硫酸铵的浓度和酸度不足皆可导致滤液不呈水样透明而呈淡黄、淡红等颜色，使测定结果错误地增高。

（2）碱液浓度必须准确，其 pH 值必须＞ 12，校准后最好是小批量分装密闭保存，使用量和作用时间都必须十分准确。

（3）酸性半饱和硫酸铵必须准确配制，其 pH 值应为 3.0，最好小批量分装。

（4）过滤用的滤纸应为化学试验用品，滤液必须澄清透明，否则应重新过滤一次或离心沉淀。

（5）试验所用试管、吸管等仪器不可沾染酸碱。

（6）每次试验最好重复做两份。最好用正常人血和脐带血（Hb-F 含量高）作对照试验。

（七）临床意义

β-地中海贫血患者抗碱血红蛋白明显增高，重型患者可达 80%～ 90%。急性白血病、再生障碍性贫血、红白血病、淋巴瘤等也可轻度增高。

七、血红蛋白电泳检查

(一)原　　理

血清中各种蛋白质都有它特有的等电点。各种蛋白质在各自的等电点时呈电中性状态，它的分子所带正负电荷量相等。将蛋白质置于比其等电点较高的pH值缓冲液中，它们将形成带负电荷质点，在电场中均向正极移动。由于血清中各种蛋白质的等电点不同。带电荷量多少有差异，蛋白质的相对分子质量大小不同，所以在同一个电场中泳动的速度也不同，蛋白质分子小带电荷多，泳速度较快；分子大而带电荷少，泳动速度较慢，电泳后分成不同的区带。

(二)试　　剂

(1)0.26mol/L Tris缓冲液(pH值为9.1用于阳极)。Tris 25.2g，EDTA 2.5g，硼酸1.9g，加蒸馏水至1 000mL。

(2)巴比妥铀缓冲液(pH值为8.6用于阴极)。

巴比妥钠5.15g，巴比妥0.92g，加蒸馏水至1 000mL。

(3)醋酸纤维素薄膜浸泡液。

用阳极和阴极用的缓冲液等量混合。

(4)氨基黑10B染色液。氨基黑10 B 1g，磺基水杨酸10g，冰乙酸20mL，加蒸馏水至400mL。

(5)漂洗液。

乙醇45m，冰乙酸5mL，蒸馏水50mL。

(6)0.4mol/L氢氧化钠。

(7)透明液。

冰乙酸25mL，无水乙醇75mL。

(三)操　　作

(1)电泳槽的阳极注入pH值为9.1的Tris缓冲液，阴极注入pH值为8.6的巴比妥钠缓冲液，要求两极液面尽量成一同水平面。

(2)把醋酸纤维素薄膜裁成4×12cm大小，浸入薄膜浸泡液中10min左右，取出，用滤纸吸去多余浸泡液，把薄膜粗面朝上，贴在电泳槽支架上，用两层纱布搭桥，不接通电源，自由平衡5min。

(3)用血红蛋白吸管吸取2～3mL 80～100g/L血红蛋白液，放在盖玻片边缘(盖玻片长约lcm)，把血红蛋白液用盖玻片印在醋酸纤维素薄膜靠阴极一端约1.5cm处(薄膜下衬一片干燥滤纸，吸去多余的血红蛋白液)，同时用正常人血红蛋白液作对照。

(4)接通电源，平衡5min，电压调150V，电流量约为0.2mA/cm薄膜宽，电泳15～20min。

(5)电泳完毕后，取下薄膜条，置于氨基黑10B染色液里染色10min，取出，用漂洗液漂洗并换液数次，直至薄膜条洁白为止。

(6) 定量测定。将各区带用剪刀剪下，HbA用20mL 0.4mol/L NaOH脱色，HbA_2用4mL 0.4mol/L NaOH脱色。另取1条无色膜条(与HbA_2带相仿大小)，加4mL 0.4mol/L NaOH液4mL作为空白管，用分光光度计640nm比色，按下列公式求其含量(%)。

$$HbA_2 = \frac{HbA_2\text{吸光度}}{HbA\text{吸光度} \times 5 + HbA_2\text{吸光度}} \times 100\%$$

(四)参考范围

HbA_2平均值为2.3(1.1～3.2)%。

（五）临床意义

（1）增高。HbA_2 增高是β-轻型地中海贫血的一个重要特征。

（2）减低。缺铁性贫血及其他血红蛋白合成障碍性疾病。

（张美玲）

第六节　常见血液病的检验

Section 6

一、白血病的检验

（一）白血病概述

白血病是一类造血干细胞的克隆性疾病，是造血系统恶性肿瘤。其特征为造血组织中一系或多系血细胞异常增生伴分化成熟障碍和凋亡减少，并可浸润全身各组织和脏器，正常造血功能受抑制。外周血细胞也有量和质的变化。临床表现主要表现为贫血、出血、发热和肝、脾、淋巴结肿大等，若治疗不及时可危及生命。

人类白血病的确切病因至今未明。有关研究表明，可能与某些病毒感染、遗传因素、放射线、化学药物等因素有关。此外，染色体的断裂和易位可使癌基因激活或位置发生移动，染色体内基因结构的改变可直接引起细胞发生突变。免疫功能的降低，也有助于白血病的发生。

白血病占恶性肿瘤总发病率的5%左右，以儿童和青少年居多。在我国各年龄组恶性肿瘤的死亡率中占第6位（男性）和第8位（女性），在儿童及35岁以下的人群中则占到了第1位。

1.白血病的分类

白血病细胞丧失了正常细胞的增殖、分化能力，按白血病细胞分化程度和自然病程分为急性白血病和慢性白血病两大类。

（1）急性白血病。病情发展迅速，骨髓及外周血中的白血病细胞为分化差的原始和早期幼稚细胞。其自然病程多在6个月以内。

（2）慢性内血病。病程发展缓慢，骨髓及外周血中的白血病细胞主要是较晚期的幼稚细胞和成熟细胞。自然病程多在1年以上。

2.急性白血病分型

急性白血病比慢性白血病多见，且病情凶险，随着研究的不断深入，急性白血病的分型方法也随之发展，急性白血病的分型基本上分三个阶段。

（1）FAB分型。1976年法美英三国协作组在传统形态学的基础上结合细胞化学染色方法，提出了FAB法分型，后来又经过不断修订和完善，将急性白血病分为急性淋巴细胞白血病（ALL）和急性髓细胞白血病（AML）两大类，每一类又有若干亚型，并确定原始细胞≥30%为急性白血病的诊断标准。

ALL根据细胞大小及形态又分为L_1～L_3共3种亚型；AML按白血病细胞的归属和分化程度又分为M_0～M_7共8种亚型。

（2）MICM分型。1986年FAB协作组协同免疫学家、细胞遗传学专家提出了形态学、免疫学、细胞遗传学相结合的分型方案，即MIC分型。该分型法以形态学为基础、免疫学和细胞遗传学作补充，相互结合，弥补了FAB分型的一些局限性。近年来，随着分子生物学技术的发展，发现许多白血病的染色体易位引起基因发生改变，形成了新的融合基因，可以通过PCR技术加以检出，对白血病的诊断更灵敏和特异，于是在MIC分型基础上结合了分子生物学的检测内容，形成了MICM分型，这使白血病的诊断从细胞水平上升到分子水平，使白血病的分型更加科学化和规范化，对于指导临床个性化治疗和判断预后具有十分重要的意义。

免疫分型主要是依据血细胞在分化、发育和成熟过程中细胞表面、胞质和核内免疫标志的变化，主要是细胞表面的人类白细胞分化抗原（CD抗原）。利用单克隆抗体可检测这些抗原，可以明确区分ALL和AML，并可进一步鉴定亚型。

细胞遗传学的分型，是通过对内血病细胞的培养和染色体分带技术，尤其是高分辨分带技术的开展，检查染色体核型是否正常，据报道有90%以上的AML及ALL有染色体核型异常。随着分子生物学技术的发展，已发现某些急性白血病有基因的重排，以及各种融合基因的形成，例如M_3型，90%以上患者可见到染色体t(15;17)(q22;q21)，并形成PML/RARα融合基因，该基因是M_3型的特异性分子基因。又如90%～95%慢性粒细胞白血病患者有Ph染色体即t(9;22)(q34;qll)，形成bcr/abl融合基因。

急性白血病中，细胞遗传学的改变，不仅作为白血病诊断依据，而且常与白血病预后有关。急性白血病治疗完全缓解后核型异常消失，预示白血病病情好转；当异常核型出现时，预示白血病复发。这些特异性基因对疑难白血病的诊断、指导治疗、预后判断以及微量残留白血病细胞学检测都具有重要意义。

(3)WHO分型。世界卫生组织(WHO)近年来提出了对血液和淋巴系统恶性肿瘤分型的新方案。在方案中将髓系疾病分为骨髓增殖性疾病(MPD)、骨髓增生异常(MD)、骨髓增生异常综合征(MDS)以及急性髓系白血病(AML)四大类疾病。将淋巴系肿瘤分为B淋巴系统恶性肿瘤、T淋巴细胞和NK细胞肿瘤和霍奇金淋巴瘤，未将ALL单独分类，认为ALL与淋巴瘤均为淋巴系统恶性肿瘤，但仍保留ALL的概念。这一分类是以独立的疾病为基础，反映了造血组织肿瘤分型的最新进展并突出分子生物学检测与临床之间的关系。

急性髓系白血病是髓系原始细胞克隆性增生疾病，将原始细胞＞20%即归于AML范畴内。将AML分为5种类型，分别是：伴有重现性细胞遗传学异常的AML，伴多系发育异常的AML，治疗相关的AML及MDS，不另作分类的AML和急性双表型白血病。

3.急性白血病细胞形态学一般特征

(1)血象。①白细胞计数大多增高，可出现较多的原始或幼稚白细胞，部分可正常或减低，原始细胞或幼稚细胞较少，称为非白血性白血病。②红细胞进行性减少，多属正细胞正色素性贫血，可见幼红细胞。③血小板减少。

(2) 骨髓象。①有核细胞增生多为极度活跃或明显活跃，骨髓中原始及幼稚的白血病细胞≥30%(除幼红细胞以外的所有有核细胞计数，即NEC。WHO分型标准＞20%)。②白血病细胞形态异常，胞体大小不一，细胞形态多不规则；胞质减少，核质比增大；核畸形明显，可出现凹陷、切迹、分叶等现象；核仁数量增多、增大，核染色质时变粗糙或分布不均；胞质染色嗜碱性增强，可出现异常粗大的颗粒。AML胞质中可见Auer小体，是诊断AML的特征之一。可见核浆发育不平衡现象，细胞易于破碎，易见退化细胞（蓝状细胞），在ALL中表现尤为突出。③AML可出现白血病裂孔现象和断尾现象：裂孔现象是指涂片中出现大量原始细胞和少量高度成熟细胞，而缺乏中间过渡阶段的细胞，表明白血病细胞有成熟障碍。断尾现象指仅有大量原始和早期幼稚阶段细胞.而成熟细胞完全消失。④红系和其他细胞系增生受到抑制，巨核细胞明显减少或消失(M_7型除外)。

4.急性白血病的预后

(1)完全缓解、部分缓解、未缓解。①完全缓解(CR)：临床上浸润症状和体征消失；血象恢复正常，无白血病细胞；骨髓象增生程度和粒、红、巨核三系细胞比例均正常，原始粒细胞（原始＋幼稚淋巴细胞或原始＋幼稚单核细胞）≤5%。②部分缓解(PR)：临床表现和血象已有明显改善，但没有达到完全缓解。5%＜原始粒细胞（原始＋幼稚淋巴细胞或原始＋幼稚单核细胞）≤20%。③未缓解（NR）：血象、骨髓象及临床症状均未到部分缓解者。

（2）复发。白血病患者缓解一定时间后，出现下列三者之一称为复发原始粒细胞（原始淋＋幼淋或原始单＋幼稚单核）＜ 20%，但经一疗程治疗达不到完全缓解；骨髓象中原始粒细胞（原始淋＋幼淋或原始单＋幼稚单核）＞ 20%；或出现骨髓外白血病细胞浸润。

（3）微量残留白血病（MRL）。是指白血病患者经诱导化疗或骨髓移植后，达到临床和血液学的完全缓解标准，而体内仍残留着微白血病细胞，一般在 10^6 ～ 10^8 个，用一般骨髓检查方法检测不出来，是白血病复发的主要因素，可用分子生物技术（如 PCR 技术、流式细胞仪等）进行检测，用来评价疗效和预测复发。

（二）急性淋巴细胞白血病

1.概　述

急性淋巴细胞白血病（ALL）是原始或幼稚淋巴细胞细胞在造血组织中异常增殖所致的恶性血液病。ALL 好发于儿童和青少年，往往起病较急，除急性白血病的一般特征外，淋巴结肿大较为显著，其次为肝、脾、骨骼浸润，骨关节及胸骨压痛较明显，较易并发中枢神经系统白血病。

2.血　象

（1）内细胞多数增高，但 1/3 左右成人白细胞可正常或降低；细胞分类以原始及幼稚淋巴细胞为主，可达 90%以上，易见蓝状细胞（又称为涂抹细胞）。中性粒细胞减少或缺如。

（2）红细胞、血红蛋白减少，一般为正细胞正色素性贫血，有时可见幼红细胞。

（3）血小板多减少。

3.骨髓象

（1）有核细胞增生极度活跃或明显活跃。

（2）淋巴细胞系增生显著，以原始和幼稚淋巴细胞增生为主，≥30%（NEC，WHO 分型标准＞ 20%），高者可达 90%以上，并伴有形态异常。白血病细胞胞体大小不等；胞核形态不规则，可有凹陷、折叠、切迹等畸形；核仁增多、增大；胞质染较深蓝色，可有空泡。根据骨髓中淋巴细胞特征，可将 ALL 分为 L_1 型、L_2 型、L_3 型 3 种亚型。具体各亚型形态特征见表 4-9。

表 4-9　ALL 各亚型细胞特征

细胞特征	L_1 型	L_2 型	L_3 型
细胞大小	小细胞为主，大小较一致	大细胞为主，大小不一致	大细胞为主，大小较一致
核染色质	较粗，结构较一致	较疏松，结构较不一致	呈细点状，均匀一致
核形	规则，偶有凹陷或折叠	不规则，常见凹陷或折叠	大多规则
核仁	小而不清楚，少或不见	清楚，一个或多个，较大	明显，一个或多个，呈小泡状
胞质量	少	不定，常较多	较多
胞质嗜碱性	轻或中度	不定，有些细胞深染	深蓝
胞质空泡	不定	不定	常明显，呈蜂窝状

（3）粒系、红系细胞增生均明显受抑。

（4）巨核细胞明减少或消失，血小板少见。

（5）骨髓涂片中易见篮状细胞。

4.细胞化学染色

（1）过氧化物酶（POX）与苏丹黑 B（SB）染色。各阶段淋巴细胞均为阴性，原始细胞阳性率应＜ 3%。

(2)糖原染色(PAS)。原始淋巴细胞多呈红色粗大颗粒状或块状阳性反应,PAS积分明显增高。

(3)中性粒细胞碱性磷酸酶(NAP)染色。NAP积分增高。

5.其他检查

(1)免疫学和细胞遗传学检查。免疫分型以细胞免疫标志将ALL分为T-ALL(占20%)和B-ALL(占80%)。T-ALL又分为两型,急性早期T前体细胞白血病和急性T细胞白血病(T-ALL)。B细胞系ALL可分为四型:急性早期B前体细胞白血病,普通型ALL(C-ALL),急性前B细胞白血病(PreB-ALL)和急性B细胞白血病(B-ALL)。细胞遗传学检查发现大约90%的ALL有染色体核型异常,其中66%为特异性染色体重排,出现染色体数目异常和结构异常。

(2)中枢神经系统血病(CNSL)的检查。ALL较易并发CNSL,所以ALL患者也应注意做CNSL的相关检查。CNSL在临床上的主要诊断依据为:①有中枢神经系统的症状和体征,如头痛、呕吐、颈项强直、昏迷等;②有脑脊液改变,如压力增高、白细胞增多、涂片找到白血病细胞、蛋白质含量增多等;③排除其他原因造成的类似症状和脑脊液改变。在CNSL的诊断依据中脑脊液改变尤为重要。

(三)急性髓细胞白血病

急性髓细胞白血病(AML)是造血系统髓系细胞的恶性肿瘤,常见于青壮年、中老年人,患者肝、脾浸润较明显。FAB分型可分为M_0～M_7共8种亚型,还将白血病性原粒细胞分为两型,Ⅰ型为典型的原始粒细胞,胞浆中无颗粒;Ⅱ型有原粒细胞的特征,胞质量较少,有少量细小嗜天青颗粒,是细胞发育不平衡所致。

1.急性髓细胞白血病微分化型(M_0型)

1991年FAB协作组将此型定为M_0型,此型发病率较低,占全部白血病的1%～1.5%,占AML的2%～3%。多见于老年人,肝、脾、淋巴结肿大不明显,疗效差,生存期短。

(1)形态学特征。骨髓中原始细胞＞30%,可达90%。原始细胞处于较早期的分化阶段,形态学上识别困难。细胞圆形,大小不等;核圆形,染色质细致,核仁明显;胞质量少,嗜碱性,透明无颗粒及Auer小体,易被误诊为ALL中的L_1或L_2型。

(2)细胞化学染色。①POX及SB染色:原始细胞为阴性或阳性率＜3%。②PAS及特异性酯酶染色:阴性或弱阳性。

(3)免疫学检查。可表达髓系分化抗原CD13、CD33、CDllb的一种,不表达T、B系特异性抗原,可表达无系列特异性未成熟标志CD34、TdT、HLA-DR。

(4)其他检查。可有染色体异常,有淋巴细胞免疫标志时常见t(9;22);电镜下可见胞质中髓过氧化酶(MPO)阳性。

2.急性粒细胞白血病未分化型(M_1型)

为成人AML中常见的类型。该型起病急,进展快,常伴有严重感染、发热、出血、贫血等症状,常有口腔黏膜和咽喉的炎症、溃疡和坏死。绿色瘤常见于此型,典型表现为骨膜下绿色肿瘤,多见于儿童及青年人。

(1)形态学特征。骨髓中原始粒细胞(Ⅰ型＋Ⅱ型)≥90%(NEC),早幼粒细胞很少,中幼粒以下阶段细胞不见或罕见。原始粒细胞核大,染色质细致,核仁多且清晰,胞质染淡蓝色,可见Auer小体。

(2)细胞化学染色。①原始细胞POX染色和SB染色:阳性率≥3%。②特异性酯酶染色:阳性。

(3)免疫学检查表达:HLA-DR、CD13、CD33、CD34、MPO。

3.急性粒细胞白血病部分分化型(M_2型)

该型为AML中最常见的类型，临床表现同M_1型相似，国内将其分为M_{2a}和M_{2b}两种亚型，其中M_{2b}曾被称为亚急性粒细胞白血病。

(1)形态学特征。①M_{2a}型：骨髓中原始粒细胞≥30%至＜90%(NEC)，单核细胞＜20%，早幼粒以下阶段细胞＞10%，白血病细胞形态不规则，核形多不规则，半数病例的细胞胞质中可见Auer小体。②M_{2b}型：骨髓中原始粒和早幼粒细胞增多，以异常的中性中幼粒细胞增生为主，≥30%(NEC)；该细胞胞核与胞质发育极不平衡，核染色质细致疏松，核仁1～2个，大而明显，胞质量丰富，染粉红色，含有大量细小粉红色中性颗粒，可见Auer小体。

(2)细胞化学染色。①POX染色和SB染色：阳性。②PAS染色：原始粒细胞阴性，早幼粒细胞为弱阳性。③特异性酯酶染色：阳性。④非特异性酯酶染色：可呈阳性，不被NaF抑制。⑤NAP染色：积分明显降低。

(3)免疫学检查表达：HLA-DR、CD13、CD33、CD34、CD57。

(4)其他检查：90%M_{2b}型患者有t(8;21)染色体易位。

4.急性早幼粒细胞白血病(M_3型)

急性早幼粒细胞内血病(APL)发病率占急性白血病的6%～9%，约占AML发病率的10%，多见于成年人，往往起病急，病情凶险，广泛而严重出血是本病突出的特征，也是患者的死亡原因之一，出血常发生于皮肤黏膜、内脏组织器官、颅内等。本病易并发D1C。

(1)形态学特征。本病以血象和骨髓象中出现大被异常增生的早幼粒细胞为主要特征，骨髓中以异常早幼粒细胞为主，≥30%(NEC)，此类细胞大小不等，外形多不规则，胞核略小，常偏位且形态不一，可见双核、花瓣状、折叠、扭曲等多种形态，核1～3个，有的被颗粒遮盖而不清楚，胞质较丰富，染蓝色或灰蓝色，易见Auer小体，有的胞质中含有多条的Auer小体呈交叉状排列，形似柴捆，称为“柴捆细胞”。此外，胞质中还含大量大小不等的紫红色嗜天青颗粒，分布于胞质。①M_{3a}型(粗颗粒型)：胞质中充满粗大、密集、深染的嗜天青颗粒，可盖在核上而使核形态不清。②M_{3b}型(细颗粒型)：胞质含有密集而细小嗜天青颗粒，因胞核常折叠或分叶，易与原、幼稚单核细胞混淆。

(2)细胞化学染色。①POX、SB、特异性酯酶染色：阳性或强阳性。②非特异性酯酶染色：阳性反应，不被NaF抑制。③NAP染色：积分明显降低。

(3)免疫学检查：CD13、CD33呈阳性。

(4)其他检查：90%患者可见染色体易位t(15;17)(q22,q21)，形成PML/RARα融合基因。

5.急性粒单核细胞白血病(M_4型)

急性粒单核细胞白血病(AMMoL)是一种粒细胞系和单核细胞系同时发生恶性增生的白血病，白血病细胞具有粒系和单核细胞特征或兼具两者特征，约占AML发病率的15%，除粒系、单核系增生外，20%的患者吋有异常的嗜酸性粒细胞增多。平均发病年龄低，常伴有肝、脾、淋巴结肿大，缓解率高。根据增生细胞的特征和数试，本病可以分为4个亚型。

(1)形态学特征。①M_{4a}型：骨髓中以原始粒及早幼粒细胞增生为主，≥30%(NEC)，同时原始单、幼稚单核和单核细胞＞20%(NEC)。②M_{4b}型：骨髓中以原始单、幼稚单核增生为主，≥30%(NEC)，同时原始粒和早幼粒细胞＞20%(NEC)。③M_{4c}型：既具有粒系又具有中-核系特征的原始细胞≥30%(NEC)。④M_{4Eo}型：除具有上述任何一型特征外，骨髓中异常的嗜酸粒细胞＞5%。该细胞胞质中嗜酸性颗粒大而圆、着色较深。

(2)细胞化学染色。①POX和SB染色：粒系细胞阳性或强阳性，单核系细胞阴性或弱阳性。②特异性酯酶染色：粒系细胞呈阳性反应，单核系细胞呈阴性反应。③非特异性酯酶染色：单核系细胞强阳性反应，可被NaF抑制；粒系细胞呈阴性或弱阳性反应，不被NaF抑制。

(3)免疫学检查。主要表达CD13、CD14、CD15、CD33、HLA-DR。

6.急性单核细胞白血病(M_5型)

急性单核细胞白血病(AMOL),简称急单。本病多见于青壮年,患者髓外浸润症状明显,表现为皮肤、黏膜受损,易出现弥漫性丘疹、硬性结疖、剥脱性皮炎,牙龈增生、出血等;另外,肝、脾、淋巴结肿大,肾功能损害较其他型多见。

(1)形态学特征。外周血可出现一定数量的原始、幼稚单核细胞。骨髓中以原始、幼稚单核细胞增生为主,此类细胞体积较大,外形不规则;胞核形态不一,可呈肾形、马蹄形、"S"形、"山"形等,可见胞核扭曲、折叠;核染色质细致疏松如细网状,核仁1～3个,大而清楚;胞质丰富,染深蓝或灰蓝色,可见空泡和Auer小体。

根据原始单核细胞的多少,可分为2个亚型:①M_{5a}型:骨髓中原始单核细胞≥80%(NEC)。②M_{5b}型:骨髓中原始和幼稚单核细胞≥30%(NEC),原始单核细胞＜80%。

(2)细胞化学染色。①POX和SB染色:原始单核细胞阴性或弱阳性,幼稚单核细胞多为阳性。②非特异性酯酶染色:阳性反应,可被NaF抑制。③PAS染色:原始和幼稚单核细胞可出现粉末状阳性反应。

(3)免疫学检查:主要表达CD11、CD13、CD14、CD15、CD33、CD44、HLA-DR。

7.急性红白血病(M_6型)

本病属于红系细胞和髓系中某系细胞同时恶性增生性疾病。可发生于任何年龄组,发病急,病程短,约占AML的5%。首发症状为贫血,并进行性加重,脾肿大常见。

临床上M_6通常依次经过红血病期、红白血病期、白血病期3个阶段。

(1)形态学特征。①红血病期:骨髓中红系异常增生,多数病例幼红细胞＞50%;以原始红及早幼红细胞为主,中幼红细胞常缺如。幼红细胞形态异常,可见类巨幼样变、核碎裂、多核及巨核型等,核分裂象多见。②红白血病期:红细胞系和粒系(或单核系)同时异常增生;原始粒(或原始单核细胞+幼稚单核细胞)≥30%(NEC)。红系增生明显,＞50%,以中、晚幼红细胞为主,幼红细胞大小不均,胞核与胞质发育不平衡,出现胞体巨大,外形不规则,胞质丰富,核染色质细致的类巨幼样改变和核形不规则,核凹陷、扭曲,双核、多核,核碎裂和巨型核等副幼红细胞改变。③白血病期:形态学特征同各种急性内血病。

本病应注意与巨幼细胞性贫血鉴别,主要鉴别点见表4-10。

表4-10 红白血病与巨幼细胞性贫血的鉴别

鉴别要点	红白血病	幼细胞贫血
	巨幼红细胞	
细胞形态	类巨幼红细胞	典型巨幼红细胞
细胞大小	大小相差悬殊	大而比较一致
核胞质发育	胞质落后于核/核落后胞质	核落后于胞质
核染色质	粗细不均,排列紊乱	细致、排列疏松
副幼红细胞变	明显	极少见
有核红细胞PAS反应	阳性	阴性
早期幼稚粒细胞增生	多见	极少见
巨核细胞减少	明显	不明显
维生素B_{12}、叶酸治疗	明显	有效

(2)PAS染色。幼红细胞常呈强阳性反应,淋巴细胞PAS反成增强。

(3)免疫学检查。表达血型糖蛋白A、CD13、CD33、CD34。

8.急性巨核细胞白血病(M_7型)

M_7型是一种巨核细胞系统恶性增生性疾病,属少见类型白血病,FAB协作组1984年才提出此型。发病多见于中年以上男性,临床表现与其他类型急性白血病相似,常以发热、贫血起病,多数肝、脾、淋巴结不肿大或肿大程度较轻。

(1)形态学特征。骨髓中巨核细胞系异常增生,以原、幼巨核细胞为主,其中原始巨核细胞≥30%(NEC),可见巨型原始巨核细胞和小巨核细胞。小巨核细胞类似淋巴细胞,体积较小,直径多为10μm,胞质圆形或椭圆形,边缘不整齐,呈云雾状或毛刺状;核染色质粗糙,可见核仁;胞质量较少,呈不透明的灰蓝色或嗜多色性,一般无颗粒。血片中也可见小巨核细胞及畸形和巨型的血小板。

(2)细胞化学染色。①POX、SB、特异性酯酶染色:阴性。②PAS染色:阳性。③非特异性酯酶染色:阳性,可被NaF抑制。

(3)免疫学检查。原始细胞CD41、XD42呈阳性,有诊断价值。

(4)其他检查。①电镜血小板过氧化物酶(PPO)呈阳性反应。②骨髓活检:原始巨核细胞增多,网状纤维增加。

(四)慢性白血病

慢性白血病(CL)是骨髓中髓系或淋巴系幼稚和成熟阶段细胞慢性恶性增生性疾病。起病隐匿,进展缓慢,自然病程多在一年以上。慢性内血病分为慢性髓细胞白血病(CML)和慢性淋巴细胞白血病(CLL)两大类,每一类又分若干亚型。

1.慢性粒细胞白血病

慢性粒细胞白血病(CGL),简称慢粒,慢性髓细胞白血病中绝大多数是慢粒,占CL的95%以上,在我国白血病中的发病率仅次于急粒和急淋,排第3位,好发于20～50岁,男性略多于女性。

本病是造血干细胞的异常克隆性增殖性疾病,以粒系增生为主。自然病程可分为慢性期、加速期和急变期3个阶段。本病起病缓慢,最初症状不明显,随病情进展,可出现低热、乏力、盗汗,最突出体征是脾肿大,可中度至巨脾,也可见胸骨压痛和肝中度肿大。

(1)血象。①白细胞总数显著升高,早期多在50×10^9个/L左右,随病情进展可升至$(100 \sim 300) \times 10^9$个/L,最高者可达$1\,000 \times 10^9$个/L。粒系百分率显著增高,以中性中幼粒以下阶段为主,嗜酸性粒细胞、嗜碱性粒细胞也增高,嗜碱性粒细胞可高达10%～26%,为慢粒特征之一。原始粒细胞一般<10%,随病情进展,原始粒细胞比例增多,加速期可>10%,急变期>20%。粒细胞大小不一,核质发育不平衡,可出现退行性变,偶见Auer小体。②红细胞早期多不减低,随病情发展减低,为正细胞正色素性贫血,可见有核红细胞。③血小板早期增多或正常,个别高达$1\,000 \times 10^9$个/L,加速期及急变期可进行性下降,血小板大小不均,可见巨大、畸形血小板。

(2)骨髓象。①有核细胞增生极度活跃,粒红比值显著上升,可达10∶1～50∶1。②粒系细胞增生显著,以中性中幼粒、晚幼粒和杆状核粒细胞增生为主,嗜酸性粒细胞、碱性粒细胞常明显增多,原始粒细胞+早幼粒细胞<10%。粒细胞形态改变间外周血。原始细胞若比例增高,则提示疾病向加速期和急变期转化。③红系细胞增生明显受抑制,形态大致正常。④巨核细胞常增多,急变期可减少,可见小巨核细胞,血小板改变同外周血。

(3)细胞化学染色。NAP染色:阳性率和积分明显减低,甚至阴性,但慢粒合并感染时可升高。

(4) 细胞遗传学和分子生物学检查。90%以上的患者有 ph 染色体（费城染色体），即 t(9;22)(q34; q11)，并形成 bcr/abl 融合基因。

2.慢性淋巴细胞白血病

慢性淋巴细胞白血病(CLL)，简称慢淋，是形态上类似成熟、但免疫学不成熟或功能有缺陷的淋巴细胞恶性增生性疾病，大多数是 B 淋巴细胞，少数是 T 淋巴细胞。

本病多见于西欧、北美各国，我国少见，主要发生于 50 岁以上的老年男性，临床主要表现是以全费淋巴结肿大为其突出体征，常伴有肝脾肿大，晚期可出现贫血及出血等症状，少数患者还伴有皮肤病变。因正常免疫球蛋内的产生减少，免疫功能低下，易并发各种感染，严重者可导致死亡。

(1) 血象。①白细胞总数上升，常在$(30 \sim 100) \times 10^9$个/L，少数可$> 100 \times 10^9$个/L；以淋巴细胞持续增高为特征，淋巴细胞≥60%，晚期可达 90%～98%，绝对值$> 6 \times 10^9$个/L；以分化好的白血病性淋巴细胞为主，其形态类似正常小淋巴细胞，但核染色质密集，染色加深，核形可不规则，有深切迹和裂隙；原始＋幼稚淋巴细胞＜5%。蓝状细胞明显增多。②红细胞和血红蛋白早期多正常，晚期下降，少数患者可并发自身免疫性溶血性贫血。③血小板数显早期可正常，晚期常减少。

(2) 骨髓象。①有核细胞增生明显活跃或极度活跃。②淋巴系细胞增生增多，≥40%，晚期可高达 90%以上。以内血病性淋巴细胞增生为主，形态特征同外周血，原始、幼稚淋巴细胞少见，一般为 5%～10%。③粒、红两系增生受抑，并发自身免疫性溶血性贫血时，红系可增生。④晚期巨核细胞减少。

(3) 细胞化学染色。①PAS 染色淋巴细胞呈粗颗粒状阳性反应。②NAP 染色积分常增高。

(五)造血系统其他恶性肿瘤

1.多发性骨髓瘤

多发性骨髓瘤(MM)是恶性浆细胞病中最常见的一种类型，是骨髓内中一浆细胞株异常增生的恶性肿瘤。其特征是多克隆浆细胞过度增生并产生单克隆免疫球蛋白，正常多克隆浆细胞和多克隆免疫球蛋内分泌受到抑制。异常浆细胞（即骨髓瘤细胞）可侵犯骨髓，引起广泛性骨骼破坏，患者可有骨痛、骨折、高钙血症、贫血、肾功能不全及免疫功能异常的临床表现。

(1) 血象。①红细胞和血红蛋白减低，多为正细胞正色素性贫血。可见幼红细胞，成熟红细胞呈缗钱状排列。②白细胞正常或轻度增高，分类时可见淋巴细胞相对增多，可见到少量骨髓瘤细胞，一般＜5%，若骨髓瘤细胞数＞20%，绝对值$> 2 \times 10^9$个/L，即可考虑并发浆细胞性白血病。③血小板正常或减低。

(2) 骨髓象。①有核细胞增生活跃或明显活跃。②骨髓瘤细胞的出现是多发性骨髓瘤的主要特征。骨髓瘤细胞数量多少不等，一般＞15%，高者可达 70%～90%或更高。骨髓瘤细胞大小悬殊，呈圆形、椭圆形或不规则，常成群簇集；胞核为圆形或长圆形，可双核、多核，常偏位，核染色质粗网状，排列紊乱，可见 1～2 个核仁；胞质量丰富，嗜碱性增强，染深蓝色，常含少量空泡或嗜天青颗粒。IgA 型骨髓瘤时由于胞质中充满可溶性异常 IgA，染色后胞质呈红色，又称火焰细胞；有的胞质可见大量粗大的紫红色球形包涵体（Russel 小体）和大量的空泡（又称桑葚细胞）及排列似葡萄状的浅蓝色空泡（又称葡萄状细胞）。根据瘤细胞形态，可分为：A.小浆细胞型；B.幼浆细胞型；C.原浆细胞型；D.网状细胞型。③红系、粒系、巨核细胞系增生受到不同程度的抑制。

多发性骨髓瘤必须经骨髓检查才能做出诊断。由于骨髓瘤细胞常呈灶性分布，有时某一部位穿刺结果不足以说明问题，需多部位或多次穿刺检查。

(3) 其他检查。①蛋白电泳：血清或尿蛋白电泳出现高含量的异常单克隆蛋白区带，即“M”

蛋白，在γ区带之前或α_2、β之间，1%患者不出现"M"区带，属于不分泌型MM。尿中可出现（本-周蛋白）。②肾功能检查：血肌酐和尿素氮异常，晚期可出现尿毒症。③ESR测定：红细胞沉降率明显增高。④X线检查：常见骨质损害，其表现有3种类型：A.弥散性骨质疏松；B.典型凿孔样溶骨性损害；C.病理性骨折。

2.恶性组织细胞病

恶性组织细胞病（MH），简称恶组，是单核-吞噬细胞系统的恶性增生性疾病。其主要的病理特征是在肝、脾、淋巴结、骨髓等器官和组织中出现形态异常的恶性组织细胞的灶性增生，常伴有明显的吞噬血细胞现象。

本病起病急骤，以持续高热、贫血、肝、脾、淋巴结肿大、出血、黄疸和进行性衰竭为主要特征，病程短，多在半年内死亡。

（1）血象。全血细胞减少是本病的典型血象表现：①红细胞和血红蛋白常明显进行性减低，可见幼红细胞。网织红细胞计数正常或轻度增高。②内细胞减低，甚至＜1×10^9个/L。分类时中性粒细胞进行性下降，淋巴细胞相对增多，可见幼稚粒细胞。部分病例在涂片尾部可找到少量异常组织细胞和不典型的单核细胞。③血小板常明显减少。

（2）骨髓象。①有核细胞增生活跃或明显活跃，晚期增生低下时，可出现干抽。②可见数量不等的恶性组织细胞，可分散或成堆分布，分布不均，形态多样，根据其形态学特征，可分为以下五型：A.异常组织细胞：细胞大小不等，胞体较大，直径20～50μm，外形多不规则，常有伪足样突起；核形多样，可呈圆形、椭圆形、不规则形，有时呈杆状或分叶状；核染色质呈细致网状，有1～3个大而清楚的核仁；胞质量丰富，染蓝色或深蓝色，可见少数紫红色嗜天青颗粒和空泡。此细胞对恶组的诊断有重要意义。B.多核巨核组织细胞：细胞体积巨大，可达50～95μm，外形多不规则；核多，一般为3～6个，彼此贴近或呈分叶状，染色质呈较细致的网状结构，每个或每叶核中均可见核仁；胞质染蓝色或灰蓝色，无颗粒或仅有少量嗜天青颗粒。此型细胞少见，与异常组织细胞一样，对恶组的诊断具有临床意义。C.淋巴样组织细胞：大小和形态似淋巴细胞或内皮细胞，呈圆形、椭圆形、狭长弯曲如拖尾形；核常偏于一侧，圆或椭圆形，染色质比淋巴细胞细致，偶见核仁；胞质染浅蓝色或灰蓝色，可含有少数嗜天青颗粒。D.单核样组织细胞：形态似单核细胞，外形不规则；核圆形、椭圆形或不规则形，染色质较粗糙，着色较深。可见1～2个大而清楚的核仁。胞质呈蓝色或浅蓝色，可含较多嗜天青颗粒。E.吞噬型组织细胞：胞体常较大，1个或2个圆形核，常偏位，染色质疏松，核仁大而清楚；胞质中常含有被吞噬的血细胞，如红细胞、中性粒细胞、血小板和细胞碎片等。与其他异常组织细胞同时存在时，可作为诊断恶组的依据。③粒、红两系细胞在恶性组织细胞比例较低时可正常或仅轻度减低，巨核细胞多明显减少。

由于恶性组织细胞呈局灶性、不均一性增生，故穿刺所得恶性组织细胞的数量多少不一，有时需多部位骨髓穿刺，以提高阳性率。

（3）细胞化学染色。①NAP染色：阳性率和积分均明显下降。②POX染色和特异性酯酶染色：阴性。③非特异性酯酶染色：阳性。

三、其他白细胞疾病检验

（一）白细胞减少症和粒细胞缺乏症

1.概　　述

（1）概念。

白细胞减少症是指成人外周血内细胞计数持续＜4×10^9个/L。

粒细胞减少症是指成人外周血中性粒细胞绝对值＜ 2.0×10^9 个/L。

粒细胞缺乏症是指中性粒细胞严重减少＜(0.5 ～ 1.0)× 10^9 个/L，并伴有头晕乏力、畏寒高热等症状。

白细胞减少症最常见的原因是由于中性粒细胞减少所致，粒细胞缺乏症是粒细胞减少症发展到严重阶段的表现，所以它们的病因和发病机制基本相同。

(2)病因和发病机制。①粒细胞生成减少和成熟障碍：主要见于化学药物、电离辐射、严重感染和巨幼细胞性贫血、急性粒细胞性内血病等血液病。②粒细胞破坏或消耗过多：主要见于脾功能亢进、多次输血或自身免疫性疾病产生白细胞抗体、在抗感染过程中消耗过多。③粒细胞分布异常：见于血循环中的边缘池粒细胞增多而使循环池粒细胞减少，或粒细胞滞留在脾池，使外周血粒细胞暂时性减少。④粒细胞释放障碍：骨髓能生成和发育成熟的粒细胞，但不能正常释放入外周血。

2.血　　象

(1)白细胞可有不同程度减少，中性粒细胞可出现中毒颗粒、空泡等多种毒性变，淋巴细胞、单核细胞相对增高。

(2)红细胞和血小板大致正常。

3.骨 髓 象

(1)有核细胞增生活跃或减低。

(2)粒系细胞明显减低，主要为缺乏成熟阶段的中性粒细胞，可见原始、早幼粒细胞，表明粒细胞有成熟障碍，粒细胞可有空泡、中毒颗粒等毒性变和核固缩等退行性变。

(3)红系、巨核系细胞大致正常。

(4)淋巴细胞、单核细胞、浆细胞、网状细胞可相对增多。

(二)类白血病反应

1.概　　述

(1)概念。类白血病反应是指机体受某些疾病或外界因素刺激而产生类似白血病的血象反应。

(2)分类。根据外周血细胞的数量，可分为白细胞增多型和白细胞不增多两型；根据外周血出现的白细胞种类，可分为以下几种类型：①中性粒细胞型：是类白血病反应中最常见的类型。白细胞总数常＞ 50×10^9 个/L，粒细胞显著增多，并可出现核左移，杆状核粒细胞比例增高，可见中性中幼粒、晚幼粒、甚至原始粒、早幼粒细胞，成熟中性粒细胞出现中毒颗粒、空泡等毒性变，NAP 染色积分增高。本型多见于各种严重的感染、恶性肿瘤骨髓转移、有机磷或 CO 中毒、严重烧伤、急性出血和急性溶血等，其中以急性化脓性感染最为常见。②淋巴细胞型：白细胞总数增高，常为(20 ～ 30)× 10^9 个/L，分类成熟淋巴细胞＞ 40%，并可见幼稚淋巴细胞和异形淋巴细胞。本型多见于传染性单核细胞增多症、百日咳、粟粒性肺结核、胃癌、猩红热等疾病。③嗜酸性粒细胞型：白细胞总数常＞ 20×10^9 个/L，分类嗜酸性粒细胞＞ 20%，以成熟嗜酸性粒细胞为主。常见于寄生虫病、药物过敏、霍奇金病、风湿性疾病、晚期癌症等。④单核细胞型：内细胞总数常＞ 30×10^9 个/L，分类单核细胞＞ 30%，以成熟单核细胞为主，偶见幼稚中核细胞。本型多见于粟粒性肺结核、亚急性细菌性心内膜炎、细菌性痢疾、风湿病、斑疹伤寒等。

白细胞不增多型较少见，内细胞多＜ 10×10^9 个/L，分类可见某系细胞的原始细胞及幼稚细胞，可见于结核、败血症和恶性肿瘤。

2.血　　象

(1)白细胞总数多数明显增高，一般在(50 ～ 100)× 10^9 个/L，少数正常或不增高。白细胞分类可因类白血病反应类型的不可而异，可分别出现中性粒细胞、单核细胞、淋巴细胞或嗜酸粒细胞比例增高，伴核固缩、分裂异常等形态改变，中性粒细胞常出现中毒性颗粒和空泡等毒性变，可见幼稚白细胞。

(2)红细胞和血红蛋白大致正常。

(3)血小板正常或增多。

3.骨 髓 象

(1)有核细胞增生活跃或明显活跃。

(2)少数病例原始和幼稚细胞增多，但无内血病的细胞形态学异常。可出现核左移及粒细胞可出现毒性变，其余变化不大。

(3)红系、巨核细胞系正常。

4.细胞化学染色

NAP 染色积分明显增高。

(三)传染性单核细胞增多症

传染性单核细胞增多症(IM)，简称传单，是由 EB 病毒感染所引起的急性或亚急性淋巴细胞良性增生性传染病，又称腺性热。主要好发于儿童和青少年，主要通过经口的密切接触或飞沫传播，也可经性传播及血液传播。本病潜伏期 5 ～ 15d，一般为 9 ～ 11d。起病急缓不一，症状多样，但大多数可出现较典型的临床症状，主要有发热、咽喉痛、淋巴结肿大、肝脾肿大，少数患者出现皮疹和嗜睡、头痛、惊厥等神经系统症状。

1.血 象

(1)白细胞总数正常或稍增多，一般在(10 ～ 30)× 10^9 个/L，少数病例可降低。分类早期以中性粒细胞为主。随后淋巴细胞迅速增多，占 60%～ 97%，并出现异形淋巴细胞，多＞ 10%。

根据异型淋巴细胞的形态特征，可分为三型：

Ⅰ型(浆细胞型或泡沫型)：细胞体积较淋巴细胞稍大，呈圆形、椭圆形或不规则形；核偏位，卵圆形或肾形；染色质粗糙呈粗网状，分布不匀；胞质量较多，染深蓝色，含有大量大小不等的空泡，使胞质呈泡沫状，无颗粒或有少数颗粒，形似浆细胞。

Ⅱ型(单核细胞型或不规则型)：细胞体积较大，外形不规则，核形也不规则，染色质呈网状但比单核细胞粗糙；胞质域丰富，染透明淡蓝色或灰蓝色，细胞边缘着色较深，无空泡，可有少量散在的嗜天青颗粒。

Ⅲ型(幼稚型或幼淋巴细胞样型)：细胞体积较大，呈圆形或椭圆形；核圆形或卵圆形，染色质细致均匀呈纤细网状，可见 1 ～ 2 个核仁；胞质童丰富，染深蓝色或蓝色，无颗粒，可有小空泡。

(2)红细胞和血小板多正常。

2.骨 髓 象

大多数患者骨髓象无明显异常，部分患者可见淋巴细胞增多和出现少量异形淋巴细胞，但不及外周血比例高，可见组织细胞增多。

3.血清学检查

(1)嗜异性凝集试验。传单患者血清中存在嗜异性抗体，能凝集绵羊和马的红细胞，不被豚鼠肾、马肾所吸附，有别于正常血清中的嗜异性抗体。该试验在传单早期即呈阳性。

(2)EB 病毒抗体测定。在本病急性期，抗 EB 病毒膜壳抗原的 IgM 抗体可首先出现，通过免疫荧光技术测定抗体，阳性率＞ 90%，是急性期诊断传单的重要指标。

(宋宗昌)

第五章

Chapter 5

体液、分泌物及排泄物检验

第一节 尿液检验

Section 1

一、尿液标本采集与保存

(一)尿液标本采集

尿液常规检查一般留取中段尿。注意事项如下:

(1)避免阴道分泌物,月经血、粪便等污染。

(2)无表面活性剂、消毒剂等干扰性化学物质混入。

(3)标本收集后及时送检及检查(2h内),以免发生细菌繁殖、蛋白变性、细胞溶解等。

(4)尿标本采集后应避免强光照射,以免尿胆原等物质因光照分解或氧化而减少。

(二)尿标本的种类

1.晨 尿

即清晨起床后的第一次尿液,为较浓缩和酸化的标本。其血细胞、上皮细胞及莆型等有形成分相对集中且保存得较好,适用于可疑或已知泌尿系统疾病的动态观察及早期妊娠试验等。

2.随机尿

即任何时间留取的尿液适用于门诊、急诊患者。本法留取方便,但易受饮食、运动、用药等影响。

3.餐后尿

即餐后2h收集的尿液。此标本对病理性糖尿和蛋白尿的检出更为敏感,也适用于尿胆原检查。

4.3h尿

即上午3h内(如上午6:00～9:00)的尿液。用于测定尿液中的有形成分,如细胞、管型等。

5.12h尿

即晚8:00排空膀胱并弃去此次的尿液后,留取至次日晨8:00的全部尿液,进行12h尿有形成分计数,如Addis计数。

6.24h尿

即于第1d早晨8:00排空膀胱并弃去此次尿液,再收集至次日晨8:00的全部尿液。用于准确定量尿液中的一些化学成分,如肌酐、总蛋白质、糖、尿素、电解质及激素等溶质。

7.其　他

包括中段尿、导尿、耻骨上膀胱穿刺尿等。

(三)尿液标本的保存

1.冷藏于4℃

可防止一般细菌生长及维持较恒定的弱酸性。

2.加入化学防腐剂

大多数防腐剂的作用是抑制细菌生长和维持酸性，常用的有以下几种：

(1)甲醛400g/L(福尔马林)。每升尿中加入5mL，用于尿管型检查、细胞防腐，适用于Addis计数。

(2)甲苯。每升尿中加入5mL，用于尿糖、尿蛋白等定量检查。

(3)麝香草酚。每升尿中< 1g，既能抑制细菌生长，又能较好地保存尿中有形成分，可用于化学成分检查及防腐。

(4)浓盐酸。每升尿中加入10mL，用于尿中17-酮、17-羟类固醇、儿茶酚胺、Ca^{2+}、肾上腺素、去甲肾上腺素、香草扁桃酸(VMA)等的测定。

(5)冰乙酸。每升尿中加入10mL，用于尿中醛固酮的测定。每升尿中加入25mL，可用于5-羟色胺的测定。

(6)碳酸钠。每升尿中加入10g，用于尿中卟啉的测定。

二、尿液的一般检验

(一)尿　量

尿量主要取决于肾小球的滤过率、肾小管重吸收和浓缩与稀释功能。此外，尿量变化还与外界因素如每日饮水量、食物种类、周围环境(气温、湿度)、排汗量、年龄、精神因素、活动量等相关。正常成人24h内排尿为1～1.5L。

(1)24h尿量> 2.5L为多尿，可见于饮水过多，特别是饮用咖啡和失眠及使用利尿剂或静脉输液过多时。病理性多尿常因肾小管重吸收和浓缩功能减退，如尿崩症、糖尿病、肾功能不全、慢性肾盂肾炎等。

(2)24h尿量< 0.4L为少尿，可因机体缺水或出汗所致。病理性少尿主要见于脱水、血液浓缩、急性肾小球肾炎、各种慢性肾功能衰竭、肾移植术后急性排异反应、休克、心功能不全，以及尿路结石、损伤、肿瘤和尿路先天畸形等。

(3)尿量不增多而仅排尿次数增加为尿频，见于膀胱炎、前列腺炎、尿道炎、肾盂肾炎、体质性神经衰弱、泌尿生殖系统处于应激状态、磷酸盐尿症、碳酸盐尿症等。

(二)外　观

尿液外观包括颜色及透明度。正常人新鲜的尿液呈淡黄至橘黄色，透明，影响尿液颜色的主要物质为尿色素、尿胆原、尿胆素及卟啉等。此外，尿色还受酸碱度、摄入食物或药物的影响，浑浊度可分为清晰、雾状、云雾状浑浊、明显浑浊几个等级。正常尿浑浊的主要原因是因含有结晶和上皮细胞所致，病理性浑浊可因尿中含有白细胞、红细胞及细菌所致，淋巴管破裂产生的乳糜尿也可引起浑浊。

1.血　尿

尿内含有一定量的红细胞时称为血尿。由于出血量的不同可呈淡红色云雾状、淡洗肉水样或鲜血样，甚至混有凝血块。每升尿内含血量超过1mL可出现淡红色，称为肉眼血尿。主要见于各种原因所致的泌尿系统出血。洗肉水样外观常见于急性肾小球肾炎。血尿还可由出血性疾病引起。

镜下血尿指尿液外观变化不明显，而离心沉淀后进行镜检时能看到超过正常数量的红细胞(红细胞＞3个/HP下)者称镜下血尿。

2.血红蛋白尿

尿液外观呈酱油色，见于血管内溶血。

3.胆红素尿

系尿中含有大量的结合胆红素所致，外观呈深黄色，振荡后泡沫亦呈黄色，若在空气中久置可因胆红素被氧化为胆绿素而使尿液外观呈棕绿色。胆红素尿见于阻塞性黄疸和肝细胞性黄疸。

4.乳 糜 尿

尿外观呈不同程度的乳白色，严重者似乳汁。因淋巴循环受阻，从肠道吸收的乳糜液未能经淋巴管引流入血液而逆流进入肾，致使肾盂、输尿管处的淋巴管破裂，淋巴液进入尿液中所致。其主要成分为脂肪微粒及卵磷脂、胆固醇及少许纤维蛋白原和白蛋白等。多见于丝虫病、肾肿瘤、肾外伤或手术等。

5.脓　　尿

尿液中含有大量白细胞而使外观呈不同程度的黄色浑浊或含有丝状悬浮物。多见于泌尿系统化脓性感染。

6.盐类结晶尿

外观呈白色或淡粉红色颗粒状浑浊，尤其是在气温寒冷时常很快析出沉淀物。这类浑浊尿可通过在试管中加热、加乙酸进行鉴别。尿酸盐加热后浑浊消失，磷酸盐、碳酸盐则浑浊增加，但加乙酸后二者均变清，碳酸盐尿同时产生气泡除肉眼观察颜色与浊度外，还可以通过尿三杯试验进一步对病理尿的来源进行初步定位。尿三杯试验是在一次排尿中，人为地把尿液分成三段排出，分别盛于3个容器内，第1及第3杯每杯约10mL，其余大部分排于第2杯中，分别观察各杯尿的颜色、浑浊度并做显微镜检查，多用于男性泌尿生殖系统疾病定位的初步诊断(表5-1)。

表5-1　尿三杯试验外观鉴别结果及诊断

第1杯	第2杯	第3杯	初步诊断
有弥散脓液	清晰	清晰	急性尿道炎，且多在前尿道
有脓丝	清晰	清晰	亚急性或慢性尿道炎
有弥散脓液	有弥散脓液	有弥散脓液	尿道以上部位的泌尿系统感染
清晰	清晰	有弥散脓液	前列腺炎、精囊炎
有脓丝	清晰	有弥散脓液	尿道炎、前列腺炎、精囊炎

尿三杯试验还可鉴别泌尿道出血部位，方法如下。

(1)全程血尿(三杯尿液均有血液)：血液多来自膀胱颈以上部位。

(2)终末血尿(即第3杯有血液)：病变多在膀胱三角区、膀胱颈部或后尿道(但膀胱肿瘤患者大量出血时，也可见全程血尿)。

(3)初期血尿(即第1杯有血液)：病变多在尿道或膀胱颈。

(三)气　　味

正常新鲜尿液的气味来自尿内的挥发性酸，尿液久置后，因尿素分解而出现氨臭味。如新排出的尿液即有氨味提示有慢性膀胱炎及慢性尿潴留。糖尿病酮症时，尿液呈烂苹果样气味。此外，药物和食物，特别是进食蒜、葱、咖喱等，尿液可出现特殊气味。

（四）比　重

尿比重是指在4℃时尿液与同体积纯水重量之比。尿比重高低随尿中水分、盐类及有机物含量而异，在病理情况下还受尿蛋白、糖及细胞成分等影响。如无水代谢失调，尿比重测定可粗略反映肾小管的浓缩稀释功能。

1.参考区间

晨尿或通常饮食条件下：1.015～1.025。随机尿：1.003～1.030（浮标法）。

2.临床意义

（1）高比重尿见于高热、脱水、心功能不全、周围循环衰竭等；尿少时，也可见于尿中含葡萄糖和碘造影剂时。

（2）低比重尿见于慢性肾小球肾炎、肾功能不全、肾盂肾炎，尿崩症、高血压等。慢性肾功能不全者，由于肾单位数目大量减少，尤其伴有远端肾单位浓缩功能障碍时，经常排出比重近于1.010（与肾小球滤液比重接近）的尿称为等渗尿。

三、尿液的沉渣检验

（一）非染色尿沉渣镜检

1.操　作

（1）取刻度离心管，倒入混合后的新鲜尿液10mL，1 500r/min离心5min。

（2）离心后，弃去上清液，留0.2mL沉渣，充分混合。

（3）取尿沉渣0.02mL，滴在载玻片上，加上盖玻片镜检。

2.结果判断

尿沉渣镜检观察，在低倍镜下（LP），观察其中有形成分的全貌及管型。在高倍镜下（HP）观察鉴定细胞成分和计算数量，应观察10个视野所见最低和最高值，记录结果。管型用高倍镜鉴定，但计数数量按低倍镜观察20个视野，算出一个视野的平均值，记录结果。

3.参考区间

（1）细胞成分。每高倍视野所见的最低至最高值：红细胞（0～3）个/HP，白细胞（0～5）个/HP。

（2）管型（透明）。每低倍视野平均值（0～1）个/全片。

（3）尿结晶和盐类。数量以每高倍视野+、++、+++、++++报告。

4.注意事项

应准备干净及干燥采尿杯，采集清晨空腹第一次中段尿。女性患者应清洗外阴后留尿，应在1h内送检。见到各种上皮细胞也应报告，报告方式参照白细胞。

5.临床意义

（1）尿内白细胞增多，表示泌尿系统化脓性炎症。

（2）红细胞增多，见于肾小球肾炎、泌尿系统结石、结核或恶性肿瘤。

（3）透明管型可偶见于正常人清晨浓缩尿中；当有轻度或暂时性肾或循环功能改变时，尿内可有少量透明管型；在肾实质性病变时可见较多的颗粒管型。

（4）红细胞管型的出现见于肾小球肾炎等。

（5）颗粒管型的出现提示肾单位有淤滞现象。

（6）脂肪管型的出现，见于慢性肾炎、肾病及类脂性肾病。

(二)尿沉渣定量检查

1.操　　作

(1)标本收集。患者先排尿弃去,准确收集3h尿液于清洁干燥容器内送检。

(2)准确测3h尿量,充分混合,取尿液10mL,置刻度离心管内,1 500r/min离心5min,弃上清液,留1mL充分混匀,吸尿液1滴,注入血细胞计数池内。

2.计　　算

1h细胞数=10大方格细胞总数×100×3h尿总量数/3。

1h管型数=20大方格管型总数/2×100×3h尿总量数/3。

3.参考区间

红细胞:男性<3万个/h,女性<4万个/h。

白细胞:男性<7万个/h,女性<14万个/h。

管型:<3 400个/h。

4.注意事项

尿液应新鲜,pH应在6以下,若为碱性尿,则血细胞和管型易溶解。检查尿液相对密度最好在1.025以上,如<1.016为低渗尿,细胞易破坏。如尿中含大量磷酸盐时,应加入少量稀乙酸液,使其溶解,但切勿加酸过量,以免红细胞及管型溶解;含大量尿酸盐时,应加温使其溶解以便观察。

5.临床意义

(1)急性肾炎患者尿中红细胞增多。

(2)肾盂肾炎患者尿中白细胞可明显增多。

四、尿液的化学检查

(一)尿液蛋白质检查

当尿液中蛋白质含量>100mg/L时或者>150mg/24h称为蛋白尿,定性试验可呈阳性。按蛋白质的分子质量大小分成三组:①高分子质量蛋白质:分子质量>90kDa,含量极微,包括由肾髓袢升支及远曲小管上皮细胞分泌的T-H糖蛋白及分泌型IgG等。②中分子质量蛋白质:分子质量40～90kDa,是以白蛋白为主的血浆蛋白,可占尿蛋白总数的1/3～1。③低分子质量蛋白质:分子质量<40kDa,绝大多数已在肾小管重吸收,因此,尿中含量极少,如免疫球蛋白Fc片段、游离轻链、α_1微球蛋白、β_2微球蛋白等。

1.蛋白尿形成的机制

(1)肾小球性蛋白尿。肾小球因受炎症、毒素等的损害,引起肾小球毛细血管壁通透性增加,滤出较多的血浆蛋白,超过了肾小管重吸收能力所形成的蛋白尿,称为肾小球性蛋白尿。

(2)肾小管性蛋白尿。炎症或中毒引起近曲小管对低分子质量蛋白质的重吸收功能减退而出现以低分子质量蛋白质为主的蛋白尿,称为肾小管性蛋白尿。

(3)混合性蛋白尿。肾脏病变如同时累及肾小球及肾小管,产生的蛋白尿称混合性蛋白尿。

(4)溢出性蛋白尿。血循环中出现大量低分子质量(分子质量<45kDa)的蛋白质如本周蛋白,血浆肌红蛋白(分子质量为14kDa)增多超过肾小管重吸收的极限于尿中大量出现时称为肌红蛋白尿,也属于溢出性蛋白尿。

(5)偶然性蛋白尿。当尿中混有多量血、脓、黏液等成分而导致蛋白定性试验阳性时称为偶然性蛋白尿。

(6)生理性蛋白尿或无症状性蛋白尿。由于各种体外环境因素对机体的影响而导致的尿蛋白含量增多，可分为功能性蛋白尿及体位性（直立性）蛋白尿。①功能性蛋白尿：机体在剧烈运动、发热、低温刺激、精神紧张、交感神经兴奋等所致的暂时性、轻度的蛋白尿称为功能性蛋白质。当诱发因素消失后，尿蛋白也迅速消失。生理性蛋白尿定性一般不超过（+），定量＜0.5g/24h。②体位性蛋白尿：又称直立性蛋白尿，是由于直立体位或腰部前突时引起的蛋白尿。其特点为卧床时尿蛋白定性为阴性，起床活动若干时间后即时出现蛋白尿，尿蛋白定性可达（+/−）甚至（+），而平卧后又转为阴性。

2.参考区间

(1)尿蛋白定性试验为阴性。

(2)尿蛋白定量试验。

＜100mg/L或≤150mg/24h（考马斯亮蓝法）。

3.临床意义

因器质性变，尿内持续性地出现蛋白，尿蛋白量的多少可作为判断病情的参考，但蛋白量的多少不能反映肾脏病变的程度和预后。

蛋白尿见于急性肾小球肾炎、急进性肾小球肾炎、隐匿性肾小球肾炎、慢性肾小球肾炎、肾病综合征、肾盂肾炎、肾内毒性物质引起的损害、肾移植、妊娠和妊娠中毒症等。

（二）本周蛋白尿检查

本周蛋白是免疫球蛋白的轻链单体或二聚体，属于不完全抗体球蛋白，分为κ型和λ型，其分子质量分别为22kDa和44kDa，蛋白电泳时可在α_2至γ球蛋白区带间的某个部位出现M区带，多位于γ区带及βγ区之间。本周蛋白在加热至40～60℃时可发生凝固，温度升至90～100℃时可再溶解，故又称凝溶蛋白。

1.原　　理

尿本周蛋白在加热40～60℃时，出现凝固沉淀，继续加热至90～100℃时又可再溶解，故利用此凝溶特性可将此蛋白与其他蛋白区分。

2.参考区间

尿本周蛋白定性试验：阴性（加热凝固法或对甲苯磺酸法）。

3.临床意义

见于多发性骨髓瘤、华氏巨球蛋白血症，其他疾病如淀粉样变性、恶性淋巴瘤、慢性淋巴细胞白血病、转移瘤、慢性肾炎、肾盂肾炎、肾癌等患者尿中也偶见本周蛋白，可能与尿中存在免疫球蛋白碎片有关。

（三）尿液血红蛋白、肌红蛋白及其代谢产物的检查

1.血红蛋白尿的检查

当血管内有大量红细胞破坏，血浆中游离血红蛋由超过1.5g/L（正常情况下结合珠蛋白最大结合力为1.5g/L血浆）时，血红蛋白随尿排出，尿中血红蛋白检查阳性，称血红蛋白尿。血红蛋白尿外观呈浓茶色或透明的酱油色，镜检时无红细胞，但隐血呈阳性反应。

(1)原理。血红蛋白中的亚铁血红素与过氧化物酶的结构相似，而且具有弱的过氧化物酶活性，能催化过氧化氢生出新生态的氧，氧化受体氨基比林使之呈色，借以识别血红蛋白的存在。

(2)参考区间。正常人尿中血红蛋白定性试验：阴性（氨基比林法）。

(3)临床意义。阳性可见于各种引起血管内溶血的疾病。

2.肌红蛋白尿的检查

当肌肉组织受损伤时，肌红蛋白可大量释放到细胞外并进入血流，因分子质量小，可由肾脏排出。尿中肌红蛋白检查阳性，称肌红蛋白尿。

(1)原理。肌红蛋白和血红蛋白一样，分子中含有血红素基团，具有过氧化物酶活性，能用邻甲苯胺法或氨基比林法检出，肌红蛋白在80%饱和硫酸铵溶液中溶解，而血红蛋白和其他蛋白质则发生沉淀，可以区别。

(2)参考区间。肌红蛋白定性反应：阴性(硫酸铵法)。肌红蛋白定量试验：< 4mg/L(酶联免疫吸附法)。

(3)临床意义。根据发病原因分为阵发性肌红蛋白尿、行军性肌红蛋白尿、创伤、原发性肌疾病、组织局部缺血性肌红蛋白尿，代谢性肌红蛋白尿。

3.含铁血黄素尿的检查

含铁血黄素尿为尿中含有暗黄色不稳定的铁蛋白聚合体，是含铁的棕色色素。血管内溶血时肾脏在清除游离血红蛋白过程中，血红蛋白大部分随尿排出，产生血红蛋白尿。其中的一部分血红蛋白被肾小管上皮细胞重吸收，并在细胞内分解成含铁血黄素，当这些细胞脱落至尿中时，可用铁染色法检出，细胞解体时，则含铁血黄素颗粒释放于尿中，也可用普鲁士蓝反应予以鉴别。

(1)原理。含铁血黄素中的高铁离子在酸性环境里与亚铁氰化物作用产生蓝色亚铁氰化铁沉淀，又称普鲁士蓝反应。

(2)参考区间。含铁血黄素定性试验：阴性(普鲁士蓝法)。

(3)临床意义。尿内含铁血黄素检查对诊断慢性血管内溶血有一定价值，主要见于阵发性睡眠性血红蛋白尿症、行军性血红蛋白尿、自身免疫溶血性贫血、严重肌肉疾病等。但急性溶血初期，血红蛋白检查阳性，因血红蛋白尚未被肾小管上皮细胞摄取，未形成含铁血黄素，本试验可呈阴性。

4.尿中卟啉及其衍生物检查

卟啉是血红素生物合成的中间体，为构成动物血红蛋白、肌红蛋内、过氧化氢酶、细胞色素等的重要成分。正常人血和尿中含有少量的卟啉类化合物。

(1)卟啉定性检查。①原理：尿中卟啉类化合物在酸性条件下用乙酸乙酯提取，经紫外线照射下显红色荧光。②参考区间：尿卟啉定性试验：阴性(Haining法)。

(2)卟胆原定性检查。①原理：尿中卟胆原是血红素合成的前身物质，它与对二甲氨基苯甲醛在酸性溶液中作用，生成红色缩合物。尿胆原及吲哚类化合物亦可与试剂作用，形成红色。但前者不被三氯甲烷将红色提取，后者可用正丁醇将红色提除去，残留的尿液如仍呈红色，提示有卟胆原。②参考区间：定性试验：阴性(Watson-Schwartz法)。③临床意义：卟啉病引起卟啉代谢紊乱，如铅及其他重金属中毒、某些溶血性贫血等，

(四)尿糖检查

临床上出现在尿液中的糖类，主要是葡萄糖，偶见乳糖、果糖、半乳糖等。正常人尿液中可有微量葡萄糖，每日尿内排出< 2.8mmol/24h，用定性方法检查为阴性。糖定性试验呈阳性的尿液称为糖尿。尿糖形成的原因为：当血中葡萄糖浓度> 8.8mmol/L时，肾小球滤过的葡萄糖量超过肾小管重吸收能力(“肾糖阈”)即可出现糖尿。

1.参考区间

(1)尿糖性试验。

阴性(葡萄糖氧化酶试带法)。

(2)尿糖定量试验。

< 2.8mmol/24h。

2.临床意义

(1)血糖增高性糖尿。①饮食性糖尿：因短时间摄入大量糖类(> 200g)而引起。②持续性糖尿：清晨空腹尿糖呈持续阳性，常见于因胰岛素绝对或相对不足所致糖尿病。③其他疾病血

糖增高性糖尿见于甲状腺功能亢进、肢端肥大症、嗜铬细胞瘤、库欣(Cushing)综合征,此外,情绪激动等情况下也可出现暂时性高血糖和糖尿。

(2)血糖正常性糖尿见于范可尼综合征、新生儿糖尿;后天获得性贤性糖尿可见于慢性肾炎和肾病综合征;妊娠后期及哺乳期妇女可出现糖尿。

(3)尿中出现乳糖、半乳糖、果糖、戊糖等,除受进食种类不同影响外,可能与遗传及代谢紊乱有关。

(五)尿酮体定性试验

酮体是乙酰乙酸、β-羟丁酸及丙酮的总称,为体内脂肪酸代谢的中间产物。正常人血中丙酮浓度较低,为2.0～4.0mg/L,其中乙酰乙酸、β-羟丁酸、丙酮分别约占20%、78%、2%。一般检查方法为阴性。

1.酮体检查

(1)朗格法。①原理:含酮体的尿液中加亚硝基铁氰化钠后,与氨溶液接触时出现紫色环。在试验中加少量冰乙酸可防止过量肌酐所引起的假阳性。②操作:取新鲜尿液5mL,加亚硝基铁氰化钠250mg,再加冰乙酸0.5mL,反复振荡使其溶解,混合均匀,沿管壁缓慢加入280g/L氢氧化铵2mL,使之与尿液形成界面,静置后观察。③结果判断:①阴性:10min后无紫色环。②微量:10min内只出现淡紫色环。③+:10min内逐渐出现紫色环。④++:较快出现紫色环。⑤+++～++++:立即出现紫色环。

(2)粉剂法。①操作:A.于凹玻片凹孔内加入一小匙粉剂酮体试剂。B.滴加新鲜尿液于粉剂上,完全浸湿。②结果判断:试剂粉出现紫色为阳性,根据颜色出现的快慢和深浅报告"弱阳性、阳性、强阳性",5min内不出现紫色或仅出现淡黄色或棕黄色为阴性。③注意事项:A.灵敏度:丙酮为1 000mg/L;乙酰乙酸为80mg/L。B.本反应需在试剂与水分接触呈碱性并产热时使氧放出。因此,冬季最好置30℃左右水浴箱内完成。

2.乙酰乙酸检查

(1)原理。尿中乙酰乙酸与氯化高铁形成赭红色乙酰乙酸铁。

(2)操作。取新鲜尿约5mL于试管中,滴加100g/L氯化高铁溶液,至尿中磷酸盐完全沉淀为止。如上清液呈赭红色即为阳性。

(3)注意事项。①尿液必须新鲜,久置后乙酸乙酸可转变成为丙酮。②尿中如含氨基比林、酚类或磺柳酸盐类等药物时均呈阳性反应。③如需鉴别其他物质干扰时,可取尿液10mL,加蒸馏水10mL,煮沸蒸发剩下10mL,促使乙酰乙酸转变成丙酮挥发,冷却后,再重复上述试验,如从阳性转变成阴性,证明为乙酸乙酸。其他原因引起的假阳性则色泽不褪。

(4) 临床意义。①正常尿中不含酮体。②严重未治疗的糖尿病酮酸中毒患者酮体可呈强阳性反应。③妊娠剧吐、长期饥饿、营养不良、剧烈运动后酮体也可呈阳性反应。

(六)脂肪尿和乳糜尿检查

尿液中混有脂肪小滴时,称为脂肪尿。屁中含有淋巴液、外观呈乳糜状称乳糜尿。如合并泌尿道感染,则可出现乳糜脓尿。

1.原　　理

乳糜由脂肪微粒组成,较大的脂粒在镜下呈球形,用苏丹Ⅲ染成红色者为乳糜阳性。过小的脂粒不易在镜下观察,可利用其溶解乙醚的特性,加乙醚后使乳白色浑浊尿变清,即为乳糜阳性。

2.参考区间

乳糜定性试验:阴性。

3.临床意义

淋巴管阻塞常见于丝虫病、过度疲劳、妊娠及分娩后等因素诱发，出现间歇性乳糜尿，偶尔也见少数病例呈持续阳性；其他如先天性淋巴管畸形、腹内结核、肿瘤、胸腹部创伤、手术伤、糖尿病、脂血症、肾盂肾炎、棘球蚴病（包虫病）、疟疾等也可引起乳糜尿。

（七）尿液胆色素检查

尿中胆色素包括胆红素、尿胆原及尿胆素。由于送检多为新鲜尿，尿胆原尚未氧化成尿胆素，故临床多查尿胆红素及尿胆原。

1.胆红素检查

胆红素是血红蛋白分解代谢的中间产物，是胆汁中的主要成分，可分为未经肝处理的未结合胆红素和经肝与葡萄糖醛酸结合形成的结合胆红素。

（1）原理。尿液中的胆红素与重氮试剂作用，生成红色的偶氮化合物。红色的深浅大体能反映胆红素含量的多少。

（2）参考区间。胆红素试验：阴性（试带法）。

2.尿胆原检查

（1）原理。尿胆原在酸性溶液中与对二甲基氨基苯甲醛作用，生成樱红色化合物。

（2）参考区间。尿胆原定性试验：正常人为弱阳性，其稀释度在1∶20以下（改良Ehrlich法）。

3.尿胆素检查

（1）原理。在无胆红素的尿液中，加入碘液，使尿中尿胆原氧化成尿胆素，当与试剂中的锌离子作用，形成带绿色荧光的尿胆素-锌复合物。

（2）参考区间。尿脂素定性试验：阴性（Schilesinger法）。

（3）临床意义。临床上根据黄疸产生的机制可区分为溶血性黄疸、肝细胞性黄疸和阻塞性黄疸三型。尿三胆检验在诊断鉴别三型黄疸上有重要意义。

（八）尿液氨基酸检查

1.胱氨酸尿检查

（1）原理。胱氨酸经亚硝基铁氰化钠作用后，与亚硝基铁氰化钠产生紫红色反应。

（2）参考区间。胱氨酸定性试验：阴性或弱阳性。

胱氨酸定量试验：正常尿中胱氨酸、半胱氨酸为83～830μmol（10～100mg）/24h尿（亚硝基铁氰化钠法）。

（3）临床意义。定性如呈明显阳性为病理变化，见于胱氨酸尿症。

2.酪氨酸尿检查

（1）原理。酪氨酸与硝酸亚汞和硝酸汞反应生成一种红色沉淀物。

（2）参考区间。尿酪氨酸定性试验：阴性（亚硝基苯酚法）。

（3）临床意义。临床上酪氨酸尿见于急性磷、三氯甲烷或四氯化碳中毒，急性肝坏死或肝硬化，白血病，糖尿病性昏迷或伤寒等。

3.苯丙酮尿检查

（1）原理。尿液中的苯丙酮酸在酸性条件下，与三氯化铁作用，生成蓝绿色。

（2）参考区间。尿液苯丙酮酸定性试验：阴性（三氯化铁法）。

（3）临床意义。苯丙酮酸尿见于先天性苯丙酮酸尿症。

4.尿黑酸检查

（1）原理。尿液中的尿黑酸与硝酸银作用，遇上氨产生黑色沉淀，借以识别尿黑酸的存在。

（2）参考区间。尿黑酸定性试验：阴性（硝酸银法）。

（3）临床意义。黑酸尿在婴儿期易观察，因其尿布上常有黑色污斑。患者一般无临床症状，至老年时可产生褐黄病（即双颊、鼻、巩膜及耳郭呈灰黑色或褐色），是尿黑酸长期在组织中积蓄所致。

5.Hartnup 病的检查

(1)原理。2,4-二硝基苯肼与尿中存在的酮酸（由异常出现的丹氨基单羧基中性氨基酸经代谢所致）作用生成一种白色沉淀物。

(2)参考区间。Hartnup 病的检查：阴性（2,4-二硝基苯肼法）

(3)临床意义。当发生先天性或获得性代谢缺陷时，尿中一种或数种氨基酸量比正常增多，称为氨基酸尿。

（九）尿酸碱度检查

1.原　　理

甲基红和溴麝香草酚蓝指示剂适当配合可反映 pH 值 4.5 ～ 9.0 的变异范围。

2.参考区间

正常人在普通膳食条件下尿液 pH 为 4.6 ～ 8.0（平均 6.0）（试带法）。

3.临床意义

(1)尿 pH 降低见于酸中毒、慢性肾小球肾炎、痛风、糖尿病等排酸增加；呼吸性酸中毒，因 CO_2 潴留等，尿多呈酸性。

(2)尿 pH 升高见于频繁呕吐丢失胃酸、服用重碳酸盐、尿路感染、换氧过度及丢失 CO_2 过多的呼吸性碱中毒，尿呈碱性。

（十）尿路感染的过筛检查

1.氧化三苯四氮唑还原试验

此法是利蒙（Limon）在 1962 年提出的一种尿路感染诊断试验。当尿中细菌在 10 个/mL 时，本试验为阳性，肾盂肾炎的阳性率为 68%～ 94%。

原理：无色的氯化三苯四氮唑，可被大肠埃希菌等的代谢产物还原成三苯甲，呈桃红色至红色沉淀。

2.尿内亚硝酸盐试验

又称 Griess 试验。当尿路感染的细菌有还原硝酸盐为亚硝酸盐的能力时，本试验呈阳性反应。

原理：大肠埃希菌等革兰阴性杆菌，能还原尿液中的硝酸盐为亚硝酸盐，使试剂中的对氨基苯磺酸重氮化，成为对重氮苯磺酸。对氨基苯磺酸再与α-萘胺结合成 N-α-萘胺偶氮苯磺酸，呈显红色。

（郭春亮）

第二节　粪便检验

Section 2

一、粪便标本采集

粪便标本的收集、存放与运送的得当与否，直接关系到检验结果的准确性。

(1)应采取新鲜粪便，盛于洁净、干燥无吸水性的有盖容器内，不得混有尿液、水或其他物质。

(2)采集标本时应用干净竹签选取含有黏液、脓血等病变成分的粪便；外观无异常的粪便须从表面、深处及粪端多处取材，其量至少为大拇指末端大小（约 5g）。

(3)标本采集后一般情况应于1h内检查完毕，否则可因pH及消化酶等影响导致有形成分破坏分解。

(4)检查痢疾阿米巴滋养体时应于排便后立即送检。从脓血和稀软部分取材，寒冷季节标本传送及检查时均需保温。检查日本血吸虫虫卵时应取黏液、脓血部分，孵化毛蚴时至少留取30g粪便，且必须尽快处理。检查蛲虫卵须用透明薄膜拭子于晚12时或清晨排便前自肛门周围皱襞处拭取并立即镜检。找寄生虫虫体及做虫卵计数时应采集24h粪便，前者应从全部粪便中仔细搜查或过筛，然后鉴别其种属；后者应混匀后检查。对某些寄生虫及虫卵的初步筛选检验，应采取三送三检，因为许多肠道原虫和某些蠕虫卵都有周期性排出现象。

(5)隐血试验，应连续检查3d，选取外表及内层粪便，应迅速进行检查，以免因长时间放置使隐血反应的敏感度降低。

(6)粪胆原定量检查应连续收集3d的粪便，每天将粪便混匀称重后取出约20g送检。查胆汁成分的粪便标本不应在室温中长时间放置，以免阳性率减低。

(7)进行脂肪定量检查时，应先食定量脂肪食，每天进食脂肪50～150g，连续6d。从第3d起，收集72h粪便，也可定时口服色素（刚果红），作为留取粪便的指示剂，将收集的粪便混合称量，从中取出60g左右送检。简易法为在正常膳食情况下，收集24h的全部粪便，混合称量，从其中取出约60g送检，测脂肪含量。

(8)细菌检验用标本应全部用无菌操作收集，立即送检。

(9)无粪便排出而又必须检查时，可经肛门指诊或采便管拭取标本，灌肠或服油类泻剂的粪便常因过稀且混有油滴等而不适于做检查标本。

二、粪便的一般检验

(一)量

1.参考区间

(1)湿重：100～300g/d。

(2)干重：25～50g/d。

(3)便次数：1～2次/d。

2.临床意义

(1)排便量随食物种类、进食量及消化器官的功能而异。进食粗粮及含纤维较多的食物，粪便量较多。

(2)食物以细粮及肉类为主者，粪便量较少。

(3)胃肠、胰腺有病变或肠道功能紊乱时，粪便量及次数均可增加。

(二)性　状

1.参考区间

成形柱状软便，婴儿呈不成形糊状。

2.临床意义

(1)球形硬便。常见于习惯性便秘、老年排便无力时。

(2)扁平带状便。多为食入矿物油、结肠紧张亢进，结肠、直肠肛门狭窄、肿瘤等。

(3)细铅笔状。多见于肛裂、痔、直肠癌。

(4)乳凝块。提示婴儿对脂肪或酪蛋白消化不完全，引起婴儿腹泻。

(5)黏液便。见于肠壁受刺激或发炎时，如痢疾、急性血吸虫病、肠套叠、结肠炎、回肠炎。

(6)黏液脓血便。多见于细菌性痢疾（简称菌痢）、阿米巴痢疾（酱色）、结肠肿瘤、肠结核、溃疡性结肠炎、慢性血吸虫病、大肠埃希菌性肠炎等。

(7)水样便。食物中毒、婴幼儿腹泻、急性肠炎、急性肠道传染病。

(8)米泔样便。见于重症霍乱、副霍乱。

(9)冻状便。肠易激综合征(IBS)患者常于腹部绞痛后排出黏冻状、膜状或纽带状物,某些慢性菌痢病人也可排出类似的粪便。

(10)糊状或稀汁样便。见于急性胃肠炎、小儿肠炎时肠蠕动加速,大量(> 3 000mL)并有膜状物时多为假膜性肠炎及隐孢子虫感染副溶血性弧菌食物中毒可见洗肉水样便,出血性小肠炎可见红豆汤样便。

(三)颜　色

正常人的粪便呈黄色或棕黄色。颜色改变的临床意义如下:

1.鲜红色

直肠息肉、结肠癌、肛裂及痔疮等。

2.黑　色

上消化道出血(柏油样),出血量在 50 ~ 70mL。服用活性炭、铋、铁剂等。

3.灰白色

阻塞性黄疸,食入硫酸钡。

4.绿　色

婴幼儿消化不良性腹泻,服用甘汞,食大量菠菜等。

5.淡黄色

食入牛奶、大黄、山道年、脂类等未被分解的食物所致。

(四)气　味

不同气味的临床意义如下:

1.恶臭味

粪便恶臭且呈碱性反应时,乃因未消化的蛋白质发生腐败所致。多见患慢性肠炎、胰腺疾病、消化道大出血、结肠或直肠癌溃烂时。

2.鱼腥臭味

阿米巴性肠炎。

3.酸臭味

当脂肪及糖类消化或吸收不良时。

4.食肉后粪便的臭味比素食强烈

(五)酸碱度

1.参考区间

中性、弱酸性或弱碱性(pH6.9 ~ 7.2)。

2.临床意义

(1)食肉后呈碱性,高度腐败时为强碱性。

(2)食糖类及脂肪时呈酸性,异常发酵时为强酸性。

(3)细菌性痢疾、血吸虫病粪便呈减性,pH 约 8.0。

(4)阿米巴痢疾及病毒性肠炎时粪便常呈酸性,pH6.1 ~ 6.6。

(六)结　石

粪便中可见到胆石、胰石、粪石等。最重要且最多见的是胆石。常见于服用排石药物或碎石术之后,较大者肉眼可见,较少者需铜筛淘洗粪便。

三、粪便的显微镜检验

显微镜下观察粪便中的有形成分，有助于消化系统各种疾病的诊断，因此，显微镜检查是常规检查中最重要的手段。用生理盐水涂片法，以竹签挑取含黏液脓血的部分，若为成形便则常自粪便表面、深处及粪端多处取材，混悬于载有一滴生理盐水的载玻片上，涂成薄片，厚度以能透视纸上字迹为度，面积为玻片的2/3，加盖玻片，先用低倍镜观察全片有无虫卵、原虫、包囊、寄生虫幼虫及血细胞等，再用高倍镜详细检查病理成分的形态及结构。

（一）细　　胞

1.白 细 胞

正常粪便中不见或偶见中性分叶核粒细胞。其临床意义为：

(1)肠道有炎症时增多，其数量多少与炎症轻重及部位有关。

(2)小肠炎症时白细胞数量不多(＜15个/HP)，因细胞部分被消化而不易辨认。

(3)细菌性痢疾、溃疡性结肠炎出现大量白细胞，并可见到退化白细胞，还可见到边缘不完整或已破碎、核不清楚、成堆的脓细胞，亦可见到吞有异物的小吞噬细胞。

(4)过敏性肠炎、肠道寄生虫病（阿米巴痢疾或钩虫病）时，粪便涂片染色还可见较多的嗜酸粒细胞，可伴有夏科-雷登结晶。

2.红 细 胞

(1)正常粪便中无红细胞。肠道下段炎症或出血时可出现，如痢疾、溃疡性结肠炎、结肠癌、直肠息肉、急性血吸虫病等。

(2)细菌性痢疾时红细胞少于白细胞，多分散存在且形态正常为草黄色、稍有折光性的圆盘状。

(3)阿米巴痢疾者红细胞多于白细胞，多成堆存在并有残碎现象。

3.巨噬细胞

常见于细菌性痢疾、溃疡性结肠炎及直肠炎症时。

4.上皮细胞

(1)在肠道炎症时增加，如结肠炎、假膜性肠炎的肠黏膜小块中可见到成片存在的上皮细胞。

(2)霍乱、副霍乱肠黏膜坏死。

(3)坏死性肠炎、溃烂的肠癌、溃烂的性病性淋巴肉芽肿等。

5.癌 细 胞

乙状结肠癌、直肠癌病人的血性粪便涂片染色，可见到成堆的癌细胞。

（二）细　　菌

肠道致病菌的检查主要靠培养分离与鉴定。

1.正常菌群与菌群失调

(1)结果判断。粪便中细菌极多，占干重的1/3，多腐正常菌群。健康婴幼儿粪便中主要有双歧杆菌、拟杆菌、肠杆菌、肠球菌、葡萄球菌等。成人粪便中以大肠埃希菌、厌氧菌和肠球菌为主要菌群，约占80%；产气杆菌、变形杆菌、铜绿假单胞菌等多为过路菌，不超过10%；芽孢菌（如梭状菌属）和酵母菌，总量不超过10%。粪便中菌量和菌谱平时处于相对稳定状态，并与宿主间保持着生态平衡。粪便中球菌（革兰阳性菌）和杆菌（革兰阴性菌）的比例大致为1 ∶ 10。

(2)临床意义。①长期使用广谱抗生素、免疫抑制剂及慢性消耗性疾病的患者，粪便中球/杆菌比值变大。②革兰阴性杆菌严重减少，甚至消失，而葡萄球菌或真菌等明显增多，常提示有肠道菌群紊乱或二重感染。此种菌群失调症称假膜性肠炎，涂片常为革兰阳性葡萄球菌、梭状芽孢杆菌(培养为金黄色葡萄球菌、难辨芽孢梭菌等),其次为假丝酵母菌。③在一定条件下,有些正常菌群的细菌也能致病,称为条件致病菌,如受凉或过度疲劳及抵抗力低下等。

2.霍乱弧菌

霍乱弧菌肠毒素具有极强的致病力,作用于小肠黏膜引起肠液大量分泌,导致严水电解质平衡紊乱而致死。

3.酵母菌

是一种环境中常见的真菌,可随环境污染而进入肠道,也可见于服用酵母片之后。多见于夏季已发酵的粪便中。

4.人体酵母菌

约45%正常人带此菌,大量出现可致腹泻。

5.假丝酵母菌

亦称念珠菌,正常粪便中极少见,常见于长期使用广谱抗生素、激素、免疫抑制剂及放疗、化疗后。

(三)结晶

1.夏科-雷登结晶

常见于阿米巴痢疾、钩虫病及过敏性肠炎粪便中,同时可见到嗜酸粒细胞。

2.血晶

见于胃肠道出血后的粪便内,不溶于氢氧化钾溶液,遇硝酸呈蓝色。

3.脂肪酸结晶

多见于阻塞性黄疸,由于胆汁减少引起脂肪吸收不良。

4.胆红素结晶

见于痢疾和乳儿粪便中。

(四)寄生虫卵

从粪便中检查寄生虫卵,是诊断肠道寄生虫感染的取常用的检验指标。

1.蛔虫

是人体最常见的寄生虫之一,寄生于小肠,可引起蛔虫病。幼虫经肠、肝、肺组织移行可引起损伤,以及局部和全身的变态反应。

2.鞭虫

成虫寄生于人体盲肠,可引起鞭虫病。湿热地带最多,感染率高。

3.蛲虫

寄生于回盲部可引起蛲虫病。

4.钩虫

寄生于人体的钩虫,主要是十二指肠钩口线虫,成虫寄生于宿主小肠。

5.华支睾吸虫

俗称肝吸虫,寄生于肝胆管内。

6.血吸虫

寄生于人体的血吸虫有5种,我国流行的主要是日本血吸虫。

7.姜片吸虫

寄生在小肠内。

8.绦虫

寄生于人体的绦虫有30余种,我国常见的有猪带绦虫、牛带绦虫、细粒棘球绦虫、曼氏迭宫绦虫、多房棘球绦虫和微小膜壳绦虫。

（五）肠寄生原虫

原虫为单细胞生物，体积微小，但能独立完成维持生命活动的全部生理功能。常见肠寄生原虫有以下几种：

1.阿 米 巴

包括溶组织内阿米巴、脆弱双核阿米巴和结肠内阿米巴等。临床最为常见、危害最大的是溶组织内阿米巴，又称痢疾阿米巴，寄生于结肠和其他组织内。

2.蓝氏贾第鞭毛虫

寄生在人体十二指肠及胆囊，引起蓝氏贾第鞭毛虫病。

3.人毛滴虫

寄生于人肠道内，多见于回盲部。一般不引起临床症状，有时可致腹泻。

4.结肠小袋纤毛虫

是人体最大的寄生原虫，寄生于人体结肠内，可破坏肠壁组织，引起小袋纤毛虫痢疾。

5.隐孢子虫

小肠上皮细胞内寄生的原虫，是人体重要的寄生孢子虫，与人类腹泻有关的隐孢子虫主要是微小隐孢子虫。

6.人芽孢原虫

被误认为是一种对人体无害的肠道酵母菌。大量研究资料表明，该虫是寄生在高等灵长类和人类肠道的机会致病性寄生原虫。其形态多样，有空泡型、颗粒型、阿米巴型和复分裂型虫体。只有阿米巴型为致病性虫体。

（六）植物细胞及植物纤维

植物细胞及植物纤维为食物残渣，形态多样。植物细胞呈圆形、多角形、花边形等，无色或淡黄色。纤维为螺旋形或网络状结构，正常人粪便含有少增多时常见于肠蠕动亢进、腹泻。

四、粪便的镜下化学检验

显微化学反应检验法，是在显微镜观察下的食物残渣、包囊等物，为了辨认给标本滴加化学试剂，观察其瞬间反应结果，借以鉴别某些粪便中的正常或异常成分。

（一）淀粉颗粒

取少许粪便于载玻片上，滴加碘液 1 ～ 2 滴混合镜检，淀粉颗粒被染为蓝色。如部分水解为红糊精则为棕红色。正常粪便可见少量，腹泻者粪便中常见到。在慢性胰腺炎、胰腺功能不全、糖类消化不良时，粪便中可大量出现。

（二）结缔组织与弹力纤维

取少许粪便于载玻片上，滴加 30%醋酸溶液 2 ～ 3 滴，混匀，显微镜下观察，结缔组织膨胀而弹力纤维更清晰。正常粪便少见。结缔组织常与弹力纤维并存于粪便，有胃部疾患而缺乏胃蛋白酶时可较多出现。

五、粪便的化学检验

（一）隐血试验

粪便隐血（OBT）是指消化道出血量少，日出血量＜ 5mL，肉眼看不见血液，而且少量红细胞又被消化分解，以至于显微镜下也无从发现的出血。目前主要采用化学法、单克隆抗体法。

1.原　　理

以纯化血红蛋白为抗原制备相应抗体，用双抗体夹心法进行试验的免疫胶体金法。

2.参考区间

阴性。

3.临床意义

(1)消化道病变。消化性溃疡、肠结核、克罗恩(Crohn)病、溃疡性结肠炎、结肠息肉等隐血常为阳性。

(2)消化道肿瘤。如胃癌、结肠癌、直肠癌等，OBT 阳性性率可达 95%，呈持续阳性。故粪便 OBT 常作为消化道恶性肿瘤诊断的一个筛选指标。

(3)药物致黏膜损伤。如阿司匹林、吲哚美辛、糖皮质激素等。

(4)全身性病变。血友病、急性白血病、恶性组织细胞病、紫癜、败血症、流行性出血热等。出血热有 84%的阳性率可作为该病的重要佐证。

(5)寄生虫病。钩虫病、回归热、血吸虫病、伤寒病等。

(二)粪胆色素

粪胆色素包括胆红素、粪胆原、粪胆素。正常人胆汁中的胆红素在回肠末端和结肠被细菌分解为粪胆原，其部分被肠道重吸收进入肠肝循环外，大部分在结肠被氧化为粪胆素，并随粪便排出体外。

1.粪 胆 素

(1)原理。粪胆素与汞化合，可形成红色化合物。

(2)参考区间：阴性。

(3) 临床意义。①当总胆管结石、肿瘤等致胆道完全阻塞时，粪便中因无胆色素而呈白陶土色。②溶血性贫血或黄疸患者，因胆汁生成过多而粪胆素呈强阳性。

2.粪 胆 原

(1)原理。粪便中加入硫酸亚铁、使粪胆素还原成粪胆原，此粪胆原再用水浸出，加欧立区试剂及醋酸钠使呈红色反应。

(2)参考区间：75 ～ 350mg/100g 粪便(Ehrlich 方法)。

(3) 临床意义：①粪胆原增加见于溶血性黄疸、阵发性睡眠性血红蛋白尿症、恶性贫血、地中海贫血、再生障碍性贫血、组织内出血等红细胞破坏显著者。②粪胆原减少见于梗阻性黄疸，肝细胞性黄疸时粪胆原则上可增加也可减少，视肝内梗阻情况而定。粪胆原检验对于黄疸类型的鉴别具有一定价值。

3.粪胆红素

(1)原理。粪便中的胆红素被三氧化铁(Fouchet 试剂)氧化成胆绿素而显绿色或蓝色。

(2)参考区间：阴性。

(3)临床意义。①当肠道炎症、腹泻等肠蠕动加速，使胆红素来不及被肠道菌还原时，胆红素试验为阳性。②乳儿因正常肠道菌群尚未建立，粪便亦可出现胆红素。

4.粪 卟 啉

卟啉主要有两种异构体，即第Ⅰ和第Ⅲ型，卟啉分别为粪卟啉及尿卟啉，粪卟啉属于 4 个羟基化合物。在红细胞衰老、破坏后，血红蛋白去掉珠蛋白以后剩余血红素，血红素去掉铁原子后即为卟啉。

(1)原理。粪卟啉在酸性条件下用乙酸乙酯提取，经紫外线照射下显红色荧光。

(2)参考区间：＜ 45nmol/g 干重。

(3)临床意义。增高：①卟啉病、白血病、营养不良、皮肤疾患及感染等；②金属中毒：如铅等。

（郭春亮）

第三节 脑脊液检验
Section 3

脑脊液(cerebrospinal fluid,CSF)是存在于脑室及蛛网膜下腔的无色透明液体,属细胞外液,主要由脑室脉络丛主动分泌,室管膜细胞也能分泌部分脑脊液,还有少量脑脊液由血管滤过液进入蛛网膜下腔形成。侧脑室脉络丛最丰富,其分泌的脑脊液(占95%)经室间孔进入第三脑室、中脑导管和第四脑室,最后经第四脑室中间孔和两个侧孔流到脑和脊髓表面的蛛网膜下腔和脑池。正常成年人脑脊液总量为120～180mL,婴儿约为50mL,占体液总量的1.5%。

正常脑脊液含有一定量的细胞和化学成分,许多成分的含量与血浆相等或稍低。病理情况下,被血脑屏障隔离在外的物质可进入脑脊液,导致相应物质浓度增高。脑脊液检查可了解这些变化,对中枢神经系统(central nervous system,CNS)疾病的诊断有重要临床意义,脑脊液一般检查主要包括理学检查、化学检查和显微镜检查。

一、理学检查

脑脊液理学检查主要是通过肉眼观察脑脊液的颜色、透明度、有无凝块等性状,方法简单、直观,对某些疾病的初步诊断具有重要临床意义。正常脑脊液为无色、透明液体,在病理情况下,脑脊液性状会发生很多异常变化。

(一)颜　色

中枢神经系统发生感染、出血或肿瘤时,脑脊液白细胞、红细胞等增多,脑脊液的颜色可发生异常改变,其变化原因及临床意义见表5-2。

表5-2　脑脊液颜色变化及临床意义

颜色	原因	临床意义
无色		正常、病毒性脑炎、轻型结核性脑膜炎、脊髓灰质炎、神经梅毒
红色	出血	蛛网膜下腔出血或脑室出血、穿刺损伤出血(最初几滴为红色,以后渐清)
黄色	黄变症	陈旧性蛛网膜下腔出血、脑出血、包囊性硬膜下血肿;化脓性脑膜炎、脑膜粘连、脑栓塞;椎管梗阻;脑、脊髓肿瘤及严重的结核性脑膜炎等各种原因引起的重症黄疸;含铁血黄素沉着症、胡萝卜素血症、黑色素、脂色素增高和早产儿等
乳白色	白细胞增高	脑膜炎奈瑟菌、肺炎链球菌、溶血性链球菌引起的化脓性脑膜炎
淡绿色	脓性分泌物增多	铜绿假单胞菌及甲型链球菌引起脑膜炎
褐色或黑色	色素增多	脑膜黑色素瘤

(二)透 明 度

取脑脊液3～5mL置无色透明玻璃试管内,在自然光线下观察,以“清亮”、“微混”、“浑浊”等描述。脑脊液白细胞总数超过0.3×10^9个/L时,常呈微混或混浊;蛋白质量增高或含大量细菌、真菌等,也可混浊;结核性脑膜炎时常呈毛玻璃样微混;化脓性脑膜炎时常呈明显灰白色混浊;脑脊液穿刺损伤而带入红细胞则呈轻度混浊。

（三）凝固性

在腰椎穿刺后1h取脑脊液3～5mL置无色透明玻璃试管内，垂直静置12～24h，观察脑脊液有无凝固及薄膜形成，以“有无凝块”、“有无薄膜”等报告。

当脑脊液内蛋白质（包括纤维蛋白原）增加至10g/L时，可出现薄膜或凝块。化脓性脑膜炎一般在1～2h内形成薄膜、凝块或沉淀。结核性脑膜炎在12～24h形成膜状物。神经梅毒可出现小絮状凝块。蛛网膜下腔梗阻时可呈黄色胶冻状。脑脊液同时存在胶样凝固、黄变症和蛋白-细胞分离（蛋白质明显增高，细胞正常或轻度增高），称为Froin-Nonne综合征，这是蛛网膜下腔梗阻的脑脊液特点。正常脑脊液放置24h不形成薄膜或沉淀。

（四）相对密度

正常脑脊液相对密度：腰椎穿刺为1.006～1.008，脑室穿刺为1.002～1.004，小脑延髓池穿刺为1.004～1.008。相对密度增高常见于各种颅内炎症，相对密度减低见于脑脊液分泌增多。

二、化学检查

（一）蛋白质

正常脑脊液蛋白质含量较血浆低，约为血浆的1%，主要为清蛋白。在中枢神经系统发生病变时，脑脊液蛋白质种类和含量均可有不同程度变化。脑脊液蛋白质检查可分为定性检查和定量测定。

1.检验原理

（1）蛋白质定性试验。常用方法有Pandy试验、硫酸铵试验（包括Ross-Jone试验和Nonne-Apelt试验）和Lee-Vinson试验，其检验原因见表5-3。

表5-3　脑脊液蛋白质定性检验原理

方法	检验原理
Pandy试验	脑脊液球蛋白与苯酚结合，形成不溶性蛋白盐，产生白色混浊或沉淀，混浊程度与球蛋白含量成正比
Lee-Vinson试验	磺基水杨酸和氯化汞均能沉淀脑脊液蛋白质，据沉淀物比例可鉴别化脓性、结核性脑膜炎
硫酸铵试验	饱和硫酸铵能使球蛋白呈白色沉淀

（2）蛋白质定量试验。主要方法有磺基水杨酸-硫酸钠比浊法、染料结合法和免疫法等。前者利用生物碱试剂磺基水杨酸沉淀蛋白质（沉淀清蛋白能力比球蛋白强），比较测定管与标准管浊度，最后计算出标本中蛋白质浓度。

2.操作步骤

（1）蛋白质定性试验。①Pandy试验：在加有潘氏试剂的试管中，滴加1滴脑脊液，在黑色背景下观察到白色沉淀，即为阳性。②硫酸铵试验：在加有饱和硫酸铵溶液的试管中，滴加脑脊液，充分振摇混合，在3min内观察结果，若有混浊或沉淀，即Ross-Jone试验阳性。如将上述溶液过滤后加少许5%乙酸溶液，再加热煮沸，在3min内观察结果，若有沉淀，即Nonne-Apelt试验阳性。

（2）蛋白质定量测定。多在自动生化分析仪上使用配套试剂检测，具体步骤按说明书执行。

3.方法评价

（1）蛋白质定性试验。脑脊液蛋白质定性试验的方法学评价见表5-4。

表 5-4 脑脊液蛋白质定性试验的方法学评价

方法	优点	缺点
Pandy 试验	操作简便、标本用量少、易于观察、灵敏度高	假阳性率较高
Lee-Vinson 试验	检测球蛋白和清蛋白	操作烦琐、特异性低
Nonne-Apelt 试验	检测球蛋白和清蛋白，特异性高	操作烦琐
Ross-Jone 试验	检测球蛋白，特异性高	灵敏度低

(2)蛋白质定量试验。脑脊液蛋白质定量试验方法学评价见表 5-5。双缩脲法因检测灵敏度低不适用于脑脊液蛋白质定量测定。

表 5-5 脑脊液蛋白质定量试验方法学评价

方法	优点	缺点
比浊法(磺基水杨酸-硫酸钠)	操作简便、可自动化	标本用量大，重复性差，影响因素较
免疫法	标本用量少、特异性高	检测成本高
染料结合比色法(邻苯三酚红)	操作简便、灵敏度高、标本用量少、重复性好	实验条件要求高、线性范围窄

4.质量管理

(1)检验前。脑脊液采集过程中如混入血液，可出现假阳性。所用器材应避免污染，防止出现假阳性。所有试剂应保证在有效期内使用。Pandy 试验所用苯酚试剂饱和度减低可致假阴性结果，应定期更换。标本采集后迅速送检以免细胞溶解。

(2)检验中。脑脊液如含有大量细胞或外观混浊，应离心取上清测定；如蛋白质浓度过高，应用生理盐水稀释后重新测定，试验所用试管应选择小口径为宜，内径为 12mm 左右，加入试剂后应立即观察。所用试管和滴管必须洁净，避免出现假阳性。

(3)检验后。定性试验的灵敏度低和特异性低，应结合定量试验结果做出正确评价。

5.临床应用

(1)参考范围。定性：阴性。定量：腰椎穿刺为 0.2 ～ 0.4g/L，小脑延髓池穿刺为 0.1 ～ 0.25g/L，侧脑室穿刺为 0.05 ～ 0.15g/L。早产儿脑脊液蛋白质含量可达 2g/L，新生儿为 0.8 ～ 1.0g/L，出生 2 个月后逐渐降至正常水平。

(2)临床意义。阳性常见于脑组织和脑膜炎症，如化脓性脑膜炎、结核性脑膜炎、脊髓灰质炎和流行性脑脊髓膜炎等。强阳性见于椎管内梗阻、脑出血和脑外伤等(血液混入脑脊液中)。脑脊液蛋白质含量增高的临床意义见表 5-6。

表 5-6 脑脊液蛋白质含量增高的临床意义

病变	原因分析和意义
脑组织炎症	感染时脑膜和脉络从毛细血管通透性增加，先有清蛋白增高，随后球蛋白和纤维蛋白增高
椎管内梗阻	脑脊液循环障碍，血浆蛋白由脊髓中静脉渗出，脑脊液蛋白质含量显著增高(有时高达 30 ～ 50g/L)，如脊髓肿瘤、转移癌和粘连性蛛网膜炎等
神经根病变	如梗阻性脑积水、Guillain-Barre 综合征，多数患者有蛋白-细胞分离现象

（二）葡萄糖

正常脑脊液葡萄糖与血糖浓度关系恒定，与易化扩散有关，是一种单一载体介导的小分子物质跨膜运输过程，通过葡萄糖运输载体转运葡萄糖。脑脊液中葡萄糖含量取决于下列因素：①血糖浓度；②血脑屏障通透性；③脑脊液中糖酵解程度；④载体蛋白介导运输系统功能。因此，检测脑脊液葡萄糖含量时，最好同时测定血糖含量。

1.检验原理

脑脊液葡萄糖测定方法与血清/血浆相同，常用主要方法有己糖激酶法和葡萄糖氧化酶法。

（1）己糖激酶法。在己糖激酶催化下，葡萄糖和ATP发生磷酸化反应，生成葡萄糖磷酸与ADP。前者在葡萄糖-6-磷酸脱氢酶（G-6-PD）催化下脱氢，生成6-磷酸葡萄糖酸，使NADP还原成NADPH，NADPH生成速率与葡萄糖浓度成正比，在波长340nm测定吸光度升高速率，即得到标本中葡萄糖浓度。

（2）葡萄糖氧化酶法。葡萄糖氧化酶能催化葡萄糖氧化成葡萄糖酸，并产生过氧化氢，在色原性氧受体存在下，过氧化物酶催化过氧化氢，氧化色原，生成有色化合物，颜色深浅与葡萄糖浓度成正比，即得到标本中葡萄糖浓度。

2.操作步骤

多在自动生化分析仪上使用配套试剂检测，具体步骤按说明书执行。

3.方法评价

（1）己糖激酶法。①灵敏度高，可达1.0mmol/L；②特异性比葡萄糖氧化酶法高，是公认的血糖测定参考方法。轻度脂血、黄疸、维生素C、氟化钠、肝素、EDTA和草酸盐等均不干扰测定结果，但红细胞破坏释放出有机磷酸酯和酶能消耗NADP，故血性脑脊液对本法测定结果有一定程度干扰。

（2）葡萄糖氧化酶法。①灵敏度高，检测下限可达1.8mmnol/L。②葡萄糖氧化酶对β-D葡萄糖高度特异，血液中α葡萄糖经变构酶催化变旋反应。但过氧化物酶特异性较低，某些还原性物质，如尿酸、维生素C、胆红素和谷胱甘肽等均可与色原竞争，消耗反应过程中的过氧化氢，产生竞争性抑制，使测定结果偏低。③脂蛋白（TG≤500mg/dL）、黄疸（胆红素≤342μmol/L）和溶血（Hb≤10g/L）等对测定结果无影响。

4.质量管理

（1）检验前。①仪器和试剂：确保所用仪器波长、吸光度、灵敏度、稳定性、线性和准确度均经过校正，试剂符合要求。②标本：病理情况下，脑脊液常含病原菌或细胞，故应在留取标本后及时测定。如不能及时处理，应加适量氟化钠，并低温保存以抑制细菌和细胞代谢对葡萄糖的消耗，防止检测结果假性减低。

（2）检验中。溶血标本会对己糖激酶法结果有干扰。

（3）检验后。由于脑脊液葡萄糖浓度与血糖浓度相关，最好同时检测血糖浓度，并结合血糖浓度分析脑脊液葡萄糖检测结果。

5.临床应用

（1）参考范围。正常脑脊液内葡萄糖含量仅为血糖50%～80%，早产儿及新生儿脑脊液葡萄糖含量比成年人略高。

（2）临床意义。脑脊液葡萄糖含量高低与血糖浓度、血脑屏障通透性、糖酵解程度及载体蛋白介导运输系统的功能有关（表5-7）。

表 5-7 脑脊液葡萄糖的变化及临床意义

变化	临床意义
减低	①急性化脓性脑膜炎、结核性脑膜炎、真菌性脑膜炎，葡萄糖含量越低，其预后越差。②脑肿瘤，尤其是恶性肿瘤。③神经梅毒。④血糖。⑤脑部寄生虫病。
增高	①饱餐或静脉注射葡萄糖机体摄入增高，血葡萄糖含量增高。②脑出血。③影响脑干的急性外伤或中毒。④糖尿病。⑤某些病毒感染，特别是流行性乙型脑炎。

（三）氯化物

脑脊液氯化物是中枢神经系统疾病诊断和鉴别诊断的常用指标，脑脊液氯化物含量与血氯浓度、酸碱度、血脑屏障通透性和脑脊液蛋质含量有关。

1.检验原理

脑脊液氯化物测定方法与血清相同，常用方法有硝酸汞滴定法、离子选择电极法、硫氰酸汞比色法和电量分析法等。目前，最常用的是离子选择性电极法，用氯离子选择电极测定标本中氯离子，电池电势与氯离子活度对数呈直线关系，根据电势得出标本中氯离子含量。

2.方法评价

见表 5-8。

表 5-8 常见脑脊液氮化物测定方法评价

方法	评价
离子选择电极法	具有电极结构简单稳固、灵敏度高、响应速度快、便于携带、操作简单、能克服色泽干扰等优点，是常规方法，结果正确度和精密度良好
硫氰酸汞比色法	可手工操作及自动化分析，正确度和精密度良好，也是临床常规方法
电量分析法	正确度和精密度高，为参考方法，但对人员、标本及操作过程的要求高
硝酸汞滴定法	手工操作，较复杂，以目测判断终点，精密度低，影响因素多

3.质量管理

(1)检验前。①电极法：氯电极使用一段时间后，电极上会出现 AgCl 而影响检测结果，应及时擦拭或更换。氯电极的离子交换剂不稳定，寿命仅半年，通常半年应更换电极。②电量分析法：如试剂含杂质可影响电流效率。可用纯试剂进行空白校正，通过预电解除去杂质。

(2)检验中。氯化物电离受溶液 pH、温度等条件影响，因此应控制这些因素，尽量减小误差。

(3)检验后。电极保养对检测结果准确性影响很大，应每日进行保养，如不用应浸泡于电极保养液中。

4.临床应用

(1)参考范围。成年人：120 ～ 130mmol/L；儿童：111 ～ 123mmol/L。

(2)临床意义。脑脊液氯化物含量与血氯浓度、pH、血脑屏障通透性和脑脊液蛋白质含量有关。①减低见于：A.细菌性脑膜炎和真菌性脑膜炎早期、结核性脑膜炎，后者氯化物减低早于葡萄糖减低，因血氯含量减低、脑膜通透性改变，使氯离子代偿性流向血液所致。B.呕吐、肾上腺皮质功能减退症和肾病。C.病毒性脑炎、脊髓炎、脑肿瘤时，氯化物稍减低或不减低。②增高见于：尿毒症、脱水、心力衰竭和浆液性脑膜炎等。

（四）免疫球蛋白测定

1.检验原理

免疫球蛋白检测方法主要有免疫电泳法、免疫散射比浊法和免疫扩散法。目前主要采用免疫比浊法。是利用抗原和抗体在特殊缓冲液中特异性结合，形成抗原抗体复合物，在保持抗体相对过量的前提下，通过测定特殊缓冲液中抗原抗体复合物浊度变化的速率，计算出免疫球蛋白含量。

2.方法评价

(1)经典凝胶沉淀试验(免疫电泳法和免疫扩散法)。操作繁琐、灵敏度低，耗时长且不能动化操作。

(2)免疫比浊法。具有灵敏、快速，且能自动化，临床应用广泛。

3.质量管理

(1)检验前。标本应在采集后尽快送检，如不能尽快送检，应于－20℃保存，避免反复冻融。如采用ELISA法检测，标本不能使用叠氮钠防腐，因能抑制辣根过氧化物酶活性。

(2)检验中。免疫比浊法标本应充分离心取上清液测定，不能混有颗粒和破碎红细胞，以免影响检测结果。

4.临床应用

(1)参考范围。IgG:10～40mg/L;IgA:0～6mg/L;IgM:0～0.22mg/L。

(2)临床意义。生理情况下，脑脊液中可检测到IgG、IgA和IgM，IgE含量极少。脑脊液免疫球蛋白增高的临床意义见表5-9。

表5-9 脑脊液免疫球蛋白增高的临床意义

种类	临床意义
IgG	神经梅毒，化脓性、结核性、病毒性脑膜炎，舞蹈病，神经系统肿瘤和多发性硬化症等
IgA	化脓性、结核性、病毒性脑膜炎，肿瘤等
IgM	化脓性、病毒性脑膜炎，肿瘤，多发性硬化症等
IgE	脑寄生虫病等

(五)蛋白质电泳

1.检验原理

不同蛋白质因相对分子质量和所带电荷不同，在电场泳动方向和速度不同，对蛋白质进行分类。根据介质不同常用检测方法有醋酸纤维薄膜电泳法、琼脂糖凝胶电泳法。

2.操作步骤

同血清蛋白电泳，因脑脊液蛋白质浓度较低，点样前需对脑脊液蛋白质进行浓缩。

3.方法评价

醋酸纤维薄膜或琼脂糖凝胶电泳法较为常用。等电聚焦电泳法可提高分辨率。因脑脊液蛋白质含量少，在电泳前须将脑脊液标本在高分子聚乙二醇或右旋糖酐透析液中浓缩。

4.质量管理

(1)检验前。标本应避免混有红细胞和溶血，若有红细胞，则应离心去除。漂洗液因含乙酸，易挥发，最好现配现用，久置会导致浓度变化，如需隔夜放置应密封保存，防止挥发。

(2)检验中。电泳法影响因素较多，电泳迁移率受支持介质、缓冲液和电场强度影响，点样时需注意点样量和蛋白质含量。

(3)检验后。对检验结果正确解释才能达到蛋白电泳的检验目的。

5.临床应用

(1)参考范围。前清蛋白3%～6%，清蛋白50%～70%，α_1球蛋白4%～6%，α_2球蛋白4%～9%，β球蛋白7%～13%，γ球蛋白7%～8%。

(2)临床意义(见表 5-10)。

表 5-10　脑脊液蛋白质电泳检查意义

前清蛋白	↑:舞蹈症、帕金森病、脑积水等;↓:神经系统炎症、脑肿瘤等
清蛋白	↑:脑血管病,如脑梗死、脑出血等;↓:脑外伤急性期
α_1球蛋白	↑:脑膜炎、脊髓灰质炎等
α_2球蛋白	↑:脑肿瘤、转移癌、胶质瘤等
β球蛋白	↑:退行性变,如帕金森病、外伤后偏瘫等
γ球蛋白	↑:脑胶质瘤、重症脑外伤、癫痫、视神经脊髓炎、多发性硬化症、脑部感染和周围神经炎

三、显微镜检查

显微镜检查是脑脊液检验重要手段之一,其检测内容包括细胞计数及分类、细胞形态学检查和病原学检查等。显微镜检查与脑脊液理学、化学检查相结合,对了解疾病发生、发展、诊断及治疗有重要临床意义。

(一)细胞计数及分类

脑脊液细胞数量少,但种类多,常用计数及分类方法如下。

1.检验原理

用改良牛鲍计数板在显微镜下对脑脊液中细胞进行计数和分类。

(1)细胞计数。如标本清亮或微混可直接混匀后充入改良牛鲍计数板计数;如细胞过多或混浊,则稀释后再充池计数。根据稀释倍数和计数规则得出单位体积内脑脊液细胞数。计数时也可先计数细胞总数,再计数白细胞或红细胞。

(2)白细胞分类计数。白细胞计数时应先在小试管中滴加乙酸 1 ～ 2 滴,转动试管,使试管内壁沾有乙酸后倒去乙酸,以破坏红细胞。方法有:①直接分类计数法:在牛鲍计数板下,根据细胞核形态将有核细胞分为单个核细胞和多个核细胞。②染色分类计数法:如直接分类计数法不易区分细胞时,可将脑脊液离心,取沉淀物涂片,待干燥后染色,在油镜下根据有核细胞形态分类为中性粒细胞、嗜酸粒细胞、嗜碱粒细胞、单核细胞和淋巴细胞。如有不能分类的细胞,应另行描述报告。

2.操作步骤

(1)计数及直接分类。准备计数板→准备标本(稀释)→充池→静置→计数→分类。

(2)染色分类。离心沉淀涂片→染色→显微镜分类。

3.方法评价

(1)细胞计数。手工法是目前脑脊液细胞计数的常用方法,成本低廉,但操作烦琐、耗时、主观影响因素大。现已可使用全自动体液细胞分析仪来代替手工法。

(2)细胞分类计数。①直接分类法:速度快、操作简单,但对细胞形态学变化不敏感。②染色分类法:细胞识别率高、结果准确可靠,尤其是可发现异常细胞,故为细胞分类首选方法。

4.质量管理

(1)检验前。脑脊液细胞计数应在标本采集后 1h 内完成。如放置过久,细胞会破坏、沉淀或纤维蛋白凝集,导致计数不准确。充池时,标本须充分混匀,否则影响结果。计数板和盖玻片应保证清洁。改良牛鲍计数板应每年检定一次,以防不合格或磨损而影响计数结果的准确性。

(2) 检验中。①一次完成充池，如充池过少、过多、有气泡或有碎片，应清洁计数板后重新操作。②充池后平放计数板，不能移动盖玻片。③细胞分布严重不均匀时应重新充池，计数时对压线细胞应遵循数上不数下、数左不数右原则，避免漏数或重复计数。④盖玻片应一次性使用。⑤计数时如发现较多皱缩或肿胀红细胞，应予以描述，以鉴别陈旧或新鲜出血。⑥分类计数时应注意鉴别红细胞、淋巴细胞与新型隐球菌，其中新型隐球菌有“出芽”现象，不溶于乙酸；红细胞溶于乙酸；淋巴细胞加入乙酸后，胞核和胞质更明显。

(3) 检验后。计数板应即刻清洗，以免细胞或其他成分黏附在计数板上，影响使用。穿刺损伤血管而产生的血性脑脊液，白细胞计数需进行校正，校正公式如下：

$$WBC_{矫正}=WBC_{未校正}-\frac{RBC_{脑脊液}\times WBC_{血液}}{RBC_{血液}}$$

5.临床应用

(1) 参考范围。红细胞：无。白细胞：成年人(0～0.008)×10^9个/L，儿童(0～0.015)×10^9个/L。白细胞分类计数：淋巴细胞：成年人40%～80%，新生儿5%～35%；单核细胞：成年人15%～45%，新生儿50%～90%；中性粒细胞：成年人0%～6%，新生儿0～8%。

(2) 临床意义。脑脊液细胞数增高见于中枢神经系统病变，其增多程度和细胞种类与病变性质、转归有关。中枢神经系统病变时，脑脊液细胞分类计数的变化见表5-11。结核性脑膜炎不同时期脑脊液中细胞种类和数量不同；化脓性脑膜炎经有效抗生素治疗后，细胞总数可迅速下降。

表5-11 中枢神经系统病变与脑脊液细胞分类计数变化

疾病	细胞数量	细胞种类
化脓性脑膜炎	↑↑↑	以中性粒细胞为主
结核性脑膜炎	↑↑↑	早期以中性粒细胞为主，中期以中性粒细胞、淋巴细胞和浆细胞为主，后期以淋巴细胞为主
肿瘤性疾病	↑或↑↑	以红细胞、肿瘤细胞为主
寄生虫性疾病	↑或↑↑	以嗜酸粒细胞为主
脑室或蛛网膜出血	↑↑或↑↑↑	以红细胞为主
病毒性脑膜炎	↑	以淋巴细胞为主
真菌性脑膜炎	↑	以淋巴细胞为主

注：↑：轻度增高；↑↑：中度增高；↑↑↑：显著增高。

(二)细胞形态学检查

1.检验原理

常用玻片离心法、沉淀室法、微孔薄膜筛滤法、纤维蛋白网细胞捕获法等收集细胞，并制作涂片染色分类。常用染色方法有May-Grunwald-Giemsa染色法、高碘酸-雪夫染色法、过氧化物酶染色法、脂质染色法、硝基四氮唑蓝染色法和吖啶橙染色法等对细胞形态进行观察并分类。

2.方法评价

染色法形态学检查是发现脑脊液异常细胞最可靠方法，无须特殊器材，结果快速，但受主观因素影响。

3.质量管理

(1) 检验前。标本采集后应尽快染色镜检，久置细胞破坏或凝集，会影响检查结果。

(2) 检验中。标本离心速度不宜过快，时间不宜过长，以减少细胞破坏和变形。涂片应均匀集中利于观察。

(3)检验后如镜下发现形态异常细胞应予以描述，检查后标本和器材应按生物废弃物进行处理。

4.临床应用

脑脊液细胞形态学检查是显微镜检查的重要内容，具有重要临床意义(表 5-12)，重点是检查脑脊液腔壁细胞、肿瘤细胞和污染细胞等。

表 5-12 脑脊液细胞学检查临床意义

细胞	临床意义
腔壁细胞	脉络丛室管膜细胞见于脑积水、脑室穿刺、气脑、脑室造影或椎管内给药。蛛网膜细胞见于气脑、脑室造影或椎管穿刺等引起的蛛网膜机械性损伤
骨髓细胞	穿刺损伤
肿瘤细胞	原发性肿瘤、转移性肿瘤、白血病和淋巴瘤
红细胞	穿刺损伤脊膜管

(三)病原学检查

1.检验原理

正常脑脊液是无菌的。中枢神经系统感染后，脑脊液可见病原微生物，通过特殊微生物染色，可初步判断中枢神经系统是否有感染。

2.方法评价

涂片染色查找病原微生物的方法操作简单、试剂成本低、速度快，能给临床快速提供病原学初步诊断，是脑脊液病原学检查首选方法。

3.质量管理

(1)检验前标本采集必须严格无菌，应使用无菌容器，以免污染造成假阳性。

(2)检验中制片和染色应严格按照操作规程进行。

(3)检验后检查完成后标本和玻片应按生物废弃物进行处理。

4.临床应用

(1)参考范围：阴性。

(2)临床意义：在排除污染前提下，阳性发现(如细菌或真菌)均应视为病原菌感染。

(郭春亮)

第四节 浆膜腔积液检验

Section 4

一、概　　述

人体胸膜腔、腹膜腔、心包膜腔等统称为浆膜腔。正常情况下，浆膜腔内所含液体量较少，主要起润滑作用，如胸膜腔液＜ 20mL，腹膜腔液＜ 50mL，心包膜腔液为 10 ～ 30mL。病理情况下，浆膜腔内有大量液体潴留而形成浆膜腔积液(sennis effusion，serous fluids，SF)。积液因部位不同可分为胸膜腔积液、腹膜腔积液、心包膜腔积液等。根据产生的原因及病理变化，浆膜腔积液可分为漏出液和渗出液。漏出液和渗出液的鉴别对疾病的诊断和鉴别诊断有重要意义。漏出液多为双侧性非炎性积液，渗出液多为单侧性炎性积液。

漏出液和渗出液产生机制和常见原因见表 5-13。

表 5-13 漏出液和渗出液产生机制和常见原因

类型	产生机制	常见原因
漏出液	毛细血管流体静水压增高	静脉回流受阻、充血性心力衰竭和晚期肝硬化
	血浆胶体渗透压减低	血浆清蛋白浓度明显减低的各种疾病
	淋巴回流受阻	丝虫病、肿瘤压迫淋巴管
	水钠潴留	充血性心力衰竭、肝硬化和肾病综合征
渗出液	微生物毒素、缺氧和炎性介质	结核性和细菌性感染
	血管活性物质增高、癌细胞浸润	转移性肺癌、乳腺癌、淋巴瘤、卵巢癌
	外伤、化学物质刺激	血液、胆汁、胰液和胃液等刺激，外伤

浆膜腔积液检测的主要目的有两个：①明确浆膜腔积液性质；②寻找积液形成原因。明确浆膜腔积液性质和形成原因在疾病诊断和治疗中具有非常重要的意义，本节所述内容主要是围绕积液性质和形成原因所需的鉴别诊断实验。

原因不明的浆膜腔积液，经检查大致可分为渗出液或漏出液（表 5-14）。但是，有些浆膜腔积液既有渗出液的特点，又有漏出液性质，这些积液称为“中间型积液”。其形成原因可能是：①漏出液继发感染；②漏出液长期滞留在浆膜腔，致使积液浓缩；③漏出液混有大量血液。因此，判断积液的性质除依据检验结果外，还应结合临床其他检查结果进行综合分析，才能准确诊断。

表 5-14 漏出液与渗出液的鉴别

项目	漏出液	渗出液
病因	非炎症性、营养不良、充血性心力衰竭及肝	炎症性、外伤、肿瘤或理化刺激
颜色	淡黄色	黄色、红色、乳白色
透明度	清晰透明或琥珀色样	混浊或乳糜样
相对密度	< 1.015	> 1.018
pH	> 7.3	< 7.3
凝固性	不易凝固	易凝固
Hivalta 试验	一般为阴性	一般为阳性
蛋白质含量(g/L)	< 25	> 30
积液/血清蛋白质	< 0.5	> 0.5
葡萄糖(mmol/L)	接近血糖水平	低于血糖水平
乳酸脱氢酶(U/L)	< 200	> 200
积液/血清乳酸脱氢酶	< 0.6	> 0.6
有核细胞总数($\times 10^9$/L)	< 0.1	> 0.5
肿瘤细胞	无	可有
细菌	无	可有

积液原因大致可分为如下6种。

1.脓性渗出液

黄色混浊，含大量脓细胞和病原菌。常见致病菌包括大肠埃希菌、铜绿假单胞菌、肠球菌、葡萄球菌、脆弱类杆菌属等，约10%积液为厌氧菌感染。放线菌性渗出液脓稠有恶臭，可见特有菌块；葡萄球菌性渗出液稠厚呈黄色；链球菌性渗出液呈淡黄色，量多而稀薄；铜绿假单胞菌性渗出液呈绿色。

2.血性渗出液

一般呈红色、暗红色或果酱色，见于创伤、恶性肿瘤、结核性积液及肺栓塞等。肿瘤性血性积液抽取后迅速凝固，乳酸脱氢酶增高，肿瘤标志物阳性，铁蛋白、纤维连接蛋白及纤维蛋白降解产物增高，而腺苷脱氨酶、溶菌酶正常，涂片可找到肿瘤细胞。结核性血性积液凝固较慢，腺苷脱氨酶、溶菌酶明显增高。果酱色积液提示阿米巴感染，涂片中可找到阿米巴滋养体；积液呈不均匀血性或混有小凝块，提示为创伤所致。

3.浆液性渗出液

黄色微混浊半透明黏稠液体，有核细胞多在$(0.20 \sim 0.50) \times 10^9$个/L，蛋白质为$30 \sim 50$g/L，见于结核性积液、化脓性积液早期和浆膜转移癌。无菌积液中葡萄糖与血葡萄糖相近，而结核性积液葡萄糖含量减低，可检测结核特异性抗体、乳酸脱氢酶、腺苷脱氨酶及溶菌酶等进行鉴别。

4.乳糜性渗出液

乳白色混浊，以脂肪为主，因胸导管阻塞、破裂或受压引起，见于丝虫感染、纵隔肿瘤和淋巴结结核。涂片检查淋巴细胞增多，积液中三酰甘油＞1.26mmol/L。当积液含大量脂肪变性细胞时，可呈乳糜样，以类脂（磷脂酰胆碱、胆固醇）为主，即假性乳糜。

5.胆固醇性渗出液

黄褐色混浊，强光下可见许多闪光物，镜检可见胆固醇结晶，与结核分枝杆菌感染有关。

6.胆汁性渗出液

黄绿色，胆红素定性检查阳性。见于胆汁性腹膜炎引起的腹膜腔积液。

二、理学检查

通过肉眼观察浆膜腔积液的性状，简单快速，有助于某些疾病的初步判断。正常浆膜腔液为无色透明液体，在不同病理情况下，浆膜腔液的性状会发生病理变化，具体叙述如下。

（一）量

正常胸膜腔、腹膜腔和心包膜腔内均有少量的液体。病理情况下液体量会显著增多，且与病变部位和病情严重程度有关，可有数毫升至上千毫升。

（二）颜　色

胸膜腔积液颜色与积液形成的原因相关，正常积液颜色为淡黄色、清亮，病理性积液颜色因疾病而不同，归纳如下。

1.红　色

外伤、恶性肿瘤、结核病急性期和风湿性疾病等。

2.黄　色

各种原因引起的黄疸。

3.绿　色

细菌感染，如铜绿假单胞菌。

4.乳 白 色

化脓性胸膜炎、丝虫病、淋巴结肿瘤、淋巴结结核、肝硬化和腹膜癌等。

5.咖 啡 色

内脏损伤、恶性肿瘤、出血性疾病及穿刺损伤等。

6.黑　　色

细菌感染，如曲霉菌、厌氧菌等。

(三)透 明 度

积液透明度常与所含细胞及细菌数和蛋白质浓度等有关。漏出液因所含细胞和蛋白质少而呈透明或微混浊；渗出液因含细胞、细菌等成分较多而呈不同程度混浊。

(四)相对密度

积液相对密度高低与其所含溶质有关。漏出液因含细胞、蛋白质少而相对密度常＜1.015。渗出液因含细胞、蛋白质多而相对密度常＞1.018。

(五)酸碱度(pH)

1.胸膜腔积液

pH＜7.4 提示炎性积液，如同时伴葡萄糖减低，提示类风湿性积液、恶性积液或有并发症的炎性积液等。如 pH＜6.0，多因胃液进入胸膜腔使 pH 减低所致，见于食管破裂或严重脓胸。

2.腹膜腔积液

腹膜腔积液并发感染时，细菌代谢产生酸性物质增多，使 pH 减低。pH＜7.3 常见于自发性细菌性腹膜炎。

3.心包膜腔积液

pH 明显减低见于风湿性、结核性、化脓性、恶性肿瘤性、尿毒症性等心包炎，其中恶性、结核性积液 pH 减低程度较明显。

(六)凝 固 性

漏出液一般不易凝固，渗出液因含有较多纤维蛋白原和凝血酶等凝血物质而易于凝固，但当其含有大量纤维蛋白溶解酶时也可不凝固。

三、化学检查

(一)蛋 白 质

浆膜腔积液蛋白质检查包含黏蛋白定性试验、总蛋白定量测定和蛋白电泳等。

1.检验原理

(1)黏蛋白定性检查。也称为李凡他试验(Rivalta test)，黏蛋白等电点为 pH 3～5，在稀乙酸溶液中(pH 3～5)，黏蛋白分子以双极离子存在，总净电荷为零，颗粒无电荷间排斥作用，易凝集成大颗粒，溶解度最小，沉淀析出产生色雾状沉淀。

(2)蛋白质定量测定。浆膜腔积液蛋白质定量测定与血清蛋白质定量测定方法相同，一般多采用双缩脲法。

(3)蛋白电泳。同血清蛋白电泳，利用蛋白质相对分子质量与所带电荷不同、在电场中泳动速度不同对浆膜腔积液所含蛋白组分进行分析。

2.操作步骤

(1)取冰乙酸 2 滴加入干净量筒中，再加入 100mL 蒸馏水，最后滴入 1～2 滴浆膜腔积液，在黑色背景下观察结果。

(2)蛋白质定量测定和蛋内电泳。多采用自动生化分析仪和蛋白电泳仪和配套试剂盒。

3.方法评价

黏蛋白定性试验是较粗略实验，简单易行，是区别渗出液和漏出液最主要的试验。双缩脲法测定蛋白质浓度是最早建立的测定蛋白质浓度的方法，其灵敏度不高，仅达到5g/L，但足以用于检测血清及浆膜腔积液中蛋白质，该法对所有类型蛋白质均能检测，且易实现自动化，精密度高，抗干扰能力强，重复性好。

4.质量管理

(1)Rivalta试验。在蒸馏水中加冰乙酸后应充分混匀，加标本后应在黑色背景下观察结果。肝硬化腹腔积液因球蛋白增高且不溶于水，可呈云雾状混浊，Rivalta试验可出现假阳性，必要时可结合蛋白定量试验结果评价黏蛋白试验结果。

(2)血性浆膜腔积液测定蛋白质时可出现假阳性，因此应离心后取上清液测定蛋白质浓度，其他参见脑脊液蛋白质电泳。

5.临床应用

(1)Rivalta试验。黏蛋白是浆膜间皮细胞受炎症刺激时分泌的酸性糖蛋白，黏蛋白试验是一种筛选试验，对积液性质初步判断有重要作用，漏出液多为阴性，渗出液多为阳性。

(2)蛋白质定量。蛋白质定量测定在不同浆膜腔积液中的临床意义不同，在胸膜腔积液及腹膜腔积液中，＞30g/L可能为渗出液，＜25g/L可能为漏出液，在心包膜腔积液中意义不大。积液与血清蛋白质浓度比值＞0.5可能为渗出液，＜0.5可能为漏出液。

(3)蛋白质电泳。蛋白质电泳可对蛋白质组分进行分析，对积液性质判断有一定作用，漏出液α、γ球蛋白含量低于血浆，清蛋相对较高，而渗出液与血浆相近。

(二)葡萄糖

1.检验原理

积液葡萄糖测定方法与血糖测定方法相同，主要方法有己糖激酶法和葡萄糖氧化酶法。

2.操作步骤

多在自动生化分析仪上使用配套试剂检测，具体步骤按说明书执行。

3.方法评价

可参见脑脊液葡萄糖检测。

4.质量管理

标本应使用一次性清洁无菌容器收集，对凝固性标本可采用氟化物和抗凝剂抗凝，积液标本采集后应尽快送至实验室检查，一般不超过4h，尤其疑为感染性标本，如不能及时送检应放置4℃冷藏保存，尽量减少溶液中细胞和可能病原微生物对糖的消耗。

5.临床应用

(1)参考区间：3.6～5.5mmol/L。

(2)临床意义。漏出液葡萄糖含量与血糖相似或稍低，渗出液葡萄糖含量较血糖明显减低。积液葡萄糖含量减低或与血清含量比值＜0.5，见于风湿性积液、积脓、恶性积液、结核性积液、狼疮性积液或食管破裂。因此，葡萄糖定量测定对积液性质鉴别有一定价值。

(三)脂　质

1.检验原理

浆膜腔积液主要检测指标有脂蛋白、胆固醇和三酰甘油，其中胆固醇和三酰甘油检测原理与血清相同，一般都采用酶法。脂蛋白检测主要采用电泳法。

2.操作步骤

多在自动生化分析仪上使用配套试剂检测，具体步骤按说明书执行。脂蛋白电泳操作方法同血清脂蛋白电泳。

3.临床应用

浆膜腔积液主要用于鉴别真性与假性乳糜性积液。真性乳糜性积液多由胸导管阻塞或梗阻所致，电泳时乳糜区带明显，其胆固醇浓度低于血清胆同醇浓度，但三酰甘油浓度高于血清三酰甘油浓度，真、假性乳糜性积液的常见鉴别试验如表5-15所示。

表5-15 真性与假性乳糜性积液的鉴别

鉴别点	真性乳糜性积液	假性乳糜性积液
病因	胸导管阻塞或梗阻	慢性胸膜炎症所致积液
外观	乳糜性	乳糜性
乙醚试验	变清	无变化
脂肪含量(%)	＞4	＜2
脂蛋白电泳	乳糜微粒区明显	乳糜微粒区带不明显或缺如
胆固醇	低于血清	高于血清
三酰甘油(mmol/L)	＞1.26	＜0.57
蛋白质含量(g/L)	＞30	＜30
脂肪	大量，苏丹Ⅲ染色阳性	少量，有较多脂肪变性细胞
胆固醇结晶	无	有
细菌	无	有
细胞	淋巴细胞增高	混合性细胞

(四)酶

浆膜腔积液中酶的检测主要用于积液性质鉴别，包括乳酸脱氢酶(lactate dehydrogenase, LD)、腺苷脱氨酶(adenosine deaminase, ADA)、淀粉酶(amylase, AMY)、溶菌酶(lysozyme, LZM)、碱性磷酸酶(alkaline phosphatase, ALP)和其他检测指标，其临床意义见表5-16。

表5-16 浆膜腔积液部分检测指标的临床意义

指标	临床意义
LD	主要用于鉴定积液性质，在化脓性感染积液中LDH最高，可达正常血清的30倍；其次为恶性积液，结核性积液略高于正常。恶性胸膜腔积液LDH约为正常血清的3.5倍，而良性积液约为2.5倍，有助于鉴别诊断
ADA	主要用于鉴定结核性和恶性积液。结核性积液ADA显著增高，＞50U/L应考虑为结核性积液，诊断特异性达99%，优于结核菌素试验、细菌学和组织活检等方法。抗结核治疗有效时，ADA下降，也可作为疗效观察指标
AMY	主要用于判断胰源性腹腔积液和食管穿孔所致胸膜腔积液，以协助诊断胰源性疾病和食管穿孔等。胰腺炎、胰腺肿瘤或胰腺损伤时，AMY含量高于血清数倍甚至数十倍；胸腔积液AMY增高见于食管穿孔和胰腺外伤合并胸腔积液
LZM	主要存在于单核细胞、吞噬细胞、中性粒细胞和类上皮细胞溶酶体内，淋巴细胞和肿瘤细胞无LZM。感染性积液LZM含量增高，结核性积液LZM与血清LZM比值＞1.0，恶性积液LZM与血清LZM比值＜1.0，故检测LZM有助于鉴别良、恶性积液

结核性与恶性胸膜腔积液鉴别见表5-17。

表 5-17　结核性与恶性胸膜腔积液鉴别

鉴别点	结核性	恶性	鉴别点	结核性	恶性
外观	黄色、血性	血性多见	积液/血清癌胚抗原	＜1.0	＞1.0
腺苷脱氨酶(U/L)	＞40	＜25	铁蛋白(ML)	＜500	＞1 000
积液/血清腺苷脱氨酶	＞1.0	＜1.0	乳酸脱氢酶(U/L)	＞200	＞500
溶菌酶(mg/L)	＞27	＜15	细菌	可见结核分	无
积液/血清溶菌酶	＞1.0	＜1.0			
癌胚抗原(μg/L)	＜5	＞15	细胞	淋巴细胞	可见肿瘤细

四、显微镜检查

显微镜检查是浆膜腔积液检验的重要检查手段之一，其检查内容主要包括细胞总数计数、白细胞计数及分类、有核细胞形态学检查和病原学检查等。显微镜检查应与浆膜腔积液理学、化学检查相结合，对疾病诊断、治疗和了解疾病发生机制有重要意义。

（一）细胞计数与分类

1.检验原理

(1)细胞总数计数：方法同脑脊液细胞计数。

(2)白细胞分类计数：方法同脑脊液细胞计数。①直接分类计数：据白细胞形态直接将有核细胞分为单个核细胞和多个核细胞。②染色分类法：将浆膜腔液离心，取沉淀物推片，置室温或37℃温箱内，干燥后Wright染色、油镜下分类。如细胞难以分类，应另行描述报告。

2.操作步骤

同脑脊液细胞计数。

(1)计数及直接分类：准备计数板→准备标本(稀释)→充池→静置→计数→分类。

(2)染色分类：离心沉淀涂片→染色→显微镜分类。

3.方法评价

(1)细胞计数。手工显微镜法是目前常规方法，也是细胞计数的参考方法，其成本低廉、操作简单，但耗时且人为影响因素大。体液细胞分析仪法适用于大规模体液常规细胞计数的实验室。

(2)有核细胞分类计数。直接分类法速度快，操作简单，无需染色，但对细胞形态变化不敏感。染色分类法操作较烦琐，分类准确性高，可发现异常细胞，是细胞分类计数参考和首选方法，仪器法分类速度较快，精密度高，但准确性有待改进。

4.质量管理

目前，浆膜腔液常规检查以手工法为主，受检验人员和技术条件的影响较大，不易标准化，应由受过专门培训、技术熟练、有高度责任心和严格按操作程序的人员进行操作，确保结果准确可靠。

(1)检验前。标本须及时送检和检查，以免浆膜腔液凝固或细胞破坏使结果不准确。细胞计数充池前标本必须混匀，否则影响计数结果。不能立即送检的标本可加入40%甲醛溶液延缓细胞溶解，但对细胞形态有一定影响。

(2)检验中。标本离心速度不宜过快，时间不宜过长，以减少细胞破坏和变形。收集细胞也可用玻片离心沉淀法、细胞室沉淀法等。涂片应均匀集中以利于观察。涂片固定时间不能太长，更不能高温固定，以免细胞皱缩。穿刺损伤血管导致血性标本可影响细胞计数，故白细胞计数结果需进行校正（校正公式同脑脊液白细胞计数）。

（3）检验后。计数完成后计数板应立即洗净后消毒，以免细胞或其他成分黏附在计数板上，影响下次使用。标本和使用后的器材等应按生物安全法处理。

5.临床应用

积液细胞种类和计数对判断积液性质有一定作用。通常，漏出液＜ $0.1 \times 10^9/L$，渗出液＞ $0.5 \times 10^9/L$。积液出现少量红细胞多因穿刺损伤所致，故少量红细胞对渗出液和漏出液鉴别意义不大，如见大量红细胞提示为出血性渗出液，源自恶性肿瘤、肺栓塞和结核病等。浆膜腔积液细胞增高的临床意义见表5-18。

表5-18　浆膜腔积液细胞增高的临床意义

细胞	临床意义
淋巴细胞	结核性、肿瘤性积液
中性粒细胞	化脓性积液
间皮细胞	淤血、结核、恶性肿瘤等，提示浆膜受损或受刺激
红细胞	恶性肿瘤（最常见）、创伤（包括标本采集穿刺伤）、肺栓塞等
浆细胞	增生型骨髓瘤
肿瘤细胞	对原发性肿瘤和继发性肿瘤鉴别有价值

（二）病原学检查

浆膜腔积液病原学检查主要包括微生物检查和寄生虫检查。

1.微生物检查

如明确是漏出性积液，则再做微生物检查无太多临床意义。如积液性质不明，或明确是渗出性积液而积液形成原因不明，可将积液离心取沉淀涂片，行革兰染色或抗酸染色。如发现有病原微生物，应立即与临床医生取得联系，尤其是发现抗酸染色阳性细菌，应迅速通知临床医师。感染性积液可由多种病原菌引起，因此，为进一步明确感染病原菌及治疗，仅作染色镜检是不够的，应进一步做细菌培养及药敏试验。

2.寄生虫检查

部分寄生虫寄生可引起浆膜腔积液，如丝虫成虫可寄生于人类淋巴系统，阻碍淋巴回流，引起乳糜性胸膜腔积液；包虫可穿破肠壁，随血液循环进入门静脉系统，幼虫被阻于肝，导致门静脉高压，引起腹腔积液。积液离心取沉淀后观察是否有微丝蚴或包虫头节和小钩，对明确积液形成原因有重要意义。

（张志国）

第五节　关节腔积液检验

Section 5

正常关节腔分泌很少量滑膜液（synovial fluid，SF），在关节运动时起润滑作用，也是关节软骨和关节盘等进行物质交换的媒介。当关节有炎症、损伤等病变时，滑膜液增多，称为关节腔积液。关节腔积液检查结合其他检查对关节及关节病变诊断及鉴别诊断有重要临床意义，如感染性关节炎、类风湿关节炎、骨关节炎等关节疾病。

一、理学检查

(一)量

正常关节腔液为 0.1 ～ 0.3mL,在关节发生炎症、创伤和化脓性感染时,关节腔液量增多。积液量多少可初步反映关节局部刺激、炎症或感染的严重程度。

(二)颜　　色

正常关节腔液无色或淡黄色,病理情况下,呈不同颜色变化,其临床意义见表 5-19。

表 5-19　关节腔积液常见颜色变化及临床意义

颜色	临床意义
无色或淡黄色	正常关节腔滑液
红色	创伤、全身出血性疾病、恶性肿瘤、关节置换术后、血小板减少症或穿刺损伤出血
金黄色	胆固醇增高
脓性黄色	严重细菌感染性关节炎
乳白色	结核性、类风湿关节炎、痛风、系统性红斑狼疮、丝虫病、大量结晶等
绿色	铜绿假单胞菌性关节炎
黑色	褐黄病

(三)透 明 度

正常关节腔液透明清亮。关节腔积液混浊主要与细胞成分、细菌、蛋白质、结晶体等物质增多有关,见于炎性积液。炎性病变越重,混浊越明显,甚至呈脓性液体。积液内含结晶、脂肪小滴、纤维蛋白或块状退化滑膜细胞形成悬浮组织,也可混浊。

(四)黏 稠 度

关节腔液因含透明质酸而高度黏稠。关节有炎症时,关节腔产生大量积液,积液稀释,且积液中中性粒细胞释放酶降解透明质酸,使积液黏稠度减低。关节炎症越重,黏稠度越低。重度水肿、外伤性急性关节腔积液,因透明质酸被稀释,即使无炎症,黏稠度也减低。化脓性关节炎伴有大量细胞增加时,黏稠度可增加。

(五)凝块形成

正常关节腔液不含纤维蛋白原和其他凝血因子,因此不凝固。当炎症时,血浆凝血因子渗入关节腔可形成凝块,凝块形成速度、大小与炎症程度呈正相关。根据凝块占试管中积液体积的多少,将凝块形成程度分为 3 种类型,其临床意义见表 5-20。

表 5-20　关节腔积液凝块形成程度及意义

凝块形成程度	判断类型	临床意义
重度	凝块占试管积液体积 2/3	结核性关节炎、化脓性关节炎、类风湿关节炎
中度	凝块占试管积液体积 1/2	类风湿关节炎、晶体性关节炎
轻度	凝块占试管积液体积 1/4	骨关节炎、系统性红斑狼疮、系统性硬化症及骨肿瘤

（六）黏蛋白形成试验

正常关节腔液中黏蛋白凝块形成良好。凝块形成不良见于化脓性关节炎、结核性关节炎、类风湿关节炎及痛风等。

二、化学检查

关节腔积液中蛋白质、葡萄糖、类风湿因子（rheumatoid factor，RF）、抗核抗体（antinuclear antibody，ANA）、补体和乳酸的测定参考范围和临床意义见表 5-21。

表 5-21　关节腔积液中化学成分检测的临床意义

项目	参考范围	临床意义
蛋白质	11 ～ 30g/L；清蛋白与球蛋白之比为 4∶1，无纤维蛋白	增高见于化脓性关节炎、类风湿关节炎和创伤性关节炎。关节腔炎症时，滑膜液渗出增多，总蛋白、清蛋白、球蛋白和纤维蛋白原均增高
葡萄糖	3.3 ～ 5.3mmol/L	减低见于化脓性关节炎（因白细胞增多和细菌消耗葡萄糖缘故，且血糖与关节腔积液葡萄糖差值＞ 2.2mmol/L）、结核性关节炎和类风湿关节炎（减低程度不明显）
类风湿因子（RF）	阴性	类风湿关节炎患者的关节腔积液 RF 阳性率较血清高，但属非特异性指标。阳性也可见于感染性（如结核性）和其他非感染性关节炎
抗核抗体	阴性	阳性可见于 70%系统性红斑狼疮和 20%类风湿关节炎患者
补体	约为血清补体 10%	类风湿关节炎患者，关节腔积液补体可减低 30%，但血清补体可正常。活动性系统性红斑狼疮患者，关节腔积液和血清补体均减低。感染性关节炎、痛风、Reiter 综合征患者，关节腔积液补体可增高，且与关节腔积液蛋白质浓度呈正相关
乳酸	1.0 ～ 1.8mmol/L	关节腔积液乳酸测定常作为关节感染早期诊断指标之一。增高见于化脓性关节炎；轻度增高见于类风湿关节炎；正常也见于淋病奈瑟菌感染

三、显微镜检查

显微镜检查是关节腔积液检查的重要内容，结合物理学和化学检查在疾病诊断和鉴别中有重要意义。显微镜检查包括细胞计数和分类计数、细胞形态学、结晶观察以及病原学检查等。

（一）细胞计数及分类

1.检验原理

细胞计数与分类原理同脑脊液细胞计数与分类。采用牛鲍计数板计数，分类计数包括牛鲍计数板显微镜下根据细胞形态特点直接分类，或涂片行吉姆萨染色后显微镜下根据细胞形态特点进行分类。

2.操作步骤

同脑脊液细胞计数和分类。

3.方法评价

手工法显微镜细胞计数和分类是细胞计数的参考方法，但操作较烦琐，速度慢，受主观因素影响较大，精密度低。

4.质量管理

关节腔积液由于含丰富的透明质酸，积液较黏稠，标本采集后应尽快检查，以防细胞凝集，使计数结果不准确。检查时要充分混匀积液。用生理盐水或白细胞稀释液稀释积液，不能用草酸盐稀释，以防黏蛋白凝块形成，导致细胞聚集使计数结果不准确。

5.临床应用

(1)细胞计数。正常关节腔积液中无红细胞，白细胞极少，为(0.2 ～ 0.7) × 10^9个/L。白细胞计数对诊断关节炎病变无特异性，但可初步区分炎症性和非炎症性积液。关节炎症时，白细胞总数增高，化脓性关节炎的细胞总数往往超过 50 × 10^9个/L，急性痛风、风湿性关节炎时细胞数可达 20 × 10^9个/L。

(2)细胞分类计数。正常关节腔液约65%为单核-巨噬细胞，10%为淋巴细胞，20%为中性粒细胞，偶见软骨细胞和组织细胞。关节腔积液白细胞分类计数增高的临床意义见表 5-22。

表 5-22 关节腔积液白细胞分类计数增高的临床意义

细胞	临床意义
中性粒细胞	＞ 80%，炎症性积液；高达 95%，化脓性积液；＞ 50%，风湿性、痛风性、类风湿积液；＜ 30%，创伤性、退变性、肿瘤(非感染性疾病)性积液
淋巴细胞	类风湿关节炎早期、慢性感染、结缔组织病等
单核细胞	病毒性关节炎、血清病、系统性红斑狼疮等
嗜酸粒细胞	风湿性关节炎、风湿热、寄生虫感染及关节造影术后等

(二)有形成分形态检查

1.特殊细胞检查

关节腔积液做吉姆萨或瑞特染色，镜检有无特殊形态的细胞，临床意义见表 5-23。

表 5-23 关节腔积液特殊细胞形态特点与临床意义

细胞	形态特点	临床意义
类风湿细胞(ragocyte)	吞噬有抗原抗体复合物、周边有折射的多形核白细胞	类风湿关节炎，尤其是类风湿因子阳性者，预后较差；也可见于化脓性关节炎等
赖特细胞(Reiter cell)	大巨噬细胞，内含核碎片和整个白细胞的空泡	Reiter 综合征、痛风、幼年类风湿关节炎
红斑狼疮细胞(lupus erythematosus cell，LEC)	细胞核胀大，失去染色质结构；核膜溶解为均匀无结构的“均质体”；细胞膜破裂，均质体进入血液；许多巨噬细胞聚集，吞噬此变性核，形成花瓣形细胞簇，随后被一个巨噬细胞吞噬	不具特异性。见于系统性红斑狼疮、药物性狼疮关节炎、类风湿关节炎

2.结晶检查

关节腔积液中常见结晶包括尿酸盐结晶、焦磷酸钙结晶、磷灰石结晶、草酸钙结晶、胆固醇结晶等，见于各种痛风。外源性结晶见于关节手术中残留滑石粉，以及注射皮质类固醇形成的结晶，不同结晶可同时存在。关节腔积液结晶检查主要用于鉴别痛风和假性痛风。

关节腔积液各种结晶的特性及疾病或来源见表 5-24。

表 5-24　关节腔积液各种结晶的特性及疾病或来源

结晶	光强度	形状	大小(μm)	疾病或来源
尿酸盐	强	细针状或短棒状	5 ～ 20	痛风
焦磷酸钙	弱	棒状或菱形	1 ～ 20	假性痛风，骨性关节炎
磷灰石	—	横截面呈六边形，成簇，光亮，外形呈钱币形	1.9 ～ 15.6	急性或慢性关节炎，骨性关节炎
草酸钙	弱，不定	四方形，哑铃状	2 ～ 10	慢性肾衰竭，草酸盐代谢障碍
胆固醇	弱	盘状，少数棒状	5 ～ 40	类风湿关节炎，骨性关节炎
类固醇	强	针状、菱形	1 ～ 40	注射皮质类固醇
滑石粉	强	十字架	5 ～ 10	手术残留滑石粉

(三)微生物学检查

关节腔积液涂片行革兰染色或抗酸染色，显微镜下寻找病原菌，方法操作简单，能迅速为临床提供初步诊断结果，但阳性率低，需要做进一步培养。

关节腔是无菌环境，标本采集需无菌操作。在排除污染后，如发现任何细菌都应视为感染，但仅约 75%链球菌感染、50%革兰阴性杆菌感染和 25%淋病奈瑟菌感染在关节腔积液中可找到病原菌。如怀疑结核性积液，可用 Ziehl-Neelson 染色后寻找抗酸性杆菌，但因阳性率仅约 20%，故需以培养或分子生物学方法检测提高阳性率。

(张志国)

第六节　精液检验

Section 6

一、概　　述

精液为一种乳白色液体，是由睾丸、附睾、前列腺及精囊的分泌物所组成，并混有一部分尿道腺体的分泌物。精液由精子和精浆组成，精子是男性的生殖细胞，精浆是运送精子的载体，也是营养精子、激发精子活力的重要物质。

精液检查是对男性生育能力估价的重要依据。

生殖系统的睾丸、输精管道及附属性腺的结构和功能的损害或病变均可影响精液质量，而且人体是一个整体，除了全身性疾病会影响精液质量外，每一个体所处环境的改变、营养、有害物品接触、吸烟、饮酒，甚至精神情绪改变，都会引起精液质量的变化。

精液检查包括：精子的形态、数量和功能；精浆的生物化学、免疫学、微生物学及精子功能等。

精液检查的主要目的有以下几方面：①评价男性生育功能，为不育症的诊断和疗效观察提供依据；②辅助男性生殖系统疾病的诊断；③输精管结扎术后的疗效观察；④计划生育的科研；⑤为人工授精和精子库筛选优质精子；⑥法医学鉴定。

(一)临床准备工作

(1)耐心细致地向患者交代清楚精液标本采集、运送的各种注意事项。

(2)因精子生成数目变化范围较大，且精液分析受多种因素，如环境、温度等的影响，不能仅凭一次的精液检查结果做出判断，一般应间隔 1 ～ 2 周复查一次，复查 2 ～ 3 次方可做出诊断。

(3)采集精液前患者必须禁欲，包括无遗精或手淫，一般情况下，25 岁以下禁欲 3d，25 ～ 35 岁禁欲 5d，35 ～ 45 岁禁欲 7d。

(4)采集精液前应排净尿液。

(5)如要进行精液的细菌培养，应先消毒尿道口，将精液收集在无菌容器内。

(二)标本采集要点

精液采集方法主要有手淫法和体外排精法。

(1)手淫法最为理想，采精者可直接在实验室内进行，也可以让采集者在一个安静的房间由本人手淫将精液射入灭菌干燥容器内。

(2)体外排精法由于易漏掉精子密度最高的前段精液，故不主张采用，仅适用于手淫或电按摩采集法不能采精的患者。

(3)不能用乳胶或塑料制品的避孕套采集，因避孕套内含有的滑石粉可影响精子活力甚至杀死精子。

(三)标本处置

(1)精液采集后应立即送检。

(2)在运送过程中，应保持精液温度在 25 ～ 35℃，不能将精液暴露于过冷或过热的环境中，若＜ 25℃或＞ 40℃，将影响精子活动率（力）。在冬天最好将标本放在内衣口袋内贴身运送，应防止瓶子倒置。

(3)运送时间不应超过 2h。

(4)检验人员在接收精液标本时，应在容器上编号，记录患者的详细信息，如姓名、采集时间、禁欲天数、既往病史等。

(5)肉眼观察精液的外观，并立即将精液标本置于 37℃环境中，并开始观察精液液化时间。1h 仍不液化或仍含有未液化的黏液条索的精液视为异常。

(6)用刻度离心管测定精液量。正常精液量为 2 ～ 6mL，一次射精量与射精频度呈负相关。

(7)精液酸碱度的检测，应在射精后 1h 之内完成。

(8)为避免抽样误差影响实验结果，在对精液进行显微镜镜检前，应用吸管反复吸打充分混匀精液标本。取一滴精液滴于载片上，通常先在低倍镜下粗略观察有无精子，是活动精子还是不活动精子；若无精子，应将精液标本离心后重复滴片镜检。

(9)遇以下情况者应拒收。①标本采集过程中遗漏精液者，或运送过程中有洒落情况者，这样的标本不能反映整体状态，应拒收。②用避孕套采集的标本精子活动率和活动力受影响，应拒收。③运送时间过长超过 2h 的标本拒收。

二、精液的一般性状检查

(一)量

精液完全液化后测其排出量。有生育力的正常男性一次射精量为 2 ～ 6mL，平均 3.5mL。一次射精量与射精频度呈负相关。若禁欲 5 ～ 7d 射精量仍少于 2mL，视为精液减少；若不射精，称为无精液症。精浆是精子活动的介质，并可中和阴道的酸性分泌物，以免影响精子活力。精液量减少（精浆不足）不利于精子通过阴道进入子宫和输卵管，影响受精。若一次射精量超过 8mL，精子被稀释，也不利于生育。此可因垂体前叶促性腺素的分泌功能亢进，使雄激素的水平升高所致；亦可见于禁欲时间过长者。

(二)外　观

1.颜色和透明度

正常精液呈灰白色，自行液化后为半透明的乳白色，久未射精者可略显浅黄色。凡精液呈鲜红、淡红、暗红或酱油色并含有大量红细胞者称为血精，可能由于前列腺和精囊的非特异性炎症、生殖系结核、肿瘤或结石所致。黄色或棕色脓性精液见于前列腺炎和精囊炎。

2.黏 稠 度

正常情况下新排出的精液迅速凝成胶胨状，然后逐渐液化。若新排出的精液呈米汤样，可能为先天性无精囊或精囊液流出管道阻塞所致。精液稀薄，黏稠度下降，也可见于精子浓度太低或无精子症时。

（三）气　　味

正常精液具有栗花和石楠花的特殊气味，由前列腺液产生。

（四）液化时间

精液液化时间是指新排出的精液从胶胨状转变为自由流动状态所需的时间。有关精液凝固与液化的过程极其复杂，有相当多的物质参与，如前列腺与精囊分泌物等都可能影响其时间长短，此外也受温度影响。在室温下，正常精液排出后60min内液化。前列腺炎时，由于其功能受影响，导致液化时间延长，甚至不液化。不液化可抑制精子活动力，而影响生育能力。

三、精液的化学检查

精浆中的一些生化标志物可反映副性腺功能，如柠檬酸、锌、谷氨酰胺转酞酶和酸性磷酸酶反映前列腺功能；果糖和前列腺素反映精囊功能；游离左旋肉毒碱、甘油磷酸胆碱和α-葡萄糖苷酶反映附睾功能。这些特异性标志物总排出量降低反映分泌功能低下，可用以评价男性副性腺的分泌功能。

（一）pH

精液pH测定应在射精后1h内完成。放置时间延长，pH下降。正常精液pH为7.2～8.0。如pH＜7并伴少精症，可能是由于输精管、精囊或附睾发育不全。

弱碱性的精液射入阴道后可中和阴道分泌物中的有机酸，利于精子游动。当pH＜7或＞8时均影响精子活动力。

（二）果　　糖

精浆中的果糖来自精囊液，由精囊所分泌，是精子活动的能源。精子轴丝收缩依赖ATP供给能量，而ATP可由果糖分解代谢产生，故精浆果糖浓度减低将使精子活动力减弱，影响受精率。在先天性精囊缺如时无果糖，精囊疾病如精囊炎时果糖下降。

参考值：一次射精≥13μmol。

（三）酶　　类

1.酸性鳞酸酶（ACP）

精浆中的酸性磷酸酶几乎全部来自前列腺，属前列腺酸性磷酸酶（PAP）。因此测定精浆中的ACP有助于了解前列腺功能和对前列腺疾病的诊断。前列腺炎时PAP活性减低；前列腺癌和前列腺肥大时，PAP活性可增高。PAP有促进精子活动的作用，精浆中PAP减低，精子活动力减弱，可使受精率下降。

参考值：一次射精（β-硝基酚法）＞200U。

2.乳酸脱氢酶-X（LD-X）

精液中有6种乳酸脱氢酶同工酶，其中LD-X活性最强，约相当于LD总活性的1/3。LD-X是存在于精母细胞、精子细胞和精子线粒体中的特异论，具有组织特异性，对精子生成、代谢、获能、活动能力和受精过程均有重要作用。LD-X测定常用电泳法，但较繁琐。1988年国内建立了直接比色法，方法简便，易于普及。

参考值：LD-X/LD > 40%。

临床意义：LD-X 活性和相对活性（LD-X/LD）与精子浓度特别是活精子浓度呈良好的正相关，活性减低可致生育力下降。LD-X 活性可作为评价男性生育功能的指标。睾丸萎缩患者，LD-X 活性降低或消失。长期服用棉酚可致精子生成障碍，甚至无精子生成，精液 LD-X 活性也降低或甚至消失。说明 LD-X 活性与睾丸生精功能有关，是评价睾丸生精功能的良好指标。

3.精子顶体酶

存在于精子顶体内，是一种蛋白水解酶，在受精过程中起重要作用。可用 N-苯甲酰-L-精氨酸乙酯-醇脱氢酶（BAEE-ADH）法测定。

参考值：BAEE-ADH 法（X ± s）（36.72 ± 21.43）U/L。

临床意义：在顶体反应中顶体酶和其他水解酶一起释放，使卵细胞透明带水解，促使精子进入卵细胞，完成受精过程。顶体酶还能促进生殖系统中的激肽释放，增强精子活力，促进精子运动，有利于受精。精子顶体酶活性减低将致生育力下降。据报道，不育组顶体酶活性显著低于生育组。因此，可将精子顶体酶活性作为评价精子受精能力和诊断男性不育症的参考指标。

（四）精浆锌

精浆中含多种微量元素，其中以对锌的研究较多。精浆锌比血浆锌浓度高，能促进生殖器官发育，维持正常生精功能，提高精子浓度和活力。精浆锌减低可致生殖器官发育不良、精子生成减少、死精症等，严重缺锌可致不育症。精浆锌测定也可作为评价男性生育功能和诊治不育症的参考指标之一。

参考值：一次射精 Zn（X ± s）> 2.4μmol。

四、精液的显微镜检查

（一）涂片检查

精液液化后充分混匀制成压滴片，筛检有无精子及精子能否运动。若未查到精子，尚需制备浓缩标本（离心法）复检；如仍查不到精子，则可判定为无精子症；若仅见少量精子，则称为精子缺乏；若查到的精子全部不运动，则可能为死精子症，但须经体外活体染色检查方能确定。

涂片检查也是检查输精管结扎效果的常规方法。一般于术后经 5 ～ 6 次射精，原贮于附睾和精囊内的精子已排净。通常于术后第 6 周开始检查，每周 1 ～ 2 次。若连续 3 次查不到精子则可认为手术成功。否则，说明手术失败。

（二）精子活动力和存活率

1.活动力

精子活动力是指精子向前运动的能力。WHO 将其分为四级：①a 级：精子呈前向运动；②b 级：慢或呆滞的前向运动；③c 级：非向前运动；④d 级：不动。

精子活动力受温度和保存时间的影响。精液射出后于 37℃条件下放置 8h，全部精子将失去活动力。因此必须使用液化后的新鲜标本检查。

活动力正常值：射精后 60min 内，精子的 50%或更多具有前向运动（即 a 级和 b 级），25%或更多具有快速前向运动（a 级）。精子活动力减弱或死精子过多是导致不育的主要原因。

2.精子存活率

以“活”精子比率表示，若不活动的精子较多（> 50%），应进行体外活体染色检查，以鉴别其死活。活精子的细胞膜能阻止伊红 Y、台盼蓝等染剂进入细胞内，故不被染色；死精子细胞膜完整性受损，失去屏障功能，可被染成橘红或蓝色。有生育力男性伊红染色法的活精子率≥75%。

临床意义：精子活动力与受精的关系十分密切。精子活动力低下，难以抵达输卵管或无力与卵子结合而不能完成受精过程。a级活动力的精子数量不足也会影响受精率。若连续检查，精子存活率不足40%，且以c级活动力精子为主，则可能成为男性不育的原因之一。

精子活动力下降，见于以下疾病：

(1)精索静脉曲张。由于静脉血回流不畅，导致阴囊内温度升高及睾丸组织缺氧，使精子活动力下降。

(2)生殖系非特异性感染以及使用某些药物，如抗代谢药、抗疟药、雌激素、氧化氮芥等时。

(三)精子数量

通过精子计数可求得精子浓度($\times 10^9$/L)，乘以精液量还可求得一次射精排出的精子总数。正常成年男性，精子数量个体间的差异较大。精子浓度为(50～100)$\times 10^9$/L，$< 20 \times 10^9$/L为少精子症。正常人一次射精排精子总数≥40×10^6。精子数量减低可见于：

(1)精索静脉曲张。

(2)有害金属和放射性损害。

(3)先天性和后天性睾丸疾病，如睾丸畸形、萎缩、结核、淋病、炎症等。

(4)输精管、精囊缺陷。

(5)老年人在50岁以上者精子生成减少。

(四)精子形态

通常用于精子形态学检查的方法有两种：一种是制成新鲜湿片，用相差显微镜(600×)观察；另一种是将精子固定、染色后用亮视野光学显微镜观察。两种方法检查的精子形态无明显差别，染色后精子头可能稍有缩小。

1.正常精子形态

检测正常精子形态应严格遵循以下标准：

(1)正常精子头部呈椭圆形，其正常标准为头部长度为4.0～5.5μm，宽为2.5～3.0μm，长与宽的比值为1.5～1.75，顶体区占头部的40%～70%。

(2)不存在颈、中段或尾部的缺陷。

(3)细胞质微粒不大于正常头部的1/3。

(4)将所有处于边沿异常状态的精子均列为不正常。

2.有缺陷精子

用这种形态学分析方法考虑的是精子细胞的功能部位，因此认为没有必要常规地去区分所有头部大小和形态之间或尾部缺陷之间的变异，如果大多数精子细胞中出现某一部位的异常，则应对这一普遍的缺陷给予注释。需记录的缺陷有：

(1)头部形状、大小缺陷。包括大头、小头、锥形头、梨形头、无定形头、空泡样头(头部＞20%区域出现不着色的空泡区)、双头或以上缺陷的联合体。

(2)颈、中段缺陷。包括缺尾(可见到“游离”或脱落的头部)、未附着或弯曲尾(尾与头部长轴线呈90°角)，肿胀、不规则、弯曲的中段，异常薄的中段(无线粒体鞘)或以上任何类型缺陷的联合体。

(3)尾部异常。包括短尾、多尾、发夹状尾、断尾(角度＞90°)、宽度不规则或卷尾，或尾部伴有末端微滴，或以上任何类型缺陷的联合体。

(4)细胞质微粒。大于正常头部面积的1/3。细胞质微粒一般位于颈或中段部分，也有的未成熟精子微粒沿尾部分布在不同部位。

许多形态学异常的精子有多种缺陷，当多种缺陷同时存在时，只记录一种，但应优先记录头部缺陷，其次为中段缺陷，最后为尾部缺陷。每种精子缺陷的平均数目称为畸形精子指数，是预测精子在体内、体外功能有意义的指标。因此，形态学分析应该是多参数的，应分别记录每种缺陷。

临床意义：正常精液中正常形态的精子应≥30%，精液中正常形态的精子减少（＜30%），称畸形精子症，与睾丸、附睾的功能异常密切相关。可见于生殖系感染、精索静脉曲张、雄性激素水平异常时；某些化学药物如硝基呋喃妥英、遗传因素也可影响睾丸生精功能，导致畸形精子增多。

（五）未成熟的生殖细胞

未成熟的男性生殖细胞即生精细胞，包括精原细胞、初级精母细胞、次级精母细胞和发育不完全的精子细胞。这些细胞胞体较大，常有1～2个核，有时易与中性粒细胞相混淆，尤其是用未染色精液镜检时不易识别，需要时可用过氧化物酶染色鉴别，前者为阴性，后者为阳性，正常人未成熟精细胞＜1%，当曲细精管受到药物或其他因素的影响或损害时，精液中可见较多的病理型生精细胞。

此外，精液中尚可检出红细胞（极少）、白细胞（≤5个/HPF）和上皮细胞；在患生殖系炎症或恶性肿瘤时细胞增多。炎症性精液以白细胞增多为主；癌性精液中红细胞常增多，如查到癌细胞对生殖系恶性肿瘤的诊断具有重要意义。

五、免疫学检查

据WHO估测，在育龄夫妇原因不明的不育症中，免疫性不育占10%～20%。近年来对免疫性不育机制的研究发展很快，了解到抗精子抗体（AsAb）是引起免疫性不育的重要原因之一。

（一）抗精子抗体

精子的抗原性很强，不仅可引起异种免疫和同种异体免疫，其器官特异性抗原尚可引起自身抗精子抗体的产生。输精管阻塞、睾丸损伤、炎症、附睾等副性腺感染均可使精子抗原进入血循环或淋巴系统，激活免疫系统引起免疫应答，产生自身抗精子抗体。精子出现包被抗体是免疫性不孕的典型特征，精液中精子抗体几乎全部为IgA、IgG，IgA的临床意义可能更为重要，IgM在精液中极为罕见。AsAb与精子结合后可引起精子凝集、制动；抑制精子的顶体活性，使之难以穿透包围卵细胞的放射冠和透明带，阻碍精子与卵细胞结合。即使完成受精过程亦可导致死胎或流产。检测抗精子抗体的试验有以下几种：

1.精子凝集试验（SAT）

血清、生殖道分泌物中存在的AsAb与精子膜固有抗原结合，使精子出现头-头、头-尾、尾-尾的凝集现象。用试管-玻片凝集法或浅盘凝集法无凝集，或观察10个高倍视野有6个以上视野无凝集者表示生育力正常。

2.精子制动试验（SIT）

AsAb与精子表面抗原相互作用激活补体系统，使精子顶体破坏，膜通透性及完整性受损，导致精子失去活力，正常时精子制动值＜2。

3.免疫珠试验

免疫珠是用兔抗人免疫球蛋白共价结合的聚丙烯酰胺微球，可同时检测IgA、IgG、IgM抗体。用洗涤后的精子悬液与免疫珠悬液混合后，免疫珠会黏附于表面有抗体的精子上。使用相差显微镜观察，≥20%的活动精子同免疫珠黏附时为阳性，但至少有50%的活动精子被免疫珠包被才认为有临床意义。

4.混合免疫球蛋白试验（MAR试验）

用混合的未加处理的新鲜精液与包被人IgG的胶乳粒混合，再向混合液中加入特异的单克隆抗人IgG血清。在胶乳粒与活动精子之间形成混合凝集证明精子表面有IgG抗体存在，这可作为常规筛选方法。≥50%的活动精子同颗粒黏附表示可能为免疫性不育；10%～50%活动精子与颗粒黏附，可疑为免疫性不育。

免疫珠试验与MAR试验两者结果并非经常一致，免疫珠试验，与血清精子凝集验和制动试验呈正相关。如这些试验为阳性，还应辅以其他试验以加强诊断的正确性。

AsAb还可用其他更敏感的方法检测如免疫酶法等，不育夫妇AsAb阳性者占25%～30%，其所针对的抗原绝大多数在精子膜上。

（二）精浆免疫抑制物质

人类精液含30多种抗原，但其进入女性生殖道后通常并不引起免疫应答，这是因为在精浆中含有免疫抑制物质（SPIM）。SPIM的免疫抑制效应可能是多种物质综合作用的结果，其中的妊娠相关蛋白A（PAPP-A）亦称男性抑制物质（MIM），能抑制机体对精子的免疫反应，保护受精卵免受排斥，以维持正常的生殖生理过程。据研究，MIM活性减低与不育症、习惯性流产、配偶对丈夫精液过敏等疾病密切相关。一旦MIM减低，一方面，对自身和配偶的AsAb形成抑制作用减弱，则抗体生成率增高；另一方面对AsAb的抗精子反应亦缺乏抑制力，故可引起上述疾病。MIM检测对上述疾病的诊断具有重要意义。

精浆免疫抑制物质测定常用SPIM抗补体试验，参考值为（430 ± 62）U/mL；MIM单向免疫扩散试验，参考值为（3.0 ± 0.3）g/L。

（三）精浆免疫球蛋白测定

正常男性精浆IgA、IgG和IgM含量分别为（90.3 ± 57.7）mg/L、（28.6 ± 16.7）mg/L和（2.3 ± 1.9）mg/L。抗精子抗体阳性者IgM增高，生殖系炎症者分泌型IgA增高。

六、精子功能检查

精子与卵子结合除精子浓度和数量因素外，还必须具备良好的运动功能和对宫颈黏液、卵细胞放射冠、透明带及卵细胞膜的穿透力，精子穿透力是评价精子功能的主要指标之一。据报道，约18%精液常规检查正常的精子不能穿透宫颈黏液，所以检查精子功能对研究精子在体内运行、受精能力以及男性不育的原因有重要价值，其常用试验有以下几种。

（一）体内穿透试验

又称性交后试验。检查于排卵期性交后一定时间内宫颈口黏液活精子数量、存活率及活动力，以评价精子对宫颈黏液的穿透能力。正常人可见＞50个/HPF有正常活动能力的精子。当宫颈黏液异常或有抗精子抗体时，精子体内穿透能力减弱或丧失。其结果还受雌激素分泌状况等多种因素影响。

（二）体外穿透试验

1.简化玻片试验

将一滴宫颈黏液置载玻片上，用盖玻片铺平，两片之间的厚度用硅化的玻璃珠控制，在载玻片两侧各滴一滴精液，使与盖玻片边缘接触，借毛细作用将精液移向盖玻片下，使宫颈黏液与精液之间出现一清晰接触界面，37℃孵育30min。精子在接触界面处形成一指状突起伸入黏液，精子穿过指状突起进入黏液，然后呈扇形散开随意运动。本试验的观察指标为：

（1）精子穿透黏液并有90%以上具有明确直线运动的活动精子时为正常结果。

（2）精子穿透黏液，但离开黏液与精液接触界面＜500μm为较差。

（3）精子穿透黏液，但很快失活或仅作摆动为异常。

（4）精子未穿透黏液与精液的接触界面，精子没接触界面的精液侧凝集为异常结果。

本试验常带有一定的主观性，因为在平面玻璃上使精液-黏液接触界面的大小和形状完全标准化是不可能的，因而只能定性评价精子-黏液的相互作用。

2.精子-宫颈黏液接触(SCMC)试验

本试验的目的是检验精液和宫颈黏液内是否存在损害精子运动功能的 AsAb 及其损害程度。精液与近排卵期的宫颈黏液等量混合，室温下作用 30min，镜下计数摆动的精子，求出摆动精子的出现率(%)，以单独的精液滴镜检作为精子活力的对照。摆动精子的出现率越高，意味着精子不能穿过宫颈黏液，说明 AsAb 对精子运动功能的损害越重(见表 5-25)。

表 5-25　AsAb 对精子运动功能的损害

SCMC 实验结果	摆动精子(%)	精子运动功能受损
阴性	0 ～ 25	无
弱阳性	26 ～ 50	轻微(可疑)
阳性	51 ～ 75	明显
强阳性	76 ～ 100	严重

注：应重复试验。玻片试验与 SCMC 试验阳性者可用其他供者的精液或宫颈黏液分别进行交叉试验，以利于判断 AsAb 的来源是精液或宫颈黏液。

3.无透明带仓鼠卵-精子穿透试验(ZFHESPT)

简称精子仓鼠卵穿透试验，是一种极为严格的生物学试验，技术复杂，影响因素多。若能加强质量控制，再加上其他客观检查如精子活力等，可作为测定精子功能的基础。

其方法为将精子于 BWW 培养液中经 37℃培养 18 ～ 24h，再与用胰蛋白酶处理去除透明带的仓鼠卵混合后继续孵育 3h 完成受精过程。然后以相差显微镜检查，计算卵子受精率和受精指数(FI)。

$$受精率(\%)=(受精卵数/卵细胞总数)\times 100\%$$

由于卵细胞已去除透明带，一个卵细胞可被多个精子穿透。FI 为穿透卵细胞的精子总数与卵细胞总数之比，从整体上反映精子穿透力与顶体反应。FI 越高说明精子受精能力越强。

参考值：受精率≥10%。

临床意义：精子仓鼠卵穿透试验可测定人精子的获能、顶体反应以及对卵细胞的穿透性能综合反映精子的受精能力。生育力正常的男性本试验结果正常者约占 82%，不育症患者仅 2% 正常，因此对不育症的诊断有较高的应用价值。穿透力较高的精子可选作人工授精用，成功率较高。

(张志国)

第七节　前列腺液检验

Section 7

前列腺液(prostatic fluid)是前列腺分泌的淡乳白色不透明液体，是精液重要组成部分，约占精液的 30%，主要成分为酶类、无机离子、免疫物质和多种有形成分等。前列腺液能维持精液适当 pH、参与精子能量代谢、抑制细菌生长和促使精液液化作用。前列腺液检查主要用于前列腺炎、前列腺结核、前列腺癌的辅助诊断和性传播疾病(sexual transmitted disease，STD)的诊断和疗效观察。

一、理学检查

(一)检验方法

外观采用目视法。量采用刻度量筒法或移液管法测定。酸碱度用 pH 试纸或 pH 计测定。

(二)操作步骤

操作步骤与精液检验相同。

(三)质量管理

检验前应注意:①标本:前列腺按摩液由临床医生采集,应掌握前列腺按摩禁忌证,如疑有前列腺结核、脓肿、肿瘤或急性炎症,且有明显压痛者,应慎重进行前列腺标本采集。②患者准备:检查前 3d 患者应禁止性活动,因性兴奋后前列腺液内白细胞会增加。

(四)临床应用

1.参考范围

见表 5-26。

表 5-26 前列腺液检查项目参考范围

项目	参考范围	项目	参考范围
量	数滴至 2.0mL 左右	卵磷脂小体	量多,均匀分布,满视野
颜色	稀薄、淡乳白色、有光泽、不透明液体	颗粒细胞	偶尔可见
酸碱度	pH6.3 ~ 6.5,≥75 岁 pH 可略增高	滴虫	无
白细胞	＜ 10 个/HPF	精子	可偶见
红细胞	＜ 5 个/HPF		

2.临床意义

(1) 颜色和透明度。①黄色混浊、脓性黏稠或脓血性:见于化脓性前列腺炎或精囊炎。②红色:见于精囊炎、前列腺炎、前列腺结核、肿瘤或按摩过重。

(2) 量。①增多:见于前列腺慢性充血和过度兴奋。②减少:见于前列腺炎。若多次按摩无前列腺液,则提示前列腺分泌功能严重不足,常见于前列腺炎性纤维化和性功能低下者。

(3)酸碱度。增高见于精囊液混入前列腺液中或前列腺炎。

二、显微镜检查

前列腺液显微镜检查是将前列腺液直接涂抹在载玻片上,用显微镜观察有形成分,以助于前列腺疾病诊断。

(一)检验方法

检验方法包括非染色或染色后显微镜检查。

(二)操作步骤

通常采用非染色直接涂片法或瑞特、HE 或巴氏染色,然后在高倍镜下观察有形成分。

1. 卵磷脂小体

为磷脂酰胆碱成分,小体分布均匀,几乎布满视野,呈圆形或卵圆形,大小不一,小者是红细胞 1/4，大者和红细胞类似，形似脂滴，折光性强。

2.白 细 胞

应至少观察 10 个高倍视野，且白细胞多少受前列腺按摩液的黏稠程度、按摩手法的轻重和深浅、涂片厚薄等因素影响。必要时应重复测定，结合临床症状做出分析。

3. 淀粉颗粒

颗粒大小不一，呈圆形或卵圆形，中央含小颗粒，系碳酸钙淀粉物质。淀粉颗粒随年龄增长而增加，与疾病无明显关系。

4.前列腺颗粒细胞

细胞体积较大，因脂肪变性或吞噬大量卵磷脂小体，使胞质内含有大量较粗颗粒，部分为吞噬细胞。老年人前列腺液中比较多见。前列腺炎时伴有大量的脓细胞出现。

5.其他成分

前列腺按摩液中还可见红细胞、精子、真菌孢子或芽孢、滴虫和结石等。必要时，可行革兰染色或抗酸染色查找有无细菌感染，或细胞病理学检查查找肿瘤细胞等。

（三）方法评价

非染色法操作简便快速，临床较为常用。染色法可辨别细胞结构，适用于细胞学检验。

（四）质量管理

1.检 验 前

同精液理学检查。

2.检 验 中

①标本检查：接到标本后，应立即进行显微镜检查，以防前列腺液干涸。需染色的涂片要薄。②标本重新采集：一次按摩失败或检验结果阴性，而确有临床指征者，可于 3 ～ 5d 后重新采集标本检查。③观察和报告标准：应一致，严格控制各种主观因素。通常应先用低倍镜观察全片，再用高倍镜观察 10 个以上视野。对标本较少或有形成分较少标本，应扩大观察视野。④染色：当镜检发现异常细胞时，应行巴氏或 HE 染色；如疑感染时，可行革兰染色或抗酸染色，寻找病原微生物。

3.检 验 后

(1)复核。需审核无误才能发出报告。

(2)报告方式。应统一，以高倍视野观察标本结果并报告：卵磷脂小体数量较多，高倍视野满视野均匀分布可报告为(4 ＋)；占 3/4 视野为(3 ＋)；占 1/2 视野为(2 ＋)；数量显著减少，分布不均，占 1/4 视野为(＋)。

(3)检验后处理。标本、试管、载玻片应浸入 0.1%过氧乙酸 12h 或 5%甲酚皂溶液中 24h 后处理。

（五）临床应用

1.参考范围

见表 5-26。

2.临床意义

(1)卵磷脂小体。正常前列腺液中含大量卵磷脂小体。减少见于前列腺脓肿和前列腺炎等。炎症时，卵磷脂小体减少或消失且有成堆倾向，与大多数脂质被巨噬细胞吞噬有关。

(2)细胞。红细胞增多见于精囊炎、前列腺化脓性炎症、前列腺癌和按摩用力太重等。白细胞增多或成堆见于慢性前列腺炎和前列腺癌等。

(3)淀粉颗粒。淀粉颗粒随年龄增长而增加，与疾病无明显关系。

(4)前列腺颗粒细胞。多见于老年人和前列腺炎患者。

(5)滴虫。滴虫性前列腺炎患者可查见滴虫。

(6)细菌培养。前列腺感染时，最常见为葡萄球菌，其次是链球菌和革兰阴性杆菌。淋病患者常可培养出淋病奈瑟菌。前列腺结核患者可培养出结核分枝杆菌。

(张志国)

第八节　阴道分泌物检验

Section 8

一、概　述

正常情况下，阴道黏膜均保持湿润，阴道内有少量乳白色、微带腥味的分泌物，为阴道分泌物，俗称白带。白带是从女性生殖器各部分分泌出的黏液和渗出物混合而成，起着润滑生殖器内孔的作用，这种黏液由子宫口流至阴道，与阴道黏膜脱落的上皮细胞、细菌、白细胞等混合而成白带。正常成人每日可有少量阴道分泌物，一般情况下阴道分泌物为白色，当机体有各种原因引起的阴道炎、宫颈糜烂及生殖系统恶性肿瘤等时，阴道分泌物会发生异常，对阴道分泌物的检验有利于这些疾病的诊治。

(一)临床准备工作

(1)阴道标本采集前24h应禁止房事、盆浴、阴道检查、阴道灌洗及局部用药等。

(2)正常阴道分泌物的量和性状，随着月经周期中雌激素水平的多少而改变，在排卵期较多，月经开始之前与月经终止2～3d，分泌物可能有些颜色，为普遍现象。

(3)阴道分泌物的量随个人体质以及年龄的不同而不同，更年期以后阴道分泌物会减少甚至趋向干燥。

(4)妊娠期、服用避孕药或体质虚弱时，阴道分泌物常增多，但性状近似正常。

(5)服用一些影响体内激素变化的药物时，可能会引起阴道分泌物的改变。

(6)经期的女性患者不宜进行阴道分泌物检查。

(二)标本采集要点

(1)取材所用器械需要清洁，不粘有任何化学药品或润滑剂。

(2)一般用盐水浸湿无菌棉拭子自阴道后穹窿、子宫颈或阴道壁上多部位取材。

(3)将分泌物置于保温的0.9%氯化钠的小试管内。

(4)阴道清洁度检查，标本采集时必须防止污染应用新鲜标本涂片，如果怀疑有滴虫感染时要特别注意保温。

(三)标本处置

(1)标本采集后应及时送检。

(2)送检过程中应防止污染，怀疑有滴虫感染时应保温运送。

(3)制备成生理盐水涂片以观察阴道分泌物。

(4)若要求查找滴虫，收到标本后应迅速滴片镜检，玻片最好也是温暖的；如不能立即检验，应将标本继续保温。

(5)涂制成薄片以95%乙醇固定，经过巴氏染色、吉姆萨染色或革兰染色进行肿瘤细胞筛查或病原微生物检查。

(6)遇以下情况者拒收。①标本采集后未能及时送检者，因放置时间过长，细胞会溶解破坏，影响检验结果。②要求查找滴虫的标本在送检过程中未采取保温措施者。

二、一般性状及清洁度检查

在生理状态下，女性生殖系统由于阴道的组织解学和生物化学特点足以防御外界病原微生物的侵袭。从新生儿到青春期，双侧大小阴唇合拢严紧，处女膜完整，阴道前后壁贴接，使管腔闭合；到青春期后，由于雌激素的影响，阴道上皮由单层变为复层，上皮细胞除内底层外，均含有不同量的糖原，同时受卵巢功能的影响，有周期的变化及脱落。脱落后细胞破坏放出糖原，借阴道杆菌作用，将糖原转化为乳酸，使阴道 pH 保持在 4 ～ 4.5，只有阴道杆菌能在此环境中生存。因此，对正常健康妇女，阴道本身有自净作用，形成自然防御功能。

（一）一般性状检查

正常阴道分泌物为白色稀糊状，一般无气味，量多少不等，与雌激素水平高低及生殖器官充血情况有关。接近排卵期白带量多、清澈透明、稀薄似鸡蛋清，排卵期 2 ～ 3d 后白带混浊黏稠、量少，行经前量又增加。妊娠期白带量较多。

白带异常可表现为色、质、量的改变。

1.大量无色透明黏白带

常见于应用雌激素药物后及卵巢颗粒细胞瘤时。

2.脓性白带

黄色或黄绿色有臭味，多为滴虫或化脓性细菌感染引起；泡沫状脓性白带，常见于滴虫性阴道炎；其他脓性白带见于慢性宫颈炎、老年性阴道炎、子宫内膜炎、宫腔积脓、阴道异物等。

3.豆腐渣样白带

呈豆腐渣样或凝乳状小碎块，为念珠菌阴道炎所特有，常伴有外阴瘙痒。

4.血性白带

内混有血液，血量多少不定，有特殊臭味。对这类白带应警惕恶性肿瘤的可能，如宫颈癌、宫体癌等。有时某些宫颈息肉、子宫黏膜下肌瘤、老年性阴道炎、重度慢性宫颈炎和宫内节育器引起的副作用也可在白带中见到血液。

5.黄色水样白带

由于病变组织的变性、坏死所致。常发生于子宫黏膜下肌瘤、宫颈癌、子宫体癌、输卵管癌等。

（二）清洁度检查

将阴道分泌物加生理盐水作涂片，用高倍镜检查，主要依靠白细胞、上皮细胞、阴道杆菌与杂菌的多少划分清洁度，阴道分泌物清洁度分级见表 5-27。

表 5-27　阴道分泌物清洁度分级

清洁度	所见成分	临床意义
Ⅰ度	大量阴道杆菌和上皮细胞，白细胞 0 ～ 5 个/HPF，杂菌无或极少	正常
Ⅱ度	中等量阴道杆菌和上皮细胞，白细胞 10 ～ 15 个/HPF，杂菌少量	属正常
Ⅲ度	少量阴道杆菌和上皮细胞，白细胞 15 ～ 30 个/HPF，杂菌较多	提示有炎症
Ⅳ度	无阴道杆菌，有少量上皮细胞，白细胞＞ 30 个/HPF，大量杂菌	多见于严重的阴道炎

卵巢功能不足、雌激素减低、阴道上皮增生较差时可见到阴道杆菌减少，易感染杂菌。单纯清洁度不好而未发现病原微生物，为非特异性阴道炎。当清洁度为Ⅲ～Ⅳ度时常可同时发

现病原微生物，提示存在感染引起的阴道炎。

三、微生物检查

（一）原　虫

引起阴道感染的原虫主要是阴道毛滴虫，可致滴虫性阴道炎，患者表现为外阴灼热痛、瘙痒，阴道分泌物呈稀脓性或泡沫状。将此分泌物采用生理盐水悬滴法置于低倍显微镜下观察，可见波状或螺旋状运动的虫体将周围白细胞或上皮细胞推动。在高倍镜下可见虫体为 8 ～ 45μm，呈顶宽尾尖倒置梨形，大小多为白细胞的 2 ～ 3 倍，虫体顶端有前鞭毛 4 根，后端有后鞭毛一根，体侧有波动膜，借以移动。此时阴道分泌物的清洁度多为Ⅲ～Ⅳ度。

阴道毛滴虫生长繁殖的适宜温度为 25 ～ 42℃，故在检验时应注意保温，方可观察到阴道毛滴虫的活动。阴道分泌物中查到阴道滴虫是诊断滴虫性阴道炎的依据，近年来采用阴道毛滴虫单抗制备的胶乳免疫凝聚法试剂盒可提高滴虫性阴道炎的诊断率。

在阴道分泌物中见到溶组织阿米巴滋养体时，提示为阿米巴性阴道炎。

（二）真　菌

阴道真菌有时在阴道中存在而无害，在阴道抵抗力减低时容易发病。真菌性阴道炎以找到真菌为诊断依据。阴道真菌多为白色假丝酵母菌，偶见阴道纤毛菌、放线菌等。采用悬滴法于低倍镜下可见到白色假丝酵母菌的卵圆形孢子和假菌丝。如取阴道分泌物涂片并进行革兰染色后油镜观察，可见到卵圆形革兰阳性孢子或与出芽细胞相连接的假菌丝，成链状及分支状。

（三）淋病奈瑟菌

淋病是目前世界上发病率较高的性传播疾病之一。国内统计约占门诊性病患者的 40%。人类是淋病奈瑟菌唯一的宿主，在性关系紊乱情况下造成在人群中的广泛传染及流行。临床上多数表现为急性症状，少数为慢性过程。淋病奈瑟菌的检查首先采用涂片法，以宫颈管内分泌物涂片的阳性率最高，为 100%；阴道上 1/3 部分为 84%；阴道口处为 35%。一般需将宫颈表面脓液拭去，用棉拭子插入宫颈管 1cm 深处停留 10 ～ 30s，旋转一周取出。将分泌物涂在玻片上，革兰染色后油镜检查，找革兰阴性双球菌，形似肾或咖啡豆状，凹面相对，除散在于白细胞之间外，还可见其被吞噬于中性粒细胞胞质之内。因淋病奈瑟菌对各种理化因子抵抗力弱，涂片法可被漏诊，必要时可进行淋病奈瑟菌培养，且有利于菌株分型和药敏试验。近年来采用单克隆抗体技术生产的淋病抗血清，可与受检者宫颈分泌物中的淋病奈瑟菌结合，采用免疫荧光技术，在 30min 内即可准确得出结果。比培养法快，比涂片法准确，较易掌握。此外运用 PCR 技术也可对淋病奈瑟菌过少、杂菌过多的标本进行诊断。

对于淋病非显性感染者，其淋病奈瑟菌的镜检和培养检查常为阴性，但却是淋病的重要传染源。为此，近年来制备了多种检测淋病奈瑟菌的基因操针。大部分淋病奈瑟菌内含有多拷贝的 4.2kb 隐蔽性质粒；此外淋病奈瑟菌青霉素抗性主要是由编码β-内酰胺酶的质粒决定的。用这两种质粒标记的探针与阴道分泌物进行斑点杂交可分别探测淋病奈瑟菌及其抗药性，其特异性和敏感性均很高。目前还制备出淋病奈瑟菌 DNA 探针、菌毛探针和 RNA 探针，也建立了各种特异性高、敏感性强、简便快速的非放射性标记的检测系统，成为淋病奈瑟菌抗药性检查的重要方法。

（四）阴道加德纳菌

阴道加德纳菌（GV）和某些厌氧菌共同引起细菌性阴道病亦属性传播疾病之一。该菌还能以非性行为方传播，除引起阴道病外，尚可引起早产、产褥热、新生儿败血症、绒毛膜羊膜炎、产后败血症和脓毒血症等。阴道加德纳菌产生高浓度的丙酮酸和氨基酸，可被阴道厌氧菌群脱羧基生成相应的胺，引起皮肤黏膜过敏，血管通透性增加，上皮细胞脱落，阴道分泌物呈奶油状大量排出，有恶臭。患者阴道分泌物革兰染色后可见阴性或染色不定，有时可染成革兰阳性小杆菌，大小为（1.5～2.5）× 0.5μm，具有多形性，呈杆状或球杆状。阴道分泌物 pH 常＞4.5，胺试验阳性。

除对阴道加德纳菌形态学鉴别外，还可进行阴道菌群检查，由于细菌性阴道病时乳酸杆菌减少，加德纳氏菌和厌氧菌增加，可计算乳酸杆菌和加德纳菌的数量变化作为本病诊断参考。一般取阴道分泌物涂片，革兰染色，用油镜观察 3～5 个视野，计算各种菌的数量。乳酸杆菌为革兰阳性大杆菌，大小为（1～5）× 1μm，常成双、单根，链状或栅状排列。非细菌性阴道病乳酸杆菌＞5 个/油镜视野，仅见少许加德纳菌。细菌性阴道病不仅可见到加德纳菌，还有其他革兰阴性或阳性杆菌，无乳酸杆菌＜5 个/油镜视野。

寻找阴道分泌物中的线索细胞，是诊断加德纳菌性阴道病的重要指标。线索细胞为阴道鳞状上皮细胞黏附多数加德纳菌所致。生理盐水涂片可见该细胞边缘呈锯齿状，细胞已有溶解，核模糊不清，其上附着大量加德纳菌及厌氧菌，使其表面毛糙，有斑点和大量的细小颗粒。亦可用吖啶橙染色法或相差显微律观察法检查线索细胞。此外，还可用培养、荧光板、气-液色谱分析和 PCR 方法等助诊。

（五）衣 原 体

泌尿生殖道沙眼衣原体感染是目前很常见的性传播疾病之一，国外报道生殖道感染率为 10.8%。由于感染后无特异症状，易造成该病流行，引起女性急性阴道炎和宫颈炎。衣原体感染的白带为脓性黏液，与细菌感染的脓性白带不同。取脓性分泌物涂片，吉姆萨染色，有时可见到细胞内包涵体，但阳性率很低。过去采用传统的组织培养分离衣原体的方法，技术难度大，特异性敏感性均不理想。目前应用较多的是荧光标记单克隆抗体的直接荧光抗体法，可快速确定系何种血清型衣原体感染。20 世纪 80 年代发展的 DNA 探针技术，可将阴道分泌物经 PBS 稀释，离心后的沉淀物经蛋白酶 K 水解、酚/氯仿抽提等处理后与沙眼衣原体探针，如外膜蛋白（MOMP）基因的高度保守序列，或 TE-55DNA 探针等进行斑点杂交，可检出沙眼衣原体的 15 个血清型，而与其他细菌、病毒、立克次体等无交叉反应，敏感性和特异性均在 95%左右。DNA 探针方法对泌尿生殖道衣原体疾病的诊断、流行病学调查和无症状衣原体携带者的诊断很有意义。

（六）病　　毒

在人类性传播疾病中有相当一部分由病毒引起，可从阴道分泌物中检测的病毒有以下几种。

1.单纯疱疹病毒（HSV）

有两个血清型，HSV-Ⅰ和 HSV-Ⅱ型。引起生殖道感染的以Ⅱ型为主，约占 85%。表现为生殖器官疱疹、溃疡，并通过胎盘引起胎儿感染，发生死胎、流产和畸形。实验诊断多取病损处分泌物涂片进行细胞学检查、病毒培养或荧光抗体检测。在孕期感染的监测中，可采取宫颈部位分泌物做包涵体检查。单纯疱疹病毒以侵犯宫颈鳞状上皮为多见，感染早期细胞轻度或中度增大，核呈嗜碱性不透明的匀质状毛玻璃样外观，偶伴有核空泡化。

由于核的增殖与胞质肿大而形成多核或巨大细胞，感染晚期可发现细胞核内有嗜伊红包涵体，周围有透明晕。由于阴道分泌物涂片检查阳性率低，病毒培养操作复杂费时，近年来对 HSV 的检查主要采用荧光抗体检查或分子生物学方法诊断，特别是利用 HSV 基因组中特异性强的 DNA 片段 HSV-Ⅰ和 HSV-Ⅱ，胸腺激酶的寡核苷酸探针和 RNA 探针进行分子杂交，可快速而灵敏地对 HSV 感染做出诊断。

2.人巨细胞病毒（HCMV）

是先天感染的主要病原，一次感染后终年潜伏于体内，在机体免疫力低下时病毒激活，可表现为巨细胞包涵体病。孕期胎儿中枢神经系统受到侵犯可致小头畸形、智力低下、视听障碍等后遗症，故孕妇阴道分泌物巨细胞病毒检查对孕期监测尤为重要。常用宫颈拭子采取分泌物送检，HCMV实验室诊断方法除传统的病毒分离法外，光镜检测包涵体阳性率极低，电镜可直接见到典型的疱疹病毒类形态结构，但无特异性。目前可采用CC-ABC法，即将标本接种于人胚肺成纤维细胞（培养细胞），使病毒在敏感细胞中增殖，培养2d后收获，再用针对HC-MV早期抗原的单克隆抗体，利用生物素-亲和素的放大作用染色鉴定。亦可采用HCMV DNA片段或RNA探针与样品进行斑点杂交、夹心杂交或PCR后的分子杂交来检测。临床最常用的方法是用ELISA法检测孕妇血清HCMV-IgM来诊断活动性感染。

3.人乳头状病毒（HPV）

HPV目前已鉴别有50余型，引起女性生殖道感染的有23型，其中最主要的有6、11、16、18、31、33型。HPV感染细胞后对细胞的作用主要表现有：

（1）增殖感染。即病毒在宿主细胞内复制，产生感染子代致使细胞死亡。

（2）细胞转化。引起肿瘤发生，主要是引起生殖道鳞状上皮肉瘤样变，如16、18、31、33、35、29型，尤其是宫颈癌患者以检出16、18型为多见。

HPV检测亦可采用传统的病毒培养、分泌物涂片、光镜检测。HE染色可见核周空晕，“气球样”病毒感染空泡细胞，但阳性率很低。下生殖道有疣状赘生物者常可进行病理学光镜或电镜检查，可见到典型的病毒感染细胞或病毒颗粒。

目前常采用ABC法以免抗HPV为一抗，生物素标记的羊抗兔IgG为二抗检测病毒抗原。或采用病毒相应型的寡核苷酸探针，与阴道分泌物中提取的DNA进行斑点杂交或夹心杂交进行检测。如采用PCR技术则可检测极微量的HPV，即10^6个细胞中有1个感染细胞。

（房丽娜）

第九节　羊水检验

Section 9

一、概　　述

（一）羊水的来源及代谢

羊水是指妊娠时子宫羊膜腔内的液体。羊水主要来源有两方面：①由羊膜上皮细胞分泌和胎儿的皮肤透析而来，这是妊娠早期羊水的主要来源；②来源于胎儿的代谢产物。一般从妊娠12周起，胎儿肾脏开始工作，产生胎尿，参与羊水形成。妊娠18周时胎儿每24h尿量为7～17mL，足月时达43mL/h。母体、胎儿和羊水间不断进行液体交换，保持着羊水量的动态平衡。妊娠早期，羊水母体间与母体胎儿间水分交换率相等。随着妊娠进行，交换率增加。足月时母体与胎儿间水分交换量可达3 500mL/h。在羊水代谢过程中，约50%的羊水由胎膜吸收，妊娠足月时胎儿每日吞咽羊水约500mL，经消化道进入胎儿血循环，形成的尿液再排入羊膜腔中。胎儿可通过吞咽作用来调节羊水量。

（二）羊水的成分及功能

1.羊水的成分

羊水中水分占98%～99%，溶质仅占1%～2%，在妊娠早期由于羊水量较少，可无色透明。至妊娠晚期，羊水略显浑浊，乳白色不透明，可见羊水内悬浮有小片状物，包括胎脂、上皮细胞及毳毛等有形物质。通过肉眼观察新鲜羊水的透明度，可粗略估计胎儿的成熟度。

2.羊水的功能

（1）保护功能。妊娠期羊水能缓和腹部外来的压力，并且随着胎儿成长将子宫腔撑大，提供胎儿与外在环境之间的缓冲，为胎儿的生长发育提供了一个稳定环境。

(2)调节胎儿体内水分。胎儿脱水时由羊水供给水分，而胎儿体内水分过多时，则排入羊水中。达到胎儿水分平衡。

(3)预防感染。羊水有一定的溶菌作用，具有一定防御感染的功能。

(4)协助分娩。分娩期羊水形成水囊，羊水腔受子宫收缩产生向子宫颈方向的压力，帮助将子宫颈打开同时使子宫腔内的压力均匀而不易发生胎盘早剥；胎儿头先露时，可以缓和子宫颈的扩张；而在臀位时可以避免脐带脱垂；分娩过程中胎膜破裂后羊水流出对以润滑产道，有利分娩。

(5)胎儿健康评估。羊水可以提供胎儿健康状况的信息，例如羊水量有无过多过少、羊水中所含成分反映胎儿肺部的成熟度；羊水中细胞提供产前遗传诊断依据等；可借助羊水质和量的改变来判断胎儿在宫内的健康状况。

(三)羊水标本采集及检验意义

1.标本采集

羊水穿刺应在严密消毒下，按照无菌操作规则要求进行，一般由妇产科医师操作。根据不同的检查目的，选择适宜的穿刺时间，通常在妊娠 16 ～ 20 周穿刺前先用超声波测定胎盘位置，以免伤及胎儿及胎盘。抽取量随检验目的而异，诊断遗传性疾病和胎儿性别，抽取羊水量 20 ～ 30mL，了解胎儿成熟度，一般抽取羊水 10 ～ 20mL，羊水采集后必须立即送检。

2.羊水检验的临床意义

(1)对高危妊娠有引产指征时，可了解胎儿成熟度，结合胎盘功能测定，决定引产时间，以降低围生期死亡率。

(2)排除胎儿遗传性疾病曾有过多次原因不明的流产、早产或死胎史，怀疑胎儿有遗传性疾病者；或曾分娩过染色体异常胎儿者；或夫妇一方或双方有染色体异常；或其亲代有代谢缺陷病者。均可在产前进行羊水穿刺检查。

(3)胎儿性别诊断。一些遗传性疾病需排除胎儿染色体异常必须要做的。

(4)母子血型不合：判断胎儿的预后。

二、羊水一般性状检验

(一)量

传统的羊水测定方法包括直接的容量测定法和稀释法，在妊娠中难以确定羊水量。目前，随着超声波技术的发展和普及，已能运用超声技术准确地测量羊水的数量。

1.参考区间

见表 5-28。

表 5-28 不同妊娠期的羊水量

妊娠期	8 周	10 周	16 周	28 周	36 周	40 周	过期妊娠
羊水量(mL)	5	30	200	1 000	900	800	＜ 300

2.临床意义

(1) 羊水过多。妊娠晚期羊水量超过 2 000mL 为羊水过多。羊水过多最常见的原因有以下几种情况：①胎儿畸形，如无脑儿及小脑儿、食管闭锁及小肠高位闭锁、胎儿肺发育不全、胎儿脊柱裂、脐膨出等；②双胎；③妊娠期糖尿病；④母儿血型不合等。

(2)羊水过少。妊娠足月时羊水量少于300mL为羊水过少。常见的原因有:①先天性泌尿系统异常(肾畸形等);②肺发育不全;③染色体异常;④胎盘功能低下;⑤胎膜早破;⑥药物影响。

(二)颜色与透明度

妊娠早期为无色透明或呈淡黄色,妊娠后期可呈轻微乳白色。病理情况下可见以下异常:

1.黄绿或绿色

表示羊水中混有胎粪,为胎儿窘迫的现象。

2.棕红或褐色

表示宫内有陈旧出血,多为胎儿已死亡。

3.深 黄 色

可能是母子血型不合引起的胎儿溶血所致的羊水胆红素过多。

4.浑浊脓性或略带臭味

表示宫腔内已有明显感染。

5.红　　色

表示有胎儿出血或胎盘剥离。

三、胎儿成熟度检验

胎儿成熟度除了应用超声波测定胎儿头部和放射线观察胎儿骨骼以检查胎儿成熟度外,必要时也可作羊水穿刺,对羊水中各种成分进行测定,以了解胎儿的主要器官功能是否发育完善,是决定高危妊娠选择合理的分娩时间和处理方法的重要依据。

(一)胎儿肺成熟度检查

胎儿肺成熟度检查,对判定新生儿特发性呼吸窘迫综合征(IRDS)或称新生儿透明膜病(HMD),具有重要意义。IRDS主要由于肺泡表面活性物质相对缺乏所致,多见于早产儿、母亲患糖尿病或剖宫产婴儿,男婴多见。发病率与胎龄有密切关系,是早产儿死亡的主要原因,病死率可达50%～70%。肺泡表面活性物质缺乏与否,主要通过测定卵磷脂/鞘磷脂(L/S)来判断。卵磷脂和鞘磷脂是肺泡表面活性物质的主要成分,可维持肺的稳定性,在胎儿出生后能保障生命所必需的气体交换。妊娠35周,卵磷脂被迅速合成,因而羊水中的含量亦明显上升,而鞘磷脂在整个妊娠期无明显变化,因此通过检测卵磷脂和鞘磷脂的含量及其比值可判断胎儿肺的成熟度。

临床意义:正常L/S≥2;L/S < 1,表示胎儿肺不成熟,易发生IRDS;L/S = 1.5 ～ 1.9,表示胎儿肺不够成熟,可能发生IRDS;L/S = 2.0 ～ 3.4,表示胎儿肺已成熟,一般不会发生IRDS;L/S = 3.5 ～ 3.9,表示胎儿肺肯定成熟;L/S≥4,表示过熟儿。

1.羊水泡沫试验或称振荡试验

(1)原理。羊水中的一些物质可减低水的表面张力,经用力振荡后,在气液界面可形成稳定的泡沫。在乙醇等抗泡沫剂的存在下,蛋白质、胆盐、游离脂肪酸和不饱和磷脂等形成的泡沫在几秒钟内即被迅速破坏消除。而羊水中的肺泡表面活性物质(饱和磷脂)是既亲水又亲脂的两性界面物质,它所形成的泡沫在常温下可保持数小时,故经振荡后可在气液界面出现环绕试管边缘的稳定泡沫层。

(2)操作方法。一般采用双管法,第1支试管羊水与95%乙醇的比例为1 ∶ 1,第2支试管比例为1 ∶ 2,用力振荡15 ～ 20s后,静置15min后观察结果。

(3)结果判断。检查两管液面有无完整的泡沫环。

(4)临床意义。①两管液面均有完整的泡沫环为阳性,意味着卵磷脂/鞘磷脂L/S≥2,提示胎儿肺成熟。②若第1管液面有完整的泡沫环，而第2管无泡沫环为临界值，提示L/S＜2。③若两管均无泡沫环为阴性，提示胎儿肺未成熟。

2.羊水吸光度测定

(1)测定方法。羊水吸光度(A)试验是以羊水中磷脂类物质的含量与其浊度之间的关系为基础。当波长为650nm时，羊水中磷脂类物质越多，A_{650}越大，胎儿的肺成熟度越好。

(2)临床意义。A_{650}≥0.075为阳性，表示胎儿肺成熟；A_{650}≤0.050为阴性，表示胎儿肺不成熟。

(二)胎儿肾成熟度检查

1.肌酐测定

羊水中肌酐水平的高低，代表胎儿在发育过程中对肌酐清除作用的强弱。随着妊娠的进展，胎儿肾脏功能逐渐成熟，来自母血的肌酐也可通过胎盘循环，经胎儿肾脏排泄于羊水中，故从妊娠中期起，羊水中肌酐逐渐增加。所以本试验主要反映胎儿肾小球的成熟度，也是反映胎儿整体成熟的一种较为可靠的试验。

结果判断：妊娠34～36周时肌酐≥132.4μmol/L，足月妊娠时肌酐≥176.5μmol/L。因此危险值为＜132.4μmol/L，安全值为＞176.5μmol/L，而132.4～176.5μmol/L为临界值。

2.葡萄糖的测定

羊水中葡萄糖主要来自母体，部分来自胎儿尿。妊娠23周随羊膜面积扩大，羊水量增加，羊水中葡萄糖浓度逐渐增加，24周为高峰，其浓度可达2.29mmol/L左右，以后随胎儿肾成熟，肾小管对葡萄糖重吸收作用增强，胎尿排糖量减少，加上胎盘通透性随胎龄增加而减低，羊水葡萄糖浓度逐渐减低。

临床意义：羊水葡萄糖＜0.50mmol/L，提示胎儿肾发育成熟；＞0.80mmol/L为不成熟。临产时可降低至0.40mmol/L以下。

(三)胎儿肝成熟度检查

羊水中的胆红素多数为非结合型的胆红素，由胎儿红细胞破坏所产生。非结合型胆红素，进入羊水的途径尚未明了，可能经肺或皮肤等途径排入羊水中。妊娠早期的胎儿肝脏不具有结合、转化胆红素的能力。因此早期妊娠时羊水中的胆红素含量高。随着胎儿肝脏的成熟，非结合型胆红素逐渐减少，至妊娠晚期肌红素浓度接近于0。所以羊水中胆红素的量可反映胎儿肝脏成熟情况，以决定分娩时期，亦可了解因母子血型不合，而致胎儿溶血的程度。

临床意义：临床上常用改良J-G法测定羊水胆红素，正常胎儿羊水胆红素应＜1.71μmol/L，1.71～4.61μmol/L为临界值，胎儿可能有不正常情况；＞4.61μmol/L胎儿安全受到威胁；＞8.03μmol/L多有胎儿窘迫；母胎血型不合溶血时羊水中胆红素达16.2μmol/L时，胎儿多难存活，应采取终止妊娠措施。

(四)胎儿皮脂腺成熟度检查

测定羊水中脂肪细胞出现率，是反映胎儿皮肤是否成熟的主要方法。因为羊水中的脂肪细胞是胎儿皮脂腺及汗腺脱落的细胞。羊水中脂肪细胞出现率与胎龄有着密切关系。随着妊娠的进展，胎儿皮脂腺逐渐成熟，羊水中脂肪细胞逐渐升高(表5-29)。

表5-29　胎龄与羊水中脂肪细胞出现率

妊娠期	35周	34～38周	38～40周	40周以后
脂肪细胞	＜1%	1%～10%	10%～15%	＞50%

1.测定方法

脂肪细胞经1g/L尼罗蓝溶液染色后为无核橘黄色细胞，而其他细胞则染成蓝色。计数200～500个细胞，计算出染橘黄色细胞百分率。

2.临床意义

见表5-30。

表5-30 羊水中脂肪细胞出现率与胎儿皮肤成熟度的判断

脂肪细胞出现率	＞20%	10%～20%	＜10%	＞50%
皮肤成熟情况	已经成熟	临界值	不成熟	过度成熟

(五)胎儿唾液腺成熟度检查

羊水中的淀粉酶来源于胎儿唾液腺，不通过胎盘，不受母体淀粉酶的影响，因而有人认为以羊水淀粉酶来判断胎儿成熟度，可能较其他方法更可靠。羊水淀粉酶在妊娠37周以前多在200U/L以下，而在37周龄以后多＞300U/L。

临床意义：羊水淀粉酶＞300U/L，为胎儿唾液腺成熟的指标；200～300U/L为临界值；＜200U/L为胎儿唾液腺不成熟。

（薛振涛）

第十节 痰液及支气管肺泡灌洗液检查

Section 10

一、痰液的检验

痰液检查的目的为：①协助诊断某些呼吸系统疾病，如支气管哮喘、支气管扩张等。②确诊某些呼吸系统疾病，如肺结核、肺癌、卫氏并殖吸虫病等。③观察疗效和预后判断等。

(一)标本采集及注意事项

根据检查目的不同而异，且必须注意两个环节，即所留的痰标本必须是从肺部咳出，不要混入唾液，鼻咽分泌物、食物、漱口水等；痰液必须十分新鲜（送检标本在1h内处理，以防细胞自溶），具体方法如下：

1.一般检查

清晨深咳后第1～2口痰为宜采集时应先刷牙漱口，咳出的痰液盛于干燥清洁容器内送检。

2.细菌培养

应先用灭菌水漱口，咳痰后置无菌容器内及时送检。

3.漂浮或浓集结核杆菌检查

滞留12～24h痰液送检。

4.24h计量和分层检查

应嘱病人将痰吐在无色、广口玻璃瓶内，加少许防腐剂（如苯酚，即石炭酸）防腐。

5.细胞学检验

嘱病人用力将第1、2口痰弃去，然后咳出至少5～6口痰（总量5mL左右）送检。或收集上午9～10时的新鲜痰液。必要时可应用改变体位法、超声雾化吸入法、蛋白溶解酶法、支气管灌洗法、支气管擦拭法等收集标本。若采用纤维支气管镜检查，则可直接从病灶处采集标本，此为最佳。

6,幼儿痰液收集困难

可用消毒棉签刺激喉部引起咳嗽反射，用棉签刮取标本。

7.痰少而不易咳出的病人

应鼓励病人咳嗽。可先漱口,在室内外做深呼吸或适当的运动,诱发咳嗽。

8.所用过的物品器材

均应用50g/L碳酸或10%煤酚皂液消毒处理后方可再用。

(二)一般检查

1.量

正常人无痰或仅有少量黏液样痰。

临床意义:痰量增多见于慢性支气管炎、支气管哮喘、支气管扩张、空洞型肺结核、肺水肿、肺脓肿等。

2.颜色及性状

正常痰液为少量白色或灰白色黏液痰。

临床意义:

(1)黄色脓性痰。提示呼吸道有化脓性感染,见于化脓性支气管炎、金黄色葡萄球菌性肺炎、支气管扩张、肺脓疡等。肺脓疡时可呈浆液脓性痰,故置后可分为4层:上层为泡沫黏液,中层为浆液,下层为脓细胞,底层为暗色组织碎片等。患铜绿假单胞菌感染者可有绿色脓痰。

(2)红色或棕红色痰。系因呼吸道有出血,痰中含血液成分所致,可见于肺癌、肺结核、支气管扩张等疾病。

(3)铁锈色痰。因痰中所含血红蛋白变性所致,可见于大叶性肺炎、肺梗死等。

(4)粉红色浆液泡沫痰。由于肺淤血,局部毛细血管通透性增加所致,见于左心功能不全肺水肿患者。

(5)烂桃样痰。见于卫氏并殖吸虫病引起肺组织坏死分解时。

(6)棕褐色痰。见于阿米巴性肺脓疡,慢性充血性心脏病肺淤血时。

(7)灰黑色痰。大量吸入煤炭粉尘或长期吸烟者。

3.气 味

临床意义:

(1)血腥气味:见于各种原因所致的呼吸道出血。

(2)恶臭味:见于肺脓肿、支气管扩张合并感染患者的痰液。

(3)特殊臭味:见于晚期肺癌患者的痰液。

(4)粪臭味:见于膈下脓肿与肺沟通时患者的痰液。

4.异常物质

(1)支气管管型:是纤维蛋白、黏液和白细胞等在支气管内凝聚而成的树枝状物,呈灰白色或棕红色(含血红蛋白)。常见于纤维蛋白性支气管炎、肺炎链球菌性肺炎和累及支气管的白喉患者。

(2)干酪样小块:是肺组织坏死的崩解产物,形似干酪或豆腐渣。多见于肺结核患者痰中。取干酪样小块用作涂片,检查结核分枝杆菌时阳性率较高。

(3)硫磺样颗粒:是放线菌的菌丝团,呈淡黄色,黄色或灰白色,形似硫磺颗粒,约米粒大小,见于肺放线菌患者。

(4)肺石:为淡黄色或白色的碳酸钙或磷酸钙结石小块。表面不规则,呈丘状突起。可能为肺结核干酪样物质的钙化产物,亦可由侵入肺内的异物钙化而成。

(5)库什曼螺旋体:为淡黄色或灰白色富有弹性的丝状物,常卷曲成团。展开后呈螺旋状。在低倍显微镜下所见为一扭成绳状的黏液丝,中央贯穿一无色发亮的致密纤维,周围绕以柔软的丝状物见于支气管哮喘和某些慢性支气管炎(哮喘型)患者的痰中。

(6)迪特里希痰栓:为灰白色、黄色或黄绿色干酪样小块,米粒或黄豆大小,压碎时有恶臭。镜检查时可见组织碎屑、脂肪酸结晶,脂肪球和细菌等,见于支气管扩张、肺坏疽、慢性支气管炎等。

(7)寄生虫:有时于痰内可检出寄生虫,如并殖吸虫病、蛔蚴和钩蚴等,须用显微镜进一步确诊。

(三)显微镜检查

取可疑部分加少量生理盐水混匀后涂片,用低倍及高倍镜观察。

1.红细胞

脓性病中可见少量红细胞:疑有出血而不见红细胞时,可做隐血试验证实,见于各种原因所致的气管、支气管或肺出血。

2.白细胞

正常痰液可出现少量中性粒细胞支气管哮喘,过敏性支气管炎、卫氏并殖吸虫病,热带嗜酸粒细胞增多症患者痰中嗜酸粒细胞增多。

3.上皮细胞

痰中常见的上皮细胞有:①在急性喉炎和咽炎时可有大量鳞状上皮细胞混入痰液。②在气管和支气管黏膜发炎或癌变时柱状上皮细胞脱落较多。③正常人痰中一般查不到肺泡上皮细胞,当肺组织遭到严重破坏时可出现。

4.肺泡巨噬细胞

最常见于炭末沉着症患者痰中。若肺泡巨噬细胞吞噬了红细胞,可将其破坏使血红蛋白降解,分解出血红素,再转变为含铁血黄素,则称为含铁血黄素细胞,又称心功能不全细胞,可用普鲁士蓝反应鉴别。含铁血黄素细胞见于肺淤血、肺梗死和肺出血患者的痰中,其多见于慢性肺出血(如特发性含铁血黄素沉着症)患者。

5.弹性纤维

为粗细均匀、细长、弯曲、折光性强、轮廓清晰的丝条状物,无色或呈微黄色,由小支气管壁、肺泡壁或血管等坏死组织脱落所形成,见于肺脓肿、肺癌、肺结核等,尤其多见于肺结核。

6.夏科-莱登结晶

是两端锐利的无色菱形结晶,折光性强、大小不一。常与嗜酸粒细胞及库施曼螺旋体共存,在嗜酸粒细胞堆中易找见。新咳出的痰中往往查不到,稍微放置后可大量出现,可能是由嗜酸粒细胞崩解而来。见于支气管哮喘和肺吸虫病患者痰中。

7.脂肪滴和髓磷脂小体

二者形态相似,呈油滴状,但较大的髓磷脂小体常含有不同心性或不规则的螺旋条纹:偶见于健康人晨痰中。易见于慢性支气管炎患者痰中。

8.寄生虫和虫卵

(1)阿米巴:于阿米巴肺脓肿或与肺贯通的阿米巴性肝脓肿患者痰中,可查到溶组织阿米巴滋养体。

(2)肺孢子虫:见于肺孢子虫病患者痰中,但阳性率不高。

(3)棘球蚴病和多房棘球蚴:当肺内寄生的棘球蚴囊壁破裂时,患者痰中可检出原头蚴和囊壁碎片。

(4)并殖吸虫病卵:肺吸虫病患者痰中,尤其是有脓血性病时,多能查到该虫卵。

9.放线菌块

呈黄色,约大头针顶大小,类似硫磺颗粒,镜下检查中心部分可见放线状排列的真菌颗粒,密集成堆见于放线菌病患者。

(四)免疫学检查

1.分泌型IgA

痰中的SIgA为呼吸道上皮组织所分泌,具有防御病原微生物侵袭的作用。

(1)参考区间:(2.03 ± 0.21)mg/L。

(2)临床意义。SIgA减少时,黏膜抵抗力下降,易患呼吸道感染;经有效治疗后,免疫功能改善,痰中SIgA可回升。对急性支气管炎、慢性气管炎急性发作、肺炎等有一定的辅助作用。

2.分泌型IgE

SIgE的产生部位与SIgA相似,分布于黏膜组织及外分泌液中,这些产生部位正是过敏原的侵入门户和过敏反应好发部位。

(1)参考区间:0.1 ~ 9mg/L。

(2)临床意义。IgE是引起I型变态反应的主要抗体。支气管哮喘及过敏性肺炎患者,其痰中SIgE含量可增高。

(五)微生物学检查

痰涂片染色检查细菌,对细菌的鉴别极为重要,常借以观察细菌的形状、大小、排列、染色特性及荚膜、鞭毛、芽孢、异染色颗粒等结构,有助于对细菌的初步认识。

痰涂片染色常用革兰法,将细菌分为革兰阳性(G^+)和革兰阴性(G^-)两大类。怀疑为肺结核,可采用抗酸染色找结核分枝杆菌。

二、支气管肺泡灌洗液检验

(一)标本采集

1.方　法

(1)通常于局部麻醉后将纤维支气管镜插入右肺中叶或左肺舌段的支气管,将其顶端楔入支气管分支开口,经支气管镜活检孔缓缓注入37℃灭菌生理盐水,每次30 ~ 50mL,总量100 ~ 250mL,不应超过300mL。

(2)每次注液后以负压13.3 ~ 19.95kPa吸出,要防止负压过大、过猛。

2.收　集

(1)分别收集于用硅油处理过的容器中,容器周围宜用冰块(- 4℃)包围,并及时送检。

(2)记录回收液量(mL),至少应回收30%~ 40%以上,方可进行BALF分析。

(3)分别注入的液体每次回收后,可混合一起进行试验。第一份回收的标本往往混有支气管内成分,为防止其干扰,也可将第一份标本与其他标本分开检查首先用单层纱布过滤以除去黏液,将滤液离心(800r/min,10min)后分离上清液供生化和免疫学测定,沉淀物供作细胞学检查。微生物学检查的标本须严格遵守无菌操作。合适的BALF应要求:①达到规定的回收比例。②不混有血液,红细胞数< 10%。③不应混有多量的上皮细胞(一般< 3%)。

(二)细胞学检查

1.有核细胞计数和分类

(1)原理。计数除上皮细胞及红细胞以外的所有细胞,以每毫升回收液的细胞总数表示。细胞分类可用沉淀物制成涂片或用细胞离心器(cytosine)进行,用H-E或WringHt-giemsa染色,计数多种类型细胞300 ~ 500个,计算出各类细胞所占百分比。

(2)参考区间(见表5-31)。

表 5-31　非吸烟健康人 BALF 细胞成分（$n=77$，灌洗液 240mL）

BALF 成分	$x \pm s$	*BALF* 成分	$x \pm s$
灌洗液回收率（%）	63.4 ± 1.1	灌洗液回收（mL）	154.4 ± 4.0
总细胞数（106）	18.1 ± 1.9	—	—
巨噬细胞（%）	85.2 ± 1.6	巨噬细胞（10^4）	9.9 ± 0.8
淋巴细胞（%）	11.8 ± 1.1	淋巴细胞（10^4）	1.5 ± 0.3
中性粒细胞（%）	1.6 ± 0.7	中性粒细胞（10^4）	1.2 ± 0.1
嗜酸粒细胞（%）	0.2 ± 0.1	嗜酸粒细胞（10^3）	0.2 ± 0.1

（3）临床意义。灌洗液中以中性粒细胞比例增高为主，淋巴细胞亦增加，见于中性粒细胞性肺泡炎、若以淋巴细胞增如为主，巨噬细胞亦增加，见于淋巴细胞性肺泡炎，如结节病、过敏性肺炎等。若以嗜酸粒细胞比例明显增高，则见于嗜酸粒细胞性肺泡炎。

2.淋巴细胞亚群

BALF 中淋巴细胞增多时，可用单克隆抗体进行淋巴细胞亚群进行分析。

（1）参考区间。非吸烟者 BAIF 中淋巴细胞表面抗原表型：淋巴细胞（%）13.8，总 T 细胞（%）63.0，CD4（%）45.4，CD8（%）25.33，CD4（%）81，90，B，细胞（%）5.3。

（2）临床意义。Daniele 等根据 BALF 中各类细胞成分的比例，将某些间质性肺疾病（ILD）分类为淋巴细胞巨噬细胞增多的肺疾病：如结节病、过敏性肺炎、闭塞性细支气管合并机化性肺炎、铍尘病、肺泡蛋白沉淀症、淋巴细胞性浸润（淋巴假性淋巴瘤）、药物性肺炎、结核病和中性粒细胞巨噬细胞的肺疾病（特发性肺纤维化、家族性肺纤维化、朗格汉斯细胞组织细胞增生症、血管间质性疾病石棉肺），有助于 ILD 的诊断和治疗。

（三）可溶性物质检查

BALF离心液的上清液中含有复杂的可溶性成分，例如各种蛋白质、酶类、脂类等，见表 5-32。

表 5-32　BALF 检测的可溶性物质

溶质	浓度近似值	溶质	浓度近似值
总蛋白	70μg/mL	转铁蛋白	4μg/mL
白蛋白	70μg/mL	纤维连接蛋白	30 ~ 150ng/mL
免疫球蛋白	—	白细胞弹性蛋白酶	+
IgG	2.5 ~ 10μg/mL	胶原酶	+
IgA	2.5 ~ 6μg/mL	血管紧张素转换酶	+
IgM	100ng/mL	极性脂质	78μg/mL
IgE	0.08 ~ 0.3μg/mL	非极性脂质	45μg/mL
α_1 抗胰蛋白酶	1 ~ 2μg/mL	前列腺素 E	200 ~ 300pg/mL
α_2 巨球蛋白	0.04μg/mL	血栓素 B	25 ~ 85pg/mL
癌胚抗原	0.8ng/mL	—	—

这些成分的来源有：①被动漏出者（如白蛋白、血清类黏蛋白）；②主动转运者（如IgA、IgM）；③局部产生（分泌成分）。这些物质反映肺泡表面衬液成分，其测定为了解某些肺部疾病的病变特征、研究发病机制提供重要手段。

（四）微生物学检查

1.涂片革兰染色与抗酸染色

BALF不像痰液那样易受上呼吸道杂菌的污染，也不含气管和左右大支气管的分泌物，含非病原性杂菌很少，故其涂片查菌的意义较大。BALF沉淀物进行革兰染色和抗酸染色检查，对肺部感染的病原菌和结核分枝杆菌的检查有较大意义。

2.培　养

严格无菌操作采集的BALF进行增菌培养或取其沉淀物直接分离培养，是检查支气管和肺部感染的重要方法。不仅适用于对细菌和真菌等的检查，也适用于对支原体的培养和病毒分离。

（五）寄生虫学检查

1.肺孢子虫

人类一般受感染后多无明显症状。但若患者的免疫功能低下，特别是AIDS患者和大量使用免疫抑制剂的患者易受感染，并可引起严重的间质性肺炎。于患者痰中不易查到寄生虫，而BALF沉淀物检出的阳性率较高。

2.卫氏并殖吸虫卵

成虫主要寄生在人的肺部，引起以肺部病变为主的全身性疾病。轻型肺吸虫病患者痰中可能查不到虫卵，而可从BALF沉淀物中查到。

（薛振涛）

第六章
Chapter 6

细胞病理学基本检验

细胞病理学(cytopathology)是病理学的一个分支,又称脱落细胞学(exfoliative cytology)或诊断细胞学(diagnostic cytology)。细胞病理学通过细针吸取方法,对人体病变部位,特别是管腔器官表面脱落细胞,或自肿块及病变器官获得细胞,再经染色后,用显微镜观察识别,最后做出细胞学诊断,以辅助临床诊断。

细胞病理学诊断多基于光学显微镜诊断,在做出诊断前,不仅应仔细考虑相关的组织学变化,而且应该考虑标本的质量。所获标本能否代表病变组织或器官的细胞群体,是细胞病理学诊断结果是否准确和可靠的前提。

第一节 标本采集与处理
Section 1

细胞病理学标本采集技术包括脱落细胞和针吸细胞技术。标本处理涉及标本前处理、制备、固定及染色等。

一、标本采集

(一)脱落细胞标本

1.自然脱落细胞标本

源自上皮表面的自然脱落细胞标本,包括痰液、尿液、阴道后穹吸取液、乳头分泌物等,其主要用途和采集方法见表6-1。主要特点:①收集易于从病变器官表面脱落细胞。②所采标本中通常可见各种来源的、多种类型细胞。③其标志性优点是可以获取多种标本。④对某些类型细胞保存不理想。⑤样本中可能含有炎症细胞、巨噬细胞、微生物及外源性的材料等。

表6-1 自然脱落细胞主要用途和采集方法

来源器官	主要用途	采集方法
女性生殖道	阴道、宫颈、子宫内膜癌前病变和癌的诊断,有时可用于输卵管和卵巢肿瘤病变的提示	使用吸管或钝性器材从阴道取材,95%乙醇固定
呼吸道	用于肺癌的诊断与分型	新鲜或采集于固定液中痰液制成涂片或细胞块
泌尿道	用于泌尿系统肿瘤的诊断	新鲜尿液或采集于固定液中的尿液,涂片或离心沉淀制片

2.刮擦细胞标本

源自各种物理方法刮擦上皮表面取得的细胞标本其主要用途和采集方法见表6-2。主要特点:①可以对目标器官直接取样;②使用光纤设备可确保直接从内部器官获取准确标本;③通过刮取细胞学技术获得的细胞是直接从组织中获得,因此便于更好保存;④上皮细胞下病变标本可通过刮擦方法获得。

表6-2　刮擦细胞标本主要用途和采集方法

器官及组织	主要用途	采集方法
女性生殖道	子宫颈、阴道、外阴、子宫内膜的癌前病变、早期癌和癌的诊断及鉴别诊断	刷取或刮取法获得标本,涂片立即用95%乙醇固定
腹腔冲洗液	卵巢、输卵管、子宫内膜或宫颈癌的残存或复发的诊断	液体标本:固定液中收集
呼吸道	癌前病变和癌的鉴别,感染鉴别诊断	气管和支气管灌洗
口腔前庭和邻近器官	癌前病变和癌的鉴别诊断	直接刷取涂片
泌尿道	原位癌和相关病变鉴别诊断	尿液和膀胱冲洗液(新鲜或固定后)
食管、胃	癌前病变、早期癌肿或治疗后复发的鉴别诊断	刷取制片
结肠	溃疡性结肠炎的监测	刷取制片
胆管和胰腺	胆管癌和胰腺癌诊断	吸取胰腺液体,刷取制片

(二)针吸细胞标本

细针吸取细胞学(fine-needle aspiration cytology,FNAC)技术是通过细针吸取方法来采集细胞标本,进而观察人体实质性器官的肿瘤及非肿瘤性组织异常变化的细胞学表现。除少数体内器官外,都能通过针吸法取得细胞标本。放射影像学技术有助于对小而深、移动且难以触摸的病变部位定位。其适用范围见表 6-3,需影像学辅助的细针吸取细胞学技术适用范围见表6-4。主要特点:①良好穿刺术和制片术可获得最佳结果;②体内任何实体器官都能通过触摸或引导法采样;③需借助外科病理学知识解释结果;④方法简捷、费用低、创伤小、并发症及禁忌证少,经皮肤穿刺术无须麻醉,易为患者接受,尤适用于门诊;⑤局限性:对结缔组织、透明变性、血管性病变、大量坏死物、囊性病变或出血性病变等可采样的有效成分不足。

表6-3　常用细针吸取细胞学技术适用范围

器官	主要诊断疾病	备注
涎腺	良性病变,如混合瘤、囊肿、腺淋巴瘤(Warthin瘤)	有时难以鉴别混合瘤和腺样囊性癌
淋巴结	转移癌、恶性淋巴瘤、炎症性疾病	进一步亚型分类应有组织学支持
甲状腺	良性:腺瘤、甲状腺肿;恶性:中状腺癌(特别是乳头状癌)	有时难以鉴别滤泡癌与腺癌
乳腺	良性:增生、纤维腺瘤、囊肿、炎症;恶性:乳腺癌	有时难以鉴别硬癌和高分化腺癌
前列腺	良性:前列腺增生症;恶性:前列腺癌	需采用特殊器械
软组织及骨	良性病变与各种原发性及转移性肿瘤鉴别	梭形细胞型肉瘤不能进一步分类
积液	胸腔、腹腔、心包腔的转移性肿瘤和原发性间皮瘤检测	新鲜或采集于固定液中积液,标本离心涂片或制成细胞块
其他	脑脊液、滑膜积液等的炎症和转移性肿瘤的检测	采集于间定液中标本,细胞离心法制片

表 6-4 需影像引导的细针吸取细胞学技术适用范围

器官	影像方法	主要疾病	备注
肺、胸膜	X 线	各型肺癌	慢性炎症、放疗反应可呈类似改变
	CT	类癌、转移癌、间皮瘤	
纵隔	X 线	胸腺瘤	3%～4%气胸需处理
	CT	淋巴瘤、纵隔精原细胞瘤、转移癌	良、恶性肿瘤鉴别和肿瘤恶性程度分级
肝	B 超	原发性肝癌	血管瘤 FNA 有出血危险
	CT	转移性肝癌、囊肿	
胰腺	B 超	胰腺癌	高分化癌与慢性炎症鉴别困难
	CT	胰岛细胞瘤	
	血管造影	囊肿	
肾	B 超	肾癌	孤立性囊肿可通过针吸治愈
	CT	Wilm 瘤	
	肾盂造影	囊肿	

二、标本处理

标本处理包括标本前处理、标本制备、标本固定及染色等步骤。标本前处理可使送检标本处于最佳检测状态，主要涉及特定类型标本的浓缩，保证后续标本处理及结果分析的质量。

(一)涂片要求及涂片前准备

标本新鲜，取材后尽快制片。操作轻柔，以防止挤压损伤细胞。涂片要均匀，厚薄适度。涂片前应用硫酸洗涤液浸泡并冲洗玻片，再用 75%乙醇浸泡，使玻片无油渍，保持玻片清洁。为使玻片牢固，对于缺乏蛋白的标本，涂片前先在玻片上涂一薄层黏附剂(如 Mayer 蛋白黏附剂、多聚赖氨酸黏附剂等)，可防止染色过程中细胞脱落。此外，每位患者标本至少要涂片 2 张，降低漏检率。

(二)涂片制备方法

1. 直接涂片(direct smear)

是将新鲜标本直接涂在载玻片上。若标本有凝块，宜采用细胞块(cell block)或传统组织学方法进行处理。渗出液、灌洗液和尿液等标本不易黏附在载玻片上，宜采用蛋白类(如牛血清清蛋白)或离子类(如多聚赖氨酸)黏附剂，增强细胞和载玻片之间黏附力，最大程度保存标本中所有细胞。

2. 间接涂片(indirect smear)

将各种液体标本进行浓缩处理，适用于细胞少的标本。包括离心法和细胞离心法、滤膜过滤法、细胞块法、液基细胞学技术。

(1)离心法和细胞离心法(cell smear centrifugation)。离心法适用于大量液体标本，如浆膜腔积液、尿液或灌洗液等。细胞离心法适用于少量液体、中等量细胞的标本，是用细胞离心机将细胞直接离心到载玻片上，制成单层细胞涂片，但部分物质成分会被滤纸吸收而损失，不适用于富含黏液或细胞的标本。

(2)滤膜过滤法(membrane filtration)。适用于大量液体、少量细胞标本,能最大程度地捕获标本中的细胞。是用各种孔径滤膜(如乙酸纤维薄膜、聚碳酸酯微孔膜),通过施加一定压力使液体标本中细胞过滤到滤膜上,制成涂片。

(3)细胞块法(cell block method)。适用于大多数悬液标本,指标本中细胞聚集成团,形成与传统组织块类似的细胞块,制成的切片能用于特殊染色,如免疫组织化学染色。制备方法有血浆凝固酶法和琼脂法等。

(4)液基细胞学(liquid based cytology,LBC)技术。适用于妇科标本和非妇科标本。是一种自动标本处理新技术,是将刷取或灌洗法采集的标本,放在特殊的运送液或保存液中,制成细胞悬液,经过进一步处理,除去血液、蛋白质和炎性渗出物,制成分布均匀的薄片。其特点是:①涂片上细胞分布均匀、分布范围小和背景清晰;②标本筛查简便、快速;③能提高诊断灵敏度和特异度;④能显著降低标本中的不满意率;⑤能用于原位杂交和免疫细胞化学染色。LBC技术是对传统标本处理方法的有效补充,但对某些非妇科标本,因LBC涂片缺乏背景成分,会影响细胞学诊断。

(三)涂片固定

1.固 定 液

常用固定液有4种,包括卡诺固定液、乙醚乙醇间定液、95%乙醇固定液和聚乙二醇间定液。

(1)卡诺固定液(Carnoy's solution)。由氯仿、95%乙醇及冰乙酸混合而成,渗透性强,固定效果好,适用于一般细胞学染色。

(2)乙醚乙醇固定液。由乙醚和95%乙醇等体积配制而成。优点同Carnoy固定液。

(3)95%乙醇固定液。优点是制备简单,但渗透能力稍差。适用于大规模肿瘤普查。

(4) 聚乙二醇固定液。

(5) 由聚乙二醇和95%乙醇配置而成。可作为湿固定的替代方法。

2.固定时间选择

通常为15～20min,应依标本性质及所选固定液的不同而有所变化。不含黏液的尿液及浆膜腔积液等标本固定时间可相应缩短。对于含黏液较多的标本,如阴道分泌物、痰液及食管拉网涂片等,应适当延长固定时间。

3.固定方法

(1)湿固定(wet fixation):是将细胞学标本迅速浸入固定液中,在同定过程中细胞不与空气接触,能使细胞质脱水、蛋白质凝固。常用技术包括:喷洒固定、巴氏染色的液相固定、血性标本的溶血固定、液体和黏液样标本的固定。

(2)空气干燥固定(air dying fixation):通过空气蒸发的方式达到固定目的。最好是逆气流方向尽快干燥,然后立即将其浸入甲醇中同定。与湿固定法相比,细胞有增大趋势。

(四)染色方法

不同染色技术均适用于妇科或非妇科标本的永久性染色。由于染色方法不同,相应固定方法也应不同。染色(staining)方法大致分两类:一类为巴氏染色或HE染色,标本需湿固定;另一类为Romannovsky类染色,标本需空气干燥固定。3种染色方法特点比较见表6-5。

表 6-5 常用染色方法比较

项目	Wright/Giemsa 染色	HE 染色	巴氏染色
涂片	空气干燥	湿固定,95%乙醇	湿固定,95%乙醇
细胞质	显示胞质颗粒及包涵体	不能显示胞质分化	显示胞质角化状况
细胞核	染色质细致结构不清,空气干燥引起人为变化	极易过染	核结构清楚
核仁	浅染,淡灰色	可见,过染时不清	可见,过染时不清
黏液及类胶质	易观察	需要特殊染色	需要特殊染色
简便程度	血液学家熟悉,简便快速 10 ～ 15min	适中,30 ～ 40min	步骤多,较复杂,需要 1h 以上
特点	用于术中快速诊断及特定情况	用于一般病理科	用于上皮细胞、肿瘤的检查

（栗安刚）

第二节　脱落细胞病理学检查

Section 2

脱落细胞病理学检查主要包括女性生殖道、呼吸道、脑脊液、浆膜腔积液和泌尿道细胞病理学检查。

一、女性生殖道细胞病理学检查

（一）正常生殖道上皮细胞形态学

女性生殖道细胞病理学检查主要是对子宫和阴道上皮细胞的检查,包括外阴、阴道和子宫颈阴道口的非角化鳞状上皮（nonkeratinizing squamous epithelium）、柱状上皮（columnar epithelium）和纤毛上皮（ciliated epithelium）。这些上皮细胞形态变化特点如下。

1.鳞状上皮细胞

（1）表层鳞状上皮细胞,以非角化鳞状上皮细胞为主,细胞大而扁平多角,直径为 40 ～ 60μm,有时较小。胞质丰富,嗜酸性淡染,巴氏染色呈粉红色。在空气干燥涂片上,有时染成淡蓝色。细胞核小,直径为 5 ～ 7μm,圆形,染色质固缩,致密。胞核有时可碎裂成小颗粒,出现核碎裂或形成凋亡小体。

（2）中层鳞状上皮细胞与表层上皮细胞大小类似或更小,直径为 30 ～ 60μm,多角形,胞质丰富,常嗜碱性淡染,有时嗜酸性。中层细胞区别于表层细胞主要在核的结构:前者核直径 10 ～ 12μm,圆形,核膜边界清晰,保存良好细胞的染色质呈颗粒状,疏松。

（3）副基底层细胞细胞体积大小不一,直径为 15 ～ 20μm。在吸取法涂片上,细胞常散在分布,圆形或卵圆形,边界清晰,胞质中等,常嗜碱性,偶见小空泡;在空气干燥涂片上,胞质可呈嗜酸性,核均质化,常见于绝经后妇女和宫颈阴道炎患者;在刮擦法涂片上,细胞常边界清晰,不规则多角形,常单个散在分布,但也常可形成多细胞巢,巢内细胞呈镶嵌样结构。胞核直径为 8 ～ 13μm,比中层细胞核稍大,圆形或卵圆形,染色质颗粒状,疏松。

（4）基底层细胞细胞体积小,直径为 8 ～ 10μm,圆形或卵圆形,类似副基底层细胞;胞质极少,嗜碱性。在空气干燥涂片上,可变为嗜酸性。核大小与副基底层细胞一致,直径为 7 ～ 9μm,圆形或卵圆形,染色质呈粗颗粒状。涂片标本中罕见此类细胞。

2.柱状上皮细胞

在吸取法涂片上，保存良好的柱状上皮细胞少见。在刮擦法涂片上，可见大量保存良好的柱状上皮细胞。胞体柱状，长约20μm，宽8～12μm，常单个或成片排列成栅栏样或蜂窝状。胞质细小泡沫状，也可表现为均质状、弱嗜碱性，或为透明黏液填充，核被挤至细胞一侧。宫颈黏膜上皮细胞胞质破裂，留下裸露的核。胞核球形或卵圆形，大小不一，直径约8μm，大者超过16μm，染色质结构疏松，常见染色中心及小核仁。排卵后期，核变小，直径约3μm。

3.纤毛上皮细胞

形态多样，可见纤毛和终板，胞核较大，稍显深染。出现纤毛细胞提示为管状化生，有时可见退变纤毛细胞簇，类似于纤毛细胞衰变。

4.其他细胞

在细胞学涂片上，即使无炎症情况下，也可见到各种白细胞。慢性炎症者可见淋巴细胞、中性粒细胞等。月经末期可见小的巨噬细胞。大的巨噬细胞多见于月经期和慢性炎症，细胞直径25～30μm，胞质呈嗜碱性，含细小空泡或吞噬物质，胞核呈球形或肾形，染色质细颗粒状，偶见细小核仁。

（二）良性病变细胞形态学

1.非炎症和反应性病变

识别良性上皮细胞异常是细胞学检查的基础，有时良性上皮细胞异常与恶性细胞很难区分。虽然可按照上皮来源分类，但同一涂片可同时出现多种良性上皮细胞异常。

(1)鳞状上皮细胞变化可出现基底层细胞增生、黏膜白斑（leukoplakia）和鳞状上皮角化不全（parakeratosis of squamous epithelium）。其中，基底层细胞增生在细胞学涂片上无法判断，基底层细胞增生与癌症无关。

鳞状上皮假性角化细胞在涂片上出现大片形态不规则小鳞状上皮细胞，直径约10μm；胞质嗜碱性或嗜酸性；核球形，大小一致，常偏位，固缩。见于宫颈低度或高度鳞状上皮内病变。与人乳头状瘤病毒（HPV）感染所致角化不良细胞（dyskeratocytes）不同，假性角化细胞无HPV感染后细胞学变化特点。

(2)子宫内膜细胞变化，可见基底层细胞增生、鳞状化生（squamous metaplasia）和不典型鳞状化生（atypical squamous metaplasia）等。①基底层细胞增生：细胞呈典型二维片状分布；胞质边界常不清晰；细胞团保持正常极性和组织结构；柱状上皮细胞可黏附于细胞团；细胞体积小，外形不规则或呈多角形；胞质模糊，量少，嗜碱性及泡沫状；核小，豆形、圆形或卵圆形，可见核纵沟，核质典型细颗粒状，无核仁。②鳞状化生：细胞多单个散在分布，也可疏松聚集呈片状分布。胞质边界不清。细胞圆形或卵圆形或多角形。胞质外区（胞质外质）浓染，中心核周区域（胞质内质）清晰蓝染。核相对较小，位置居中，大小和形状一致，细颗粒状，均匀分布，偶见微小核仁。③不典型鳞状化生细胞片状聚集，细胞边界常清晰。胞质嗜碱性，浓染；核体积相对较大，圆形或卵圆形；核质比增大；染色质细颗粒状，分布均匀；核仁明显，可见微小核仁。

2.女性生殖道炎症

(1)细菌性感染。细菌是女性生殖道感染的最常见病原体。非特异性病原体感染，包括混合性细菌和球杆菌，约占感染患者的20%。在形态学上，病原体为革兰染色阴性或革兰染色不确定性，菌体直径为0.1～0.8μm，杆状或球杆状。

(2)结核（肉芽肿性宫颈炎）宫颈涂片可见大量上皮样细胞聚集。这些细胞可形成合胞体，外观苍白、嗜碱性，边界不清，分枝状，核泡沫状及卵圆形。偶见朗格汉斯样多核巨细胞，这类细胞可含20～30个泡沫样核，分布于细胞周边区域。背景中可见淋巴细胞，数量变化大。

(3)滤泡性宫颈炎。须鉴定易染体巨噬细胞。由于淋巴细胞浸润，液基妇科涂片中难以诊断。此外，细胞应与淋巴瘤、转移性肿瘤细胞、子宫内膜细胞及组织细胞相鉴别。

(4)病毒感染。基本特征为包涵体形成,水肿或气球样变性,坏死,巨细胞形成,细胞增殖,细胞聚集,细胞骨架改变,肿瘤形成;有时胞质或胞核毛玻璃样改变。上述细胞学表现并非一定都见于所有细胞学标本及所有病毒性感染标本。

(三)上皮细胞肿瘤性改变

1.非典型鳞状上皮细胞

(1)意义未明的不典型鳞状上皮细胞(atypical squamous cells of undetermined signification, ASC-US),是肿瘤危险因素之一。表层、中层和副基底层细胞核增大,比正常中层细胞核大2.5～3倍,核质比轻度增大,核呈球形,透明或轻度深染不透明,染色质分布均匀,核膜光滑;核异常伴随胞质强橘黄色。

(2)不能排除高度鳞状上皮内病变的不典型鳞状上皮细胞(atypical squamous cells, cannot exclude high-grade squamous intraepithelial lesion, ASC-H)。ASC-H可提示HGSIL,但尚不能明确划分为HGSIL。以下特征可用于识别这类病变细胞:①散在分布细胞,细胞体积小,核质比高或非典型(不成熟)鳞化;核异常可表现为外形异常、核深染及染色质分布不规则,异常幅度超过良性鳞化,倾向于HGSIL。②细胞可团状或条索状出现。细胞呈多边形,核深染,胞质浓染,细胞边界清晰,具有鳞状上皮细胞特征。这类细胞出现一系列特征性变化,介于正常细胞与癌性病变之间。③退变的非典型细胞、放射治疗后出现的非典型细胞、保存差的子宫内膜细胞或组织细胞,以及使用宫内节育器患者可出现难与HGSIL区别的细胞学变化。在这种情况下,划分为ASC-H可能比较适宜。

2.低度鳞状上皮细胞内病变(low-grade squamous intraepithelial lesions, LGSIL)

源于上皮(常为鳞状上皮),基本结构保存良好。在涂片中主要异常细胞源于相对成熟的上皮病变表层,属于表浅和中间型异型(核异常)细胞。核体积增大,比中层细胞至少大3倍,深染。有时可见类似HPV感染后的核周透明区,有时呈角化型鳞状上皮细胞特征。可见正常或异常有丝分裂。特征性出现挖空细胞。挖空细胞是人乳头状瘤病毒(HPV)感染的表现,为成熟的鳞状细胞,特征为核周透明,边界清晰,围绕异常增大、深染而均质的胞核。涂片另一常见现象是成团或聚集的小梭形鳞状细胞,胞质嗜酸性,细胞核小、固缩,多来源于上皮表层。此类细胞成片可出现于液基标本中。

3.高度鳞状上皮细胞内病变(high-grade squamous intraepithelial lesions, HGSIL)

多为中底层细胞。组织中起源上皮细胞被高度异常的小细胞取代。细胞核增大,类似LGSIL细胞,因胞质减少,故核质比明显增大,核小于LGSIL细胞核、深染,较CIN Ⅰ度深,染色质呈颗粒状或块状;CIN Ⅱ度时可见少量胞质;CIN Ⅲ度时胞质基本消失。可见有丝分裂。

4.鳞状细胞癌(squamous cell carcinoma)

在女性生殖系统恶性肿瘤中,以宫颈癌最为多见,以鳞癌多见(占95%),其次为腺癌(约占5%),未分化癌极少见。根据肿瘤分化程度分为分化好鳞癌和分化差鳞癌,以分化差鳞癌多见。

(1)分化好鳞癌,也称角化型鳞癌。癌细胞多散在分布,体积较大,形态各异,可呈梭形、蝌蚪形或蜘蛛形,胞质丰富,多数角化而染成亮橘红色,核显著增大、大小不一、畸形、深染,染色质呈粗颗粒状,核仁偶见。

(2)分化差鳞癌,也称非角化型鳞癌。癌细胞多散在或合胞体样排列,细胞体积较大,圆形或卵圆形,相当于副基底层或中层细胞,胞质较少、多嗜碱性,染色质增多,核呈不规则圆形或卵圆形,核质比明显增大,核仁明显。

5.非典型腺上皮细胞(atypical glandular cells, AGC)

子宫颈内膜细胞的正面观,核排列不规则呈片状,侧面观呈栅栏状;核大,可增大3～5倍,偏位,染色质颗粒状,轻度深染,可见核仁。子宫内膜细胞除具有上述特征外,可见三维立体结构,胞质中可见空泡。

6.宫颈内膜原位腺癌(adenocarcinoma in situ of endocervix,AIS)

癌细胞排列成片状、条状、菊花状或扇状,失去蜂窝状结构;细胞边界不清;胞质减少;胞核栅栏状排列,向细胞团周围伸出,外观似鸡毛掸样或羽毛状;核质比增加,大小不一,深染,染色质细致或中等颗粒状,核仁小或不明显。子宫内膜原位癌细胞与宫颈管原位腺癌细胞的细胞学特征相近,少见并不易观察到。

7.腺癌(adenocarcinoma)

以分化好腺癌多见。细胞散在、双层片状或成团排列,成团细胞极性紊乱,体积中等,大小不一,圆形、卵圆形或不规则形;胞质丰富,含细小黏液空泡;细胞核呈双嗜性,圆形、卵圆形或不规则形,有轻、中度畸形,常见明显核仁;可见异常鳞状上皮细胞时,提示鳞状上皮内病变同时存在或部分腺癌表现鳞状上皮化生。

二、呼吸道细胞病理学检查

来自呼吸道的各类标本都为可疑肺癌的患者做细胞学评价,各类标本包括:痰液、通过纤维支气管镜获取的标本(支气管刷片/冲洗液,支气管肺泡灌洗液)、气管抽吸、细针穿刺活检(经皮、胸腔及支气管)等。

(一)正常呼吸道细胞形态学

1.鳞状上皮细胞

鳞状上皮细胞通常源于口腔部位,常见于痰液标本及支气管分泌物标本。中层及表层鳞状上皮细胞混杂存在最为常见。中层细胞特征为核泡沫状,圆形至椭圆形,胞质稀少,嗜碱性。表层细胞核固缩,胞质角化。偶见无核鳞状物及基底旁细胞。

2.纤毛柱状上皮细胞

单个支气管上皮细胞的特征为细胞尾部柱状或棱柱状。胞核纵轴与尾部延伸方向一致,胞质细颗粒状,胞核一至多个。在纵轴方向,胞核似乎宽于胞体,可能是核膜和浆膜之间稀疏、淡化的胞质边缘。可见带有终板的纤毛。特征性纤毛柱状上皮细胞可见于支气管灌洗液、分泌物、刷取液以及肺泡灌洗液(BALs)和针吸标本(FNAs)。痰液标本中细胞数量一般不多,但纤维支气管镜后标本中可见此类细胞大量出现。此外,呼吸道上皮细胞广泛受损时这类细胞也会大量出现。

3.杯状细胞

在支气管被覆上皮细胞中,可见到一种分泌黏液的支气管上皮细胞或杯状细胞。细胞中出现单个或多个黏液空泡,无纤毛及终板。杯状细胞更常见于患有慢性气管支气管性疾病的患者,如喘息型支气管炎、慢性支气管炎及支气管扩张症。

4.肺泡巨噬细胞

主要来自血液中单核细胞,吞噬能力强。细胞呈球形或卵圆形,直径10～40μm,胞质丰富、嗜酸性或嗜碱性,常含大量吞噬物质,为棕色或黑色的灰尘颗粒,又称尘细胞(dust cells)。吞噬红细胞,在胞质中可形成含铁血黄素颗粒,称心衰细胞。细胞边界清晰,有一至多个大小不一的胞质突起。核呈圆形、卵圆形或肾形,直径5～10μm,染色质细颗粒状,核仁较小,双核和多核常见。多核巨噬细胞的核数量可达3～10个。在肺部慢性炎症、肺间质病变时,多核巨细胞常见。在呼吸道标本中出现肺泡巨噬细胞,表明标本来自肺部,如缺乏,则表明所得标本无诊断学价值。

5.非细胞成分

(1)柯斯曼螺旋体(Curschmann spiral body),是浓缩的黏液管型,源自小支气管,其外观呈螺旋状，有一个着色较深紫色的中轴，周边透明，为稀薄黏液包绕，呈浅紫色。常见于慢性阻塞性肺疾病、哮喘及重度吸烟者。

(2)石棉小体(asbestos body)，常见于在支气管肺泡灌洗液和痰液标本中，外观串珠状结构；包被蛋白质和铁后呈黄褐色，外观分叶状或竹节状，末端隆突呈球形。有时可被巨噬细胞吞噬。见于从事石棉生产或接触含有石棉成分的工作者，如建筑工人、造船工人和旧建筑物拆除工人以及肺纤维化者。

(二)良性病变细胞形态学

1.良性支气管上皮细胞异常

(1)纤毛细胞异常。急性损伤使纤毛细胞的纤毛和终板丢失。

(2)非特异性支气管细胞异常。①多核：细胞体积大，呈多边形或不规则形，胞质丰富，嗜酸性，胞核数量2～30个或更多，核较小、规则、大小一致、少见核仁。常见于支气管刷片或冲洗液所制的标本中，痰液标本中少见。②细胞和胞核增大单个纤毛细胞体积增大，有时达到正常细胞2倍及以上；核质比增大，通常含一个大核仁或多个小核仁，可见正常的纤毛或终板。③核仁增大细胞大小及形态一般正常，有时表现为立方形，体积轻度增大，出现单个或多个明显核仁。保留纤毛或终板的细胞易误诊为腺癌细胞，应注意区分。④纤毛柱状上皮细胞衰变(ciliocytophthoria，CCP)纤毛细胞断裂，远端纤毛脱落，形成无核的纤毛小体和有核的胞质残留物。有核部分出现核退变，类似凋亡，胞质内出现一至多个大小不等的嗜酸性包涵体。

2.良性呼吸道上皮的增生

良性增生是对损伤的反应，通常为乳头状增生、基底层细胞增生和支气管黏膜鳞化。支气管灌洗、穿刺和刷取标本中出现鳞状上皮细胞是由鳞状上皮细胞化生而来。鳞状上皮细胞典型的表现是小型鳞状细胞，常成堆出现，互相黏附，胞质嗜酸性，核结构疏松、深染，类似副基底层细胞。

(三)肺癌细胞病理学

1.鳞状细胞癌

痰液和支气管分泌物能快速准确的诊断肺鳞癌。高分化鳞癌：细胞常散在分布，多形性，细胞边界清晰；染色质浓染，分布不规则；胞质角化。有时可见影细胞和角化珠。低分化鳞癌：细胞常成团出现或散在分布；染色质分布不规则，浓染，核仁明显。偶见透明胞质，嗜碱性，偶见角化。

各种标本中鳞癌细胞的形态学差异见表6-6。

表6-6　鳞癌细胞在痰液、支气管刷取及穿刺标本中形态学差异

细胞学特征	支气管刷取和穿刺标本	痰液
癌细胞量	常很多	不定，较少
癌细胞聚集	为主	不常见
单个癌细胞	不常见	常见
胞质角化	少数有，常缺乏	明显
核质比异常	多增加	不定
核固缩	不明显，常缺乏	明显
核结构	易识别	很难识别
核仁	常可见，明显	可疑或缺乏

2.大细胞未分化癌(large-cell undifferentiated carcinoma)

细胞学特点:单个大细胞及合胞体样细胞群混合存在。核圆形或分叶状,分布不规则,染色质浓染。核仁明显,有时可见多个核仁。可见瘤巨细胞,胞质轮廓常不清晰。

3.小细胞癌(small cell carcinoma,SCC)

细胞学特点:细胞体积非常小,疏松簇状排列,夹杂单个细胞。单个细胞体积约为淋巴细胞1.5倍。细胞核圆形或不规则形,细胞质深浓染。可见细胞间镶嵌样排列,背景可见细胞坏死。

4.腺　癌

(1)腺泡状腺癌(acinar adenocar cinoma)。细胞簇、组织碎片与单个细胞混合存在。组织碎片中仅见合胞体样排列的细胞团或真正的腺泡、小管和乳头状结构。胞核空泡状,圆形、卵圆形或分叶状,偏位。核仁明显,位于核中央,胞质细颗粒状,空泡状,或显著扩大的空泡状。

(2)细支气管肺泡癌(bronchioloalveolar carcinoma)。细胞学特点:细胞气球样簇状排列,无镶嵌样结构现象。核呈圆形或卵圆形,可见乳头状分叶,染色质细颗粒状。核仁可见,但不清晰。细胞可出现或不出现分泌性空泡,胞质微小突起可呈纤毛样。

5.肺部转移性癌

肺部转移性肿瘤很常见,在诊断原发性肺癌前,必须考虑以下几点:患者有无肿瘤病史;是否有肿瘤转移表现或迹象;是否是良性病变,如感染,放疗或化疗所致等。临床表现和病史是确保细胞学诊断正确的基础。在肺部肿瘤中,转移性肿瘤约占50%。在痰液标本中,最常见的是食管癌,其次是结肠癌、乳腺癌、淋巴瘤、白血病、前列腺癌、胃癌、恶性黑色素瘤等。在细针吸取细胞学涂片中,最常见的是乳腺癌,其次是结肠癌、肾癌、膀胱癌和恶性黑色素瘤。

三、脑脊液和浆膜腔积液细胞病理学检查

(一)脑脊液细胞病理学检查

脑脊液处于不断产生、循环和回流的平衡状态中。任何脑脊液中,细胞数目的增加或糖、蛋白含量的改变均为病理过程。若脑脊液在循环途中发生阻塞,可导致脑积水和颅内压增高。

1.脑脊液正常细胞学

在理论上,脑脊液是无细胞的,但在大多数脑脊液标本中可见少量淋巴细胞,偶见单核细胞。体积小或中等大小的成熟淋巴细胞以及少量单核细胞可能来自血液,是正常脑脊液中常见的细胞类型。多核白细胞、非典型淋巴细胞或单核-巨噬细胞以及细胞数量绝对增多均是病理状况出现的表现。

2.脑脊液良性疾病的细胞学

(1)感染性病变。脑脊液标本中炎性细胞增加,特别是出现多形核白细胞或增大的、非典型淋巴细胞时,提示可能出现了感染。

急性细菌性脑膜炎见多形核粒细胞浸润。病毒性脑膜炎见明显的淋巴细胞反应。艾滋病性脑病见非特异、慢性炎性细胞浸润,很少见到多核巨细胞。真菌性脑膜炎见活跃的混合性炎症反应,并可检测到病原体。

(2)血管病变。中枢神经系统出现的两类血管病变为出血和梗死,这两种病变均可反映在脑脊液中。单纯性出血见于因动脉瘤破裂、出血性血管畸形或颅内出血进入蛛网膜下腔。出血时可见红细胞、巨噬细胞吞噬的红细胞及含铁血黄素颗粒。脑梗死见多形核粒细胞伴出血(早期),巨噬细胞伴有脱落的髓鞘碎片(晚期)。

3.中枢神经系统肿瘤细胞学

(1)中枢神经系统原发性肿瘤。脑脊液中的中枢神经系统原发性肿瘤细胞的来源与解剖

部位和肿瘤细胞分化程度有关。如果肿瘤位于脑或脊髓深部，不与脑脊液接触，则脑脊液中不可能见到肿瘤细胞。此外，分化良好的肿瘤细胞很难辨认。

神经胶质瘤(glioma)是儿童最常见原发性恶性颅内肿瘤，是髓母细胞瘤，通常经脑脊液途径沿轴索扩散。髓母细胞瘤细胞学特点是细胞成簇或单个排列，胞质稀疏，核质比增高及核浓染。

(2)中枢神经系统转移性肿瘤。转移性恶性肿瘤约占全部脑肿瘤的20%，女性最常见的原发癌是乳腺癌，男性为支气管肺癌。白血病和淋巴瘤时，脑实质和脑膜也可被肿瘤细胞浸润。转移性肿瘤细胞学特征取决于肿瘤转移类型、部位及肿瘤类型。单一局部转移常见脱落的单个细胞或细胞团。大范围转移，常见于蛛网膜下腔弥漫扩散或脑膜转移。转移癌细胞常伴淋巴细胞增多及巨噬细胞浸润。①白血病：中枢神经系统白血病的幼稚细胞在脑脊液中阳性检出率可达82.9%。细胞学特征与外周血中白血病细胞相似，细胞体积较大，核仁明显，核周环绕一圈透明的胞质。核有突起，乳头状，大小不等。当慢性淋巴细胞性白血病细胞浸及脑组织时，脑脊液检查诊断非常困难，需与脑膜炎区别。②乳腺癌：脑脊液标本中，乳腺浸润性导管癌脱落的癌细胞大，核大、核仁明显，可见核分裂象，有时可见胞质突起。乳腺小叶癌脱落的细胞，体积小，有时呈印戒样结构及中央黏液聚集形成胞质空泡。③支气管肺癌：脑脊液涂片中，支气管鳞癌、大细胞未分化癌脱落的癌细胞体积大，常成团，胞核大，核仁明显。腺癌脱落的细胞体积大，常见大核仁。小细胞肺癌脱落的癌细胞体积小，常单个或成簇排列，有时排列成链，胞核大而深染，胞质少。④恶性淋巴瘤：恶性非霍奇金淋巴瘤浸及脑膜和大脑较常见，其脑脊液中的瘤细胞特征与外周淋巴瘤细胞特征基本相同，胞核突起，核仁明显。应注意与激活的淋巴细胞相区别，瘤细胞胞核不规则，核仁不明显，胞质中常见较多空泡，而后者无此恶性细胞征象。

(二)浆膜腔积液细胞形态学

人体浆膜腔由两侧保护性薄膜即浆膜形成，包括胸腔、腹腔和心包腔三大腔。正常生理情况下，浆膜腔内存在少量液体，起润滑作用。在病理情况下，如炎症、循环障碍及肿瘤等病变时，浆膜腔液体产生增多并积聚，称为浆膜腔积液，此时其性质也发生变化。

(1)间皮细胞(mesothelial cell)：细胞圆形，体积变化大，核常为单个。巨大间皮细胞常有多核。胞质灰绿色至轻度嗜酸性。

(2)巨噬细胞(macrophage)：细胞直径20～40μm，多核细胞体积较大，细胞常单独出现；胞质淡染，核呈卵圆形、肾形或圆形。

四、泌尿道细胞病理学检查

(一)正常细胞学

从肾形成的原尿为血浆超滤液，无细胞成分，经肾小管重吸收和分泌后，从肾小管、肾盂、输尿管进入膀胱，经尿道排出体外，此时会混入各部位脱落的上皮细胞。这些细胞在判定肾功能和诊断尿路肿瘤方面具有重要价值。依采集方法不同，涂片中细胞形态也存在显著差异。

1.鳞状上皮细胞

细胞体积大，如阴道涂片的表层细胞，细胞呈扁平或多角形，多核，细胞核常较小，但偶见大核。

2.移行上皮细胞

表层移行上皮细胞类似于鳞状上皮细胞。底层移行上皮细胞体积较小，核圆形，染色质细颗粒状，偶见核固缩、核分裂象。保存良好标本中细胞可见边界清晰的透明胞质。

3.上皮细胞团

正常尿中可见成片或成簇的细胞团，含几个至几百个细胞。细胞团小而扁平，呈球形、卵圆形，甚至乳头状，边界清楚。

(二)非肿瘤性病变细胞学

1.炎症性病变

(1)非特异性炎症。炎症时尿液中细胞增多，急性炎症时涂片中可见大量脓细胞、红细胞及变性、坏死的上皮细胞。上皮细胞大小和形状可发生改变，可见胞质空泡及多形核粒细胞浸润，严重时可有成片上皮细胞脱落。有时脱落上皮细胞出现不典型核，如核增大、不规则，但核中心区透明，染色质分布在透明中心区周围，是与癌细胞核鉴别的重要标志。慢性炎症时常可见数量不等的巨噬细胞，可为单核或多核，偶见浆细胞和淋巴细胞。病毒感染时，在上皮细胞胞核和(或)胞质中可见病毒包涵体。

(2)特异性炎症。①结核：膀胱结核尿涂片可见上皮样细胞或朗格汉斯细胞(Langerhans cell)，出现时具有诊断价值。②真菌感染：最常见真菌是白念珠菌，以真菌孢子出现，亦可见假菌丝。严重感染见于肾移植者和接受免疫抑制治疗者。③寄生虫感染：阴道毛滴虫可感染男性尿道和前列腺，可见于男性尿沉渣中。血吸虫成虫(主要指埃及血吸虫)在人体内随血液到达盆腔静脉寄生产卵，虫卵随血液沉积在输尿管和膀胱黏膜下层，引起膀胱黏膜上皮出现鳞状化生，甚至癌变，常伴脓性渗出物；有时可波及直肠及子宫；常伴多量鳞状上皮细胞。

(三)肿瘤性病变细胞学

泌尿道肿瘤可为乳头状或非乳头状，可为侵袭性或原位癌。乳头状或非乳头状肿瘤常同时见于同一患者。但源于移行上皮区域的高分化乳头状肿瘤细胞，其演变进程尚不明确，肿瘤周围常围绕正常尿道上皮。

1.膀胱肿瘤

(1)膀胱移行上皮肿瘤细胞学表现。①不典型增生细胞(atypical hyperplasia cell)：不典型增生细胞在尿路细胞学中常见，见于炎症、结石、烷化药物的治疗或膀胱内治疗等非肿瘤疾病，也可见于尿路上皮肿瘤。细胞体积常较小，核增大，核质比轻度异常，核轻度浓染，可见核分裂象。②癌细胞：明显异型性，细胞大小不等，胞质常嗜碱性，核质比明显增大，核形态异常，最明显特征是核浓染，染色质颗粒状凝集、粗糙或叠合，偶见多个大核仁。

(2)膀胱其他上皮肿瘤。①鳞状细胞癌。可为分化差泌尿生殖道肿瘤的一部分，是2%～3%患者主要的原发肿瘤类型。细胞学特点：许多鳞状细胞癌与鳞状上皮化生相关，膀胱憩室癌的发生偶与鳞状上皮化生相关。大多数肿瘤呈角化型。尿液标本经细胞学检测常见角化型恶性上皮细胞。②腺癌。细胞学特点：柱状或立方体细胞呈簇状排列。胞质空泡状，核大、不规则、浓染，核仁明显。

2.肾细胞癌

源于近曲小管上皮细胞，起源于肾实质。尿沉渣中常不能见到肿瘤细胞。只有当肿瘤侵犯肾盂时，可从尿液中查找癌细胞。典型的癌细胞体积大，胞质可见空泡或呈细颗粒状，嗜酸性或嗜碱性，核大，异型明显，常见多个大核仁。

五、质量管理

脱落细胞学的质量管理涉及细胞学检验的每一个环节。

(一)检验前阶段

1.临床标本采集

标本采集是细胞学检查的一个关键步骤，是所有后续环节成功的基础。样本采集质控包括制定各种样本的采集、运送和保存方法，以及同定剂、保存液的配置等。不同样本送检的时间要求不尽相同，如新鲜标本应立即递送、预固定处理样本可留置1～2d后送检。

因多数标本采集由临床医师完成，实验室应开展与临床的有效沟通、适时发放采样质控信息、及时反馈采样中存在问题，以提高标本采集环节的质量。

实验室向临床发放标本采集操作手册、提供操作规程是实验室管理的内容之一。操作手册需提供详细的信息，包括标本采集、保存及运送等详细方法，如：①患者准备：让患者能充分配合采样；②标本采集：不同样本有不同的收集方法，应包括正确取样、浓缩制片等；③标记标本：包括患者姓名、标本名称、取样部位等；④标本保存：不同标本有不同保存方法；⑤样本递送：确保递送过程安全及时、完整合格。

在设计细胞病理学检查申请单时，除包括其他检查申请单所需内容之外，应特别注意患者临床情况简介（特别是病灶局部表现）、细胞学检查或组织活检史、治疗史、所采样本名称及采集部位、标本采集日期和保存液种类等。

2.标本接收阶段

应遵循以下标准化操作流程的原则。

(1)标本信息核实。每份样本及申请单上信息是否相符。

(2)标本质量检查。每份样本是否有泄漏，是否已适当固定。

(3)事故报告。应登记拒收标本并写入事故报告。

(4)与临床科室沟通。任何疑问均应联系临床，核实或纠正错误后才能接收，并记录发现问题的时间、原因及处理方式。

(5)样本分类。如急诊样本应立即处理。

(6)标本编号。对每份样本进行细胞学编号。

(二)检验阶段

1.标本制备

样本制备是指将收集到的样本进行一系列技术操作处理后制成可供显微镜下观察诊断的过程。样本制备过程的质量管理应注意以下几点：①确保样本信息的正确性。样本实际情况与申请单内容一致，样本容器与离心管及玻片上的姓名及编号一致。②制片前保证充分混合样本。③尽量剔除样本中的组织微粒后才进行离心、涂片。

2.染色过程

染色过程质控应包括下列方案：①染液配方选用及配制方法。②染色时间规定。③各种涂片染色顺序，如依次为脑脊液、宫颈和其他涂片。痰涂片应单独染色。④染色质控标准和记录表，原则是每日第一批染片需经显微镜检查合格，并记录后才能继续染其他片子。⑤染液使用期限、过滤时间及记录表。⑥常见问题及其处理方法。⑦如何发现交叉污染及处理原则。⑧染液及试剂使用与保存。⑨仪器使用记录及签名。

3.封片过程

封片目的是让涂片能长期保存，并在显微镜下能清晰展现细微结构。质量控制内容应规定所选盖玻片种类及封胶厚度。原则是选用的盖玻片应薄，尽量少用封胶。其质量控制涉及如下两种情况。

(1)自动封片。根据日常需要更换或过滤封片试剂，每日清洁机器，记录使用情况，定期做好仪器的保养及维护。

(2)手工封片。依需要更换或过滤封片试剂，记录每日封片情况及出现的问题。

4.阅片过程

(1)诊断性报告过程。实验室应制定阅片方法，包括异常细胞、微生物或其他成分诊断标准及其标记方法；应建立宫颈脱落细胞学涂片重阅制度，如常规涂片阴性应随机抽样10%重阅，高危人群涂片阴性应100%快速重阅，具体操作方式依各实验室具体情况而定。

(2)检查过程。①定期统计及总结假阴性诊断原因：如是否为取样错误、检验阶段或检验后阶段错误。②重阅片。重阅片包括3种方式：A.前瞻性重阅：随机抽取10%阴性片进行重阅，同时对有高危因素的标本片进行重点重阅。B.回顾性重阅：回顾诊断高度异常病变的涂片；以往涂片结果阴性，应重阅前5年全部涂片。C.组织学与细胞学相关性重阅：指实验室定期（一般为1个月）进行此项工作。找出细胞学涂片和组织学活检两者结果不一致的病例；特别应对组织学诊断为低度或高度上皮内病变，而在细胞学报告为阴性的全部涂片，进行重阅。

(三)检验后阶段

1.人员理论学习、培训和评估

应广泛定期开展继续教育、培训、考核和评估，使专业人员维持细胞学检验的能力并掌握新技术和新理论，提高细胞学诊断水平。

2.档案资料管理

应建立资料档案管理规定，对实验室所有资料进行严格管理，明确人员职责、权限和工作方式。定期检查、统计各类记录报告，不断完善各项质控规范。

3.复查会诊

对涂片进行复查或会诊是细胞学诊断质量控制的重要措施。

4.定期随访

应定期随访细胞学诊断阳性或出现异常细胞的病例，以达到早期诊断、及时防治的目的。

（栗安刚）

第三节　细针吸取细胞病理学检查

Section 3

细针吸取细胞学（fine needle aspiration cytology，FNAC），又称细针吸取活检（fine needle aspiration biopsy，FNAB），是利用细针穿刺病灶，吸取少许细胞成分作涂片，观察病灶部位组织细胞形态学变化，以诊断肿瘤或非肿瘤性病变的一种诊断细胞学技术。近来，在超声、X线及CT等影像学技术导引下进行穿刺吸取，可准确地获得深部器官、不可触及肿块的标本，已成为临床医学诊断的一个重要工具。

从事细针吸取细胞学诊断的医师，不但要掌握人体各解剖部位正常和病理情况下细胞形态特征，而且要掌握穿刺、取材、制片、染色和观察等各项技术。若取材不当，对细胞诊断会造成困难，甚至出现误诊或漏诊。因此，细胞病理学医师要亲自操作全过程。

一、淋巴结细针吸取细胞学检查

淋巴结病变常用细针吸取细胞学检查进行分析诊断，不仅适用于儿童或成年人可触及或明显肿大的淋巴结，而且适用于放射导引下穿刺深部肿大的淋巴结。其适应证包括：①良性与恶性淋巴结病变特别是儿童反应性淋巴结病的鉴别诊断。②判断肿瘤患者是否有淋巴结转移。③鉴别淋巴瘤和其他淋巴结转移性肿瘤。④确诊肿瘤复发和新发肿瘤。⑤确诊感染性疾病。

细针吸取淋巴结病变细胞特别是诊断转移性肿瘤，虽然操作简单、成本效益良好，但诊断原发性淋巴结恶性疾病有一定的局限性。

(一)正常淋巴结细胞学

正常淋巴结穿刺涂片含成熟小淋巴细胞和各类转化型淋巴细胞，包括小中心细胞（小裂细胞)、大中心细胞(大裂细胞)、小无裂细胞、大无裂细胞、免疫母细胞(immunoblast)、浆细胞和可染小体组织细胞(tingible body histiocytes),其细胞形态学特点见表 6-7。

表 6-7　正常淋巴结涂片细胞形态学特点

细胞类型	形态学特点
小淋巴细胞	细胞小;核直径 7 ~ 8μm,呈圆形,大小一致,核染色质致密;胞质少或无
小中心细胞(小裂细胞)	较小淋巴细胞稍大(1 ~ 1.5 倍);核膜有深的切迹,核仁不明显;胞质少
大中心细胞(大裂细胞)	为小淋巴细胞 3 倍;核有切迹,核膜不规则,核仁不明显;胞质较小裂细胞多
中心母细胞(无裂细胞)	核为淋巴细胞的 3 ~ 4 倍,呈圆形或卵圆形,核仁 2 ~ 3 个,近核膜;胞质较多,淡染
免疫母细胞	大小类似大无裂细胞;核稍偏位,类似浆细胞,单个核仁,居中,染色质细颗粒状,核膜不规则;胞质深染
浆细胞	大小类似淋巴细胞;核偏位,常见核周晕,核染色质排列如钟面状;胞质中等,有时致密
可染小体组织细胞	含消化物的组织细胞;核为红细胞 1 ~ 1.5 倍,呈卵圆或圆形,核染色质细颗粒状;胞质淡染,量丰富,含有核碎片或颗粒

(二)良性淋巴结病细胞学

非肿瘤性淋巴结病很常见,是各种病因所致的广泛性反应性过程,包括原发性或未知抗原刺激、特定感染因子(如细菌、病毒、真菌或原虫)、免疫性疾病和药物等。非肿瘤性淋巴结病的细胞学特点见表 6-8。

表 6-8　非肿瘤性淋巴结病细胞学特点

细胞类型	细胞学特点
原发性反应性增生(滤泡型)	淋巴细胞和各种转化型淋巴细胞、浆细胞和可染小体组织细胞
病毒感染,如传染性单核细胞增多症、巨细胞病毒感染	各种不典型淋巴细胞:有胞体大,胞质嗜碱性深染淋巴细胞;有核大,核仁明显的淋巴细胞;有 Reed-Sternberg 样细胞。核分裂象多见,需血清学确诊
HIV 感染早期,滤泡大量增生	滤泡增生的细胞学特征,核分裂象多见,有可染小体组织细胞、满天星特征、多核巨细胞、核内包涵体多核巨细胞
皮肤病性淋巴结炎,淋巴结引流皮肤病	类似原发性反应性增生,大量巨噬细胞:可含黑色素、脂质和含铁血黄素
苯妥英钠继发性淋巴结病	多形细胞群:含免疫母细胞,嗜酸性浆细胞、淋巴细胞、中性粒细胞、坏死物和 Reed-Sternberg 样细胞
结节病	非干酪样、非坏死性肉芽肿、上皮样组织细胞聚集物、多核巨细胞、成纤维细胞和淋巴细胞,抗酸染色阳性
分枝杆菌感染	干酪样坏死、无定形碎屑、上皮样细胞、朗格汉斯巨细胞、成纤维细胞
真菌感染,如组织胞浆菌、隐球菌	肉芽肿伴或不伴有坏死,特殊染色查找病原体
猫抓病	由上皮样细胞聚集形成肉芽肿、微脓肿、有中性粒细胞浸润
弓形虫感染	滤泡增生反应,上皮样细胞聚集,可见可染小体组织细胞、核分裂象、无多核巨细胞、数量不等浆细胞、免疫母细胞、嗜酸粒细胞,需查病原体

1.反应性淋巴结增生(reactive lymphoid hyperplasia)

在组织学上,反应性淋巴结增生常分为 4 类:①滤泡型,多为自发性抗原刺激、血管滤泡性增生性病变、类风湿关节炎和 HIV 相关淋巴结病早期。②窦型，多为淋巴结引流性恶性肿瘤。③弥散性滤泡间型，多为病毒感染、接种疫苗和皮肤淋巴结病。④混合型，多为传染性单核细胞增多症和弓形虫感染性淋巴结炎。

在细胞病理学上，滤泡增生型反应性淋巴结病的特点是含淋巴细胞和各类转化型淋巴细胞、浆细胞、可染小体组织细胞，伴有基质细胞和内皮细胞。药物或病毒诱导性淋巴结病（如传染性单核细胞增多症、巨细胞病毒感染）的特点是可见大量免疫母细胞和 Reed-Sternberg 样细胞。淋巴结引流性皮肤病变的特点是可见含黑色素的巨噬细胞。反应性淋巴结增生亚型无法通过细胞学检查来鉴别。许多反应性淋巴结增生易被误诊为霍奇金和非霍奇金淋巴瘤。

2.肉芽肿性淋巴结病变（granulomatous lymphadenopathy）

见于各类感染和非感染性疾病。在细胞病理学上，肉芽肿性淋巴结病变的特点是可见卵圆形类上皮样细胞或梭形巨噬细胞、多核巨细胞、淋巴细胞、浆细胞和成纤维细胞。肉芽肿中心各种常见坏死的鉴别诊断见表 6-9。干酪样坏死或凝固性坏死常见于分枝杆菌感染。结节性肉芽肿为典型的非干酪样坏死。有时需采用特殊染色来鉴别特定病原体，如猫抓病引起的微脓肿。弓形虫感染淋巴结病可见由巨噬细胞聚集形成的小肉芽肿，通常需穿刺活检来鉴别诊断。

表 6-9　各种肉芽肿中心坏死穿刺液的鉴别诊断

项目	干酪样坏死	化脓性坏死	淋巴瘤性坏死	癌性坏死
穿刺液外观	灰黄色黏液	绿色脓液有恶臭	灰黄或灰绿色黏液	灰黄色豆腐渣样
细胞学特点	散在或成簇的类上皮细胞及多核巨细胞	大量脓细胞	散在分布的影细胞，伴淋巴瘤细胞	成堆退变的癌细胞，少数完整癌细胞

（三）淋巴瘤针吸细胞检查

恶性淋巴瘤（malignant lymphoma）是淋巴结或淋巴组织的原发性恶性肿瘤。淋巴瘤分为霍奇金淋巴瘤（Hodgkin lymphoma，HL）和非霍奇金淋巴瘤（non-Hodgkin lymphoma，NHL）两大类。

1.霍奇金淋巴瘤

又称霍奇金病，是由多种炎症细胞和少于 1%恶性细胞（包括 Reed-Sternberg 细胞和 Hodgkin 细胞）组成的恶性淋巴瘤。分为结节性淋巴细胞为主型淋巴瘤（nodular lymphocyte predominant lymphoma，NLP）和典型霍奇金淋巴瘤（classic Hodgkin lymphoma，CHL）。

霍奇金淋巴瘤患者男性稍多，男女比例为 4∶3，以 20 ～ 40 岁居多，一般为无痛性淋巴结肿大。霍奇金淋巴瘤组织学分类是根据淋巴细胞和典型 Reed-Sternberg 细胞（Reed-Sternberg cell）的相对比例分为 4 个亚型，分别为淋巴细胞为主型、混合细胞型、结节硬化型和淋巴细胞消减型。

在细胞病理学上，CHL 的特点是可见 Reed-Sternberg 细胞，常伴核固缩样的凋亡细胞。典型的 Reed-Sternberg 细胞的形态学特点是：①有镜影样分布的双核。②每个核含一个大核仁，核仁周围有空晕。③胞体巨大；胞质丰富，嗜酸性或双嗜性。Reed-Sternberg 细胞形态多样，包括多核、多分叶核和单个核细胞，单个核的细胞又称霍奇金细胞（Hodgkin cell）。陷窝细胞（lacunar cell）是 Reed-Sternberg 细胞的一种常见变异体，其胞质收缩似陷窝状。

在细胞病理学上，NLP 的特点是可见淋巴和组织细胞样细胞（lymphocytic and histiocytic cell），现称为“LP”细胞，又称为“爆米花样”细胞，该细胞大小似中心母细胞，核小分叶状，核仁居中，比典型 Reed-Sternberg 细胞小。

在涂片上若缺乏典型 Reed-Sternberg 细胞，应谨慎下肯定性诊断的结论；即使见到典型 Reed-Sternberg 细胞，也要注意与反应性淋巴结病和非霍奇金淋巴瘤进行鉴别。

2.非霍奇金淋巴瘤

历史上,NHL有多种分类方法,如基于形态的Rappaport分类,基于形态和生物学行为的工作分类,基于形态、免疫和遗传分析的修订欧美淋巴瘤分类等,现都已被2008年世界卫生组织(WHO)的分类所代替。WHO分类是基于形态、表型、遗传和临床特点,将NHL分为B细胞、T细胞和NK细胞。

在细胞病理学上,NHL的诊断是基于细胞大小和细胞组成的变化。对于小细胞性淋巴瘤的诊断较困难,对中、高度异常的淋巴瘤诊断较容易。诊断的关键是应能与反应性淋巴结病变鉴别诊断。

(四)淋巴结转移性恶性肿瘤针吸细胞检查

淋巴结是最常见的肿瘤转移器官,特别是上皮类型肿瘤。因为正常淋巴结内没有上皮细胞成分,若出现则是转移癌的标志,但颈周围淋巴结要排除罕见的淋巴内涎腺组织的可能。

淋巴结转移癌比淋巴瘤更多见,细针吸取细胞学除诊断是否有转移外,还可根据细胞形态及临床表现,判断原发肿瘤的来源,有时原发肿瘤小而隐藏,常借助于转移的淋巴结穿刺推断其原发部位。

1.鳞　　癌

头颈部鳞癌(鼻咽癌、口腔癌和喉癌)常会转移到颈部淋巴结,宫颈、阴道、外生殖器和下肢末端皮肤等鳞癌常会转移到腹股沟淋巴结。分化好的鳞癌细胞常形态多样,胞质丰富。分化差的鳞癌常为鼻咽癌或淋巴上皮样癌的转移,与恶性淋巴瘤细胞很难鉴别。

2.腺　　癌

锁骨和腋窝淋巴结常是乳腺癌转移的部位,肺癌常累及锁骨和纵隔淋巴结,胃肠道和生殖道肿瘤常累及锁骨上淋巴结。腹内淋巴结多为腹腔和盆腔器官的恶性肿瘤转移部位。甲状腺癌,特别是乳头状癌常累及颈部和纵隔淋巴结。颈淋巴结转移性乳头状癌很难区分是甲状腺、肺、卵巢还是肾脏来源。分化差的腺癌与淋巴样恶性肿瘤很难区分。

3.神经内分泌肿瘤

神经内分泌癌常发生淋巴结转移,如肺小细胞未分化癌常转移至纵隔淋巴结,甲状腺髓样癌常转移至颈部淋巴结。小细胞癌和恶性淋巴瘤的鉴别诊断常需借助免疫细胞化学染色。

4.恶性黑色素瘤

恶性黑色素瘤累及的淋巴结与皮肤引流部位有关。含色素的恶性黑色素瘤诊断不难,而无色素的恶性黑色素瘤诊断困难。黑色素瘤与弥散型恶性淋巴瘤很难区分。

5.软组织肿瘤

大多数软组织恶性肿瘤通过血行播散,但恶性纤维组织细胞瘤和腺泡状横纹肌肉瘤常侵犯淋巴结。

二、乳腺细针吸取细胞学检查

乳腺疾病虽以良性者居多,但在恶性疾病中,腺癌的发病率却相当高。体表可触及乳腺肿块的细针吸取细胞学因操作简单、成本效益良好、可靠和诊断准确率高而被广泛采用。近年,因乳腺空芯针穿刺活检(core needle biopsy, CNB)技术的广泛应用,使细针吸取细胞学检查逐渐减少,这与穿刺细胞学本身局限性有关,现多用作临床阴性、放射学阳性的三联诊断试验之一。也是欧美小型医疗机构和很多发展中国家常用的诊断手段。

(一)正常乳腺细胞学

在非泌乳期,乳腺导管和小导管由内层的单层上皮细胞和外层的肌上皮细胞组成。

1.乳腺导管上皮细胞(duct epithelial cells)

通常非泌乳期乳腺不易见到导管上皮细胞。涂片上的导管上皮细胞多成群出现，呈蜂窝状排列，多数细胞稍大于红细胞，核呈圆形或椭圆形，居中或偏位，染色质细致，胞质丰富。妊娠后期和产后2个月，因受内分泌激素影响，导管上皮细胞可呈乳头状增生，细胞和核体积增大，核偏位，有双核或多核，核仁明显，胞质丰富，常出现空泡，易误诊为癌细胞。

2.肌上皮细胞(myoepithelial cells)

又称双极裸核细胞(naked bipolar nuclei cells)，细胞大小类似红细胞，呈卵圆形或梭形，裸核，核膜光滑，染色质致密，无核仁，胞质极少。出现常代表乳腺病变是良性的。

3.泡沫细胞(foam cells)

细胞大小不一，多呈圆形，边缘清晰；核呈圆形、卵圆形或不规则形，常偏位，核膜明显，染色质细颗粒状，可见1～2个小核仁；胞质丰富，呈淡蓝色或淡红色，含许多大小不一的脂性空泡，部分可吞噬色素颗粒。其来源尚有争议，可能来自导管上皮细胞或巨噬细胞。

(二)乳腺良性病变细胞学检查

1.纤维囊性乳腺病(fibrocystic mastopathy)

为乳腺良性病变，属乳腺导管异常增生症，目前将其视为癌前病变，乳腺有界限不清的结节性肿块。可有乳头溢液，呈稀薄透明状或黏稠绿褐色。囊性穿刺液可无细胞或富含各类细胞。

在细胞病理学涂片上，细胞量少或中等，导管上皮细胞成片呈蜂窝状排列，有数量不等的顶泌细胞(apocrine cell)和泡沫细胞，背景常见无定形碎片和无核细胞。顶泌细胞数量变化较大，呈蜂窝状排列，细胞边界清晰；核小，大小一致，染色质细颗粒状，核仁大；胞质丰富，含有颗粒，可出现核异质和鳞化。

2.导管内乳头状瘤(intraductal papilloma)

为良性乳头状肿瘤，可发生于乳腺导管的任何部位，以乳晕下输乳管最常见，常见浆液性或血性乳头溢液。

在细胞病理学涂片上，可见数量不等的导管上皮细胞，背景为新鲜或陈旧的红细胞和巨噬细胞，伴或不伴含铁血黄素颗粒。导管上皮细胞呈纤维形乳头状排列或蜂窝形单层片状排列，细胞大小一致，核染色质淡，胞质不定，常含空泡。在细胞学诊断中，乳腺乳头状瘤和乳头状癌、纤维腺瘤很难区分，易误诊。

3.乳腺纤维腺瘤(fibroadenoma)

是最常见良性肿瘤，为圆形结节性肿块，有完整包膜，有时肿块可呈囊性变和黏液性变。无乳头溢液，宜作细针吸取细胞学检查，通常进针困难，不易吸出穿刺物。

在细胞病理学涂片上，细胞中等量或大量，上皮细胞黏附成片，肌上皮细胞很多，可见基质成分和数个泡沫细胞或顶泌细胞。通常，上皮细胞呈鹿角状或指状排列，核大小一致，染色质细颗粒状，有时可见核异质细胞。

(三)乳腺癌细胞学检查

乳腺恶性肿瘤中绝大多数为乳腺癌(breast carcinoma)，多源自乳腺导管和末梢导管上皮细胞，为妇女最为常见的恶性肿瘤之一。乳腺癌组织学类型很多，常分为非浸润型和浸润型两大类，每型又分为数种亚型。腺癌细胞的形态分类也很多，有时仅凭细胞学涂片很难进行正确分类。本文仅介绍几种有明确细胞形态学变化的乳腺癌。

1.导管和小叶原位癌(ductal and lobular carcinoma in situ)

导管原位癌是导管上皮细胞增生，伴轻度或重度的核异质，最终成为浸润性癌。在细胞病理学涂片上，可见大量的成堆癌细胞，体积较大，伴数量不等的坏死物、细胞碎屑。而小叶原位癌是末端导管小叶的上皮细胞增生，细胞学上很难鉴别。在细胞病理学涂片上，癌细胞小，小团状或散在分布，大小和形态一致；核较大，约为红细胞2倍，呈卵圆形，偏位，核分裂象较少见，部分裸核；背景无坏死。

2.乳腺浸润性导管腺癌（invasive duct adenocarcinomas of breast）

为最常见的浸润性乳腺癌，呈不规则肿块、质韧，常与周围组织粘连。在细胞病理学涂片上，可见大量癌细胞散在分布或合胞体样结构，分枝状或网状、筛状或腺腔样、索状或巢状等各种不同的外观。癌细胞大小不一，圆形、卵圆形或浆细胞样，细胞边界不清；核圆形或卵圆形，核膜光滑或不规则锯齿状，染色质颗粒状，副染色质透亮，可见核仁、核分裂象；胞质少或无，背景有坏死。

3.乳腺髓样癌（medullary carcinoma of breast）

乳腺肿块大，常有明显的淋巴结浸润及转移。在细胞病理学涂片上，细胞丰富，癌细胞合胞体样聚集或单个散在，可见淋巴细胞，偶见浆细胞。癌细胞的核大，形态多样，核仁明显，核质比增高，偶见裸核。

4.导管癌（duct carcinoma）

乳腺肿块小，常见淋巴结转移，但预后较好。在细胞病理学涂片上，细胞少量或中等，可见癌细胞合胞体样或腺腔样结构，偶见肌上皮细胞。癌细胞的边界不清，核大小一致，染色质淡染，无核分裂，也称胶样癌，胞质少；背景清晰，无坏死。

5.乳腺黏液腺癌（mucinous adnocarcinoma of breast）

多发生在绝经后妇女，肿块位于乳腺外上限，乳头常增大。在细胞病理学涂片上，大量黏液包围在巢状或腺腔样癌细胞周围，癌细胞也可散在分布，大小多一致，核不典型，偶见印戒样癌细胞和沙砾样小体。

6.大汗腺癌（apocrine carcinoma）

不常见，预后较好。在细胞病理学涂片上，细胞量多，癌细胞合胞体样结构或散在分布。癌细胞大，呈圆形、卵圆形或多角形，细胞边界清晰；核大，核仁大；胞质丰富，含大量嗜酸性或嗜碱性颗粒，常泡沫状或有大空泡。

7.小叶癌（lobular carcinoma）

是浸润性乳腺癌的一种。在细胞病理学涂片上，细胞少量或中等，癌细胞常单个散在或线状排列，无肌上皮细胞。癌细胞大小一致，呈圆形，细胞边界不清；核卵圆形或不规则，核质比高，染色质粗颗粒状，核仁大；胞质少，有时含黏液空泡，呈印戒样细胞；背景无坏死和核分裂象。

8.微乳头状癌（micropapillary carcinoma）

是浸润性乳腺癌的一种，易发生淋巴道转移且预后差。在细胞病理学涂片上，癌细胞量多，合胞体样结构，核互相堆积在一起，并具多形性，可见大的裸核癌细胞，癌细胞缺乏乳头状或腺腔样结构。

三、甲状腺细针吸取细胞病理学检查

甲状腺疾病是临床常见病、多发病，包括各类甲状腺炎症、甲状腺肿大和甲状腺肿瘤。临床症状常为疼痛性或无痛性弥漫性甲状腺肿大或甲状腺结节形成。放射性核素和超声检查并不能明确区分良、恶性病变，而术前细针吸取细胞学检查因其操作简单、费用低廉、并发症少、准确性高而越来越被人们所接受，其诊断灵敏度和特异性很高（> 90%）。

目前，甲状腺细胞病理学检查推荐采用2007年的甲状腺细胞病理学Bethesda报告系统（the Bethesda system for reporting thyroid cytopathology，BSRTC），见表6-10。

表 6-10　甲状腺细胞病理学 Bethesda 报告系统(2007)

病变	病理学特点
1.无法诊断或标本不满意	仅见囊液,标本几乎无细胞,其他(如血液遮盖、人为凝块等)
2.良性病变	符合良性滤泡性结节(包括腺瘤样结节、胶质结节等),符合淋巴细胞性(Hashimoto)甲状腺炎,符合肉芽肿性(亚急性)甲状腺炎,其他
3.意义不明的非典型病变或意义不明的滤泡性病变	
4.滤泡性肿瘤或可疑滤泡性肿瘤	特指 Hurthle 细胞(嗜酸性细胞)型
5.可疑恶性肿瘤	可疑乳头状癌、可疑髓样癌、可疑转移癌、可疑淋巴瘤、其他
6.恶性肿瘤	甲状腺乳头状癌、低分化癌、甲状腺髓样癌、未分化(间变性)癌、鳞状上皮细胞癌、混合性癌(注明成分)、转移性癌、非霍奇金淋巴瘤、其他

标本满意的标准是涂片染色良好、细胞形态不扭曲变形,且无遮盖,每张涂片上至少含有 6 个适宜观察的滤泡细胞团,每团至少含 10 个细胞。若不能达到上述标准,则报告无法诊断或标本不满意。但排除下列情况:①伴非典型细胞的结节:出现任何数量的显著非典型细胞都必须报告。②伴炎症的结节:如淋巴细胞性甲状腺炎、甲状腺脓肿或肉芽肿性甲状腺炎等良性病变形成的结节可能仅含有大量炎症细胞。③胶质结节:含大量黏稠胶质,涂片中易见胶质。

(一)正常甲状腺细胞学

1.胶质(colloid)

是甲状腺滤泡性病变的主要内容。巴氏染色呈粉红色,瑞特染色呈蓝紫色或紫红色。当混有血液时,血清与胶质很相似,若缺乏滤泡上皮细胞,应谨慎诊断。镜下胶质分为水样胶质和黏稠状胶质,有时水样胶质过于稀薄而易脱落成蜘蛛网状结构。

2.滤泡上皮细胞(follicle epithelial cell)

细胞直径 6 ~ 9μm,类似淋巴细胞大小,立方形,大小一致,呈蜂窝状排列;核呈圆形,核膜光滑,核仁小而不明显,染色质细颗粒状,分布均匀;胞质淡染,瑞特染色呈淡紫色。

3.许特尔细胞(Hurthle cell)

是滤泡上皮细胞的一种亚型,又称为 Askanazy 细胞或嗜酸性细胞。细胞体积大;核较大,呈圆形或卵圆形,可见双核或多核,核仁较明显;胞质丰富,细颗粒状,巴氏染色呈橘红色,瑞特染色呈紫色。

4.火焰细胞(flame cell)

是滤泡上皮细胞的一种亚型。胞质丰富,内含异染色性细小空泡,瑞特染色呈紫红色。见于格雷夫斯病(又称毒性弥漫性甲状腺肿)、单纯性甲状腺肿和淋巴细胞性甲状腺炎。

(二)良性病变细胞学检查

良性病变分为良性滤泡性结节、甲状腺炎或其他病变。良性滤泡性结节是最常见的类型,是一组具有相似细胞学特征的良性病变,其细胞学特点是由多少不等的胶质、滤泡上皮细胞、Hurthle 细胞和巨噬细胞等组成。

不明意义的非典型病变或滤泡性病变是滤泡上皮细胞、淋巴样细胞或其他细胞具有结构和(或)核不典型表现,但不足以诊断为可疑恶性肿瘤或恶性肿瘤。不明意义的滤泡性病变是滤泡本的质量管理、确保诊断质量,制定相应质量管理措施。

(三)标本质量管理

FNAC 检验标本的质量贯穿于标本采集、制备、固定和染色等过程。应严格把握各类标本制备的各环节，排除任何影响标本质量因素。

1.标本采集

一份合格标本应在镜下见到足够量的诊断性细胞成分，若涂片内具有诊断价值的细胞太少或标本被血液稀释，则可造成假阴性诊断。

2.标本制备

在制备涂片时，避免来回推拉而造成细胞损伤。涂片薄厚应适宜，太厚细胞会过多重叠，影响镜下观察；太薄细胞数量太少，影响检出率。镜下满意的涂片应在每个视野内均可见到均匀分布的有效诊断性细胞。

3.标本固定

涂片制备完成，应立即置95%乙醇或其他固定液中进行湿固定，避免长时间在空气中暴露，造成细胞退变而影响诊断。固定液浓度要保持恒定，过高或过低均可造成细胞形态改变，要经常检测浓度。

4.标本染色

FNAC常规染色方法视检验人员习惯而定，应以干、湿两种染色方法对照观察。瑞特-吉姆萨染色可清楚显示分散细胞结构，但透明度差；在巴氏或HE染色下成群或成团细胞更易分辨。苏木素染液染色时要防止沉渣黏附于涂片而影响观察，应经常过滤。另外，染液质量和染色时间应予保证和规范，确保核染色适宜，便于识别和辨认细胞。

（四）人员和复核制度质量管理

目前，临床对FNAC的重要性认识不够，细胞病理学专业队伍的数量和质量均较薄弱，对FNAC诊断仍取决于工作人员的主观经验，对FNAC质量控制措施尚无统一规定。因此，制定有效的措施、培养和培训专业人才、提高诊断水平成为FNAC质量管理的重要保证。应采取以下措施来加强质量管理。

1.制定严格的实验室管理制度

对器材和试剂进行规范化操作。

2.提高人员责任心和业务素质

细胞学诊断技术人员应经过3～5年规范化培训，严格按FNAC技术的标准化步骤操作，这是细胞学诊断质量控制的首要措施。

3.确定合理的人员和工作量

科学合理的工作量是避免因人员疲劳造成错误诊断的关键。

4.建立合理的标本复查制度

资深诊断医师应定期复查一定数量病例，及时发现、纠正可能出现的错误诊断。对疑难标本应加强会诊或举行读片会，提高群体诊断水平。

(1)做好细胞学诊断与组织学等诊断的对比，对可疑恶性肿瘤阳性病例应重复FNAC检查，并用组织学诊断证实细胞学诊断的准确性，避免漏诊或误诊病例；特别是对组织学证实阳性而细胞学检查为阴性的病例要认真复查，分析结果假阴性的原因。

(2)明确肿瘤类型。对临床与细胞学诊断均完全肯定的病例，特别是恶性肿瘤，宜在手术中进一步用冷冻切片或活组织检查确定类型。

(3)囊性病变。囊液穿刺后，如囊壁上仍存在实质性病变，应在影像学导引下重复FNAC检查或作活组织检查，以免漏诊。

(4)对未采集到靶组织的标本，对不能做出细胞学诊断的病例，应重复FNAC检查。

5.加强与临床沟通，建立随访制度

做好针对性随访工作，定期观察患者病情变化，及时反馈细胞学检查可能的假阳性或假阴性诊断信息，提高细胞学诊断的准确性。

6.建立年度工作统计总结

包括细胞学病例数、灵敏度、假阳性率或假阴性率的统计，客观评价诊断结果，总结经验教训，及时改进工作。

（栗安刚）

第七章

Chapter 7

微生物学检验

第一节　细菌学检验基本技术

Section 1

一、形态学检查

形态学检查是细菌检验中极为重要的最初鉴定手段之一，有助于细菌的初步识别，同时为细菌的进一步鉴定指明了方向。如痰中的抗酸杆菌、脑脊液中脑膜炎球菌、男性泌尿道分泌物中的淋球菌等都可以通过形态学检查得到初步的诊断。

由于细菌体积微小，无色透明，因此利用光学显微镜直接检查只能观察到细菌的动力，对形态、大小、排列方式、染色特性及特殊结构的判定，还须借助于染色标本的观察。要研究细菌的超微结构，还需用电子显微镜。

（一）非染色标本检查法

不染色标本的细菌学检查法主要适用于检查有鞭毛细菌的动力及运动状态。观察细菌有无动力时，应选用新鲜的幼龄培养物，并在20℃以上室温中进行。同时应注意区分细菌的真正运动与布朗运动。

1.压片法（湿片法）

用接种环挑取细菌培养液或细菌盐水悬液2滴，置于洁净载玻片中央覆以盖玻片，于低倍镜或高倍镜下观察，制片时菌液要适量，不可外溢，并避免产生气泡。用以观察细菌的动力及形态，标本易干涸，不宜长时间观察。

2.悬滴法

取洁净的凹窝载玻片及盖玻片各一张，于洁净盖玻片中央滴菌液一小滴，另取一凹玻片，将凹孔四周的平面上涂以一薄层凡士林，将其凹孔朝下对准盖玻片中央盖于其上，并迅速翻转，用小镊子轻压，使盖玻片与凹窝边缘粘紧，使凡士林密封其周缘，镜下观察时，先用低倍镜，调成暗光，对准焦距后以高倍镜观察，不可压碎盖玻片，有动力的细菌可见细菌会由一处移至另一处，无动力的细菌呈布朗运动而无位置改变。用以观察细菌的形态及动力。

（二）细菌染色标本检查法

通过对标本涂片及染色，能观察细菌的形态、大小、排列、染色特性，以及荚膜、鞭毛、芽孢、异染颗粒等特殊结构，有助于细菌的初步识别或诊断。常规涂片及染色步骤如下：①涂片：用接种环于洁净载玻片上滴加适量生理盐水，再用接种环挑取纯菌落单个，均匀涂布于盐水中，或取脓汁、痰、分泌物、菌液等直接涂片。细菌增菌物在载玻片上不易附着，常与少量无菌血清或蛋白溶液一起涂布。涂片的厚薄要适当，以菌液呈均匀半透明为宜。②干燥：涂片应自然干燥或加微热干燥。③固定：多采用加热法，涂片干燥后，以中等速度连续通过乙醇灯火焰3次，固定温度不可过高，固定的目的在于保持细菌原有形态和结构，杀死细菌，使菌体易于着色，并使细菌附着于载玻片上，而不易被水冲掉。④染色：染色一般多采用低浓度的染色液，染色分单染和复染两种方法，为了促使染料与菌体的结合，常加入媒染剂，如碘液、酚类、明矾等。⑤脱色：根据某些细菌着色后能耐受酸、醇、碱等不被脱色，以资鉴别。常用的脱色剂有95%乙醇、3%盐酸乙醇等。⑥复染：使已脱色的菌体重新染上与初染液颜色呈明显对比的颜色，起反衬作用。

1.革兰染色法(Gramstain)

(1)染色液。①甲紫染液：取甲紫乙醇饱和液(2g甲紫溶于95%乙醇20mL中)20mL，加10g/L的草酸铵水溶液80mL，混匀。②卢戈碘液：先溶碘化钾2g于10mL蒸馏水中，再加碘1g，待碘全部溶解后，加蒸馏水至300mL即成。③脱色剂：95%乙醇。④复染液：A.稀释苯酚复红液：取萋-尼抗酸染色液中的苯酚复红液10mL加入蒸馏水90mL即成。B.沙黄溶液(25g/L的沙黄乙醇溶液10mL加蒸馏水90mL)。

(2)操作。①将甲紫染液滴加在已固定的细菌涂片上，染1min后，细水冲洗。②滴加卢戈碘液，1min水洗。③滴加脱色液，摇动玻片至无明显紫色脱落为止(根据涂片的厚薄需0.5～1min)，水洗。④滴加复染液复染0.5～1min。⑤用细水冲洗，待干，镜检。

(3)结果判定。革兰阳性菌染成紫色，革兰阴性菌染成红色。

(4)注意事项。①新配制的染液应先用质控菌种(通常用金黄色葡萄球菌ATCC25922与大肠埃希菌ATCC25923)进行对照试验，以检查染色液的质量是否合格。②甲紫与草酸铵溶液混合不能保存太久，如有沉淀出现应重新配制。③染色的关键在于涂片和脱色，涂片过厚常不易脱色呈假阳性，在镜检时应以分散存在的细菌染色反应为准。

2.吕(Loeffler)氏碱性亚甲蓝染色法

(1)染色液。将以下各液混合摇匀，滤纸过滤后备用。①亚甲蓝乙醇饱和溶液(95%乙醇100mL，亚甲蓝2g)30mL。②100g/L的氢氧化钾溶液0.1mL。③蒸馏水100mL。

(2)操作。在已固定的细菌涂片上滴加染液，染色1～3min，细水冲洗，待自然干燥或用吸水纸吸干水后镜检。

(3)结果判定。亚甲蓝染色阳性菌体呈蓝色。

3.萋-尼(Ziehl-Neelsen)抗酸染色法

(1)染色液。①萋-尼苯酚复红液：称取碱性复红(basic fuchsin)4g，溶解于95%乙醇100mL内即成碱性复红饱和乙醇溶液。取该饱和液10mL与50g/L的苯酚水溶液90mL混匀即成。②脱色液(3%盐酸乙醇)：取浓盐酸3mL加入95%乙醇97mL中混匀。③复染液：即吕氏碱性亚甲蓝溶液(见吕氏碱性亚中蓝染色法)。

(2)操作。①在已固定的细菌涂片中滴加苯酚复红溶液以微火加热，保持染液产生蒸气，但切勿煮沸和烧干。并添加苯酚复红染液，如此维持5min。②冷却后，以清水冲洗掉多余的染料。③用脱色液脱色约1min，轻轻摇动玻片，至玻片上几乎无红色脱出或略呈粉红色时为止，细水冲洗。④用复染液复染1min，细水冲洗。⑤待干，用油镜镜检。

(3)结果判定。抗酸杆菌染成红色，非抗酸菌或细胞均染成蓝色。

(4)注意事项。①在苯酚复红加温染色过程中，温度不宜过高，切勿使染液沸腾和蒸发干。②脱色时间需根据涂片厚薄而定，厚涂片可适当延长脱色时间，以几乎无红色为度。③为防止交叉感染，标本应先高压灭菌后再涂片染色。

4.改良Ryu鞭毛染色法

(1)染色液。①A液：5%苯酚10mL，鞣酸2g，饱和硫酸铝钾液10mL。②B液：甲紫乙醇饱和液。③应用液：A 液 10 份，B 液 1 份，混合，室温存放。

(2)操作。①在洁净玻片上滴蒸馏水 2 滴。②涂片：用接种环挑取血平板上菌落少许，将细菌点在玻片上的蒸馏水滴的顶部。一般只需点一下，仅允许极少量细菌进入水滴，不可搅动，以免鞭毛脱落。③玻片置室温自然干燥。④滴加染液，染色 10 ～ 15min 后，用蒸馏水缓慢冲去染液。冲洗时应避免使染液表面的金属光泽液膜滞留在玻片上，影响镜检。⑤玻片自然干燥，镜检时应从涂片的边缘开始，逐渐移向中心。寻找细菌较少的视野，鞭毛容易观察。

(3)结果判定：细菌鞭毛和菌体均染成紫红色。

5.赫(Hiss)氏荚膜染色法

(1)染色液。①甲紫染色液：甲紫饱和乙醇溶液 5mL 加蒸馏水 95mL，混合。②200g/L 硫酸铜水溶液。

(2)操作。①将疑有荚膜细菌制成涂片，在空气中自然干燥后，用乙醇固定。②滴加甲紫染液，在火焰上略加热出现蒸气后染 1min。③用 200g/L 硫酸铜溶液将涂片上的染液洗去，此后切勿再用水洗。④以吸水纸吸干后镜检。

(3)结果判定：菌体及背景呈紫色，菌体周围有一圈淡紫色或无色荚膜。

6.芽孢染色法

(1)染色液。①苯酚复红(配方见抗酸染色)。②碱性亚甲蓝液(配方见吕氏碱性亚甲蓝染色法)。③95%乙醇。

(2)操作。①将有芽孢细菌制成涂片，自然干燥后加热固定。②滴加苯酚复红液于涂片上，并弱火加热。使染液冒蒸气约 5min，冷后水洗。③用 95%乙醇脱色 2min 后水洗。④碱性亚中蓝复染 0.5min，水洗，干后镜检。

(3)结果判定。芽孢呈红色，菌体呈蓝色。

7.阿(Albert)氏异染颗粒染色法

(1)染色液。①甲液：甲苯胺蓝 0.15g，孔雀绿 0.2g，95%乙醇 2mL，冰醋酸 1mL，水 100mL。将甲苯胺蓝和孔雀绿置于研钵内，加乙醇研磨使其溶解，再加入水和冰醋酸，混合后贮于瓶中，置室温过夜，以滤纸过滤。②乙液：碘 2g，碘化钾 3g，水 300mL。先将碘与碘化钾溶于少量水中，然后加水至 300mL。

(2)操作。在已固定的细菌涂片上，滴加甲液染 3 ～ 5min，水洗。再用乙液染 1min，水洗。干后镜检。

(3)结果判定。菌体呈蓝绿色，两端异染颗粒为蓝黑色。

二、细菌的分离培养

(一)基本条件

1.接种用具

包括接种环和接种针，由环(针)、金属柄和绝缘柄三部分组成。环(针)一般采用铂丝制作最佳，其硬度适宜，易于传热、火焰灭菌后冷却快，经久耐用，但因价格贵，往往多用电热(镍)丝，或一次性塑料接种环代替。环的直径为 2 ～ 4mm，长 5 ～ 8cm。定量接种环容量为 l/300mL、l/200mL、l/100mL，用于定量培养。

2.培养箱

(1)普通孵箱。自动调节培养温度(一般为 35 ～ 37℃)，用于培养普通需氧或兼性厌氧菌。

(2)二氧化碳培养箱。自动调节二氧化碳浓度(一般为 5%～ 10%)和培养温度，用于分离培养嗜血杆菌和奈瑟菌等生长时需二氧化碳的细菌，尤其是初次分离培养时。没有二氧化碳培养箱时，也可用烛缸法代替。

(3) 厌氧袋、厌氧罐（盒）和厌氧手套箱。用于分离培养厌氧菌。厌氧袋为透明的、不透气的塑料袋。厌氧罐为密封的塑料或玻璃罐（盒），可用物理和化学方法去除袋、罐中的氧气，达到无氧状态。厌氧手套箱则可通过换气装置快速达到、持续保持无氧状态，并自动调节培养温度，还可通过手套在箱内进行分离接种、生化鉴定等操作。

3.生物安全管理条件

(1) 基本设施。①无菌室：是实验室内部安装的用于无菌操作的工作室，一般安装两道拉门，内外室均有紫外线杀菌灯、照明灯。②超净工作台：通过空气过滤装置使工作台内部空气保持无菌状态，用于高度无菌要求的操作。③生物安全柜（BSC）：是生物安全实验室中不可缺少的设备，是 BSL-2 及以上级实验室中操作感染性材料、保护操作者安全的中心平台。

(2) 日常维护。①每次使用前应检查生物安全柜的正常指标，包括风速、气流量和负压在正常范围。若出现异常应停止使用，进行检修。②使用生物安全柜时，不要打开玻璃观察窗。③开始工作之前，要准备一张实验工作所需要的材料清单，先将工作所需物品放入，这样可以避免双臂在操作中频繁横向穿过气幕而破坏气流。放入生物安全柜的物品表面应用 70% 乙醇进行消毒，以去除污染。④打开风机 5 ～ 10min，待安全柜内的空气得到净化并且气流稳定后再开始操作。开始操作前，要先调整好凳子或椅子的高度，以确保操作者的脸部在工作窗口之上。然后将双臂伸入安全柜静止至少 1min，使安全柜内气流稳定后再开始操作。⑤生物安全柜上装有窗式警报器和气流替报器两种警报器。当窗式替报器发生警报时，表明操作者将滑动窗移到了不当的位置，应将滑动窗移到适宜的位置；当气流警报器报警时，表明安全柜的正常气流模式受到了干扰，操作者或物品已处于危险状态，应立刻停止工作，通知实验室主管，并采取相应的处理措施。

(3) 物品摆放与预防污染的措施。①生物安全柜内尽量少放仪器和物品，只摆放本次工作需要的物品。②摆放物品不要阻塞后面气口处的空气流通。所有物品应尽量放在工作台后部靠近工作台后缘的位置，尤其是容易产生气溶胶的仪器，如离心机、涡旋振荡器等，应尽量往安全柜后部放置。要注意生物安全柜前面的空气格栅不要被吸管或其他材料挡住，因为这样会干扰气流的正常流动，可能造成物品的污染和操作者的暴露。③操作时废物袋以及盛放废弃吸管的污染缸必须放在安全柜内而不应放在安全柜之外，因其体积较大可放在一侧，但要注意体积不要太大，以免影响气流。污染的吸管、容器等应先放于安全柜中装有消毒液的容器中消毒以上，方可转入医疗废物专用垃圾袋中进行高压灭菌等处理。④洁净物品和使用过的污染物品要分开放在不同区域，工作台面上的操作应按照从清洁区到污染区的方向进行，以避免交叉感染。为吸收可能溅出的液滴，可在台面上铺一消毒剂浸湿的毛巾或纱布，但要注意不要盖住生物安全柜格栅。⑤在柜内的所有工作都要在工作台中央或后部进行，并且通过观察窗能看见柜内的操作。操作者不要频繁移动及挥动手臂以免破坏定向气流。⑥工作用纸不允许放在生物安全柜内。⑦尽量减少操作者背后人员的走动以及快速开关房间的门，以防止对生物安全柜的气流造成影响。

4.培养基

培养基的主要成分包括氮源、碳源、无机盐、水分、凝固物质、生长因子、抑制剂、指示剂等。按其用途可分为基础培养基、营养培养基、增菌培养基、鉴别培养基、选择培养基及特殊培养基。

(1) 基础培养基。只有基础营养成分，如普通肉汤、普通琼脂平板等，有液体、半固体、固体之分。

(2) 营养培养基。在基础培养基中加入血液、血清、生长因子等一些成分，供营养要求较高和需要特殊生长因子的细菌生长繁殖的培养基，如血液琼脂培养基、巧克力色培养基等。

(3) 增菌培养基。大多为液体培养基，如葡萄糖肉汤、GN 肉汤等，增菌培养基特别适用于病原菌含量少的标本，因增菌培养基一般含有抑菌剂，具有选择抑制作用，提高标本中含量较少的目的菌的检出率。

(4) 选择培养基。选择培养基含有抑制剂，在基础培养基中加入抑制剂，抑制非目的菌生长，选择性地促进目的菌生长的培养基。

(5)鉴别培养基。在某础培养基中加入某些特定底物和指示剂等，用以测定细菌的生化反应，以鉴别和鉴定细菌的培养基。

(6)特殊培养基。包括厌氧培养基、细菌L型培养基等。厌氧培养基是为了培养专性厌氧菌，除含有合适的成分外，还加入还原剂以降低培养基的氧化还原电势。常用的有庖肉培养基、硫乙醇酸盐肉汤等，细菌L型由于细胞内渗透压较高，而细胞壁结构缺损，所以L型培养基常采用高渗低琼脂培养基。

(二)细菌接种方法

进行细菌培养时，应将细菌培养物或标本接种到相应的培养基上，随着培养目的和培养基的种类不同，接种方法也各不相同。

1.平板划线接种法

是常用的细菌分离培养法。由于它可使细菌分散生长，形成单个菌落，有利于识别鉴定细菌，故可从含有多种细菌的待检标本中分离出目的菌。分离培养的平板培养基应表面干燥，为此可于用前置37℃孵育箱内30min，这样表面既干燥有利于分离培养，又使培养基预温，对某些较娇弱的细菌(如脑膜炎奈瑟菌)培养有利。常用的平板划线接种法有以下几种。

(1) 分区划线法。常用于脓、痰、粪便等含菌量较多的标本。其方法是首先用灭菌冷却后的接种环，蘸取标本均匀涂布于平板培养基边缘一小部分(为一区)；然后将接种环火焰灭菌，待冷后只通过一区2～3次后连续划线(为二区)；依次可供划线3～5区。培养后可见每一区细菌数可逐渐减少，甚至分离出单个菌落。划线接种完毕，盖好平皿盖，倒置(平皿底部向上)，标记好标本号、日期等，放入35℃的孵育箱中培养。

(2) 连续划线法。本法多用含菌数量较少的标本。其方法是首先将标本均匀涂布于平板培养基边缘的一小部分，然后自此开始，向左右两侧连续划线并逐渐向下移动直至下边缘。

(3)棋盘格划线法。此法多用于含菌量较多的临床标本，如痰、粪便标本的初代分离培养，其方法是将标本涂布于平板约1/5处，接种环经火焰灭菌后自原处做平行划线5～6条，接种环烧灼后冷却，划垂直线5～6条，形成正方形格，再以同法划两排斜线，使呈棋盘形。

2.斜面接种法

目的是为纯培养。通常从平板分离培养物上用接种环挑取单个菌落或者是取纯菌种，移种至斜面培养基上，使其增菌后用于进一步鉴定或保存菌种。其接种步骤如下：

(1)首先以左手持待移种培养物，右手持接种环火焰灭菌，待冷后挑取菌落。

(2) 左手立即换取斜面培养基管，并以右手小指和无名指先转动后拔取棉塞，夹持于手指间，注意棉塞塞入试管口内的部分不得碰手和其他任何物品，以防污染。

(3)将试管口通过火焰灭菌，把接种环插入管内，先在斜面底部凝固水中研磨几下，然后自下而上划一条直线，再从底部开始向上划曲线接种。划线时尽可能密而匀，或直接自下而上划曲线接种。

(4)移种试管培养物时可将其与斜面培养基管同时持于左手。而右手持接种环，其小指与无名指及无名指与中指之间各拔取并夹持一个棉塞，取培养物直接接种于斜面培养基上。

3.倾注培养法

常用于对饮料、牛乳和尿液等液体标本的细菌计数。方法是用无菌吸管吸取原标本或经适当稀释(一般10^{-1}～10^{-5}倍稀释)的标本各1mL，分别置于直径为9cm的无菌平皿内，倾入已融化并冷至50℃左右的培养基约15mL，立即混匀，待凝固后倒置于35℃温箱培养18～24h，做菌落计数。

4.穿刺接种法

多用于双糖、半固体或明胶等高层培养基的接种。方法是用经灭菌后的接种针挑取菌落或培养物，由培养基中央穿刺到距管底 0.3 ～ 0.5cm 处，然后沿穿刺线退出接种针。如为双糖铁等含高层斜面的培养基，则先穿刺高层部分，退出接种针后直接划曲线接种斜面部分即可。

5.液体培养基接种法

多用于蛋白胨水、普通肉汤等分装于试管中的液体培养基的接种。其方法是用左手持培养基与菌种管，右手持接种环，其小指与无名指及无名指与中指之间各拔取并夹持一个棉塞，火焰灭菌试管口，以灭菌冷却后的接种环蘸取菌种，倾斜液体培养基管，先在管壁与液面交界处研磨（研磨处以试管直立后液体能淹没接种物为准），然后再在液体中摆动 2 ～ 3 次接种环，塞好棉塞后轻轻混匀即可。

（三）细菌培养方法

由于细菌种类和培养细菌的目的不同，其培养方法也不同，可分为需氧培养法、二氧化碳培养法和厌氧培养法。

1.需氧培养法

将已接种好的培养基，置 35℃孵育 18 ～ 24h，多数需氧菌和兼性厌氧菌即可于培养基上生长。少数生长缓慢的细菌需培养 3 ～ 7d 直至 1 个月才能生长。孵育箱内应保持一定的湿度。

2.二氧化碳培养法

将已接种的培养基置于二氧化碳环境中进行培养，适合于某些细菌（如脑膜炎奈瑟菌、布氏杆菌等）初次分离，常用方法有以下 3 种。

（1）烛缸法。其方法是将已接种的培养基，置于容量为 2 000mL 的磨口标本缸或干燥器内。缸盖或缸口处涂以凡士林，直立并点燃蜡烛，盖严缸盖。约 1min 缸内因氧减少燃烛自然熄灭。此时容器内含 5%～ 10%的二氧化碳。最后连同容器一并置于 35℃孵箱中培养（注意蜡烛火焰高度高于培养基）。

（2）化学法（重碳酸钠-盐酸法）。每升容积碳酸氢钠与盐酸按 0.4g 与 3.5mL 比例（或枸橼酸 0.33g，碳酸氢钠 0.3g）加入，分别将两种试剂各置一容器内（如平皿内），连同容器置于标本缸（或干燥器）内。盖严盖后使容器倾斜，两种试剂接触后即产生二氧化碳。

（3）二氧化碳培养箱。国内已有专用的二氧化碳培养箱出售。使用时可将已接种的培养基直接放入箱内孵育，即可获得二氧化碳环境。

3.厌氧培养法

（1）厌氧罐法（anaerobejars）。目前应用很广泛的一种方法，常用方法有以下几种：①抽气-换气法：适用于一般实验室，将标本接种后，首先将平板放入厌氧罐，拧紧盖子，然后用真空泵抽去罐中空气，充入高纯氮气，如此反复 3 次，最后在罐内－ 79.98kPa 的情况下，充入 80%N_2、10%H_2、10%二氧化碳即可。罐中放有冷催化剂钯粒（palladium），可催化罐中残余的 O_2 和 H_2 化合成水，将氧去除干净。罐中放有亚甲蓝指示管，亚甲蓝在有氧时为蓝色，无氧时呈无色。临用前应先将亚甲蓝煮沸使之变成无色，放入罐中先呈浅蓝色，待罐中无氧环境建立后，亚甲蓝即为持续无色。②冷触媒法：是利用化学方法产生 H_2 和 CO_2，产生的 H_2 在触媒的作用下，与罐内的氧气结合成水，将氧耗尽，造成无氧环境。使用时同抽气换气法将钯粒和接种好的平板放入厌氧罐内，然后将配套的气体发生袋剪去一角，加入 10mL 水，立即放入罐内，密封厌氧罐即可。

（2）气体发生袋法，是靠气体发生袋提供足够的 H_2 和 CO_2。经钯粒催化作用，将罐中的 O_2 与 H_2 化合成水，而建立厌氧环境的。

（3）厌氧培养箱是一种可以抽气换气的孵育箱，当需要厌氧培养时，将已接种的培养基置于箱内，抽气换气后在箱内直接进行厌氧培养。

(4)厌氧手套箱是一种特殊的厌氧培养箱，为特制的密闭透明塑料箱。箱内用抽气换气法保持厌氧状态。接种标本、孵育培养、检查观察，均通过箱上所装橡皮手套在箱内操作，使培养物始终处于厌氧环境中。

(5)庖肉培养基培养法。庖肉培养法是利用肉渣等动物组织耗氧的方法，因肉渣等组织中含有谷胱甘肽，可发生氧化还原反应，从而降低环境中的氧化势能，此外肉渣中还含有不饱和脂肪酸，经肌肉中的正铁血红蛋白触酶作用后，能吸收环境中的氧气。加之培养基的液面用凡士林封闭使之与空气隔绝而造成缺氧环境，有利于厌氧菌生长。

三、细菌的生化反应

(一)糖类代谢试验

1.糖(醇、苷)类发酵试验

(1)原理。不同种类的酶，分解糖的能力各不相同，不同种类的细菌产生的代谢产物也各不相同，观察细菌能否分解各类单糖(葡萄糖等)、双糖(乳糖等)、多糖(淀粉等)和醇类(甘露醇)、糖苷(水杨苷等)，是否产酸或产气。

(2)操作。将纯培养的细菌接种至各种单糖培养管中，置一定条件下孵育后取出，观察结果。

(3)结果判定。若细菌能分解此种糖类产酸，则指示剂呈酸性变化；不分解此种糖类，则培养基无变化。产气可使液体培养基中倒置的小管内出现气泡，或在半固体培养基内出现气泡或裂隙。

2.葡萄糖代谢类型鉴别试验

该试验又称氧化/发酵(O/F)试验。

(1)原理。观察细菌对葡萄糖分解过程中是利用分子氧(氧化型)，还是无氧降解(发酵型)，或不分解葡萄糖(产碱型)。

(2)操作。从平板上或斜面培养基上挑取少量培养物，同时穿刺接种两支O/F试验管，其中一支用滴加熔化的无菌凡士林(或液状石蜡)，覆盖培养接触面0.3～0.5cm高度。经37℃培养48h后，观察结果。

(3)结果判定。仅开放管产酸为氧化反应，两管都产酸为发酵反应，两管均不变为产碱型。O/F试验主要适用于革兰阴性肠道杆菌的鉴别。肠杆菌科的细菌为发酵型，其他非发酵型细菌为氧化型或产碱型。该试验也用于鉴别葡萄球菌和微球菌，前者为发酵型，后者为氧化型。

3.β-半乳糖苷酶试验(ONPG试验)

(1)原理。某些细菌具有β半乳糖苷酶，可分解邻-硝基β-半乳糖苷(ONPG)，生成黄色的邻-硝基酚。用于测定不发酵或迟缓发酵乳糖的细菌是否产生此酶，亦可用于迟缓发酵乳糖细菌的快速鉴定。

(2)操作。取纯菌落用无菌盐水制成浓的菌悬液，加入ONPG溶液0.25mL，置35℃水浴，于20min和3h观察结果。

(3)结果判定。通常在20～30min内显色。出现黄色为阳性反应。该试验常用于迟缓发酵乳糖的细菌的快速鉴定。如埃希菌属、枸橼酸杆菌属、克雷伯菌属等为阳性；不发酵乳糖的沙门菌属、变形杆菌属等为阴性。ONPG试验不能代替乳糖发酵试验，只能测定β-半乳糖苷酶的活性。

4.三糖铁试验

(1)原理。三糖铁琼脂(TSI)用于观察细菌对糖的发酵能力，以及是否产生硫化氢(H_2S)，可初步鉴定细菌的种属。如大肠埃希菌能发酵葡萄糖和乳命产酸产气，使TSI的斜面和底层均呈黄色，并有气泡产生；伤寒沙门菌、痢疾志贺菌只能发酵葡萄糖，不发酵乳糖，使斜面呈红色（发酵葡萄糖产生的少量酸因接触空气而氧化），而低层呈黄色；有些细菌能分解培养基中含硫氨基酸（如半胱氨酸）生成 H_2S 遇铅或铁离子形成黑色的硫化铅或硫化铁沉淀物。

(2)操作。挑取纯菌落接种于三糖铁琼脂上，35℃孵育 1 ～ 7d。

(3)结果判断。TSI 的斜面和底层均呈黄色为葡萄糖、乳糖发酵；斜面呈红色而底层呈黄色为葡萄糖发酵、不发酵乳糖；底层出现黑色沉淀物为 H_2S 阳性。

5.甲基红试验

(1)原理。某些细菌能分解葡萄糖产生丙酮酸，丙酮酸进一步代谢分解为乳酸、甲酸、乙酸，使培养基的 pH 下降到 4.5 以下，加入甲基红指示剂即显红色（甲基红变红的范围为 pH 4.4 ～ 6.0）；某些细菌虽能分解葡萄糖，但产酸量少，培养基的pH在 6.2 以上，加入甲基红试剂呈黄色。

(2)操作。将待检菌接种至葡萄糖蛋白胨水培养基中，35℃孵育 1 ～ 2d，加入甲基红试剂 2 滴，立即观察结果。

(3)结果判定。红色者为阳性，黄色者为阴性。该试验主要用于大肠埃希菌和产气肠杆菌的鉴别，前者阳性，后者阴性。沙门菌属、志贺菌属、枸橼酸杆菌属、变形杆菌属为阳性，而肠杆菌属、哈夫尼亚菌属为阴性。

6.V-P(Voges-Proskaurer)试验

(1)原理。某些细菌能分解葡萄糖产生丙酮酸，并进一步将丙酮酸脱羧成为乙酰甲基甲醇，后者在碱性环境中被空气中的氧氧化成为二乙酰，进而与培养基中的精氨酸等所含的胍基结合，形成红色的化合物。

(2)操作。将待检菌接种至葡萄糖蛋白胨水培养基中，35℃孵育 1 ～ 2d，加入等量的 V-P 试剂（0.1%硫酸铜溶液），混匀后 35℃孵育 30min，观察结果。

(3)结果判定。呈红色者为阳性。大肠埃希菌与产气肠杆菌均能分解葡萄糖产酸产气，不易区别，故 V-P 试验常与甲基红试验联用，产气肠杆舍和大肠埃希菌，前者 V-P 试验阳性，后者阴性。

（二）蛋白质、氨基酸分解试验

1.吲哚试验

(1)原理。有些细菌具有色氨酸酶，能分解培养基中的色氨酸，生成吲哚，吲哚与试剂对二甲氨基苯甲醛作用，形成玫瑰吲哚靛基质呈红色。

(2)操作。将待检菌接种至蛋白胨水培养基中，35℃孵育 1 ～ 2d，沿管壁徐徐加入柯帆克(Kovac)试剂 0.5mL，即刻观察结果。

(3)结果判定。两液面交界处呈红色者为阳性，无红色者为阴性。该试验主要用于肠杆菌科细菌的鉴定。大肠埃希菌多为阳性，沙门菌属则为阴性。

2.尿素酶试验

(1)原理。某些细菌能产生尿素酶，分解尿素形成氨，使培养基变碱，酚红指示剂随之变红色。

(2)操作。将待检菌接种于含尿素的培养基中，35℃孵育 1 ～ 4d，观察是否产生红色。

(3)结果判定。呈红色为尿素试验阳性。该试验主要用于肠杆菌科中变形杆菌属的鉴定。奇异变形杆菌、普通变形杆菌、雷氏普罗威登菌和摩根菌为阳性，而产碱普罗威登菌为阴性。

3.氨基酸脱羧酶试验

(1)原理。有些细菌能产生某种氨基酸脱羧酶，使该种氨基酸脱去羧基，生成胺（如赖氨酸→尸胺，鸟氨酸→腐胺，精氨酸→精胺），从而使培养基变碱性，指示剂变色。

(2)操作。挑取纯菌落接种于含某种氨基酸（赖氨酸、鸟氨酸或精氨酸）的培养基及不含氨基酸的对照培养基中，加无菌液状石蜡覆盖，35℃孵育 4d，每日观察结果。

(3)结果判定。若仅发酵葡萄糖显黄色为阴性，由黄色变为紫色为阳性。对照管（无氨基酸）为黄色。赖氨酸、鸟氨酸、精氨酸是肠杆菌科鉴定中常规试验的3种氨基酸。除沙门菌属中的伤寒沙门菌和鸡沙门菌外其余沙门菌的赖氨酸、鸟氨酸酶脱羧酶均为阳性。志贺菌属中除鲍氏志贺菌外，其余均为阴性。

4.苯丙氨酸脱氨酶试验

（1）原理。有些细菌能产生苯丙氨酸脱氨酶，使苯丙氨酸脱去氨基生成苯丙酮酸，与三氧化铁作用形成绿色化合物。

（2）操作。将待检菌接种于苯丙氨酸琼脂斜面，35℃孵育18～24h，在生长的菌苔上滴加三氧化铁试剂，立即观察结果。

（3）结果判定。斜面呈绿色者为阳性。该试验主要用于肠杆菌科的鉴定，变形杆菌属、摩根菌属和普罗威登菌属均为阳性，肠杆菌科的其他菌为阴性。

（三）碳源利用试验

1.枸橼酸盐利用试验

（1）原理。在枸橼酸盐培养基中，细菌能利用的碳源只有枸橼酸盐。当某种细菌能利用枸橼酸盐时，可将其分解为碳酸钠，使培养基变碱性，pH指示剂溴麝香草酚蓝由淡绿色变为深蓝色。

（2）操作。将待检菌接种于枸橼酸盐培养基斜面，35℃孵育1～7d，观察斜面的颜色变化。

（3）结果判定。培养基由淡绿色变为深蓝色者为阳性。该试验用于肠杆菌科中各菌属间的鉴别。埃希菌属、志贺菌属、爱德华菌属阴性。

2.丙二酸盐利用试验

（1）原理。在丙二酸盐培养基中，细菌能利用的碳源只有丙二酸盐。当某种细菌能利用丙二酸盐时，可将其分解为碳酸钠，使培养基变碱性，使指示剂由绿色变为蓝色。

（2）操作。将待检菌接种在丙二酸盐培养基上，35℃孵育1～2d，观察培养基的颜色变化。

（3）结果判定。培养基由绿色变为蓝色者为阳性。克雷伯菌属、枸橼酸杆菌属、肠杆菌属和哈夫尼亚菌属有些也呈阳性，其他菌属阴性。

（四）酶类试验

1.触酶试验

（1）原理。具有触酶（过氧化氢酶）的细菌，能催化过氧化氢，放出新生态氧，继而形成分子氧，出现气泡。

（2）操作。取3%过氧化氢溶液0.5mL，滴加于不含血液的细菌琼脂培养物上，或取1～3滴加入盐水菌悬液中。

（3）结果判定。培养物出现气泡者为阳性。本试验应用广泛，革兰阳性球菌中，葡萄球菌和微球菌均产生过氧化氢酶，而链球菌属为阴性，常用于革兰阳性球菌分群。

（4）注意事项。①细菌要求新鲜。②因红细胞内含有触酶，可能出现假阳性，故不宜用血琼脂平板上的菌落做触酶试验。③该试验不可用生锈的接种环接种，避免在火焰灭菌时表面形成氧化物而引起假阳性反应。并需用已知阳性菌和阴性菌做对照。

2.氧化酶试验

（1）原理。氧化酶（细胞色素氧化酶）是细胞色素呼吸酶系统的酶，首先使细胞色素C氧化，再由氧化型细胞色素C使对苯二胺氧化，生成有色的醌类化合物。

（2）操作。取洁净的滤纸一小块，涂抹菌苔少许，加1滴10g/L对苯二胺溶液于菌落上，观察颜色变化。

（3）结果判定。立即呈粉红色并迅速转为紫红色者为阳性。主要用于肠杆菌科细菌与假单胞菌的鉴别，前者阴性后者为阳性。

（4）注意事项。①未加维生素C的试剂需每星期新鲜配制（试剂在空气中易发生氧化）。②避免接触含铁物质。③不宜采用含葡萄糖的培养基上的菌落（葡萄糖发酵可抑制氧化酶活性)。

3.靛酚氧化酶试验

(1)原理。本试验与氧化酶试验实际上是一种试验，具有氧化酶的细菌，首先使细胞色素C氧化，再由氧化型细胞色素C使盐酸对二甲氨基苯胺氧化，并有α萘酚结合，生成靛酚蓝而呈蓝色。

(2)操作。取靛酚氧化酶试纸条，用无菌盐水浸湿后，直接蘸取细菌培养物，立即观察结果。

(3)结果判定。试纸条在10s内变成蓝色者为阳性。

4.凝固酶试验

(1)原理。金黄色葡萄球菌可产生两种凝固酶。一种是结合凝固酶，结合在细胞壁上，使血浆中的纤维蛋白原变成纤维蛋白而附着于细菌表面，发生凝集，可用玻片法测出。另一种是菌体生成后释放于培养基中的游离凝固酶，能使凝血酶原变成凝血酶类物质，从而使血浆凝固，可用试管法测出。

(2)操作。①玻片法：取兔或混合人血浆和盐水各1滴分别置清洁载玻片上，挑取待检菌菌落分别与血浆及盐水混合。观察变化。②试管法：取试管2支，分别加入0.5mL的血浆(经生理盐水1∶4稀释)，挑取菌落数个加入测定管充分研磨混匀，用已知阳性菌株加入对照管，37℃水浴中3～4h，观察变化。

(3)结果判定。玻片法：如血浆中有明显的颗粒出现而盐水中无自凝现象者为阳性。试管法：血浆凝固者为阳性。

5.DNA酶试验

(1)原理。某些细菌可产生细胞外DNA酶。DNA酶可水解DNA长链，形成数个单核苷酸组成的寡核苷酸链。长链DNA可被酸沉淀，而水解后形成的寡核苷酸则可溶于酸，当在菌落平板上加入酸后，若在菌落周围出现透明环，表示该菌具有DNA酶。

(2)操作。将待检菌点状接种于DNA琼脂平板上，35℃培养18～24h，在细菌生长物上加一层1mol/L盐酸(使菌落浸没)。

(3)结果判定。菌落周围出现透明环为阳性，无透明环为阴性。肠杆菌科中的沙雷菌和变形杆菌可产生DNA酶，革兰阳性球菌中，只有金黄色葡萄球产生DNA酶，因此可鉴别。

6.硝酸盐还原试验

(1)原理。硝酸盐培养基中的硝酸盐可被某些细菌还原为亚硝酸盐，后者与乙酸作用生成亚硝酸。亚硝酸与对氨基苯磺酸作用，形成偶氮苯磺酸，再与α萘氨结合成红色的N-α苯氨偶磺酸。

(2)操作。将待检菌株接种于硝酸盐培养基，35℃孵育1～2d，加入试剂甲液(对氨基苯磺酸和乙酸)和乙液(α萘氨和乙酸)各2滴，立即观察结果。

(3)结果判定。呈红色者为阳性。若不呈红色，再加入少许锌粉，如仍不变为红色者为阳性，表示培养基中的硝酸盐已被细菌还原为亚硝酸盐，进而分解成氨和氮。加锌粉后变为红色者为阴性。表示硝酸盐未被细菌还原，红色反应是由于锌粉的还原所致。

(五)其他试验

1.CAMP试验(Christie，Atkins & MunchPeterson test)

(1)原理。B群链球菌具有“CAMP”因子，能促进葡萄球菌β溶血素的活性，使两种细菌在划线处呈箭头形透明溶血区。

(2)操作。先用产溶血素的金黄色葡萄球菌在血琼脂平板上划一横线，再取待检的链球菌与前一划线做垂直划线接种，两者相距0.5～1cm，置35℃孵育18～24h，观察结果。用B群链球菌做阳性对照，A群或D群做阴性对照。

(3)结果判定。在两种细菌划线的交接处，出现箭头形透明溶血区为阳性。在链球菌中，只有 B 群链球菌 CAMP 试验阳性，故可作为链球菌鉴别试验。

2.Optochin 敏感试验

(1)原理。Optochin(ethylhydrocupreine，乙基氢化去甲奎宁的商品名)可干扰肺炎链球菌叶酸的生物合成，抑制该菌的生长，故肺炎链球菌对其敏感，而其他链球菌对其耐药。

(2)操作。将待检的α型溶血的链球菌均匀的涂布在血琼脂平板上，贴放 Optochin 纸片(含药 5μg)，35℃孵育 18 ～ 24h，观察抑菌圈的大小。

(3)结果判定。抑菌圈＞ 15mm 为肺炎链球菌。主要用于肺炎链球菌与其他链球菌的鉴别。

3.杆菌肽敏感试验

(1)原理。A 群链球菌对杆菌肽几乎全部敏感，而其他链球菌对杆菌肽耐药。

(2)操作。将待检菌纯培养物制成 0.5 麦氏单位菌悬液，按药敏试验方法，均匀涂布于血液琼脂平板上，稍干后贴上 0.04U/片的杆菌肽纸片，35℃孵育 18 ～ 24h，观察抑菌圈的大小。

(3)结果判定。抑菌环直径＞ 10mm 为敏感，抑菌环直径＜ 10mm 为耐药。

(4)应用。此实验主要用于 A 群链球菌和非 A 群链球菌的鉴别。

4.O/129 抑菌试验

(1)原理。O/129(二氨基蝶啶)对弧菌属细菌有抑制作用，而对气单胞菌属细菌无抑制作用。

(2)培养基。碱性琼脂平板。

(3)操作。将待检菌均匀涂布于碱性琼脂平板上，取 O/129 纸片(含药 40μg)贴于平板上，35℃孵育 18 ～ 24h，观察抑菌圈的大小。

(4)结果判定。出现抑菌环为敏感，无抑菌环为耐药。

(5)应用。用于弧菌科的属间鉴别，弧菌属/邻单胞菌属对 O/129 敏感，而气单胞菌属耐药。

四、细菌感染的血清学检查

血清学试验是抗原抗体在体外出现可见反应的总称，故又称抗原抗体反应。它可以用已知抗体(细菌抗血清)检测未知抗原(待检细菌)，也可用已知抗原(已知病原菌)检测患者血清中的相应细菌抗体及其效价，是临床诊断、实验室研究和细菌学鉴定的重要手段之一。

(一)凝集试验

1.玻片法

常用于鉴定菌种及菌型，如葡萄球菌、肺炎链球菌、沙门菌属、志贺菌属、致病性大肠埃希菌、霍乱弧菌、脑膜炎奈瑟菌等的鉴定。

(1)原理。用已知的诊断血清或血浆在玻片上与待检菌及生理盐水混合，若出现肉眼可见的特异性凝集块，表示该菌即为相应的细菌。

(2)操作。取一洁净的载玻片，用接种环取待检菌培养物，分别与诊断血清及生理盐水混匀，上下摇动玻片数次，1 ～ 3min 后观察结果。

(3)结果判定。阳性：待检菌明显凝集，对照菌均匀浑浊。阴性：待检菌及对照菌均匀浑浊。自凝：测定菌、对照菌均凝集。

(4)注意事项。某些细菌菌体表面常有一层表面抗原，如伤寒沙门菌的 Vi 抗原及志贺菌属的 K 抗原等。它能阻抑菌体抗原与抗血清的凝集，从而导致假阴性结果。此时应将菌悬液于 100℃煮沸 1h，以破坏其表面抗原，然后再做试验。

2.试管法

该法可排除玻片法凝集试验的非特异性凝集，是一种半定量凝集试验。

(1)操作。取小试管 10 支，第 1 管加入生理盐水 0.45mL，再加入 0.05mL 诊断血清混匀，其余各管均加生理盐水 0.25mL，然后从第 1 管中吸出 0.25mL 加入第 2 管中，混匀后再吸出 0.25mL 加入第 3 管，以此类推直至第 9 管，从第 9 管吸出 0.25mL 弃去，第 10 管不加抗血清为对照管。每管加待检菌菌液（10×10^9/mL）0.25mL，充分振荡混匀后，置 37℃水浴中 4h，再置 4℃中过夜。

（2）结果判定。以血清最高稀释度达到（＋＋）凝集者，管内液体澄清，部分凝集块沉于管底）为该菌的凝集效价。若此凝集效价所用的原诊断血清效价一半以上者为阳性。

（3）注意事项。脑膜炎奈瑟菌的菌液必须经 56℃ 30min 灭活，以破坏自溶酶。若试验出现低凝集结果时，应将该菌传代数次后，再做试验。

（二）免疫荧光技术

免疫荧光技术是利用免疫学特异性反应与荧光示踪技术相结合的显微镜检查方法。既保持了血清学的高特异性，又极大地提高了检测的敏感性，在细菌鉴定方面占有重要地位，尤其是广泛应用于快速鉴定细菌，常用的方法有直接法、间接法和免疫荧光技术。

1.直 接 法

（1）原理。将已知抗体血清用化学方法结合荧光色素制成荧光素标记抗体，以此来浸染固定在玻片上的未知细菌，若为相应细菌，则两者发生特异性结合而留在玻片上，不被缓冲液所冲掉，在荧光显微镜下有荧光出现。

（2）操作。①用接种环将待检菌涂布于玻片上，自然干燥，用甲醇或丙酮固定。②将稀释的荧光素标记抗体加在标本上，置湿盒中于 37℃温箱孵育 30min。③用滴管吸取 3 ～ 5mL 磷酸盐缓冲液将玻片标本上未结合的荧光素标记抗体冲洗。④干燥后封固、荧光通微镜下镜检。

（3）结果判定。①阳性：细菌荧光＋＋以上，在片上可看到分散或成堆出现形态典型的细菌。②阴性：标本和阴性对照皆无荧光。

（4）临床应用。直接荧光素标记抗体染色主要用于临床细菌学的快速鉴定。常用于链球菌、致病性大肠杆菌、百日咳杆菌、志贺菌、脑膜炎球菌、霍乱弧菌、布鲁菌及炭疽杆菌等细菌检测。

2.间 接 法

（1）原理。间接法是通过无荧光标记抗体先与待检细菌结合，即以荧光物质标记抗免疫球蛋白抗体（抗 Ig 抗体），先使待检标本与已知的抗血清反应，如果标本有相应的细菌，则形成抗原-抗体复合物，可与随后加入的荧光标记抗 Ig 抗体进一步结合而固定在玻片上，在荧光显微镜下有荧光出现。

（2）操作。①将标本涂片、自然干燥、火焰固定。②在涂片上加已知抗血清，置湿盒放 37℃反应 30min。③将玻片取出，用滴管吸取 3 ～ 5mL pH7.3 磷酸盐缓冲液冲洗玻片。④干燥后于标本片上滴加荧光标记的抗Ig抗体，置 37℃温箱反应 30min，倾去荧光素标记抗体，洗涤，干燥后封固，置荧光显微镜下检查。

（3）结果判定。标本中细菌荧光＋＋为阳性，同时设阴性对照和阳性对照。

（4）临床应用。常用于链球菌、脑膜炎奈瑟菌、致病性大肠埃希菌、志贺菌、沙门菌等细菌的检测。

（三）酶联免疫吸附试验

酶联免疫吸附试验（ELISA）具有高度的特异性和敏感性，可用于病原的检测、抗体检测及细菌代谢产物的检测，几乎所有的可溶性抗原抗体反应系统均可检测，最小可测值达 ng 甚至 pg。常用的方法有双抗体夹心法、间接法和竞争法。

1.双抗体夹心法

将已知抗体包被在聚苯乙烯反应板上，制成固相抗体，加入待检标本，若标本中含有相应的抗原时，在板上形成抗原抗体复合物，不被缓冲液冲掉，洗涤除去未结合物后，再加入该抗原特异的酶标抗体与固相免疫复合物上的抗原结合，洗涤除去未结合物，最后加入该酶的底物显色，根据产物颜色深浅或测定其吸光度值，可进行定性或定量分析。借此检测某种细菌抗原及鉴定菌型。

2.竞争法

将已知抗体包被在聚苯乙烯反应板上，同时加入被检细菌抗原标本和一定量酶标已知抗原（与已知抗体相对应），若标本中含有已知抗体的相应抗原，则两种抗原与固相抗体竞争结合，使酶标抗原与固相载体的结合减少。加入底物后，颜色越淡，标本中抗原含量越多。该方法既可用于测定细菌抗原，也可用于血清中抗体的检测。

（薛振涛）

第二节　临床常用细菌学检验

Section 2

一、血液及骨髓标本的细菌学检验

（一）标本采集

1.血液标本

(1) 采血时间及次数。应在抗生素治疗前，患者发热初期或发热高峰时采集，对已用药而不能中止的患者，也要在下一次用药之前采集；伤寒患者应在发热 1 周内抽血；化脓性脑膜炎、亚急性心内膜炎及布鲁菌感染的患者，除在发热期采血外，并要多次采血（3 ～ 4 次/24h）和增加采血量（可增至 10mL）。

(2) 采血方法。以无菌手续由静脉取血 5mL，立即注入适当的液体增菌培养基内，迅速轻摇，使充分混合，以防止凝固。

(3)采血量。增菌液与血液比例为（5 ～ 10）∶1，成人一次采血 8 ～ 10mL，婴幼儿 1 ～ 5mL。

(4)采血和接种时应严格注意无菌操作，避免污染杂菌。磺胺和抗生素可影响细菌检出的结果。故在采集标本时应力争在抗菌药物治疗之前。如果患者曾服用磺胺类药物，应在每 100mL 培养基内加对氨苯甲酸 5mg，以防止磺胺类药物对细菌的抑制作用。如果患者已用青霉素治疗，应在培养越中加入青霉素酶 10U/50mL（青霉素酶不耐热，应在临用时加入）；若患者已用其他抗生素治疗时，可用硫酸镁肉汤增菌。

2.骨髓标本

(1) 采集部位及时间。一般用骨髓穿刺针从髂骨采集骨髓标本，最好在用药前，发热患者要在发热初期或高热期采集标本。

(2)标本采集要严格无菌操作，增菌与运送同血液标本。

（二）检验方法

1.培　　养

标本接种于肉汤增菌液后，立即置 35℃温箱内孵育，每天观察培养液内有无浑浊、沉淀、菌膜、色素、颜色变化等现象，并记录之。如有细菌生长，肉汤可呈现各种不同的生长现象，若发生浑浊，大多可疑为革兰阴性杆菌；若均匀浑浊有绿色荧光，则可疑为绿脓杆菌；上面澄清，下面有沉淀，可疑为链球菌；若见自下而上的溶血现象，可疑为溶血性链球菌；若呈现肉胨样凝固现象，疑为葡萄球菌；若表面有灰白菌膜，疑为枯草杆菌或类白喉杆菌。或将血培养瓶置全自动血培养仪中培养。

2.检　　验

对有细菌生长迹象或全自动血培养仪发出阳性警报的血培养瓶应及时做如下检验。

(1) 以无菌操作挑取培养物涂片进行革兰染色镜检。一旦见有细菌生长，并能排除污染，可向临床作初步报告。

(2)同时应及时转种于血平板或其他培养基在不同的培养环境进行分离培养。

(3) 根据菌落特征及菌体染色镜检形态，进行常规生化反应或全自动生化鉴定仪鉴定，必要时做血清学检查，同时做药物敏感试验。

(三)结果报告

(1)根据增菌液培养结果直接涂片、染色、镜检确属致病菌时可向临床做初步报告，最后根据细菌鉴定结果及药物敏感试验及时向临床报告。

(2)除肉眼观察外，应当在培养 5d 或 7d 时做盲目移种，以免漏检。外观清晰的培养瓶，或全自动血培养仪不报警的培养瓶，如不见细菌生长，应继续培养至第 7d，取出后盲目移种于血平板，经培养仍无细菌生长时，可报告为“经 7d 培养无细菌生长”。对于亚急性心内膜炎患者标本，应培养 1 个月，才能做出结论。

(3)菌血症、败血症的诊断标准：①两次培养均出现同一种细菌（可排除污染）；②发病 2 周后血中抗体滴度增高。

(四)临床意义

血液培养是菌血症和败血症的细菌学检验的基本方法，并且广泛地应用于伤寒、副伤寒及其他革兰阴性杆菌和各种化脓性细菌引起的败血症的诊断。正常血液是无菌的，如从患者血液中检出细菌，一般应视为病原菌（排除污染菌），提示有菌血症或败血症或心内膜炎、心包炎、血源性骨髓炎。常见病原菌见表 7-1。

表 7-1　血液标本中常见的病原菌

革兰阳性菌	革兰阴性菌
金黄色葡萄球菌	脑膜炎奈瑟菌
表皮葡萄球菌	卡他布兰汉菌
A 群、B 群链球菌	伤寒及副伤寒沙门菌
草绿色链球菌	大肠埃希菌
肠球菌	肺炎克雷伯菌
厌氧链球菌	肠杆菌属菌种
产单核李斯特菌	沙雷菌
产气荚膜梭菌	铜绿假单胞菌
短棒杆菌	假单胞菌属菌种
念珠菌	不动杆菌
	流感嗜血杆菌
	胎儿弯曲菌
	拟杆菌
	梭杆菌

二、呼吸系统标本的细菌学检验

(一)标本采集

(1)自然咳痰法。以晨痰为佳，采集标本前应用清水、冷开水漱口或牙刷清洁口腔和牙齿，以除去口腔内大量杂菌，尽可能在用抗菌药物之前采集标本。用力咳出呼吸道深部的痰，痰液直接吐入无菌、清洁、干燥、不渗漏、不吸水的广口带盖的容器中，标本量应≥1mL。咳痰困难者可用雾化吸入加温至45℃的100g/L NaCl水溶液，使痰液易于咳出。

(2)支气管镜采集法。在病灶附近用导管吸或用支气管刷直接取得标本。

(3)小儿取痰法。用弯压舌板向后压舌，将拭子伸入咽部，小儿经压舌刺激咳嗽时，可喷出肺部或气管分泌物粘在拭子上送检。幼儿还可用手指轻叩胸骨柄上方，以诱发咳痰。

(4)气管穿刺法。通过气管穿刺取得的痰液主要用于厌氧菌培养。

(5)若患者痰量较少，需要检查痰中结核杆菌时，则应收集24h痰液。

(6)对可疑烈性呼吸道传染病(如SARS、肺炭疽、肺鼠疫等)的患者采集检验标本时工作人员必须注意生物安全防护。

(7)标本采集后要及时送检。作结核杆菌或真菌培养的痰液如不能立即送检，应放入冰箱贮存，以防杂菌生长。

痰液标本的细菌学检查对于呼吸道感染的诊断有重要意义，下呼吸道的痰液是无菌的，由于患者没有采取正确的留取标本方法，而经口腔咳出的痰带有多种上呼吸道的正常菌，给检验诊断带来很大影响。遇有不合格标本，应及时与临床联系，报告不合格标本拒收的具体理由。让患者重新留取标本。

(二)检验方法

1.肉眼观察

观察痰液的颜色、黏度、有无血丝和是否呈脓性，如见有颗粒存在，则应注意可能与放线菌属及奴卡菌属感染有关。

2.显微镜检查

下呼吸道细菌学检验的标本均需涂片进行细胞学和细菌学显微镜检查，其目的是判别送检标本是否适合做细菌培养，并初步判定有无病原菌、病原菌的数量及其类别，有助于初步报告、选择培养基(如真菌)和对培养结果的综合分析。

(1)细胞学显微镜检查。推荐判别标本合格的标准见表7-2。

表7-2　下呼吸道细菌学检验标本涂片显微镜白细胞计数判别标本是否合格标准

分类	细胞数/低倍镜		判别结果
	白细胞	鳞状上皮细胞	
A	＞25	＜10	标本合格，可用于细菌培养
B	＞25	10～25	标本尚合格，可用于细菌培养
C	＜10	＞25	标本不合格，重取标本

近年来推荐简单的方法是痰标本涂片镜检＞10个白细胞/低倍镜时，就可判断是合格并可用于细菌培养的标本，尤其是白细胞减少的患者。

(2)一般细菌检查。痰液支气管分泌物标本内常混有口腔及鼻咽部固有的细菌。因此，要求在镜检时仔细观察，然后按各种细菌的形态特征，分别将所见的细菌初步报告。若查到排列成葡萄状的革兰阳性球菌，可报告为“找到革兰阳性球菌”，形似葡萄球菌、若查到瓜子仁形或矛头状的尖端相背，成双排列具有明显荚膜的革兰阴性球菌时，可报告为找到“革兰×性形态似××菌”。

(3)结核分枝杆菌涂片检查。首先将痰液标本在洁净无纹痕玻片上涂成厚度适宜的均匀薄膜，置室温或37℃温箱内待干，火焰固定后，行抗酸染色镜检。

若查到形态及染色似结核杆菌时，可报告“找到抗酸杆菌”，但不能报告找到结核杆菌，必须通过培养或动物试验方法证实后，才能报告。如经过仔细镜检未发现形态可疑的杆菌时，则可报告“未找到抗酸杆菌”。

(4)放线菌及奴卡菌涂片。将痰液用生理盐水洗涤数次，如含血液，则加水溶解红细胞，然后挑取黄色颗粒或不透明的着色斑点，置载玻片上，覆以盖玻片，轻轻挤压，置高倍镜下观察其结构，如见中央为交织的菌丝，末端呈放线状排列，较粗呈杵状，然后揭去盖玻片，干燥后做革兰及萋-尼染色镜检。如查见中间部分的菌丝为革兰阳性，而四周放射的末端为革兰阴性，萋-尼染色为非抗酸性者，可报告为“找到放线菌”；如查见革兰染色结果与放线菌相同，但萋-尼染色为抗酸性，可报告为“找到奴卡菌”。

3.培养及细菌鉴定

痰液标本培养前的处理：用无菌生理盐水将痰标本洗涤3次，除去痰表面的常居菌，加入等量的1%胰酶溶液（pH7.6），37℃水浴90min使痰液均质化后备用。

(1)一般细菌的培养。将脓性痰接种于血平板、巧克力平板、中国蓝培养基，置不同的培养环境中，经35℃培养18～24h后观察结果。再以接种环挑取各种可疑菌落，分别做涂片，革兰染色镜检。根据菌落及镜检形态，得出初步印象，然后按各类细菌的特征做进一步生化反应鉴定及血清学诊断，并同可做出药敏试验测定。

(2)结核杆菌培养。

(3)厌氧培养。取新鲜标本分别接种于两个血平板上，一个血平板按一般的培养方法进行需氧培养，另一个置厌氧罐（或厌氧袋）内进行厌氧培养，经35℃培养2～4d后，认真观察生长情况和菌落特征，并挑取菌落涂片革兰染色镜检，根据形态特征得出初步印象，再按各类厌氧菌的特征进行鉴定。

4.痰标本及下呼吸道感染标本细菌学检验半定量培养

由于下呼吸道细菌学定量培养实际操作的困难，而半定量培养与定量培养两者具有较好的相关性，目前我国临床微生物实验室多半采用半定最培养法。不含或含黏液很少的标本，可直接接种，遇有含大量黏液的标本，按要求将痰标本培养前处理后取沉淀物，分三区划线分离接种平板，培养后判断各区内细菌菌落数多少，分别以＋（极少量）、＋＋（少量）、＋＋＋（中量）和＋＋＋＋（多量）表示，判定标准和临床意义见表7-3。

表7-3　下呼吸道感染标本细菌培养菌落半定量结果判定标准及临床意义

级别	划线区菌落数目			相当菌落数（cfu/mL）	临床意义
	第1区	第2区	第3区		
极少量	＜10			≤10^4	多为污染菌
少量	＞10	＜5		10^5	污染可能，建议重复培养
中量	＞10	＞5	＜5	10^6	感染可能，建议重复培养
多量	＞10	＞5	＞5	≥10^7	多为感染病原菌

(1) 经纤支镜或人工气道吸引的标本。细菌半定量培养＋＋，相当于病原菌浓

度≥10^5cfu/mL。

(2) 经纤支镜支气管肺泡灌洗液标本。细菌半定量培养+～++，相当于病原菌浓度≥10^4cfu/mL。

(3) 经纤支镜防污染毛刷标本。细菌半定量培养+，相当于病原菌浓度＞10^3cfu/mL。

(4) 优势菌。分离培养的某一种细菌的相似菌落计数为多数菌落或细菌半定量培养+++～++++，相当于病原菌浓度≥10^5～10^6cfu/mL。

(三)临床意义

痰液及支气管分泌物的细菌学检验对于某些疾病的诊断、治疗具有非常重要的意义。对无法咳痰的患者，用咳嗽后的咽拭子做涂片或培养检查，仍是发现致病菌的主要依据。但在采集标本培养时，应注意正常口腔内可能存在的肺炎链球菌等。若能获得肺炎患者铁锈色痰液做检查，可明显提高肺炎链球菌的阳性检出率。对其他细菌的诊断，常根据涂片或培养中占最多数细菌为依据，因此实验室报告时应尽可能按此法报告，如看不到数量上占优势，又可能为致病菌者应重复检查。

另外，鼠疫杆菌和炭疽杆菌亦可引起肺炎，结核杆菌及真菌病的诊断也主要依赖于细菌学检查。痰及下呼吸道分泌物中常见病原菌见表7-4。

表7-4 痰及下呼吸道分泌物中常见病原菌

革兰阳性菌	革兰阴性菌
肺炎链球菌	卡他布兰汉菌
A群链球菌	脑膜炎奈瑟菌
金黄色葡萄球菌	流感嗜血杆菌
厌氧球菌	肺炎克雷伯菌
结核分枝杆菌	其他肠杆菌科细菌
白喉棒状杆菌	假单胞菌属细菌
放线菌、奴卡菌	嗜肺军团菌
念珠菌	

三、鼻、咽、眼、耳拭子标本的细菌学检验

(一)标本采集

(1)拟检查白喉杆菌采集标本时，应使患者对光而坐，头部上仰口张大，用压舌板轻轻压舌根，直接用棉拭子擦拭患者咽、鼻黏膜、假膜边缘部分或组织深层的分泌物作直接涂片和分离培养。若无局部病变或作带菌者检查则应于咽部或扁桃体上擦拭。

(2)拟检查百日咳杆菌或脑膜炎奈瑟菌时，应自鼻咽部采集标本。即用无菌的鼻咽拭子(一端弯曲的金属棉拭)由口腔进入伸向鼻咽部，到达咽后壁涂擦取标本，对患百日咳患儿做标本培养时可采用咳喋法。

(3)眼、耳道疖肿或化脓性疾病通常以无菌棉拭子直接采取分泌物送检即可。

(二)注意事项

(1) 标本采取前数小时不得用消毒药物漱口或涂抹病灶局部。对刚治疗过或用药物冲洗

过眼部的患者，最好在12～24h后采集标本，以免药物影响。

(2)用棉拭子采集标本时应小心、认真、准确地在采集部位采取，避免触及舌、口腔黏膜和唾液，以免污染。

(3)疑为白喉时，应在咽喉部深层组织中采取标本，而表面渗出液多为类白喉杆菌和葡萄球菌。

(4)采集扁桃体标本时应以小窝部为宜。

(5)标本采集后，一般应立即送检，防止干燥。若不能立即接种，将其置于灭菌肉汤管内(含肉汤0.5mL)，避免由于干燥而使某些细菌死亡。

(三)检验方法

1.直接涂片检查

(1)一般细菌涂片检查。取洁净玻片一张，将分泌物涂在其上，经火焰固定后进行革兰染色镜检。根据其形态染色特点首先得出初步印象。

(2)白喉杆菌涂片检查。取棉拭子标本制成两张涂片，一张行革兰染色，一张行亚甲蓝或异染颗粒染色，若发现有革兰阳性棒状杆菌，排列不规则，有明显的异染颗粒时，即可做出初步报告。但需注意白喉杆菌与形态类似的其他棒状杆菌相鉴别。

(3)结核杆菌涂片检查。涂片方法同白喉杆菌，但稍涂厚些并应集中，按抗酸染色镜检报告。

(4)麻风杆菌涂片检查。将鼻黏膜棉拭子涂片待干后固定即行抗酸染色检查。若发现形态细长、笔直、两端略尖细的抗酸性杆菌，聚集于细胞内或平行排列而聚成束时，可报告"找到形似麻风杆菌"。对于麻风病的诊断须慎重，必须细菌学检查与临床症状及病史等结合起来，进行综合分析，方可做出诊断。

(5)假丝酵母菌涂片检查。首先将棉拭子标本涂于洁净玻片上，加生理盐水一滴，并盖上盖玻片，以高倍镜检查。若发现有酵母样细胞及假菌丝，可报告"找到酵母样菌，形似假丝酵母菌"。也可涂片做革兰染色镜检，若发现有革兰阳性，单独散在或从生聚集的卵圆形、薄壁、芽生的酵母样菌，甚至菌体伸长形成假菌丝者，即可报告"找到酵母样真菌，形似假丝酵母菌"。

(6)淋病奈瑟菌。取棉拭子标本涂于两张玻片上，一张以革兰染色，另一张以亚甲蓝染色镜检，如查见有革兰阴性形态典型的双球菌在细胞内(或细胞外)，可初步报告"找到革兰阴性双球菌，在细胞内(或细胞外)，形似淋病奈瑟菌"。

2.细菌培养

(1)一般细菌培养。首先以无菌的方式涂抹接种于血平板的一角，然后再以接种环划线分离，置35℃孵箱培养18～24h观察结果，挑选可疑菌落进行涂片染色、生化反应、血清学反应和动物试验等，根据鉴定结果可做出报告。

(2)白喉杆菌培养。首先以无菌方法将标本接种于吕氏血清斜面或鸡蛋培养基上，经35℃ 12h增菌后，观察菌苔生长情况。在血清斜面上若呈现灰白色有光泽的菌苔，或呈现圆形灰白色或淡黄色的凸起菌落，即涂片染色镜检。其菌体形态及异染颗粒的染色特征均典型者，结合临床，可做出初步报告"有白喉杆菌生长"。然后再取菌落划线接种于亚碲酸钾血琼脂平板，置35℃经48h培养后，白喉杆菌因能还原碲盐，菌体吸收金属碲，而呈黑色或灰黑色的菌落。且菌落呈光滑、较湿润、圆形、易乳化。用接种针挑取典型菌落中央部分，再移种于血清斜面做进一步纯培养，根据形态染色、生化反应和毒力试验证实后，做出鉴定。也可在亚碲酸钾血琼脂平板上选择典型菌落，接种于尿素蛋黄双糖培养基上，经35℃ 18～24h培养后，即可得出初步鉴定。

(3)百日咳杆菌培养。首先以无菌方法将鼻咽拭子标本直接接种于包-金(Bordet-Gengou)平板上，并进行划线分离。也可采用咳喋法(可不必划线)，由于百日咳杆菌生长较慢，而且常需较高的湿度。因此应将接种标本后的培养基放入有盖的玻璃缸内，缸底加些清水。为防止长霉也可投入硫酸铜一小块，使水呈淡蓝色。置35℃培养48h后，观察结果。百日咳杆菌一般呈细小隆起的小菌落，隐约可见狭小的溶血环，3d后菌落表面光滑、边缘整齐、灰色不透明、似水银滴状。将可疑菌落涂片染色后镜检，如有革兰阴性，单个或成双的卵圆形小杆菌时，结合菌落特征，即可做出初步诊断。然后再做血清凝集试验及生化反应、营养要求等做鉴别试验。若培养6～7d仍无细菌生长时，方可做出阴性报告。

(4)奈瑟菌培养。奈瑟菌培养系从鼻咽拭子或眼分泌物标本分离的脑膜炎奈瑟菌或淋病奈瑟菌，主要用于带菌者检查或新生儿眼炎。当收到标本后应及时以无菌操作的方法将其接种于预温35℃的血平板(或卵黄双抗琼脂平板)及巧克力色血平板划线分离，置5%～10%二氧化碳环境中35℃培养24～48h后，观察结果。如有细菌生长，涂片、染色、镜检，发现革兰阴性双肾形细菌时，进一步做生化反应试验、血清学检查。

(四)临床意义

(1)在正常人的咽喉部常见有葡萄球菌、链球菌、肺炎克雷伯菌、枯草杆菌、卡他球菌和类白喉杆菌等。这给临床细菌学检查增加了解释上的困难。鼻咽部细菌学检查对脑膜炎奈瑟菌带菌者的检出有重要意义，有助于传染源的鉴定。咳喋法的细菌学培养对早期百日咳患者的诊断很有价值。如果咳喋法不成功则可采用特殊棉拭从鼻咽部采取分泌物做划线培养。

(2)在正常鼻黏膜上有多种细菌存在，研究资料表明，正常鼻部为非致病菌。有意义的致病菌(如肺炎链球菌、β溶血性链球菌、流感杆菌、副流感杆菌、金黄色葡萄球菌及肺炎克雷伯菌等)，数量特别多时，提示可能有感染存在，如无重要性细菌的生长则表明为非感染性。

(3)眼标本的细菌学检验对眼睑、泪囊、结膜、巩膜、角膜和前房等感染亦有诊断价值。由于眼部抵抗力很低，极易造成手术后感染，故应引起足够的重视，必要时要及时做细菌学培养。

(4)耳及乳突标本的细菌学检验对于耳及乳突部病患的病原学诊断及临床治疗均有一定的意义，乳突炎患者标本的采集一般均在手术时进行，对中耳炎患者采用鼓膜穿刺法采集标本常能获纯培养，外耳正常可有细菌寄存，故采集标本时应切实防止污染，局部需进行必要的消毒。

(5)鼻、咽、眼、耳拭子培养常见病原菌(见表7-5)。

表7-5 鼻、咽、眼、耳拭子培养常见病原菌

革兰阳性菌	革兰阴性菌
金黄色葡萄球菌	脑膜炎奈瑟菌
肺炎链球菌	淋病奈瑟菌
β溶血性链球菌	嗜血杆菌
白喉棒状杆菌	莫拉菌
念珠菌	卡他布兰汉菌
	百日咳杆菌
	肠杆菌科
	假单胞菌属
	产碱杆菌属

四、化脓及创伤感染标本的细菌学检验

(一)标本采集

(1)开放性脓肿和脓性分泌物。先以无菌盐水冲洗溃疡表面,用无菌棉拭子采取脓液及病灶深部的分泌物,而瘘管则以无菌方法采取组织碎片,放入无菌试管中送检。

(2)大面积烧伤的创面分泌物。用灭菌棉拭子取多部位创面的脓液或分泌物,置灭菌试管内送检。可将蘸有脓汁的最内层敷料放入无菌平皿内送检。

(3)封闭性脓肿。先用无菌生理盐水拭净病灶表面的污染杂菌。然后以无菌注射器抽取脓汁及分泌物,也可于切开排脓时,以无菌棉拭子采取。

(4)作厌氧菌培养时,一定要以无菌注射器抽取脓汁分泌物,厌氧状态下送检。

(二)注意事项

(1)如果患者局部伤口已用抗生素磺胺类药物治疗,则应在培养基内加入相应的物质(如青霉素酶、对氨基苯甲酸等)以避免假阴性结果的出现。

(2)当创伤出血时,敷用药物在2h以内及烧伤在12h内均不应采集标本,此时获得阳性结果的机会甚少。

(3)标本采取后应及时检查,如不能立即检验应置冰箱中保存,以防杂菌污染。

(4)采集标本时注意观察脓汁及分泌物的性状、色泽及有无恶臭味等,为培养和鉴定提供参考依据。如脓汁带绿色时,可能有绿脓杆菌感染,有恶臭味可能有厌氧菌感染。

(三)检验方法

1.直接涂片检查

(1)一般细菌涂片检查。取脓汁或分泌物直接涂片、染色、镜检,根据镜下所见细菌的形态及染色特点,可做初步报告"找到革兰×性×菌,形似×菌"。如发现具有芽孢或荚膜的细菌,报告时应注明其大小与位置以及疑似×菌。如镜检时未发现细菌时,可初步报告为"直接涂片,未找到细菌"。

(2)对疑有结核杆菌感染的标本,还应做抗酸染色检查。

2.细菌培养

(1)一般细菌培养。取脓汁棉拭子或将脓汁接种于血平板上、中国蓝平板、巧克力平板上划线分离,分别置需氧及CO_2环境35℃孵箱培养18～24h,观察结果。如有细菌生长,可按菌落特征挑取各种单独的菌落,分别涂片行革兰染色镜检。并做生化反应或血清学鉴定,即可报告"培养出×菌"。如观察48h后,无细菌生长,可报告"培养48h后,无细菌生长"。

(2)厌氧菌培养。疑为厌氧菌感染的标本,可将标本接种于牛心、牛脑浸出液或布氏菌肉汤培养基中,亦可直接接种KVA血平板(或LKV血平板),置厌氧环境中培养。分离厌氧芽孢杆菌如破伤风芽孢梭菌及产气荚膜梭菌时,应将已接种标本的液体培养基首先置80℃水浴中加热20min,杀灭非芽孢细菌,然后经35℃ 24～48h培养后,根据生长情况及涂片染色镜检结果,可按该厌氧菌的生物学性状(生化反应和动物实验)进行鉴定。经最后证实,即可报告"培养出×菌"。若经3～5d培养仍未见细菌生长者,即可报告"厌氧培养×天未见细菌生长"。

(3)结核杆菌培养。一般将脓液约0.1mL直接接种到结核杆菌培养基3～4周,如用棉拭或纱布采集的标本,先用灭菌蒸馏水3～5mL冲洗,然后3 000r/min,离心20min后取沉淀物0.1mL接种,组织或脏器先进行乳化,然后培养。

(四)临床意义

(1)脓液的细菌学检查对于确定感染的种类、提供药物敏感结果、指导临床治疗有重要的意义。

(2)小的和浅表的疖肿多由表皮葡萄球菌感染所致,而大的和深层的多由金黄色葡萄球菌感染引起,近年来在临床中也见有大肠埃希菌感染引起的病例。痈肿可由金黄色葡萄球菌或β溶血性链球菌感染所致,有的为单独感染,有的则为混合感染。细菌学检查有一定意义。

(3)由外伤性、血源性或邻近组织病灶直接蔓延所致的急性化脓性关节炎常受金黄色葡萄球菌、β溶血性链球菌、淋球菌、肺炎链球菌或伤寒杆菌的感染。用穿刺或手术取出脓液进行细菌学检查对于病原学的诊断颇有价值。

慢性化脓性关节炎可由同样的任何一种细菌引起,主要为结核杆菌,但很少能在涂片上找到,通过培养和豚鼠接种结果较为理想。

(4)骨髓炎系化脓菌引起的骨组织感染,由外伤性或血行性引起的急性骨髓炎。其中金黄色葡萄球菌感染占80%～90%,β溶血性链球菌、肺炎链球菌、厌氧菌、大肠杆菌和伤寒杆菌的感染有报道。

脓液及创伤分泌物中常见的病原菌见表7-6。

表7-6　脓液及创伤分泌物中常见的病原菌

革兰阳性菌	革兰阴性菌
葡萄球菌	肠杆菌科细菌
链球菌	假单胞菌
消化链球菌	腐败谢瓦纳拉菌
炭疽芽孢杆菌	拟杆菌
破伤风芽孢梭菌	梭杆菌
产气荚膜梭菌	嗜血杆菌
溃疡棒状杆菌	产碱杆菌
结核分枝杆菌	无色杆菌
放线菌、奴卡菌	弧菌属细菌
念珠菌	气单胞菌

五、尿液标本的细菌学检验

(一)标本采集

(1)采用无菌导尿法,取尿液5～10mL,盛于无菌试管中送检。

(2)尿路感染一般采集中段尿,其方法为:①女患者先用肥皂水及1∶1 000高锰酸钾水溶液冲洗外阴部及尿道口,留取中段尿。②男患者应翻转包皮冲洗,用2%红汞或1∶1 000苯扎溴铵消毒尿道口,留取中段尿。③儿童、婴儿则先消毒其阴部,将无菌小瓶直接对准尿道,待排尿后立即送检。

(3)若取左右两侧肾盂尿,应请泌尿科医师采取,左右侧的标本应标记明确,以免出现错误。

(4)作结核杆菌检查时,可收集24h尿液,将沉淀部分盛于洁净瓶内送检。伤寒杆菌等其他细菌的培养检查,可取清晨第1次尿液送检。

(5)膀胱穿刺。此法主要用于厌氧菌培养,耻骨上皮肤经碘酊消毒后,再以75%乙醇擦拭,用无菌注射器作膀胱穿刺,吸取尿液后排去注射器内的空气,针头插于无菌橡皮塞上送检。

(二)注意事项

(1)尿液标本的采取和培养最大的问题是污染杂菌,故应严格进行无菌操作。

(2)标本采取后应立即送检和接种,因放置可间长杂菌容易在尿液标本中生长繁殖,影响诊断。

(3)尿液标本中不得加入防腐剂及消毒剂,否则会影响阳性率的检出。

(三)检验方法

1.直接涂片检查

(1)一般细菌涂片。以无菌方法吸取尿液 10 ~ 15mL,置于无菌试管内,经 3 000r/min,离心沉淀 15 ~ 20min,倾去上清液,取沉渣涂成薄膜,自然晾干,然后以火焰固定,革兰染色镜检。根据其形态染色特点,可得出初步报告“找到革兰×性菌,形似××细菌”。

(2)结核分枝杆菌。尿液经高压消毒后,将尿液离心取沉淀物涂片,抗酸染色、镜检,根据镜检结果可报告“找到抗酸杆菌”或“未找到抗酸杆菌”。

(3)假丝酵母菌涂片。取尿液离心沉淀物置于洁净玻片上,加以盖玻片,轻轻加压,用高倍镜检查。如沉渣太多可滴加 100g/L 的氢氧化钾溶液使其溶解后再镜检。若发现有发亮的芽生孢子和假菌丝,经革兰染色镜检见有酵母样细胞时,可报告“找到酵母样细胞,形似假丝酵母菌”;否则可报告“未找到假丝酵母菌”。

2.细菌培养

(1)一般细菌培养。将接种环灭菌后挑取离心沉淀物,分别接种在血平板及中国蓝平板上,35℃培养 18 ~ 24h 观察有无细菌生长,根据菌落特征和涂片、染色结果,选择相应的方法作进一步鉴定,如培养 2d 无细菌生长,即报告经 48h 培养无细菌生长。

(2)结核杆菌培养。

(3)厌氧菌培养。必须用膀胱穿刺尿进行培养,接种厌氧琼脂平板,置厌氧环境,具体方法请参阅有关章节。

3.尿液细菌计数

(1)倾注平板法。①取新鲜尿液摇匀后,用无菌生理盐水或肉汤将尿液 100 倍稀释,充分摇匀备用;②用无菌刻度吸管准确吸取稀释尿液 1mL,加已写有标记的 9cm 直径的无菌平皿内;③将已融化并冷至 45 ~ 50℃的普通肉汤琼脂倾入无菌平皿内,轻轻摇匀。待凝固后,置 35℃培养 24 ~ 48h 后观察结果。

$$每毫升尿液细菌数=菌落数\times稀释倍数$$

(2)定量接种环接种法。①用定量接种环蘸取尿液,接种于血平板(平板直径≥9cm)上均匀划线;②置于 35℃培养 18 ~ 24h 后,计数菌落。

$$每毫升尿液细菌数=平板上菌落数\times\frac{1}{接种环含尿量(mL)}$$

如定量接种环含量 0.002mL,平板菌落数为 100 个,则

$$每毫升尿液细菌数=100\times\frac{1}{0.002}=50\ 000个$$

(3)定量平板接种法。用定量的加液器取尿液 5μg 注在琼脂平板上,用接种环均匀涂布,35℃培养 18 ~ 24h 计数生长的菌落数,乘以 200,求出每毫升尿液的菌落数。

(四)结果判定

正常情况下从肾脏排至膀胱的尿液是无菌的,但膀胱中的尿液经尿道排出体外时可受到尿道中细菌污染,而出现细菌。因此对不同方法获取的尿液标本培养结果需正确评价,才能有效指导临床合理治疗。一般认为,清洁中段尿标本中革兰阴性杆菌菌落计数> 10^5cfu/mL;革兰

阳性球菌菌落计数＞ 10^4cfu/mL 有诊断意义，如培养 48h 无细菌生长，报告"培养 48h 无细菌生长"。不同方法收集的尿标本培养结果评价见表 7-7。

表 7-7 不同方法采集的尿标本培养结果评价

标本来源	菌落数（cfu/mL）	结果评价
清洁中段尿	＜ 1×10^4	无意义，仅报告菌落数及革兰染色特征，并注明是纯培养或是混合菌生长
	$(1 \sim 10) \times 10^4$	纯培养有意义（尤其是革兰阳性球菌生长），需进行细菌鉴定和药敏试验；混合菌生长无意义，仅做革兰染色镜检
	＞ 10^5	纯培养或混合菌生长某一种菌落数≥ 10^5 者有意义，需进行细菌鉴定和药敏试验；4 种以上细菌生长无意义，报告标本污染
导尿	＞ 10^3	3 种以内细菌生长都有意义，需进行细菌鉴定和药敏试验；4 种以上细菌生长无意义，报告标本污染
耻骨上膀胱穿刺	任意数目	都有意义，所有细菌均需做细菌鉴定和药敏试验

（五）临床意义

正常尿液是无菌的，尿液的细菌学检查（中段尿培养加计数）对于泌尿道感染的诊断具有重要意义，对于膀胱和肾脏感染的及早发现和病原学诊断很有价值，对于尿道、前列腺以及内外生殖器的炎症也有一定价值。此外，尿液标本的培养检查可提供肾结核最早的诊断，若分别采取两侧肾脏的尿液进行结核杆菌的检查，对确定属哪侧肾的结核病变可提供有力的证据（表 7-8）。

表 7-8 尿培养常见病原菌

革兰阳性菌	革兰阴性菌
金黄色葡萄球菌	淋病奈瑟菌
肠球菌种	大肠埃希菌
A 群链球菌	变形杆菌种
腐生葡萄球菌	肺炎克雷伯菌
表皮葡萄球菌	产气肠杆菌
结核分枝菌	沙门菌种
	铜绿假单胞菌
	沙雷菌

六、粪便标本的细菌学检验

（一）标本采集

1. 自然排便采集

选取有脓血、黏液部分的粪便 2 ～ 3g，液状粪便则取絮状物，盛于灭菌的广口瓶或纸盒中，及时送检和接种。

2. 直肠拭子

在无法获得粪便的情况下，可用经无菌生理盐水（或保存液）或增菌湿润的直肠拭子插入肛门 4 ～ 5cm 深处（小儿 2 ～ 3cm），轻轻转动一圈，擦取直肠表面的黏液后取出，盛入无菌试管或保存液中送检。

（二）注意事项

(1)粪便标本含有很多杂菌，但不能由此认为粪便标本的采集就无需注意杂菌污染。为防止污染必须注意标本的采集方法。

(2)为提高阳性检出率必须注意：标本要采集新鲜的、带脓血、黏液性有意义的标本；送检时不可用纸包装或尿布等。

(3)切勿粪尿混合否则也会影响阳性检出率。

(4)最好在用药前采集标本，标本采集后要及时送检，如不能立即送检时，应将标本置于保存液或运送培养基中保存送检。

（三）检验方法

1.直接涂片镜检

通常粪便标本不作直接镜检。只有检查霍乱弧菌、结核杆菌或疑似葡萄球菌假膜性肠炎时才需作直接涂片检查。

(1) 霍乱弧菌涂片检查。①染色检查：取米泔水样粪便絮状物直接涂片 2 张，干燥后用乙醇或甲醇固定，分别用革兰染色和 1∶20 苯酚复红染色。油镜观察有无革兰阴性，排列呈鱼群状弧菌。②悬滴检查：用粪便材料或新鲜培养物制成悬滴标本，以高倍镜检验细菌的动力，霍乱弧菌具有极为活泼的动力，运动速度甚快，如流星，似穿梭状。上述镜检若发现许多形态典型、运动活泼的弧菌，可报告“直接涂片找到疑似弧菌”。如未发现，则可报告“直接涂片未找到弧菌”。③涂片检查：只能对疑似患者作初步诊断参考，不能作确诊的依据。

(2)结核杆菌的涂片检查。

(3)葡萄球菌的涂片检查。对疑似葡萄球菌假膜性肠炎的患者，可挑取水样便或排出的肠黏膜样物进行涂片革兰染色镜检，常可见到大量的葡萄球菌。

2.细菌的培养检查

(1)痢疾杆菌及沙门菌培养。选取脓血，黏液样粪便直接接种于肠道菌选择培养基（如 SS 琼脂平板及中国蓝或伊红亚甲蓝平板）各 1 个进行分离培养。并同时分别接种于痢疾杆菌增菌液（GN），置 35℃ 6h 及沙门菌增菌液培养基（亚硝酸盐、四硫磺酸盐培养基任选一种），置 35℃增菌液培养 16 ～ 18h 后再分别转种上述平板，置 35℃培养 18 ～ 24h，观察若无可疑菌落，可报告“未分离出痢疾杆菌”或“未分离出沙门菌”。若有可疑菌落，应转种于双糖铁或三糖铁培养基，置 35℃培养 6 ～ 12h，观察结果。

如初步生化反应已否定，应再复查原始平板一次。仔细观察可挑选的菌落性状，认为仍有可疑者，应再重复接种双糖铁或三糖铁培养基做生化反应。平板则应保留至发出报告为止，若生化反应仍然不符时，则可发出阴性报告。

若初步生化反应符合痢疾杆菌属或沙门菌属，则应分别用痢疾杆菌 5 种诊断血清（志贺、史密斯、福氏、宋内、鲍氏）沙门菌属诊断血清做玻片凝集试验，若结果为阳性者，可做出初步报告“分离出××痢疾杆菌”或“分离出××沙门菌”。

必要时，可再进一步做多种生化反应，根据生化反应结果。再选择相应的诊断血清及因子血清做进一步鉴定及分型。

(2) 致病性大肠杆菌培养。将腹泻患儿的粪便标本划线接种于中国蓝或伊红亚甲蓝平板上，置 35℃培养 16 ～ 24h 后观察菌落。挑取可疑菌落移种于双糖、蔗糖蛋白胨水内，如符合大肠杆菌生化反应，则应挑取此菌或直接从上述平板取 5 ～ 10 个可疑菌落，分别与致病性大肠杆菌多价诊断血清进行玻片凝集试验。如不凝集，可报告“未培养出致病性大肠杆菌”；如凝集，则可报告“培养出致病性大肠杆菌”并与单价血清进行玻片凝集试验，进行分型鉴定。

(3)霍乱弧菌培养。①液体增菌培养:取米泔水样粪便或已接种于保存液的粪便悬液数滴至1mL,接种于10mL碱性蛋白胨水,置35℃增菌6～18h。取表面生长的菌膜做平板分离,同时选取表面生长物涂片作革兰染色,并做悬滴标本检查动力。②分离培养:取经碱性蛋白胨水做增菌后的表面生长物,接种于碱性琼脂板上进行划线分离,然后置35℃培养18～24h后,观察结果。挑取透明或半透明呈水滴状、无色或略带青灰色、圆形、扁平和稍突起、光滑,湿润和边缘整齐的可疑菌落,作形态、动力观察和多价血清玻片凝集试验。凝集试验应每个平板挑取5～10个菌落分别试验,并应以生理盐水作对照。如发现自家凝集时,可用3g/L的盐水稀释血清再作凝集试验,如典型的菌落形态和活泼呈穿梭状的动力,并与多价诊断血清玻片凝集阳性者可判定为疑似霍乱弧菌。在已确定霍乱流行期间,根据这种判定,结合临床,即可对霍乱患者做出诊断。对玻片凝集阳性者,则应进一步作鉴定试验和型别鉴别试验,特别是对从第一例患者分离出的疑似菌株进行鉴定时,必须全面地、准确地、尽快地予以鉴定。

(4)副溶血性弧菌培养。取副溶血性弧菌引起的食物中毒或腹泻患者的粪便或可疑食物约10g,盛于无菌广口瓶中,也可取肛门拭子(即无菌棉拭子用无菌盐水湿润后插入肛门寸余,轻轻转动取出),插入无菌试管内。将标本接种于50g/L的氧化钠蛋白胨水增菌液中,经35℃增菌6～9h后,移种于30～50g/L的氧化钠选择性平板及SS琼脂平板进行分离培养,从平板上挑选光滑、半透明而有黏性的菌落、涂片染色,观察形态。并移种于双糖铁培养基,以双糖管中不分解乳糖,分解葡萄糖产酸不产气,有动力,染色镜检呈多形性特点者,再作其他生化反应和嗜盐性试验,如符合即诊断为副溶血性弧菌。

(四)临床意义

(1)在人类的肠道中存在着大量的细菌,通常对人无致病性,但若进入体腔或组织则可引起严重的病变。乳婴粪便中多为革兰阳性菌(为嗜酸性乳酸杆菌一类),故使粪便带有酸性臭味,而成人均以革兰阴性菌占优势。粪便培养常可帮助消化道传染病的诊断(如伤寒、菌痢、肠结核及沙门菌属所引起的食物中毒等)。

(2)有人把正常粪便中的菌群分为常住菌和过路菌两大类。近年来发现在正常粪便中99%以上是厌氧菌,需氧菌未到1%。由于大量应用抗虫素,往往引起菌群失调和菌群失调症。此外,由于长期应用广谱抗生素、免疫抑制剂、激素或免疫功能低下的患者,假丝酵母菌等的检出率明显增高。

(3)粪便标本中常见的病原菌见表7-9。

表7-9 粪便标本中常见的病源菌

革兰阳性菌	革兰阴性菌
金黄色葡萄球菌	伤寒及其他沙门菌
厌氧链球菌种	志贺菌属
结核分枝杆菌	致病大肠埃希菌
产气荚膜梭菌	(ETEC、EPEC、EIEC、EHEC)
难辨梭菌	弧菌属菌种
白色念珠菌	气单胞菌种
	邻单胞菌
	小肠结肠炎耶尔森菌
	弯曲菌

七、穿刺液标本的细菌学检验

(一)标本采集

各种穿刺液标本，原则上应该请临床医师以无菌穿刺术抽取。心包液和关节液等抽取量为 1 ～ 5mL，胸腔积液和腹腔积液抽取量为 5 ～ 10mL。标本抽取后，以无菌操作方法将其注入无菌试管立即送检，如怀疑厌氧菌感染，应做床边接种。

(二)检验方法

1.涂片检查

(1)一般细菌涂片检查。将标本经 3 000r/min，离心 30min，弃去上清液，取脓样或非脓样的沉渣涂成均匀的薄膜。若穿刺液呈红色，应加等量无菌蒸馏水破坏细胞后再离心沉淀，取沉渣涂片。然后行革兰染色镜检。可根据所检的细菌的形态学特点和染色情况，做出初步报告“找到革兰×性×菌，形似××菌”。

(2)结核杆菌涂片检查。

2.细菌培养

(1)一般细菌培养。脓性标本可直接划线接种血平板上，置 35℃培养 18 ～ 24h 观察结果，如为非脓性标本，由于含菌少，应先接种肉汤培养基进行增菌后，再移种于血平板进行分离培养。若有细菌生长时，应仔细观察，挑选可疑菌落，并做涂片，行革兰染色镜检，得出初步印象，然后再根据其特点进一步鉴定，若符合某细菌的鉴定依据各点则可发出报告“有××菌生长”；若培养 48h 仍无细菌生长时，则可报告“经 48h 培养无细菌生长”。

(2)结核杆菌培养。离心取沉淀物接种罗氏培养基，35℃下培养 3 ～ 4 周，观察有无菌生长。

(3)厌氧菌培养。床边接种或从厌氧运送培养基转种后，立即置厌氧环境中培养 24 ～ 48h，挑取可疑菌落作耐氧试验，确定为厌氧菌，按厌氧菌鉴定程序进行。

(三)临床意义

1.胸腔积液

(1) 正常人的胸腔积液是无菌的。最常见的污染菌有葡萄球菌、枯草杆菌、变形杆菌或类白喉杆菌等。漏出液(胸积液和乳糜液)一般也是无菌的，故应注意防止污染。

(2)肺外伤或肺破裂引起的血胸，常常受到葡萄球菌、链球菌或肺炎链球菌污染，而这些细菌又都可以引起胸膜炎或胸膜炎伴有脓胸。

(3)原发性胸膜炎多由结核杆菌引起。涂片检查的阳性率较低(30%左右)。运用荧光显微镜检查会提高阳性率，如果可疑为结核性胸膜炎而镜检阴性者应采取培养和动物接种法检查。

(4) 葡萄球菌、β溶血性链球菌、肺炎链球菌所引起的原发性胸膜炎也见于慢性胃炎、急性风湿热和白血病等。继发性胸膜炎常为肺炎、肺结核、肺脓肿或坏疽的合并症，由于肺部原发性炎症的性质不同，所以继发胸膜炎常由金黄色葡萄球菌、肺炎链球菌、链球菌(需氧或厌氧)、结核杆菌、肺炎克雷伯菌或奋森螺旋体、绿脓杆菌或大肠杆菌等混合感染所致。继发性胸膜炎也可由心包炎或纵隔炎时肺炎链球菌、葡萄球菌或链球菌向胸膜蔓延，也见上述细菌引起的膈下脓肿向胸腔穿破。

(5)开放性脓胸常有绿脓杆菌及变形杆菌污染。常规和细菌学检查对临床诊断颇有价值。

2.心包液

正常人的心包液少而无菌，漏出液也无菌。而渗出液则系感染所致，常见的细菌性感染有β溶血性链球菌、葡萄球菌、肺炎克雷伯菌、流感杆菌、肺炎链球菌、绿脓杆菌。慢性心包炎最常见者为结核，心包渗出液中偶可见结核杆菌，必须培养和动物接种才能确诊。

3.关节液

关节囊内发生炎症渗出现象可能为淋病奈瑟菌、葡萄球菌及链球菌感染所致。病原学诊断可由关节囊穿刺液培养获得证实。如为结核性则取渗出液涂片多不易查到结核杆菌，必须进行培养及豚鼠接种，而临床上则多根据病史及X线检查而确诊。

八、生殖系统标本的细菌学检验

(一)标本采集

(1)对于男性和女性外阴部标本可直接用无菌棉拭擦拭外阴部的分泌物、溃疡面作直接涂片和分离培养。

(2)对于阴道、尿道、前列腺和子宫颈分泌物标本首先清洗外阴部和尿道外部。对于女性患者，首先先用肥皂水及1∶1 000高锰酸钾水溶液冲洗外阴部和尿道口后再用无菌纱布或无菌干棉球拭干；对于男性患者应翻转包皮冲洗，用2%红汞或1∶1 000苯扎溴铵消毒尿道口后再用无菌纱布或无菌干棉球拭干。然后由医师分别以无菌的方法进行采取待检标本。

(二)检验方法

1.直接涂片检查

(1)一般细菌涂片。以无菌操作法用无菌棉拭子采取外阴部标本或阴道、尿道、前列腺和子宫分泌物的标本后直接涂片，以火焰固定，革兰染色镜检。根据形态、染色特征即可做出初步报告。如查见排列成葡萄状的革兰阳性球菌，可报告为“找到革兰阳性球菌，形似葡萄球菌”。如查见不易识别的细菌，则报告为“找到革兰×性×形态细菌”。

(2)淋病奈瑟菌涂片。以无菌操作法采取生殖器官标本后涂染成2张玻片，一张以革兰染色，另一张以亚甲蓝染色镜检。如查到有革兰阴性形态典型的双球菌。可报告“找到革兰阴性双球菌，在细胞内(细胞外)形态似淋病奈瑟菌”。

(3) 梅毒螺旋体检查。以无菌手续采取初期梅毒患者的病灶组织渗出液或第二期梅毒的病灶渗出液或局部淋巴结抽出液，置于载玻片上，加一滴生理盐水混合后稷以盖玻片，立即用暗视野显微镜检查，或在渗出液中加一滴无菌细墨汁混合涂片用普通显微镜观察。如见运动活泼的密螺旋体或光亮的小螺旋体有助于诊断。

(4)假丝酵母菌涂片。首先取一滴无菌生理盐水加于玻片上，再取标本放于盐水混匀，覆以盖片，轻轻加压，用高倍镜检查。如发现有光亮的芽生孢子和假菌丝，并经革兰染色镜检有阳性酵母样细胞可，可报告“找到酵母样真菌，形似假丝酵母菌”；否则，即可报告“未找到假丝酵母菌”。

2.细菌培养

(1)一般细菌培养：以无菌方法用接种环挑取标本后立即分别接种于血平板和中国蓝平板上，经35℃ 18～24h培养后观察结果，如有细菌生长，观察菌落形态，涂片、革兰染色镜检，根据检查结果进一步做生化反应，血清学试验和G＋C摩尔百分比测定以确定诊断并做出报告。如果经48h培养，平板培养基上均无细菌生长，则可报告“经2d培养无细菌生长”。

(2)淋病奈瑟菌的培养：以无菌手续采取生殖器官分泌物或脓液，立即接种在含有腹腔积液或血液的培养基上，并需保持适量的水分。通常用巧克力色琼脂平板，初次分离需提供给5%～10%二氧化碳以促进其发育。经35℃培养后，取可疑菌落涂片，革兰染色镜检，发现革兰阴性双肾形球菌时做氧化酶试验、糖(葡萄糖、麦芽糖、蔗糖)发酵试验，同时做奈瑟菌属诊断血清试验，报告分为“检出淋病奈瑟菌”或“未检出淋病奈瑟菌”。

（三）临床意义

（1）取自生殖器官标本的细菌学检查对诊断性病、鉴别性病或排除性病细菌感染颇有价值。正常人的内生殖器是无菌的，而外生殖器和男性尿道口、女性阴道口可能存在着一些细菌，如尿道口常见有表皮葡萄球菌、类白喉杆菌、非致病性抗酸杆菌；阴道口常见有乳酸杆菌、大肠杆菌、白色念珠菌、类白喉杆菌等。此外，尚可见到卡他球菌和其他革兰阴性杆菌。由于生殖器官正常菌群的存在常使细菌学诊断复杂化。例如其他革兰阴性杆菌及卡他球菌需与淋病奈瑟菌加以鉴别，软螺旋体菌需与梅毒螺旋体加以区别，耻垢杆菌需与结核杆菌加以区别。如不能正确而又及时地区别常可发生错误的诊断。为此，对阴道、尿道、前列腺和子宫颈分泌物标本的采集应特别注意尿道外部情况，在采集方法上也要注意无菌操作，以减少杂菌的污染。出现很多杂菌也不应草率地判定，除非是急性期。培养基的选择也很重要，通常在培养基内加入营养丰富的物质。

（2）淋病是淋病奈瑟菌引起的尿道黏膜炎症。临床上分为急、慢性两种。成年妇女往往并发前庭大腺和阴道感染，在女孩常出现急性阴道炎，男性则表现为尿道有黄色脓性分泌物。涂片、革兰染色可见多数白细胞内含淋病奈瑟菌，注意的是如双球菌不在细胞内则属于可疑。对于妇女和儿童病例不能单凭涂片检查指标确诊，特别是混有杂菌者必须进行鉴别。

（3）男性的急性尿道感染常由葡萄球菌浸染引起。有或无脓肿的男性尿道周围炎，可单独由淋病奈瑟菌引起，但常发生混合感染。有无脓肿的急性前列腺炎、急性附睾炎或急性精囊炎也如此，不过常伴有葡萄球菌或链球菌的混合感染。

（4）对于诊断和疗效的观察均须做细菌学检查，对于那些涂片找不到典型形态淋病奈瑟菌的而临床上又疑为淋病的则应进行培养才可确诊。

（5）常见病原菌见表7-10。

表7-10　生殖系统标本常见病原菌

革兰阳性菌	革兰阴性菌
葡萄球菌	淋病奈瑟菌
肠球菌	大肠埃希菌
化脓性链球菌	拟杆菌
厌氧链球菌	铜绿假单胞菌
结核分枝杆菌	变形杆菌
	杜克雷嗜血杆菌

九、脑脊髓液标本的细菌学检验

（一）标本采集

脑脊液的采集由临床医师以无菌手续腰穿采取脑脊髓液3～5mL，置于无菌试管内立即送检。如做厌氧菌培养，则需将注射器针头封口，立即送检。

（二）注意事项

（1）由于脑膜炎奈瑟菌离体后容易自溶，流感嗜血杆菌及肺炎克雷伯菌也易死亡，故不论是做涂片镜检，还是进行培养检查均须立即送检。

（2）脑膜炎奈瑟菌对外界环境的抵抗力很低，对寒冷和干燥均很敏感，故标本应注意保温

(25～37℃),防止干燥,避免日光直射。

(3)采集的标本若浑浊,最好进行“床边接种”。即在患者床边抽取脑脊液后,立即直接将0.5～1mL标本接种于兔血清琼脂斜面或巧克力色平板上保温送检,否则影响阳性检出率。

(4)最好在治疗前采集标本。

(三)检验方法

1.一般细菌的培养

(1)一般细菌培养主要适用于脑脊液内的葡萄球菌、链球菌、肺炎链球菌、流感嗜血杆菌和大肠杆菌等的分离培养。

(2)用无菌接种环挑取浑浊脑脊液或经离心的沉淀物,分别接种于血平板及普通肉汤培养基。经35℃培养,观察有无细菌生长。若有细菌生长,仔细观察、挑选菌落,并涂片染色镜检。根据菌落特征、细菌形态、染色特点,得出初步印象,再进一步进行鉴定,然后做出报告。若血平板无细菌生长,肉汤有菌生长,则移种于血平板分离培养,按上述方法鉴别之。如血平板、肉汤均无细菌生长,再延续培养数天,仍无细菌生长时,即可报告“经培养×天无细菌生长”。

2.脑膜炎奈瑟菌的培养

以无菌方式取脑脊髓液,经3 000r/min,离心30min,取沉淀物立即接种于事先预温的巧克力色琼脂平板或血平板上,置5%～10%二氧化碳环境,经35℃培养18～24h后,观察结果。若发现平板上有光滑、湿润、透明、边缘整齐、黏性的中等大小的菌落,经革兰染色为阴性双球菌者,可做出初步报告“有脑膜炎奈瑟菌生长”。经纯培养后做糖发酵(葡萄糖、麦芽糖、蔗糖等)、氧化酶试验、自凝现象、血清玻片凝集试验、胶乳凝集以做出最后的鉴定。

3.新型隐球菌培养

以无菌方法采取脑脊液标本经离心沉淀后,取其沉淀物接种于沙保弱氏斜面或血平板培养基上,分别置37℃及25℃培养。数日后可见有白色或淡褐色酵母样的菌落(如培养稍久,菌落则变为湿润、黏液状),如果此时菌落用墨汁染色法染色镜检,可见有出芽的细胞及短芽管(培养时间过长时芽管可消失,荚膜形成)。根据菌落及染色镜检特征,即可做出报告“真菌培养有新型隐球菌生长”,必要时再作生化反应及动物试验等进一步鉴定。

(四)临床意义

(1)脑脊液的细菌学检查对于细菌性脑膜炎的病原学诊断颇有价值,同时也有助于与浆液性脑膜炎或无菌性脑膜炎的鉴别诊断。此外,对于某些特殊的治疗(如抗生素治疗)有判别疗效的意义。特殊治疗一般应持续至脑脊液无菌为止,以消除残余感染,避免再发。急性原发性脑膜炎多由奈瑟菌或流感嗜血杆菌引起,β溶血性链球菌、葡萄球菌、大肠杆菌、肺炎链球菌或新型隐球菌引起者少见。此外,黏液双球菌、李斯特杆菌、卡他球菌、肠链球菌、四联球菌、炭疽杆菌和副伤寒沙门菌也可引起。而继发性脑膜炎则常由β溶血性链球菌、肺炎链球菌、葡萄球菌、肺炎克雷伯菌和结核杆菌所致。

(2)脑脊液的细菌学检验对中枢系统的病毒性疾患无诊断意义,但有时尚可提供初步意见。脑膜炎奈瑟菌引起的流行性脑脊髓炎常因细菌娇柔和自溶现象,出现涂片阳性而培养阴性的结果,故送检标本要求必须严格,以提高阳性检出率,因标本放置时间过长、细菌自溶可致涂片和培养均阴性。流感嗜血杆菌由于易受特髓液内破碎纤维的干扰和着色较难而被疏忽。李斯特杆菌也可引起脑膜炎,因此如检出革兰阳性短小杆菌应引起注意。

(3)隐球菌也可引起脑膜炎,在不染色标本中易被误认为白细胞或其他细胞,因此检查时要细心,必要时采用墨汁染色法染色观察或接种于改良沙氏培养基,也可用反向血凝进行检查。

(4)常见病原菌见表7-11。

表 7-11 脑脊液标本常见病原菌

革兰阳性菌	革兰阴性菌
金黄色葡萄球菌	脑膜炎奈瑟菌
B 群链球菌	卡他布兰汉菌
A 群链球菌	流感嗜血杆菌
肺炎链球菌	肠杆菌科菌种
消化链球菌	脑膜败血性黄杆菌
炭疽芽孢杆菌	假单胞菌
结核分枝杆菌	无色杆菌
产单核细胞李斯特菌	拟杆菌
新型隐球菌	
白色念珠菌	

十、烧伤标本的细菌学检验

(一)标本采集

(1)以无菌棉拭子直接采取多个部位创面的脓汁分泌物送检。

(2)根据病情,有时也以无菌的方式采集血液标本。即取静脉血 5mL 立即注入 50mL 液体增菌培养基内,并迅速轻摇,使其充分混合,以防凝固,有利于病原菌生长。

(二)注意事项

(1)标本采集的好坏与阳性检出率关系很大,为此烧伤标本最好由细菌室专人与临床密切结合亲自采取。

(2)采集血液标本时,应按本章第一节所述各注意事项要求去做。

(3)工作要及时(包括送检、接种、移种、鉴定和报告)。

(4)注意无菌操作技术。

(三)检验原则

1.加速细菌生长

(1)在培养基中加入必要的营养物质,如胨、胰胨、天然蛋白和酵母浸膏等。

(2)改善培养环境。如以 37℃水浴代替温箱,使温度恒定,同时尚可通过水浴中的液体对流来增加细菌与营养物质的接触机会;加入适当的药物如硫酸镁、对氨基苯甲酸、枸橼酸钠、青霉素酶等以抵消和破坏培养标本中的抗菌物质。

(3)在培养基中加入有效的生长刺激剂(如小量的萘乙酸、硫胺素、核酸、吡哆醛、谷酰胺、叶酸、泛酸、维生素 B_2、生物素、烟酰胺等)。这些物质多为辅酶或辅基的成分,在细菌新陈代谢中起重要作用。

2.快速分离

在培养过程中,采取多次观察和移种并把移种量加大,这样可提前和较容易发现阳性结果。尤其对血液培养更应如此,每 6 ~ 8h 进行 1 次,连续 3d,有结果随时与临床取得联系,然后再仔细鉴定细菌的种类，不要拘于常规鉴定，延误报告。一般3d后不见生长，可改为每日移种1次，仍继续观察数日才可。

3.简易快速鉴定

快速检验对及时控制感染、预防败血症的发生十分重要。在临床细菌学检验中，常常主要根据细菌形态、革兰染色结果、菌落特征，再加上快速的生化反应（如氧化酶试验）及血清学试验等特点加以报告。

在实际工作中，往往首先将生长的细菌做快速药敏试验，然后再详细鉴定细菌的类别。

快速培养和鉴定细菌的方法很多，如免疫荧光技术法等。

（四）检验方法

1.创面培养

首先将收到的棉拭子标本及时分别接种到血平板及中国蓝平板上，然后将棉拭子插入庖肉或肉汤培养基中，培养液中最好含有1∶5万的萘乙酸，并应将棉拭子上半端露于液面，便于观察绿脓杆菌的色素。

若遇到不典型的绿脓杆菌菌落，可做氧化酶试验或细胞色素氧化酶试验，如为液体培养物可在其中加入氧化酶试剂2～3滴，若肉汤液变为红色，则可认为绿脓杆菌。

此外，尚需注意厌氧菌感染之可能（较少见），必要时应做厌氧菌培养。

2.血液培养

（1）为加速细菌生长，一方面在培养基中应加入硫酸镁，对氨基苯甲酸、青霉素酶、枸橼酸钠等以破坏血液中含有的抗生素、磺胺类药物及抗体等；另一方面，可将培养管或培养瓶放37℃水浴中孵育。

（2）接种后的血培养应每隔6～8h观察移种1次，每日最少不得少于3次。如发现微浑浊或把菌液稍有变色，立即吸取培养液0.1～0.2mL移种于血平板及中国蓝平板各一个。同时以无菌手续吸取4～5mL于试管中，3 000r/min，离心30min取沉淀物涂片，革兰染色，观察有无细菌生长，初步鉴定细菌的种类。同时以沉淀物做快速敏感试验。例如，若为阴性杆菌，可在葡萄糖半固体培养基中加0.5～2g/L的氯化三苯基四氮唑（TTC试剂），将培养基溶化，冷至40℃左右后，将沉淀物与培养基混合，倒入平皿中，贴好抗生素纸片经35℃，3～4h培养后即可看结果。

（3）接种的血平板及中国蓝平板如发现微小菌落，可先涂片染色镜检。如为革兰阴性杆菌，即可于菌落上做氧化酶试验，同时做必要的生化反应，注意是否是绿脓杆菌感染，经鉴定即可报告。若为其他细菌，如金黄色葡萄球菌、链球菌、大肠杆菌、变形杆菌、产气肠杆菌等，也可根据菌落特征、涂片辅以生化反应进行鉴定。

（4）对烧伤患者创面的各部分培养及血培养最好派专人操作，全面观察，同时注意全身感染以哪种细菌为主，临床上用过抗生素后，细菌种类有什么变化。有时因大面积烧伤感染严重，临床用了大量针对性抗生素后，将一种细菌控制下去，另一种细菌又会大量出现并占主要地位，检验人员应随时报出优势菌的改变。所以必须全面观察，并随时和临床取得联系，使临床尽快采取有效措施。

（五）临床意义

（1）烧伤后细菌的继发性感染，除了可引起局部化脓性病变外，有时也可引起全身性症状甚至出现败血症。因此，烧伤标本的细菌学检验不仅对明确局部感染的病原菌种类及应采取的控制措施有价值，同时对于防止败血症的发生也有重要意义。必须指出，通常在烧伤后12h内不应采集标本，此时获得阳性结果的机会太少。此外，患者的创面已用抗生素或磺胺类药物治疗，则在培养基内须加入相应的物质如青霉素酶、对氨基苯甲酸等，以避免假阴性结果的出现。

(2)烧伤的早期创面是无菌的,当经过 12h 后方可出现大量细菌。

(3)常见病原菌见表 7-12。

表 7-12 烧伤标本中常见的病原菌

革兰阳性菌	革兰阴性菌
金黄色葡萄球菌	绿脓杆菌
溶血性链球菌	变形杆菌
破伤风梭菌	大肠杆菌
念珠菌属	粪产碱杆菌
	硝酸盐阴性杆菌

十一、L 型细菌的检验

L 型是细菌、真菌等微生物的细胞壁缺陷型。目前已知几乎所有的细菌都可形成 L 型。除细菌外,真菌、放线菌、螺旋体、立克次体和衣原体等也可出现细菌细胞壁缺陷。

(一)生物学特性

1.形态与染色

由于缺乏完整的细胞壁,不能保持其共有的形态,而且不易着色,革兰染色均为阴性,形态具有明显多形性,呈膨大杆状菌、长丝体、闼球体、巨球体等形态,染色性、培养特性以及生化反应均与原菌有明显的差异。

2.培养特性

L型菌对营养及气体的要求与原菌相似,由于对渗透压敏感,不能在普通培养基中生长,必须在高渗环境中才能生长繁殖。L 型菌生长较原菌缓慢,一般培养 2 ~ 7d 后在软琼脂培养基上形成中间较厚、四周较薄的荷包蛋样小菌落,也有长成丝状菌落,L型菌在液体培养基中生长呈现疏松的絮状颗粒,沉于管底。

3.菌落特点

L 型菌落有以下 3 种类型:

(1)油煎蛋样菌落(典型 L 型菌落):菌落较小,中心致密并深入培养基中,透光度差,四周较薄,由透明颗粒组成,菌落呈“油煎蛋”状。

(2)颗粒型菌落(G 型菌落):全部由透明粗颗粒组成,无核心。

(3)丝状型(F 型菌落):菌落中心致密,周边或整个菌落由长丝构成。由于长丝有时在培养数日后菌落表面出现有一层菌落样粉末状。

革兰阳性菌一般多见 L 型或 G 型,而革兰阴性菌多为 F 型。

(二)回复培养

可将 L 型平板上的 L 型菌落转种于等渗肉汤,只要 L 型菌落中有少量细菌型存在,即可回复生长为细菌型。有时平板置室温多日也可自行回复。稳定型因细胞成分丧失过多,较不易恢复,而不稳定型加细胞壁残留较多,可作为新细胞壁合成的引物,在适宜环境下易恢复为原菌。见有细菌型菌落后进一步鉴定。

(三)鉴定方法

各种细菌变为 L 型后其形态都很相似,不能根据其特性鉴定菌种。临床分离的 L 型大多不稳定，可以通过在培养基上移种，恢复后进行鉴定。较稳定的L型不易恢复，可通过以下方法进行鉴定。

1.分子生物学检查法

细菌变为L型后生化反应特性发生了很大的改变，有的失去了原有的抗原性，对于稳定的L型鉴定可通过DNA或蛋白水平及代谢类型进行研究。目前认为L型的鉴定最精确的方法是DNA同源性测定。

(1)DNA-DNA分子杂交。同种细菌有相同的DNA序列，不同的菌种DNA序列不同。这种核苷酸顺序是相当稳定的，利用核苷酸顺序的互补原理，可将已知菌的DNA与待检L型菌的DNA进行杂交，要根据同源性的百分比来决定二者之间的关系。若同源性＞70%时可认为是同一种菌。

(2)核酸探针测定。根据核苷酸顺序互补原理也可应用标记的已知基因探针来检测待检L型菌的DNA上是否有相应的基因。

2.免疫荧光法

一般应用间接免疫荧光法，可以根据其抗原结构来鉴定，也可以直接从患者标本或组织切片中鉴定有无相应抗原存在，另外还可用免疫酶技术、SPA协同凝集法帮助检查。

（崔巍）

第三节　临床微生物检验标本的采集

Section 3

在临床微生物检验工作中，标本的正确选择、采集和运送是保证实验室质量的重要环节，是实验室工作准确和有效的前提。对污染的标本进行检验会导致错误的结果，给临床提供错误的信息，对感染性疾病的诊断和治疗是有害的。临床常见微生物学检验标本通常有血液、脑脊液、尿液、伤口的脓液、胸水、腹水、粪便、痰液及泌尿生殖系统的分泌物等，下面分别介绍各种标本的采集方法及检测出不同病原体的临床意义。

一、标本的采集和处理原则

(一)标本采集的一般原则

1.早期采集

采集时间最好是病程早期、急性期或症状典型时，而且应在使用抗菌药物之前采集。

2.无菌采集

采集的标本应无外源性污染。在采集血液、脑脊液、胸腔积液、关节液等无菌标本时，应注意对局部及周围皮肤的消毒，严格进行无菌操作：对于与外界相通的腔道，如窦道标本应由窦道底部取活组织检查，而不应从窦道口取标本，以免受皮肤表面正常菌群的污染，造成混淆和误诊；对于从正常菌群寄生部位(如口腔)采集的标本，应明确检查的目的菌，在进行分离培养时，采用特殊选择性培养基。采集的标本均应盛于无菌容器内，盛标本的容器须先经高压灭菌、煮沸、干热等物理方法灭菌，或用一次性无菌容器，而不能用消毒剂或酸类处理。

3.根据目的菌的特性用不同的方法采集

厌氧菌、需氧或兼性厌氧菌以及L型菌采用的方法不同。如尿液标本，疑为厌氧菌感染时，应以无菌注射器从耻骨上缘行膀胱穿刺术抽取；若怀疑是需氧或兼性厌氧菌的感染，则可通过自然导尿获取标本。

4.采集适量标本

采集量不应过少，而且要有代表性，同时有些标本还要注意在不同时间采集不同部位标本。

如伤寒患者，发病的第1周应采集血液，第2周应采集粪便和尿液，否则影响细菌检出率。

5.安全采集

采集标本时不仅要防止皮肤和黏膜正常菌群对标本的污染。同时也要注意安全，防止传播和自身感染。

(二)标本的处理

一些对环境敏感的细菌如脑膜炎奈瑟菌、淋病奈瑟菌和流感嗜血杆菌等应保温并立即送检，而其他所有的标本采集后最好在2h之内送到实验室。若不能及时送检，标本应置于一定环境中保存，如尸检组织、支气管洗液、心包液、痰、尿等标本应保存在4℃环境中，脑脊液等则要在25℃保存。一般情况下，用于细菌培养的标本保存时间不应超过24h，患者标本中可能含有大量致病菌，不管标本运送距离远近，都必须注意安全防护。标本切勿污染容器的瓶口和外壁，容器必须包装好，防止送检过程中倒翻或碰破流出。对于烈性传染病标本运送时更要特别严格，必须按规定包装，由专人运送。厌氧性标本应放在专门的运送瓶或试管内运送，有时可直接用抽取标本的注射器运送。标本送至实验室应尽快处理。

二、血液标本的采集

(一)标本采集

1.皮肤消毒程序

血培养为防止皮肤寄生菌污染，使用消毒剂(聚维酮碘或碘酊)对皮肤进行严格的消毒处理。严格执行以下三步法：①70%酒精擦拭静脉穿刺部位待30s以上。②1%～2%碘酊作用60s或10%聚维酮碘60～90s，从穿刺点向外画圈消毒，至消毒区域直径达3cm以上。③70%酒精脱碘：对碘过敏的患者，用70%酒精消毒60s，待酒精挥发干燥后采血。

2.采血部位

通常采血部位为肘静脉。疑似细菌性心内膜炎时，以肘动脉或股动脉采血为宜。对疑为细菌性骨髓炎或伤寒患者，在病灶或者髂前(后)上棘处严格消毒后抽取骨髓1mL作增菌培养。

3.静脉穿刺和培养瓶接种程序

①在穿刺前或穿刺期间，为防止静脉滑动，可戴乳胶手套固定静脉，不可接触穿刺点。②用注射器无菌穿刺取血后，勿换针头(如果行第2次穿刺，应换针头)直接注入血培养瓶，或严格按厂商推荐的方法采血。③血标本接种到培养瓶后，轻轻颠倒混匀以防血液凝固。立即送检，切勿冷藏。

4.采 血 量

自动化仪器要求成人采血量是每瓶8～10mL，儿童每瓶1～5mL。手工配制培养基要求血液和肉汤之比为1∶5～1∶10，以稀释血液中的抗生素、抗体等杀菌物质。

5.血培养次数和采血时间

只要怀疑血液细菌感染，应即刻采集。采血培养应该尽量在使用抗菌药物之前进行，在1h采集2～3次做血培养(一次静脉采血注入多个培养瓶中应视为单份血培养，成人患者建议同时采用需氧瓶和厌氧瓶，儿童患者因为很少见厌氧菌感染，因此推荐应用两瓶需氧瓶)。入院前2周内接受抗菌药物治疗的患者，连续3d，每天采集2份。可选用能中和或吸附抗菌药物的培养基。对间歇性寒战或发热应在寒战或体温高峰到来之前0.5～1h采集血液，或于寒战或发热后1h进行。特殊的全身性和局部感染患者采血培养的建议：①可疑急性原发性菌血症、真菌菌血症、脑膜炎、骨髓炎、关节炎或肺炎，应在不同部位采集2～3份血标本。②不明原因发热，如隐性脓肿，伤寒热和波浪热，先采集2～3份血标本，24～36h后估计体温升高之前(通常在下午）再采集2份以上。③可疑菌血症或真菌菌血症，但血培养持续阴性，应改变血培养方法，以获得罕见的或可养的微生物。④可疑细菌性心内膜炎，在1～2h内采集3份血标本，如果24h后阴性，采集3份以上的血标本。

6.标本运送

采血后应该立即送检，如不能立即送检，可室温保存，切勿冷藏。

（二）血液标本中常见的病原体

见表7-13。

表7-13 血液标本中常见的细菌

种类	病原菌
革兰阳性球菌	金黄色葡萄球菌、凝固酶阴性葡萄球菌、肺炎链球菌、化脓链球菌、草绿色链球菌、肠球菌
革兰阳性杆菌	结核分枝杆菌、产单核李斯特菌、阴道加特纳菌
革兰阴性球菌	脑膜炎奈瑟菌、淋病奈瑟菌、卡他莫拉菌
革兰阴性杆菌	大肠埃希菌、铜绿假单胞菌、克雷伯杆菌、肠杆菌、变形杆菌、沙雷菌、沙门菌、不动杆菌、嗜肺军团菌、嗜血杆菌
真菌	念球菌、曲霉菌、隐球菌、球孢子菌
厌氧菌	拟杆菌、产气荚膜梭菌

（三）临床意义

正常人的血液是无菌的。血液感染是一种危重的全身感染，对其进行病原菌的检验，提供病原学的诊断极为重要。随着现代医学的发展，广谱、超广谱抗菌药物的广泛使用，耐药菌、条件致病菌和非致病菌在血液感染中的发病率显著增多，在各种感染中居首位，其死亡率高达20%～50%。当少量细菌侵入血液循环，为一过性，不繁殖或很少繁殖，不引起或仅引起较微的炎症反应者称为菌血症（bacteremia），若有全身性炎症反应的表现称为脓毒症（sepsis）。血液标本的细菌培养是诊断菌血症的基本而重要的方法，若从患者血液中检出细菌，一般视为病原菌感染，提示有菌血症。常见的菌血症或脓毒症如下：

1.葡萄球菌菌血症

由耐甲氧西林金黄色葡萄球菌（MRSA）及凝固酶阴性葡萄球菌引起的菌血症和脓毒症逐年增多，占菌血症的10%～15%，临床表现明显，发病急，中毒症状重。常由疖、痈、脓肿及烧伤创面等原发感染灶继发为菌血症和脓毒症，也可由呼吸道感染引起。此类菌血症常可引起迁徙性损害，并发心内膜炎等。

2.肠球菌菌血症

近年来明显增多，约占菌血症的10%。常见泌尿生殖道、消化道和腹腔感染的患者，易并发心内膜炎。此菌可对多种抗生素耐药，病情较重。

3.革兰阴性杆菌菌血症

主要侵犯危及机体免疫功能低下的患者。常可引起泌尿生殖道、胃肠道、胆道及呼吸道感染，大面积烧伤及严重创伤者患者可发生铜绿假单胞菌菌血症，感染严重者可引起感染性休克和弥散性血管内凝血（DIC），甚至出现多脏器功能衰竭。常见大肠埃希菌、铜绿假单胞菌、克雷伯杆菌、肠杆菌、沙雷菌和变形杆菌等。

4.厌氧菌菌血症

厌氧菌常合并需氧菌感染，因此临床症状较重而复杂。厌氧菌常寄居于口腔、肠道和泌尿生殖道，并引起相应部位的感染。肝硬化、糖尿病、尿毒症、恶性肿瘤和新生儿易发生厌氧菌败血症。常见脆弱拟杆菌、厌氧球菌等。

5.真菌血症

常由条件致病性真菌引起，有假丝酵母菌、曲霉菌和毛霉菌等，以白假丝酵母菌多见，多数伴有细菌感染，近年来发生率明显增多，主要发生于菌群失调患者。此症常可播散累及肝、肺和心内膜等。

医院感染引起的菌血症近年来发生率明显增多，占菌血症总数的30%～60%，主要发生于ICU和老年病房等已有严重疾病的住院患者，或继发于免疫抑制药物的应用、气管切开、各类导管插管、透析疗法、器官移植等诊治措施的重病患者。此类患者感染常严重，又因医院感染多为耐药菌，情况复杂治疗效果差，应引起高度重视。

三、脑脊液标本的采集

（一）标本采集

（1）采集脑脊液一般用腰椎穿刺术获得，特殊情况可采用小脑延髓池或脑室穿刺术。

（2）标本采集后要立即送检、检验，一般不能超过1h。因为放置时间过久，其性质可能发生改变，影响检验结果，同时应避免凝固和混入血液。

（3）腰穿法无菌取脑脊液3～5mL，置无菌管内立即送检。培养脑膜炎奈瑟菌、流感嗜血杆菌等苛养菌时，应将标本置于35℃条件下保温送检，不可置冰箱保存。但作病毒检查的脑脊液标本应放置冰块，可在4℃保存72h。

（二）脑脊液标本中常见的病原体

见表7-14。

表7-14　脑脊液培养常见病原体

革兰阳性菌	革兰阴性菌	病毒	真菌及其他
肺炎链球菌	脑膜炎奈瑟菌	乙型脑炎病毒	新生隐球菌
B群链球菌	大肠埃希菌	柯萨奇病毒A	白假丝酵母菌
A群链球菌	铜绿假单胞菌	柯萨奇病毒B	钩端螺旋体
消化链球菌	卡他莫拉菌	脊髓灰质炎病毒	结核分枝杆菌
葡萄球菌	拟杆菌	新肠道病毒68～71	
产单核细胞李斯特菌	不动杆菌	狂犬病毒	
炭疽芽孢杆菌	肺炎克雷伯杆菌		
	流感嗜血杆菌		

（三）临床意义

正常人体脑脊液是无菌的。当病原体通过血脑屏障进入中枢神经系统时可引起感染，常见细菌、真菌和病毒感染。近些年来，引发中枢神经系统感染的因素、病原体种类不断增多，发病率逐年增加且诊断和治疗较为困难，这些问题均有待于研究和解决。

1.细菌性脑膜炎

是中枢神经系统感染的常见类型，其中以流行性脑脊髓膜炎为常见，有的呈暴发型，病情严重，病死率较高：多发年龄在5～29岁，冬春季多发，可用青霉素类、磺胺类、头孢霉素类抗生素治疗。结核性脑膜炎最常见，近几年呈回升趋势，为防治重点。近年来，肺炎球菌脑膜炎、链球菌脑膜炎仍常见，流感嗜血杆菌脑膜炎以及其他革兰阴性杆菌性脑膜炎均可发生，并有增多趋势。

2.真菌性脑膜炎

最常见于隐球菌脑膜炎，其他的真菌性脑膜炎如白假丝酵母菌、球孢子性脑膜炎日渐增多，特别是免疫功能低下和恶性疾病患者易并发，如AIDS、恶性肿瘤、严重糖尿病、SLE等患者易发生。真菌性脑膜炎常合并其他病原菌的感染，诊断及治疗上较为困难。

3.流行性乙型脑炎

是一种人兽共患的自然疫源性疾病。传染源为患者和家禽、家畜及野生动物，蚊虫为传播媒介，经蚊虫叮咬、吸血而传播，人群对本病普遍易感，感染后多数人无症状而成为隐性感染。但可获得持久免疫力，再次发病者极少见。少数患者病情严重，病死率高，可留有后遗症。

4.肠道病毒

对中枢神经系统的危害性已逐渐引起人们的关注和重视。除原有脊髓灰质炎常见外，还可见多种病毒引起脑膜炎或脑炎，并不断发现新的肠道病毒（新肠道病毒68～71型）引起的脑膜炎及脑炎。肠道病毒可造成中枢神经系统的严重损害，也可留下严重的后遗症。

四、脓液标本的采集

（一）标本采集

（1）首先用无菌生理盐水清洗脓液及病灶的杂菌，再采集标本，以免影响检验结果。

（2）脓性标本是用针和注射器抽吸采集，再移入无菌容器内，立即送往实验室。如果没有得到抽吸物，也可以用拭子在伤口深部采集渗出物。对于皮肤或下表皮的散播性感染，应收集病灶处边缘而非中央处的感染组织送检。

（3）脓肿标本以无菌注射器抽取为好，也可由排液法取得，先用70%酒精擦拭病灶部位，待干燥后用一无菌刀片切开排脓，以无菌棉拭子采取，也可以将沾有脓汁的最内层敷料放入无菌平皿中送检。标本如不能及时送检，应将标本放在冰箱中冷藏，但是作厌氧菌培养的标本只能放于室温下。

（4）厌氧菌感染的脓液常有腐臭应予注意。采集和运送标本是否合格，对厌氧培养是否成功至关重要，特别要注意避免正常菌群所污染以及由采集至接种前尽量避免接触空气。最好以针筒直接由病灶处抽取标本，采取完毕应作床边接种或置于厌氧运送培养基内送检。

（二）脓液标本中常见的病原体

见表7-15。

表7-15　脓液中常见病原体

细菌种类	革兰阳性菌	革兰阴性菌
球菌	金黄色葡萄球菌、凝固酶阴性葡萄球菌、化脓链球菌、肺炎链球菌、肠球菌、消化链球菌、四联球菌	肺炎克雷伯杆菌、变形杆菌、脑膜炎奈瑟菌、淋病奈瑟菌、卡他莫拉菌
杆菌	大肠埃希菌、铜绿假单胞菌、破伤风梭菌、产气荚膜梭菌、炭疽芽孢杆菌	流感嗜血杆菌、拟杆菌、梭杆菌
其他	放线菌（衣氏放线菌、诺卡菌）结核分枝杆菌、非结核分枝杆菌	

(三)临床意义

由创伤、手术、侵入性器械操作等外科治疗引起的感染最为常见,并日渐增多,加上细菌耐性产生快而广，影响了创伤及外科感染的治疗效果。此感染以化脓性炎症改变为主。细菌造成伤口感染一般认为需每克组织内细菌数量在 10^5 ~ 10^6 个以上。

外伤性创伤感染以葡萄球菌和链球菌多见,放线菌、结核分枝杆菌、大肠埃希菌、铜绿假单胞菌也常见,且易发生混合感染。深部创伤极易引起破伤风和气件坏疽等厌氧菌感染。

烧伤创面最常见革兰阴性杆菌感染，如铜绿假单胞菌等，次为革兰阳性球菌感染，可单独也可混合细菌感染。

急性化脓性骨关节炎常由金黄色葡萄球菌、溶血性链球菌、淋病奈瑟菌、肺炎链球菌感染所致。慢性化脓性骨关节炎、慢性骨髓炎常由结核分枝杆菌感染所致，葡萄球菌、链球菌等感染也常见。

放线菌感染可发生在免疫功能下降时或由于拔牙、口腔黏膜损伤时。引起内源性感染时的皮下软组织化脓性炎症称为放线菌病。

五、痰液标本的采集

(一)标本采集

1.自然咳痰法

以晨痰为佳,采集标本前应用清水漱口或用牙刷清洁口腔,有义齿者应取下义齿。尽可能在用抗菌药物之前采集标本。用力咳出呼吸道深部的痰,将痰液直接吐入无菌、清洁、干燥、不渗漏、不吸水的广口带盖的容器中,标本量应≥1mL。咳痰困难者可用雾化吸入45℃的100g/L NaCl水溶液,使痰液易于排出。对难于自然咳痰患者可用无菌吸痰管抽取气管深部分泌物。痰标本中鳞状上皮细胞＜10个/低倍视野、白细胞＞25个/低倍视野为合格标本标本,采集合格标本对细菌的诊断尤为重要。标本应尽快送检,对不能及时送检的标本,室温保存不超过2h。

2.支气管镜采集法

包括防污染毛刷采集法、环甲膜穿刺经气管吸引法、经胸壁针穿刺吸引法和支气管肺泡灌洗法,均由临床医生按相应操作规程采集,但必须注意采集标本时尽可能避免咽喉喉部正常菌群的污染。

3.小儿取痰法

用弯压舌板向后压舌，将拭子伸入咽部，小儿经压舌刺激咳痰时，可喷出肺部或气管分泌物粘在拭子上送检。幼儿还可用手指轻叩胸骨柄上方，以诱发咳痰。

注意:对可疑烈性呼吸道传染病(如SARS、肺炭疽、肺鼠疫等)的患者采集检验标本时必须注意生物安全防护。

(二)痰标本中常见的病原体

痰标本中常见的病原体种类较多，有细菌、真菌和病毒。常见的细菌有金黄色葡萄球菌、凝固酶阴性葡萄球菌、肺炎链球菌、A群链球菌、肠球菌卡他莫拉菌、脑膜炎奈瑟菌、白喉棒状杆菌、类白喉棒状杆菌、结核分枝杆菌、炭疽芽孢杆菌、流感嗜血杆菌、克雷伯杆菌、铜绿假单胞菌、大肠埃希菌、百日咳杆菌、军团菌、支原体和衣原体等:常见的真菌主要为白假丝酵母菌、隐球菌、曲霉菌和毛霉菌等;常见的病毒有腺病毒、流感病毒、副流感病毒、呼吸道合胞病毒、巨细胞病毒、单纯疱疹病毒、冠状病毒和麻疹病毒等。

(三)临床意义

下呼吸道感染是最常见的呼吸道感染症，主要指肺实质性炎症的肺炎和支气管黏膜炎症的支气管炎，是我国常见病和病死率高的感染性疾病。近几年来，由于各种原因，革兰阴性杆菌、真菌、支原体、病毒等所致的下呼吸道感染仍呈上升趋势。

痰标本的细菌学检查对呼吸道感染的诊断有重要意义，下呼吸道的痰是无细菌的，但咳出需经口腔，常可带有上呼吸道的正常寄生菌，故采集痰液标本时要注意采取来自于下呼吸道合格的标本，提高检出率和阳性的正确率。

细菌性肺炎为下呼吸道感染最常见的类型，近年调查表明，原来由肺炎链球菌所致肺炎仍为常见，由流感嗜血杆菌、金黄色葡萄球菌、MRSA和革兰阴性杆菌所致肺炎比例明显上升，军团菌肺炎引起了人们的重视。在医院感染中，革兰阴性杆菌占50%以上而成为主要病原体，一些条件致病菌和耐药菌成为医院内肺炎的主要致病菌。

支原体肺炎常以不典型肺炎表现，近几年发生率明显上升，占肺炎的10%～20%，临床上约80%的慢性气管炎患者合并有支原体感染。

真菌性肺炎由致病性真菌和条件致病性真菌所引起。目前以条件致病性真菌感染致病为主，并呈上升趋势，常见菌以白假丝酵母菌为主，曲霉、菌毛霉菌和隐球菌也常见。真菌性肺炎常合并其他多种细菌感染，患者常由于使用大量抗生素而发生双重感染，病情严重，给治疗带来困难。

病毒性肺炎常常是由呼吸道病毒引起，发病初期可有感冒症状，1周左右呼吸道感染加重，如促使气喘儿童的喘息发作，或使成人慢性支气管炎加重，进而发展为肺炎。

六、粪便标本的采集

（一）标本采集

（1）用药前自然排便，采集脓血、黏液部分2～3g，外观无异常的粪便应从粪便的表面不同部位取材，液体便取絮状物1～2mL，置无菌容器内送检。如排便困难或婴幼儿患者，可用直肠拭子法采集标本。

（2）粪便标本送检。对住院的腹泻成人患者，应采集住院3d内粪便标本送检，标本采集后应尽快送检，有条件的提倡使用运送培养基。

（3）消化道溃疡、幽门螺杆菌标本可取胃窦和胃体等部位各一块胃黏膜活检标本，置入无菌生理盐水中立即送检，或将标本放于运送培养基，于4℃保存，24h内送检。

（二）粪便标本中常见的病原体

见表7-16。

表7-16　粪便中常见的病原体

肠毒素为主的病原菌	侵袭性为主的病原菌	病毒
霍乱弧菌、志贺菌（福氏、宋内）、大肠埃希菌（ETEC、EHEC、EAEC）、金黄色葡萄球菌、难辨梭菌、产气荚膜梭菌	沙门菌、大肠埃希菌（EPEC、EIEC）、志贺菌（鲍氏、志贺）、弯曲菌、副溶血弧菌、小肠结肠炎耶尔森菌、结核分枝杆菌、白假丝酵母菌	轮状病毒、埃可病毒、Norwolk病毒、甲型肝炎病毒、戊型肝炎病毒、腺病毒

（三）临床意义

消化道感染常见于细菌性痢疾、伤寒和副伤寒、细菌性食物中毒、消化道溃疡、细菌、真菌、病毒引起的胃肠炎等。由于引起消化道感染的细菌种类多，且致病菌与正常菌群共生，致病作用各不相同，因此，消化道感染的细菌学诊断较为困难，加强粪便中病原学诊断具有临床意义。

1.细菌性痢疾(bacillary dysentery)

简称菌痢,主要是指由志贺菌引起的肠道传染病,是肠道感染性腹泻最常见的病种。临床常有里急后重症状和脓血样便，中毒性痢疾常见于小儿。粪便细菌培养对于诊断细菌性痢疾有价值。

2.细菌、真菌、病毒引起的胃肠炎

此症最为常见,由多种病原体感染所致,临床常表现为腹泻、呕吐、高热等症状。病原体以沙门菌属、志贺菌属、致泻性大肠埃希菌、结肠炎耶尔森菌、霍乱弧菌、副溶血弧菌、葡萄球菌、弯曲菌、假丝酵母菌及病毒等为主。胃肠炎的病毒感染常见于轮状病毒等,常引起幼儿腹泻。腺病毒是引起儿童腹泻的主要病原,还可引起成人腹泻;Norwolk病毒常感染成人和大龄儿童,引起水样便或黄稀便的腹泻；埃可病毒常引起婴幼儿腹泻。近年来胃肠炎的病毒感染呈上升的趋势。

3.细菌性食物中毒

常可危及生命,常见于沙门菌、副溶血弧菌、致病性大肠埃希菌、葡萄球菌、肉毒梭菌、腊样芽孢杆菌食物中毒。多发生在夏秋季,以暴发和集体发病为特征,是一种严重的病症。

4.致病性大肠埃希菌的肠道感染

5.幽门螺杆菌感染致消化性溃疡

主要部位是胃及十二指肠球部,大量研究及临床证明胃炎、消化性溃疡主要是HP所引起,因此消化性溃疡经抗感染治疗取得很好的疗效。

七、尿液标本的采集

(一)标本采集

(1)采集方法。采集清洁中段尿,最好留取早晨清洁中段尿标本,嘱咐患者睡前少饮水,清晨起床后用肥皂水清洗会阴部,女性应用手分开大阴唇,男性应翻上包皮,仔细清洗,再用清水冲洗尿道口周围:开始排尿,将前段尿排去,中段尿10～20mL直接排入专用的无菌容器中,立即送检,2h内接种。该方法简单、易行,是最常用的尿培养标本收集方法,但很容易受到会阴部细菌污染,应由医护人员采集或在医护人员指导下由患者正确留取。

(2)必要时导尿或膀胱穿刺留尿标本,但要注意导尿容易引起逆行性感染。

(3)采集容器的要求:洁净、无菌、加盖、封闭、防渗漏、广口、容积应＞50mL、盒盖易于开启,不含防腐剂和抑菌剂。

(4)标本运送。标本采集后应及时送检、及时接种,室温下保存时间不得超过2h(夏季保存时间应适当缩短或冷藏保存),4℃冷藏保存时间不得超过8h,但应注意淋病奈瑟菌培养时标本不能冷藏保存。

(二)尿液标本中常见的病原体

细菌中80%为革兰阴性杆菌，其中以大肠埃希菌最为常见，占泌尿系统感染的70%以上,其次为变形杆菌、铜绿假单胞菌、克雷伯杆菌、肠杆菌、沙雷菌、产气杆菌、沙门菌等;20%为革兰阳性菌,其中以肠球菌为多见,次为葡萄球菌、粪链球菌、结核分枝杆菌。其他病原体代支原体、衣原体、真菌等。

(三)临床意义

泌尿系感染(urinary tract infection)是指大量微生物在尿路中生长繁殖而引起的尿路炎症。可分为上泌尿系感染(主要有肾盂肾炎)和下泌尿系感染(主要有膀胱炎和尿道炎)。为最常见的感染性疾病,发病率约占人口的2%。多见于成年女性。

(1)泌尿系感染主要经尿道口上行感染所致，极少数为血道感染，即从体内感染灶侵入血流到达肾脏引起肾盂肾炎。尿液细菌学检验可反映肾脏、膀胱、尿道、前列腺等处的炎症变化。临床表现主要有尿频、尿急、尿痛、排尿困难和腰痛等。

(2)泌尿系感染常见类型有肾盂肾炎(急性和慢性)、膀胱炎(急性为主)、尿道炎(细菌性尿道炎、淋菌性尿道炎、非淋菌性尿道炎)、前列腺炎(慢性常见)等。

(3)泌尿系感染需要明确部位、急性与慢性，主要依据病原菌检测，还要紧密结合临床综合考虑做出诊断，药物敏感试验对指导临床合理使用有效抗生素有重要意义。

八、生殖道标本的采集

(一)标本采集

采集前清洁、消毒尿道口及外阴，尿道分泌物可将无菌拭子伸入尿道 3 ～ 4cm捻转拭子采集。阴道分泌物采集时可用无菌拭子(常规检查一般用生理盐水浸湿的拭子取材)自阴道深部成阴道穹隆后部，宫颈 2 ～ 3cm 处，转动并停留 10 ～ 30s 取分泌物。淋病奈瑟菌培养需保温及时送检，衣原体、支原体等培养无法及时送检时应 4℃保存。

(二)生殖道标本中常见的病原体

主要以性传播疾病(sexually transmitted disease，STD)的病原体为主，性传播疾病是指以性行为为主要传播途径的一组传染病。STD 有二十几种，1991 年 8 月我国卫生部确认 8 种 STD 为重要防治与监测的病种，8 种 STD 分别是艾滋病、淋病、梅毒、软下疳、性病淋巴肉芽肿、非淋菌性尿道炎、尖锐湿疣、生殖器疱疹，其病原体分别为：人类免疫缺陷病毒、淋病奈瑟菌、梅毒螺旋体、杜克雷嗜血杆菌、沙眼衣原体 L_1、L_2、L_3 血清型、支原体和衣原体、人类乳头状病毒、人类单纯疱疹病毒 2 型。

九、厌氧培养标本的采集

(一)标本采集与运送

标本的采集与运送是否适当，对厌氧菌培养能否成功至关重要。须注意两点：标本不能被正常菌群所污染；应尽量避免接触空气。

在一般情况下，应从无正常菌群寄居的部位采取标本，用无菌操作抽取无菌体液，包括有血液、关节液、心包液、腹腔液、胸腔积液和膀胱穿刺液等：深部脓肿渗出物，经气管抽取的肺渗出物或直接由肺抽取渗出物以及其他组织穿刺液等。

在正常情况下，厌氧菌可寄居于皮肤和黏膜，此等部位所培养出的厌氧菌，不一定是真正的致病菌，故下列标本通常无送检价值，不宜作厌氧菌培养：①鼻咽拭子；②齿龈拭子；③痰和气管抽取物；④胃和肠道内容物、肛拭；⑤接近皮肤和黏膜的分泌物；⑥褥疮溃疡及黏膜层表面；⑦排出的尿或导尿；⑧阴道或子宫拭子；⑨前列腺分泌物。

经皮肤黏膜组织采集标本时，皮肤表面需要 2%碘酒消毒，以防正常菌群的污染。采取标本时应尽量避免接触空气，多使用针筒抽取，减少标本与空气接触的机会。抽取时穿刺针头应准确插入病变部位的深处，一般抽取数毫升即可。抽出后可排出 1 滴标本于酒精棉球上。若病灶处的标本量较少，则可以先用针筒吸取 1mL 还原性溶液或还原性肉汤，然后再抽取标本。

(二)临床重要的厌氧菌

厌氧菌(anaerobic bacteria)是指一大群在有氧条件下不能生长，必须在无氧条件下才能生长的细菌。厌氧菌分为两大类，一类是有芽孢的革兰阳性梭菌，另一类是无芽孢的革兰阳性及革兰阴性的杆菌与球菌。根据革兰染色性、形态、鞭毛、芽孢、荚膜和代谢产物等可将无芽孢厌氧菌分成40多个菌属，300多个菌种和亚种；有芽孢厌氧菌只有1个菌属，即梭菌属，共130个种。重要的厌氧菌种类及其在人体的大致分布见表7-17。

表7-17 重要的厌氧菌种类及其在正常人体内的分布

菌名	皮肤	上呼吸道	口腔	肠道	尿道	阴道
芽孢菌						
革兰阳性杆菌						
梭状芽孢杆菌属	0	0	±	++	±	±
无芽孢菌						
革兰阳性杆菌						
丙酸杆菌属	++	+	±	±	±	±
双歧杆菌属	0	0	+	++	0	±
乳杆菌属	0	0	+	++	±	++
优杆菌属	±	±	+	++	0	±
放线菌属	0	±	++	+	0	0
革兰阴性杆菌						
类杆菌属	0	+	+	+	+	+
普雷沃菌属	0	+	++	++	+	+
紫单胞菌属	0	+	++	++	+	+
梭杆菌属	0	+	++	+	±	±
革兰阳性球菌						
消化球菌属	+	+	++	++	±	++
消化链球菌属	+	+	++	++	±	++
革兰阴性球菌						
韦荣菌属	0	+	+	+	±	±

厌氧菌广泛分布于自然界和人体中。除梭状芽孢杆菌能以芽孢的形式在自然界中长期存活外，其他绝大多数无芽孢厌氧菌均存在于人和动物体内。人和动物的口腔、肠道、上呼吸道、泌尿生殖道等处是厌氧菌存在的主要部位，厌氧菌与需氧菌及兼性厌氧菌共同构成机体的正常菌群。在人体正常菌群中，厌氧菌占有绝对优势。

（三）临床意义

正常情况下，厌氧菌同需氧菌及兼性厌氧菌之间保持着微生态的动态平衡，厌氧菌代谢产生的乙酸、乳酸等能抑制病原菌生长，需氧菌及兼性厌氧菌的存在为厌氧菌的生长创造了条件。如长期使用广谱抗生素、激素、免疫抑制剂等，在发生菌群失调、机体免疫力下降或细菌进入非正常寄居部位时，这些厌氧菌即可作为条件致病菌导致内源性感染。

无芽孢厌氧菌无论在种类或数量上均多于有芽孢厌氧菌，无芽孢厌氧菌在临床厌氧菌标本检出率中约占90%；厌氧菌分布十分广泛，是体内正常菌群的组成成员，多为条件致病菌；厌氧菌的感染遍及临床各科，且多为混合感染；厌氧菌对常用的氨基糖苷类抗生素耐药，而对甲硝唑普遍敏感。对厌氧菌的感染，常规细菌培养方法不能检出，常用抗菌药物也多无效果，是临床上许多疑难杂症，如“无菌性感染或脓肿”、“原因不明的发热”，以及某些感染性疾病迁延不愈和反复发作的重要原因之一。如不开展厌氧菌检验，将会有大量的感染性疾病被漏诊或误诊。

1.厌氧菌感染的条件

在正常情况下，人体组织的氧化还原电势(Eh)可阻止厌氧菌的繁殖。组织缺氧或氧化还原电势降低均可造成厌氧菌生长繁殖的适宜环境，易于遭受厌氧菌感染。造成组织缺氧或Eh降低原因很多，如局部组织血液供给障碍，见于血管损伤、肿瘤压迫、烧伤、动脉硬化、组织水肿、坏死、有异物等。此外，大面积外伤、刺伤等均可造成组织氧张力或Eh降低，从而为厌氧菌感染提供良好条件。

机体免疫功能下降，易并发厌氧菌感染。如接受免疫抑制剂、抗代谢药物、放射治疗、化学药物治疗的患者，其全身免疫功能受损，厌氧菌感染率相当高。糖尿病患者、慢性肝炎、肾疾患的晚期、开放性骨折、胃肠道手术、生殖道手术、老年人、早产儿等均有因免疫功能受损或不足，而易并发厌氧菌感染。此外长期应用氨基糖苷类抗生素，或长期应用头孢菌素、四环素等无效的患者，均可诱发厌氧菌感染。

一旦厌氧菌进入适合其生长繁殖的感染部位，即可进行繁殖和损伤组织，由坏死组织吸收余氧，进而降低Eh，更有利其大量繁殖，产生内毒素、外毒素、侵袭性酶、酸炎、气体及其他毒性产物，造成组织进一步损伤、坏死和全身中毒。

2.厌氧菌感染的临床特征

凡有下列情况者应怀疑有厌氧菌感染：

(1)感染组织局部产生大量气体。某些厌氧菌可产生大量气体，造成组织肿胀和坏死，皮下有捻发音，通常是产气荚膜梭菌感染的特征。

(2)感染部位多发生在黏膜附近。口腔、肠道、鼻咽腔、阴道等黏膜，均有大量厌氧菌寄生，这些部位及其附近有破损，极易发生厌氧菌感染。

(3)深部外伤如枪伤后，人或动物咬伤后的继发感染，均可能是厌氧菌感染。

(4)分泌物有恶臭，或为暗血红色，并在紫外光下发出红色荧光，均可能是厌氧菌感染。发红色荧光的分泌物，可能有产黑色素普鲁沃菌和不解糖紫单胞菌；分泌物或脓汁中有硫磺颗粒，为放线菌感染。

(5)长期应用氨基糖苷类抗生素治疗无效的病例、新近有流产史者，以及胃肠手术后发生的感染，均有可能是厌氧菌感染。

(6)分泌物涂片经革兰染色，镜检发现有细菌，而常规培养阴性者；或在液体及半固体培养基深部长的细菌，均可能为厌氧菌感染。

(崔巍)

第四节　细菌耐药性检测

Section 4

一、抗菌药物的种类及作用机制

(一)青霉素类

青霉素类抗菌药物主要包括天然青霉素、耐青霉素酶青霉素、广谱青霉素、青霉素＋β-内酰胺酶抑制剂。

1.天然青霉素

有青霉素G、青霉素V,作用于不产青霉素酶的革兰阳性、革兰阴性球菌、厌氧菌。

2.耐青霉素酶青霉素

有甲氧西林、奈夫两林、苯唑西林、氯唑西林、双氯西林、氟氯西林,作用于产青霉素酶的葡萄球菌。

3.广谱青霉素

又分为氨基组青霉素、羧基组青霉素、脲基组青霉素。氨基组青霉素有氨苄西林、阿莫西林,作用于青霉素敏感的细菌、大部分大肠埃希菌、奇异变形杆菌、流感嗜血杆菌等革兰阴性杆菌;羧基组青霉素有羧苄西林、替卡西林,作用于产β-内酰胺酶肠杆菌科细菌和假单胞菌,对克雷伯菌和肠球菌无效,可协同氨基糖苷类抗菌药物作用肠球菌;脲基组青霉素有美洛西林、阿洛西林、哌拉西林,作用于产β-内酰胺酶肠杆菌科细菌和假单胞菌。

青霉素与青霉素结合蛋白(PBP)结合,抑制细菌细胞壁合成。

(二)头孢菌素类

头孢菌素类根据发现的先后和抗菌作用将其分别命名为第一代、第二代、第三代、第四代头孢菌素。

1.第一代头孢菌素

有头孢噻啶、头孢噻吩、头孢氨苄、头孢唑啉、头孢拉定、头孢吡硫(cefapirin)、头孢羟氨苄。

2.第二代头孢菌素

有头孢孟多、火孢呋辛、头孢尼西、头孢雷特、头孢克洛、头孢丙烯、氯碳头孢。

3.第三代头孢菌素

有头孢噻肟、头孢曲松、头孢他啶、头孢唑肟、头孢哌酮、头孢克肟、头孢布坦、头孢地尼、头孢泊肟。

4.第四代头孢菌素

有头孢匹罗(cefpirome)、头孢噻利(cefocelis)、头孢吡肟的(cefepime)和头孢吡普(ceftobiprole)。

头孢菌素与青霉素结合蛋白结合,发挥抑菌和杀菌效果,不同的头孢菌素与不同的青霉素结合蛋白结合。对于革兰阳性球菌的抗菌效果:一代头孢菌素＞二代头孢菌素＞三代头孢菌素;对于革兰阴性杆菌的抗菌效果:一代头孢菌素＜二代头孢菌素＜三代头孢菌素;四代头孢菌素对于革兰阳性球菌和革兰阴性杆菌的作用几乎相同,并具有抗假单胞菌作用。

(三)其他β-内酰胺类

1.单环类

单环β-内酰胺类抗菌药物主要有氨曲南和卡芦莫南。对革兰阴性菌作用强,如脑膜炎奈瑟菌、淋病奈瑟菌、流感嗜血杆菌、铜绿假单胞菌;对革兰阳性菌和厌氧菌无作用。

2.拉氧头孢类

头霉烯类(cephamycins)有头孢西丁、头孢替坦、头孢美唑。对革兰阳性菌有较好的抗菌活性,对厌氧菌有高度抗菌活性,但对非发酵糖菌无效。氧头孢烯类(oxaccphcms)具有第二代头孢菌素的特点,抗菌谱广,杀菌作用强,对产β-内酰胺酶的革兰阴性菌有很强的抗菌作用,对产酶的金黄色葡萄球菌也具有一定的抗菌活性。

3.碳青霉烯类

碳青霉烯类除了嗜麦芽窄食单胞菌、耐甲氧西林葡萄球菌(MRS)、屎肠球菌和某些脆弱类杆菌耐药外,对几乎所有的由质粒或染色体介导的β-内酰胺酶稳定,因而是目前抗菌谱最广的抗菌药物,具有快速杀菌作用,包括亚胺培南、美罗培南、必阿培南、帕尼培南、多利培南。其作用特点和机制是:①具有良好穿透性;②与PBP1、PBP2结合,导致细菌细胞的溶解;③对质粒和染色体介导的β-内酰胺酶稳定。

4.β-内酰胺酶抑制剂的复合制剂

与β-内酰胺炎抗菌药物联用能增强后者的抗菌活性,有克拉维酸(clavulanic acid)、舒巴坦(sulbactam)和他唑巴坦(tazobactam)。

(1)克拉维酸。与青霉素类的复合制剂对产β-内酰胺酶(2a、2b、2c、2d、2e型)的细菌有抑菌活性。

(2)舒巴坦。常与氨苄西林或头孢哌酮联合应用于肠道感染,可抑制由质粒或染色体介导β-内酰胺酶的细菌。对不动杆菌属的作用强。

(3)他唑巴坦。他唑巴坦抑酶作用范围广,几乎包括所有β-内酰胺酶。酶抑制作用优于克拉维酸和舒巴坦。

(4)复合制剂种类。加酶抑制剂的复合制剂用于产β-内酰胺酶的革兰阴性和阳性细菌。包括:①氨苄西林-舒巴坦;②替卡西林-克拉维酸;③阿莫西林-克拉维酸;④哌拉西林-他唑巴坦;⑤头孢哌酮-舒巴坦。

(四)氨基糖苷类

按其来源分为:①由链霉菌属发酵滤液提取获得,有链霉素、卡那霉素、妥布霉素、核糖霉素、巴龙霉素、新霉素;②由小单胞菌属发酵滤液中提取,有庆大霉素、福提霉素;③半合成氨基糖苷类,有阿米卡星、奈替米星、地贝卡星(dibecacin)等。氨基糖苷类抗菌药物对需氧革兰阴性杆菌有较强的抗菌活性,对阳性球菌有一定的活性。

氨基糖苷类抗菌药物作用机制为:①依靠离子的吸附作用,吸附在菌体表面,造成膜的损伤;②和细菌核糖体30S小亚基发生不可逆结合,抑制mRNA的转录和蛋白质的合成,造成遗传密码的错读,产生无意义的蛋白质。

(五)喹诺酮类

1.第一代喹诺酮类

为窄谱抗菌药物,对革兰阳性球菌无作用,主要作用于大肠埃希菌,且迅速出现耐药,已较少应用于临床,主要为萘啶酸。

2.第二代喹喏酮类

对革兰阴性和阳性细菌均有作用,比较这类药的抗菌活性强度依次为环丙沙星、氧氟沙星、罗美沙星、氟罗沙星、培氟沙星、诺氟沙星。

3.第三代喹诺酮类

对革兰阳性菌作用高于第二代的4~8倍,对厌氧菌亦有作用,有司帕沙星、妥舒沙星、左氧氟沙星、加替沙星、格帕沙星、莫西沙星等。

喹诺酮炎作用机制是:①通过外膜孔蛋白和磷脂渗透进入细菌细胞;②作用DNA旋转酶,

干扰细菌DNA复制、修复和重组。

(六)大环内酯类

国内常用的有红霉素、柱晶白霉素、麦迪霉素、乙酰螺旋霉素。新一代大环内酯类有克拉霉素、罗红霉素、地红霉素、氟红霉素、阿奇霉素、罗地霉素和美欧卡霉素。对流感嗜血杆菌、军团菌、支原体、衣原体等具有强大抗菌作用。

作用特点和机制是:①可逆结合细菌核糖体50S大亚基的23S单位,抑制细菌蛋白质合成和肽链延伸;②肺部浓度较血清浓度高;③新一代大环内酯类具有免疫调节功能,能增强单核-巨噬细胞吞噬功能。

(七)糖肽类和环脂肽类

1.糖肽类

目前有万古霉素、替考拉宁。万古霉素和替考拉宁对革兰阳性球菌具有强大的活性,对MRS非常敏感。其作用机制是能与细菌细胞壁肽聚糖合成的前体D-丙氨酰-D-丙氨酸末端结合,阻断肽聚糖合成从而阻止细胞壁合成。

2.环脂肽类

以达托霉素(daptomycin)为代表,通过扰乱细胞膜对氨基酸的转运,从而阻碍细菌细胞壁肽聚糖的生物合成,改变细胞质膜的性质;另外,还能通过破坏细菌的细胞膜,使其内容物外泄而达到杀菌的目的。

(八)磺胺类

磺胺类分成三类:①口服吸收好,可用于全身感染的药物,按清除速度又分为短效、中效、长效三类,有磺胺甲基异恶唑、磺胺嘧啶、磺胺甲氧吡嗪;②口服吸收差,主要在肠道起作用的药物,有柳氮磺嘧啶银、磺胺二甲氧嘧啶;③主要用作局部应用的药物,有磺胺米隆、磺胺醋酰钠。

(九)四环素、氯霉素、林可霉素类

1.四环素类

分为短效、中效和长效,短效四环素有土霉素、四环素;中效四环素有地美环素、美他环素;长效四环素有多西环素、米诺环素。四环素为广谱抗菌药物,包括对革兰阳性菌和阴性菌,如部分葡萄球菌、链球菌、肺炎链球菌、大肠埃希菌等有一定的抗菌作用,对立克次体、支原体、螺旋体、阿米巴等敏感。其作用机制主要与细菌的30S核糖体亚单位结合,阻止肽链延伸,抑制蛋白质合成。临床上四环素类常作为衣原体、立克次体感染的首选药物。

替加环素(tigecycline)是米诺环素的衍生物,是第一个应用于临床的新型甘氨酰环素类抗菌药物。替加环素抗菌谱广泛,覆盖革兰阳性菌、革兰阴性菌、厌氧菌和快生长的分枝杆菌。

2.氯霉素类

包括氯霉素、甲砜霉素。其作用机制为作用细菌70S核糖体的50S亚基,使肽链延长受阻而抑制蛋白合成。

3.林可酰胺类

包括盐酸林可霉素、克林霉素。主要作用于革兰阳性球菌和白喉棒状杆菌、破伤风梭菌等革兰阳性杆菌。各种厌氧菌,特别是对红霉素耐药的脆弱类杆菌对该药敏感。其作用机制是与细菌50S核蛋白体亚基结合,抑制蛋白合成,并可干扰肽酰基的转移,阻止肽链的延长。沙眼衣原体对本类抗菌药物敏感。克林霉素是治疗肺部厌氧菌感染、衣原体性传播性疾病的首选药物。

(十)其他抗菌药物

1.链阳菌素

奎奴普丁-达福普汀(quinupristin-dalfopristin)是美国开发用于临床的第一个注射用链阳菌

素抗菌药物复合制剂。链阳菌素主要对革兰阳性菌具有抗菌活性，对部分革兰阴性菌和厌氧菌也有抗菌活性。

2.恶唑烷酮类

利奈唑胺(linezolid)为恶唑烷酮类合成抗菌药物,用于治疗由需氧的革兰阳性菌引起的感染,利奈唑胺是细菌蛋白质合成抑制剂。

3.硝基咪唑类

硝基咪唑类(nitromidazole)药物对革兰阳性、阴性厌氧菌,包括脆弱类杆菌有好的抗菌作用,对需氧菌无效。其作用机制是硝基环被厌氧菌还原而阻断细菌 DNA 合成,阻止 DNA 的转录、复制,导致细菌死亡。临床上使用的有甲硝唑和替硝唑。

二、抗菌药物敏感试验

抗菌药物敏感试验(antimicrobial susceptibility test, AST)的意义在于:①可预测抗菌治疗的效果;②指导抗菌药物的临床应用;③发现或提示细菌耐药机制的存在，能帮助临床医生选择合适的药物,避免产生或加重细菌的耐药;④监测细菌耐药性,分析耐药菌的变迁,掌握耐药菌感染的流行病学,以控制和预防耐药菌感染的发生和流行。

(一)抗菌药物的选择

临床微生物实验室在分离出病原体时，必须选择合适的抗菌药物和合适的方法进行药物敏感试验,抗菌药物的选择应遵循有关指南,并与本院感染科、药事委员会和感染控制委员会的专家共同讨论决定。在我国主要遵循临床实验室标准化委员会(Clinical and Laboratory Standards Institute, CLSI)制定的抗菌药物选择原则。A 组,包括对特定菌群的常规试验并常规报告的药物;B 组,包括一些临床上重要的,特别是针对医院内感染的药物,也可用于常规试验,但只是选择性地报告;C组,包括一些替代性或补充性的抗菌药物,在A、B组过敏或耐药时选用;U组,仅用于治疗泌尿道感染的抗菌药物;O组,对该组细菌有临床适应证但一般不允许常规试验并报告的药物。2010 年 CLSI 推荐的肠杆菌科和葡萄球菌药敏试验和报告抗菌药物的建议分组见表 7-18(每组药物排序按照英文字母首字母排序),其他菌见 CLSI 文件。

表 7-18　2010 年 CLSI 肠杆菌科、葡萄球菌属药敏试验和报告抗菌药物的建议分组

分组	肠杆菌科	葡萄球菌
A 组	氨苄西林,头孢唑啉,庆大霉素,妥布霉素	阿奇霉素或克拉霉素或红霉素,克林霉素,苯唑西林(头孢西丁),青霉素,甲氧苄啶/磺胺甲恶唑
B 组	阿米卡星,阿莫西林/克拉维酸,氨苄西林/舒巴坦,哌拉西林/他唑巴坦,替卡西林/克拉维酸,头孢呋辛,头孢吡肟,头孢替坦,头孢西丁,头孢噻肟或头孢曲松,环丙沙星,左氧氟沙星,厄他培南,亚胺培南,美罗培南,哌拉西林,甲氧苄啶/磺胺甲恶唑	达托霉素,利奈唑胺,泰利霉素,多西环素,四环素,万古霉素,利福平
C 组	氨曲南,头孢他啶,氯霉素,四环素	氯霉素,环丙沙星或左氧沙星或氧氟沙星,莫西沙星,庆大霉素,奎奴普汀/达福普汀
U 组	头孢噻吩,洛美沙星或氧氟沙星,诺氟沙星,呋喃妥因,磺胺甲恶唑,甲氧苄啶	洛美沙星,诺氟沙星,呋喃妥因,磺胺甲恶唑,甲氧苄啶

药敏试验的折点遵照每年最新公布的 CLSI 标准进行。敏感(susceptible, S)是指所分离菌株能被测试药物使用推荐剂量时在感染部位通常可达到的抗菌药物浓度所抑制;耐药(resistant,

R）是指所分离菌株不被测试药物常规剂量可达到的药物浓度所抑制，和（或）证明分离菌株可能存在某些特定的耐药机制，或治疗研究显示药物对分离菌株的临床疗效不可靠；中介（intermediate，I）是指抗菌药物在生理浓集的部位具有临床效力，还包括一个缓冲区，以避免微小的、不能控制的技术因素造成重大的结果解释错误。

临床微生物实验室应选择先进、方便的方法进行常规的抗菌药物敏感试验，常用的药敏方法包括纸片扩散法（disc diffusion test）、稀释法（dilution test）、E-test 法和自动化仪器法，稀释法包括宏量肉汤稀释法（macrodilution test）、微量肉汤稀释法（microdilution test）、琼脂稀释法（agar dilution test）。

（二）纸片扩散法

又称 Kirby-Bauer（K-B）法，由于其在抗菌药物的选择上具有灵活性，且花费低廉，被 WHO 推荐为定性药敏试验的基本方法，已在临床广泛使用。

1.实验原理

将含有定量抗菌药物的纸片贴在已接种测试菌的琼脂平板上，纸片中所含的药物吸收琼脂中的水分溶解后不断向纸片周围扩散形成递减的梯度浓度，在纸片周围抑菌浓度范围内测试菌的生长被抑制，从而形成无菌生长的透明圈即为抑菌圈。抑菌圈的大小反映测试菌对测定药物的敏感程度，并与该药对测试菌的 MIC 呈负相关。

2.培养基和抗菌药物纸片

（1）抗菌药物纸片。选择直径为 6.35mm，吸水量为 20μL 的专用药敏纸片，用逐片加样或浸泡方法使每片含药量达规定所示。含药纸片密封贮存 2 ～ 8℃或－ 20℃无霜冷冻箱内保存，β-内酰胺类药敏纸片应冷冻贮存，且不超过 1 周。使用前将贮存容器移至室温平衡 1 ～ 2h，避免开启存容器时产生冷凝水。

（2）培养基。水解酪蛋白（Mueller-Hinton，M-H）培养基是 CLSI 采用的兼性厌氧菌和需氧菌药敏试验标准培养基，pH 为 7.2 ～ 7.4，对那些营养要求高的细菌如流感嗜血杆菌、淋病奈瑟菌、链球菌等需加入补充物质。琼脂厚度为 4mm。配置琼脂平板当天使用或置塑料密封袋中 4℃保存，使用前应将平板置 35℃温箱孵育 15min，使其表面干燥。

3.实验方法

实验菌株和标准菌株接种采用直接接菌落法或细菌液体生长法。用 0.5 麦氏比浊管标准的菌液浓度，校正浓度后的菌液应在在 15min 内接种完毕。操作步骤如下：

（1）接种。用无菌棉拭子蘸取菌液，在管内壁将多余菌液旋转挤去后，在琼脂表面均匀涂抹接种 3 次，每次旋转平板 60°，最后沿平板内缘涂抹 1 周。

（2）贴抗菌药物纸片。平板置室温下干燥 3 ～ 5min，用纸片分配器或无菌消镊子将含药纸片紧贴于琼脂表面，各纸片中心相距＞ 24mm，纸片距平板内缘＞ 15mm，纸片贴上后不可再移动，因为抗菌药物会自动扩散到培养基内。

（3）孵育。置 35℃孵育箱 16 ～ 18h 后阅读结果，对苯唑西林和万古霉素敏感等应孵育 24h。

4.结果判断和报告

用游标卡尺或直尺量取抑菌圈直径（抑菌圈的边缘应是无明显细菌生长的区域），先量取质控菌株的抑菌环直径，以判断质控是否合格：然后量取试验菌株的抑菌环直径。根据 CLSI 标准，对量取的抑菌圈直径做出“敏感”、“耐药”和“中介”的判断。

5.质量控制

对于肠杆菌科细菌，M-H 琼脂，生长法或接菌落悬液法，相当于 0.5 麦氏标准的细菌浓度，35℃± 2℃，空气，16 ～ 18h 观察结果，质控菌株推荐为大肠埃希菌 ATCC25922，大肠埃希菌 ATCC35218（为监控β-内酰胺酶/β-内酰胺抑制剂纸片用）；对于铜绿假单胞菌、不动杆菌等，质控菌株推荐为大肠埃希菌 ATCC25922，铜绿假单胞菌 ATCC27853，大肠埃希菌 ATCC35218；对于葡萄球菌属细菌，16 ～ 18h观察结果，测苯唑西林、甲氧西林、萘夫西林和万古霉素需 24h，试验温度超过 35℃不能检测甲氧西林耐药葡萄球菌，推荐质控菌株为金黄色葡萄球菌 ATCC25923，大肠埃希菌 ATCC35218，纸片扩散法检测葡萄球菌对万古霉菌的敏感性不可靠；对于肠球菌属细菌，16 ～ 18h 观察结果，测万古霉素需 24h，推荐质控菌株为粪肠球菌 ATCC29212；对于流感嗜血杆菌和副流感嗜血杆菌，推荐质控菌株为流感嗜血杆菌 ATCC49247，流感嗜血杆菌 ATCC49766，大肠埃希菌 ATCC35218（测试阿莫西林/克拉维酸时）；对于肺炎链球菌和肺炎链球菌之外其他链球菌，培养基为 M-H 琼脂＋ 5%羊血，35℃ ± 2℃，5%CO_2，20 ～ 24h 观察结果，推荐质控菌株为肺炎链球菌 ATCC49619。

（三）稀释法

1. 肉汤稀释法

（1）培养基。使用 M-H 肉汤，需氧菌、兼性厌氧菌此培养基中生长良好。在该培养液中加入补充成分可支持流感嗜血杆菌、链球菌生长。培养基制备完毕后应校正 pH 为 7.2 ～ 7.4（25℃）。离子校正的 M-H 肉汤（cation-adjusted Mueller-Hinton broth，CAMHB）为目前推荐的药敏试验培养液。

（2）药物稀释。药物原液的制备和稀释遵照 CLSI 的指南进行。

（3）菌种接种。配制 0.5 麦氏浓度菌液，用肉汤（宏量稀释法）、蒸馏水或生理盐水（微量稀释法）稀释菌液，使最终菌液浓度（每管或每孔）为 5×10^5CFU/mL，稀释菌液于 15min 内接种完毕，35℃孵育 16 ～ 20h，当试验菌为嗜血杆菌属、链球菌属孵育时间为 20 ～ 24h，葡萄球菌和肠球菌对苯唑西林和万古霉素的药敏试验应孵育时间为 24h。

（4）结果判断。以在试管内或小孔内完全抑制细菌生长的最低药物浓度为最低抑菌浓度（minimal inhibitory concentration，MIC）（μg/mL）。微量稀释法时，常借助于比浊计判别是否细菌生长。有时根据需要测定最低杀菌浓度（minimal bactericidal concentration，MBC）：把无菌生长的试管（微孔）吸取 0.1mL 加到冷却至 50℃M-H 琼脂混合倾注平板，同时以前述的稀释 1∶1 000（或 1∶200）的原接种液作倾注平板，培养 48 ～ 72h后计数菌落数，即可得到抗菌药物的最小杀菌浓度。

（5）质量控制。对于常见需氧菌和兼性厌氧菌，M-H 琼脂，孵育时间、环境、质控菌株同纸片扩散法。

2. 琼脂稀释法

琼脂选择法是将药物混匀于琼脂培养基中，配制含不同浓度药物平板，使用多点接种器接种细菌，经孵育后观察细菌生长情况，以抑制细菌生长的琼脂平板所含药物浓度测得 MIC。

（1）培养基。M-H 琼脂为一般细菌药敏试验的最佳培养基，调整 pH 在 7.2 ～ 7.4，pH 的过高或过低会影响药物效能。

（2）含药琼脂制备。将已稀释的抗菌药物按 1∶9 加入在 45 ～ 50℃水浴中平衡融化 M-H 琼脂中，充分混和倾入平皿，琼脂厚度为 3 ～ 4mm。室温凝固后的平皿装入密闭塑料袋中，置 2 ～ 8℃，贮存日期为 5d，对易降解药物如头孢克洛，在使用 48h 之内制备平板，使用前在室温中平衡，放于温箱中 30min 使琼脂表面干燥。

（3）细菌接种。将 0.5 麦氏比浊度菌液稀释 10 倍，以多点接种器吸取（为 1 ～ 2μL）接种于琼脂表面，稀释的菌液于 15min 内接种完毕，使平皿接种菌量为 1×10^4CFU/点。接种后置 35℃孵育 16 ～ 20h，特殊药需要 24h。奈瑟菌属、链球菌属细菌置于 5%CO_2，幽门螺杆菌置微需氧环境中孵育。

（4）结果判断。将平板置于暗色、无反光表面上判断试验终点，以抑制细菌生长的药物稀释度为终点浓度。

药敏试验的结果报告可用MIC(μg/mL)或对照CLSI标准用敏感(S)、中介(I)和耐药(R)报告。有时对于稀释法的批量试验，需要报告MIC50、MIC90、MIC50是指抑制50%试验菌的最低药物浓度，MIC90是指抑制90%试验菌株的最低药物浓度，例如被测大肠埃希菌100株，抗菌药物为头孢哌酮，在8μg/mL时可抑制90株人肠埃希菌生长，此时头孢哌酮对大肠埃希菌的MIC90是8μg/mL。

(四)E-test法

E-test法(epsilometer test)是一种结合稀释法和扩散法原理对抗菌药物药敏试验直接定量的药敏试验技术。

1.原　　理

E试条是一条5×50mm的无孔试剂载体，一面固定有一系列预先制备的，浓度呈连续指数增长稀释抗菌药物，另一面有读数和判别的刻度。抗菌药物的梯度可覆盖有20个MIC对倍稀释浓度的宽度范围，其斜率和浓度范围对判别有临床意义的MIC范围和折点具有较好的关联。

将E试条放在细菌接种过的琼脂平板上，经孵育过夜，围绕试条明显可见椭圆形抑菌圈，其边缘与试条交点的刻度即为抗菌药物抑制细菌的最小抑菌浓度。

2.培养基

需氧菌和兼性厌氧菌：M-H琼脂：MRSA/MRSE：M-H琼脂＋2%NaCl：肺炎链球菌：M-H琼脂＋5%脱纤维羊血；厌氧菌：布氏杆菌血琼脂：嗜血杆菌：HTM；淋病奈瑟菌：GC＋1%添加剂。

3.细菌接种

对于常见需氧菌和兼性厌氧菌，使用厚度为4mm M-H琼脂平板，用0.5麦氏浓度的对数期菌液涂布，待琼脂平板完全干燥，用E试验加样器或镊子将试条放在已接种细菌的平板表面，试条全长应与琼脂平板紧密接触，试条MIC刻度面朝上，浓度最大处靠平板边缘。

4.结果判断和报告

读取椭圆环与E试验试条的交界点值，即为MIC。

(五)联合药物敏感试验

1.目的意义

体外联合药敏试验的目的在于：①治疗混合性感染；②预防或推迟细菌耐药性的发生；③联合用药可以减少剂量以避免达到毒性剂量；④对某些耐药细菌引起的严重感染，联合用药比单一用药时效果更好。

抗菌药物联合用药可出现4种结果：①无关作用：两种药物联合作用的活性等于其单独活性；②拮抗作用：两种药物联合作用显著低于单独抗菌活性；③累加作用：两种药物联合作用时的活性等于两种单独抗菌活性之和；④协同作用：两种药物联合作用显著大于其单独作用的总和。

2.联合抑菌试验

棋盘稀释法是目前临床实验室常用的定量方法，利用肉汤稀释法原理，首先分别测定拟联合的抗菌药物对检测菌的MIC。根据所得MIC，确定药物稀释度(一般为6～8个稀释度)，药物最高浓度为其MIC的2倍，依次对倍稀释。两种药物的稀释分别在方阵的纵列和横列进行，这样在每管(孔)中可得到不同浓度组合的两种药物混合液。接种菌量为5×10^5CUF/mL，35℃孵育18～24h后观察结果。计算部分抑菌浓度(fractional inhibitory concentration，FIC)指数。

FIC指数＝A药联合时的M1C/A药单测时MIC＋B药联合时的MIC/B药单测MIC。判断标准：FIC指数＜0.5为协同作用；0.5～1为相加作用；1～2为无关作用；＞2为拮抗作用。

三、细菌的耐药机制及耐药性检测

细菌耐药机制主要有4种：①产生一种或多种水解酶、钝化酶和修饰酶；②抗菌药物作用的靶位改变，包括青霉素结合蛋白位点、DNA解旋酶、DNA拓扑异构酶Ⅳ的改变等；③细菌膜的通透性下降，包括细菌生物被膜的形成和通道蛋白丢失；④细菌主动外排系统的过度表达。在上述耐药机制中，第一、二种耐药机制具有专一性，第三、四种耐药机制不具有专一性。

（一）产生药物灭活酶

细菌可产生许多能引起药物灭活的酶，包括水解酶、钝化酶和修饰酶。

1.水 解 酶

细菌产生水解酶引起药物灭活是一种重要的耐药机制，主要指β-内酰胺酶，包括广谱酶、超广谱酶β-内酰胺酶（ESBL）、金属酶、AmpC酶等。β-内酰胺酶的分类有结构（功能）分类和分子生物学分类，结构（功能）分类分为丝氨酸酶（A、C、D）和金属酶（B）。分子生物学分类主要是Bush分类。

在临床上以革兰阴性杆菌产生的ESBL最受重视。目前，碳青霉烯酶引起国际的广泛关注。鲍曼不动杆菌携带的碳青霉烯酶通常为OXA系列。铜绿假单胞菌可携带金属碳青霉烯酶，如IMP、VIM等。肠杆菌科细菌携带的碳青霉烯酶常见的有KPC、IMP、VIM、NDM-1等。

2.钝 化 酶

氨基糖苷类钝化酶是细菌对氨基糖苷类产生耐药性的最重要原因，也属一种灭活酶，此外还有氯霉素乙酰转移酶、红霉素酯化酶等。当氨基糖苷类抗菌药物依赖电子转运通过细菌内膜而到达胞质中后，与核糖体30S亚基结合，但这种结合并不阻止起始复合物的形成，而是通过破坏控制翻译准确性的校读过程来干扰新生链的延长。而异常蛋白插入细胞膜后，又导致通透性改变，促进更多氨基糖苷类药物的转运。氨基糖苷类药物修饰酶通常由质粒和染色体所编码，同时与可动遗传元件（整合子、转座子）也有关，质粒的交换和转座子的转座作用都有利于耐药基因掺入到敏感菌的遗传物质中去。

3.修 饰 酶

氨基糖苷类药物修饰酶催化氨基糖苷药物氨基或羟基的共价修饰，使得氨基糖苷类药物与核糖体的结合减少，促进药物摄取EDP-Ⅱ也被阻断，因而导致耐药。根据反应类型，氨基糖苷类药物修饰酶有N-乙酰转移酶、O-核苷转移酶和O-磷酸转移酶。16S rRNA甲基化酶是最近报道的由质粒介导的氨基糖类高水平耐药的又一机制。

（二）药物作用靶位的改变

β-内酰胺类抗菌药物必须与细菌菌体膜蛋白-青霉素结合蛋白结合，才能发挥杀菌作用。根据细菌分子量的递减或泳动速度递增，将PBP分为PBP1、PBP2、PBP3、PBP4、PBP5、PBP6等。不同的抗菌药物和其相应的PBP结合，抑制细菌细胞壁生物合成，引起菌体的死亡，从而达到杀菌作用。如果某种抗菌药物作用的PBP发生改变，影响其结合的亲和力，就会造成耐药。喹诺酮类药物作用于靶位DNA解旋酶和拓扑异构酶Ⅳ，一方面通过对DNA解旋酶作用，使DNA断裂；另一方面形成喹喏酮类-DNA-拓扑异构三元复合物，它与复制叉碰撞转化为不可逆状态，启动了菌体的死亡。如果细菌DNA解旋酶和拓扑异构酶Ⅳ结构发生改变，与喹诺酮类药物不能有效结合，也会造成细菌的耐药。

（三）抗菌药物渗透障碍

细菌细胞膜是一种具有高度选择性的渗透性屏障，控制着细胞内、外的物质交流，人多数膜的渗透性屏障具有脂质双层结构，允许亲脂性的药物通过。在脂双层中镶嵌有通道蛋白，是一种非特异性的，跨越细胞膜的水溶性扩散通道，一些β-内酰胺类抗菌药物很容易通过通道蛋白进入菌体内而发挥作用。已知亚胺培南通过 OprD2 通道蛋白进入菌体内，如 OprD2 通道蛋白丢失或减少，会造成细菌对亚胺培南耐药。

（四）药物的主动转运系统亢进

主动转运（active drug efflux），又称外排泵系统（efflux pump system），是造成细菌耐药的又一机制。细菌的药物主动转运系统根据其超分子结构、机制和顺序的同源性等将其分为四类：第一类为主要易化（major facilitator，MF）家族；第二类为耐药小节分裂（resistance-nodulation-division，RND）家族；第三类为链霉素耐药或葡萄球菌多重耐药家族，是由 4 种跨膜螺旋组成的小转运器；第四类为 ABC（ATP-binding cassette，ATP 结合盒）转运器。

（五）耐药表型检测

临床重要的耐药细菌包括甲氧林耐药金黄色葡萄球菌（MRSA）、万古霉素耐药的肠球菌（VRE）、碳青霉烯类耐药肠杆菌科细菌、产超广谱β-内酰胺酶的肠杆菌科细菌、碳青霉烯类耐药的不动杆菌、青霉素耐药的肺炎链球菌（PRSP）。

1.β-内酰胺酶检测

对于革兰阳性球菌直接用无菌牙签挑取 16 ～ 20h 的菌落或其细菌悬液涂抹头孢硝噻吩纸片；对于革兰阴性杆菌，提取细菌裂解液涂抹头孢硝噻吩纸片，10min 后观察结果，纸片由黄色变为红色为阳性，表示产生β-内酰胺酶。

葡萄球菌可诱导β-内酰胺酶的检测：如果青霉素对葡萄球菌的 MIC≤0.12μg/mL 或者抑菌圈直径≥29mm，应该对其进行可诱导β-内酰胺酶的检测。将待测细菌传代至 BAP 或 MHA 琼脂平皿上，在一、二区交界处贴苯唑西林或头孢西丁纸片，过夜培养，从抑菌圈边缘挑取菌落检测β-内酰胺酶，如果阳性，报告青霉素耐药。

2.超广谱β-内酰胺酶检测

超广谱β-内酰胺酶（extended spectrum beta lactamases，ESBLs）是指由质粒介导的能水解所有青霉素类、头孢菌素类和单环β内酰胺类氨曲南的一类酶。ESBLs 不能水解头霉素类和碳青霉烯类药物，能被克拉维酸、舒巴坦和他唑巴坦等β-内酰胺酶抑制剂所抑制。ESBLs 主要见于大肠埃希菌和肺炎克雷伯菌，此外也见于肠杆菌属、枸橼酸杆菌属、变形杆菌属、沙雷菌属等其他肠杆菌科细菌、不动杆菌、铜绿假单胞菌。

(1) 纸片扩散法。①初筛试验：按照常规标准纸片扩散法进行操作。结果判断：头孢泊肟抑菌圈直径≤17mm、头孢他啶≤22mm、氨曲南≤27mm、头孢噻肟≤27mm和头孢曲松≤25mm，任何一种药物抑菌圈直径达到上述标准，提示菌株可能产 ESBLs。奇异变形杆 ESBLs 只使用头孢他啶、尖孢噻肟和头孢泊肟 3 种药物纸片进行检测，其他 2 种药物纸片不适用。②确证试验：使用每片含 30μg 头孢他啶、头孢噻肟纸片和头孢他啶/克拉维酸（30μg/l0μg），头孢噻肟/克拉维酸（30μg/10μg）复合物纸片进行试验，当任何一种复合物纸片抑菌圈直径大于或等于其单独药敏纸片抑菌圈直径 5mm，可确证正该菌株产 ESBLs。

(2)肉汤稀释法。①初筛试验：按照常规标准肉汤稀释法进行操作。结果判断：头孢他啶、氨曲南、头孢曲松和头孢噻肟等任何一种药物对大肠埃希菌、肺炎克雷伯菌、产酸克雷伯菌的 MIC≥2μg/mL，头孢泊肟 MIC≥8μg/mL 提示菌株可能产 ESBLs。奇异变形杆菌使用下列标准：头孢他啶 MIC≥2μg/mL、头孢噻肟 MIC≥2μg/mL 头孢泊肟 MIC≥2μg/mL。②确证试验：使用头孢他啶（0.25 ～ 128μg/mL）、头孢他啶/克拉维酸（0.25/4 ～ 128/4μg/mL）、头孢噻肟（0.25 ～ 64μg/mL）、头孢噻肟/克拉维酸（0.25/4 ～ 64/4μg/mL）进行试验，当与克拉维酸联合药物组的 MIC 小于或等于单独药物组 MIC 3 个倍比稀释度时（或比值≥8），可确证该菌株产 ESBLs。

此外，检测 ESBLs 的方法还有双纸片相邻试验（协同法）、三维试验、E-test法和显色培养基法等。

3.AmpC酶检测

AmpC酶是在革兰阴性菌中发现的由染色体或质粒介导的水解头孢菌素的Ⅰ型β-内酰胺酶。AmpC酶可分为诱导酶和非诱导酶。与ESBLs不同的是，AmpC酶对三代头孢菌素耐药，但对四代头孢菌素敏感且不被酶抑制剂克拉维酸所抑制，但其酶活性可被氯唑西林和硼酸抑制。头孢西丁二维试验是检测AmpC酶的经典方法，除此之外，还有以硼酸化合物为抑制剂检测肺炎克雷伯菌和大肠埃希菌的AmpC、AmpC Disk、头孢西丁琼脂基础法等。

4.碳青霉烯酶的检测

碳青霉烯酶可以定义为具有水解碳青霉烯类抗菌药物活性的β-内酰胺酶，主要分布于β-内酰胺酶A、B、D类中。因此，根据水解机制中作用位点的不同可以将碳青霉烯酶分为两大类，一类称为金属碳青霉烯酶，这类酶以金属锌离子为活性作用位点，可以被EDTA抑制，属于B类β-内酰胺酶；另一类以丝氨酸(Ser)为酶的活性作用位点，可以被酶抑制剂克拉维酸和他唑巴坦所抑制，属于A、D类β-内酰胺酶。碳青霉烯酶的表型方法主要有以下2种：EDTA协同试验和改良Hodge试验。

(1)EDTA协同试验。用0.5麦氏单位的待测菌悬液涂布M-H平板，贴亚胺培南(10μg)纸片，在距其1cm处贴一空白纸片，上面滴加0.5mol/L的EDTA溶液4μg。35℃过夜培养，亚胺培南抑菌圈在靠近加EDTA纸片侧明显扩大者为产金属酶菌株。

(2)改良Hodge试验。使用无菌生理盐水将大肠埃希菌ATCC25922菌悬液调至0.5McF，并进行1∶10稀释，将菌液接种在M-H琼脂平板上，干燥3～10min，在平板上中心贴10μg亚胺培南纸片，用1μL接种环挑取3～5个待测菌株并在平板上接种，接种时从平板中心纸片边缘向平板边缘划线，长度至少20～25mm，35℃±2℃孵育16～20h，如果在被测菌株与大肠埃希菌ATCC25922抑菌环交汇处大肠埃希菌生长增强，即产碳青霉烯酶。

5.耐甲氧西林葡萄球菌检测

耐甲氧西林葡萄球菌(methicillin resistant staphylococci，MRS)的检测有头孢西丁纸片扩散法、苯唑西林琼脂稀释法、乳胶凝胶试验检测PBP2a、mecA基因测定及MRSA显色培养基。对于金黄色葡萄球菌，MRSA的检测可以使用苯唑西林纸片，但对于凝固酶阴性葡萄球菌则不能使用苯唑西林纸片。

6.D试验-克林霉素诱导耐药试验

(1)机制。对大环内酯耐药的葡萄球菌可能对克林霉素耐药，通过erm基因编码的23S rRNA甲基化也称为MLSB(大环内酯、林可霉素和B型链阳霉素)耐药，或只对大环内酯类耐药(由msrA基因编码的外排机制)。

(2)方法。M-H平板或血平板，纸片相邻试验，对于葡萄球菌，距红霉素纸片(每片15μg)边缘15～26mm处放置克林霉素纸片(每片2μg)来进行检测；对于β-溶血链球菌，将克林霉素纸片(每片2μg)和红霉素纸片(每片15μg)贴在相邻的位置，纸片边缘相距12mm。

(3)结果判读。在35℃空气，16～24h孵育后，邻近红霉素纸片侧克林霉素抑菌环出现“截平”现象(称为“D”抑菌环)，提示存在可诱导的克林霉素耐药，应报告分离株对其耐药，若无“截平”现象，则应报告菌株对克林霉素敏感。

7.VISA和VRSA检测

随着MRSA发生率的不断上升和临床上万古霉素的大量使用，万古霉素敏感性下降的金黄色葡萄球菌也开始出视，包括万古霉素中介耐药的金黄色葡萄球菌(vancomycin-intermediate S.aureus，VISA)和万古霉素耐药的金黄色葡萄球菌(vancomycin-resistant S.aureus，VRSA)。由于多数常规试验方法如万古霉素纸片扩散法无法有效区分VISA和VSSAC万古霉素敏感金黄色葡萄球菌)，2009年CLSIM100-S19文件规定万古霉素纸片扩散法只能用于VRSA的辅助检测，任何万古霉素抑菌圈直径≥7mm的葡萄球菌均不能报告该菌株对万古霉素敏感，必须通过万古霉素 MIC 测定进行确认。VISA 和 VRSA 的检测方法包括 BHI 万古霉素琼脂筛选法、稀释法和 E-test。

8.氨基糖苷类高水平耐药和万古霉素耐药的肠球菌检测

氨基糖苷类高水平耐药(high-level aminoglycoside resistance，HLAR)的检测法包括纸片扩散法、琼脂稀释法和微量肉汤稀释法。肠球菌对氨基糖苷类的耐药性有 2 种：中度耐药和高度耐药。中度耐药菌株(MIC 为 62 ～ 500μg/mL)系细胞壁屏障所致，此种细菌对青霉素或糖肽类与氨基糖苷类药物联合时敏感；HLAR 由于细菌产生质粒介导的氨基糖苷钝化酶 AAC(6')-APH(2")，庆大霉素和链霉素对其的 MIC 分别为≥5 500μg/mL 和≥2 000μg/mL。对青霉素或糖肽类与氨基糖苷类药物的联合呈现耐药。因此测定该菌对氨基糖苷类高剂量药物的敏感性对临床治疗具有重要意义。

万古霉素耐药的肠球菌(vancomycin resistant enterococci.VRE)的检测方法包括 BHI 琼脂筛选法、E-test 法和显色培养基法等。由于 VRE 菌株的感染治疗十分棘手，而且还存在将万古霉素耐药性传播到毒力更强细菌的危险，因此对 VRE 菌株的检出和预防相当重要。根据 VRE 对万古霉素和替考拉宁的耐药水平及耐药基因族的差异，可将 VRE 耐药基因分为 VanA、VanB、VanC、VanD、VanE 和 VanG 6 种基因型。

9.青霉素耐药肺炎链球菌(PRSP)检测

由于青霉素的纸片扩散法不能准确测试肺炎链球菌对青霉素的敏感性，只能用含 1μg 的苯唑西林纸片进行筛查。当肺炎链球菌对苯唑西林的抑菌圈直径≤19mm 时，需要进行 MIC 值测定，确认其为青霉素不敏感株以及鉴别其为青霉素中介耐药肺炎链球菌(penicillin-intermediate streptococcus pneumoniae，PISP)或青霉素耐药肺炎链球菌(penicillin-resistant streptococcus pneumoniae，PRSP)。目前通常采用 Etest 法检测青霉素对肺炎链球菌的 MIC。

(六)耐药基因型检测

耐药基因检测主要用于鉴别 MIC 处于临界点的细菌耐药机制的研究，早期提供临床感染和用药治疗信息，追踪病原微生物的来源，作为建立新的评价方法时的可靠方法。耐药基因检测的方法包括 PCR、多重 PCR、实时荧光 PCR、限制性片段长度多态性分析(PCR-RFLP)、单链构象多态性分析(PCR-SSCP)、基因芯片等分子生物学的方法。

(崔巍)

第八章
Chapter 8
寄生虫学检验与诊断

第一节　寄生虫感染的实验室诊断
Section 1

一、临床诊断

临床诊断可以说作为一门科学或作为一种技能，是临床医师知识、能力和素质的综合体现，也是其获得执业资格的必备条件。临床诊断学在临床医学教育中占有十分重要的地位。无论病情是多么简单或者复杂，完整的病史采集和详细的体检（查体）都是临床上做出正确诊断的第一步，是构建临床诊断的要素。

（一）询问（采集）病史

询问（采集）病史作为诊断疾病的第一步，在临床上至关重要。临床医生将其问诊所得到的资料进行归纳、整理和总结，从而得到所需要的临床病史。主诉是患者感觉最明显、最不舒服的症状或体征；询问（采集）病史主要是围绕主诉进行，通常注意询问5项内容：①起病情况及病因与诱因；②主要症状和特点；③伴随症状；④诊治经过；⑤一般情况。对于寄生虫感染和寄生虫病的诊断，除了注意询问上述五个方面问题外，临床医师还应重注意询问与疾病有关的内容，如患者居住地、生活方式、饮食习惯、感染过程等方面相关病史材料，并对这些材料进行详细系统的分析，最后得出初步的临床诊断。

我国地域辽阔，不同地区寄生虫感染和寄生虫病表现有着明显的地方性，季节性和自然疫源性。我国肝吸虫感染（病）主要以广东珠江三角洲居民最为严重，在这一地区当患者出现寒战、高热、肝大、上腹饱胀和腹泻等症状时，应注意询问患者是否有生食或半生食淡水鱼虾的病史，可以考虑患者有感染肝吸虫的可能；我国血吸虫病曾流行长江流域及以南的14个省、市和直辖市，在这些地区如果有患者出现畏寒、发热、多汗、恶心、呕吐、腹痛、腹泻、黏液便或脓血便，同时，伴有淋巴结、肝、脾肿大和肝区压痛等体征时，应注意询问患者近期是否有明显的疫水接触病史，并依据相应的症状和体征考虑其感染有血吸虫病的可能；孕妇如与猫有密切的接触病史应警惕感染弓形虫病的可能。

近年来，我国的寄生虫病病谱发生了很大的变化，食源性、性源性及机会致病性等各种寄生虫病的发病率呈现上升趋势，以及新发/再燃寄生虫病的出现与流行，作为临床医生在对相关疾病做出临床诊断之前，应仔细询问病史，并根据患者临床症状和体征，做出相应的临床诊断。

我国著名内科泰斗张孝骞教授认为：50%以上的病例应当能够从病史得出初步诊断或诊断线索，30%的病例单纯通过体征可以得到诊断，单纯通过化验检查（包括现代一些很完备的检查)得到诊断的不过20%。美国著名内科学家Lawrence M. Tierney教授曾说过:"遇到诊断不明的困难病例,对诊断帮助最大的是病史,病史,还是病史。"从这一点来说,询问(采集)病史对诊断疾病(包括寄生虫病)有着非常重要的意义。

(二)物理诊断

物理诊断是一门实践性和应用性很强的科学,很多寄生虫病患者临床表现出来的重要体征对诊断帮助很大,只要充分注意就能发现,而辅助检查却不一定能发挥作用。辅助检查的结果有时必须参考病史和体征才能得到正确解释。然而,有时患者病情复杂,难以选择检查的方向,此时的物理诊断却能起到"拨云见日"的作用。

物理诊断主要是针对一些患者体征和病理改变具有一定的特征性,但病因尚不清楚,病原也不易获得,病原检查还一时不能检查清楚时,临床医师可采用物理学检查方法进行体检,以求得到尽可能明确的临床诊断。除了认真进行患者的体检外,还应依据一些寄生虫病特征性的临床表现,如巨脾型晚期血吸虫病、胸肺型肺吸虫病、胆道蛔虫症、脑棘球蚴病、脑囊虫病和弓形虫病脑炎等寄生虫病,可选用B超、X线、胆道造影、CT和MRI等物理影像学方法,进行辅助诊断。

二、实验室检查

(一)病原学检查

在诊断寄生虫感染和寄生虫病过程中,临床上以检获出寄生虫病原体作为确诊的依据。根据临床医师得到的初步临床诊断,以及提供用于辅助诊断的各种检查方法和检测标本,检验医师通过对患者标本的采集、处理、检测和综合分析等,做出明确的结论,为临床医生进行有效的疾病治疗和流行病学调查提供可靠的实验室依据。

根据寄生虫种类、在人体寄生的部位和发育阶段的不同,通过不同的方法、手段和途径,采集患者血液、尿液、粪便、痰液、脑脊液、羊水和阴道分泌物中的病原标本,以及进行组织活检等方法所获得相应的寄生虫病病理组织标本,进行分析和诊断。实验室进行病原体检查准确率(确认率)的高低取决于检验医师对寄生虫的形态、生活史、致病等方面知识和检测方法的认知程度和掌握水平。临床上常用的主要寄生虫感染和寄生虫病检查方法包括以下几种:

1.粪便检查

主要用于肠道寄生原虫的滋养体、包囊、卵囊或孢子囊,蠕虫的虫卵、幼虫、成虫虫体或节片以及某些能随人体粪便排出体外的节肢动物的检查。粪便检查是病原检查的重要组成部分。粪便检查应注意以下几点:粪便要新鲜,特别是作阿米巴滋养体检查时,要求在粪便排出后半小时内进行;无尿液、污水、泥土和药物的污染;容器外贴有标签,注明受检者姓名、检查目的等。

2.血液检查

主要是对疟疾、丝虫病和非洲及美洲锥虫病的检查,对弓形虫病也有一定诊断意义。不同种疟原虫在人体外周血中出现具有一定的规律,因此要注意其采血的时间,必要时需反复多次;在我国流行的班氏丝虫和马来丝虫微丝蚴均具有夜现周期性,故应在晚上9点至次晨2时间采血为宜。但罗阿丝虫、常现曼森线虫和欧氏曼森线虫则应在白昼取血查微丝蚴。除昼夜节律外,还有季节性差异,夏季查见的微丝蚴常较冬季多几倍。

3.骨髓检查

主要是对黑热病、弓形虫病的诊断具有十分重要的价值。从骨髓穿刺液涂片中查黑热病原虫,是诊断黑热病最可靠的方法,检出率为80%～90%。常用髂骨或棘突穿刺法抽取骨髓,制成涂片。检查黑热病原虫无鞭毛体应注意与血小板相鉴别。较罕见的情况下,组织内寄生的一种真菌，称之荚膜组织胞浆菌(Histoplasma capsulatum)，可被误认为是黑热病原虫。

4.痰液及肺部病变抽出液检查

在患者的痰液及肺部病变处抽出液中，可能查见肺吸虫卵、溶组织内阿米巴大滋养体、细粒棘球坳的原头节、粪类圆线虫幼虫、蛔蚴、钩蚴、粉螨和螨卵等。

5.尿液及鞘膜积液检查

在患者的尿液、鞘膜积液和乳糜尿中，主要检查班氏微丝蚴；此外在尿中有时还可查见阴道毛滴虫和埃及血吸虫卵。

6.阴道分泌物检查

在阴道分泌物中可查见阴道毛滴虫，偶尔可查见蛲虫卵、蛲虫成虫、溶组织内阿米巴大滋养体和蝇蛆等。

7.前列腺液检查

用于检查男性泌尿生殖道的阴道毛滴虫。

8.十二指肠液检查检查

主要用于检查肝胆系统寄生虫病。在十二指肠引流中可查见蓝氏贾第鞭毛虫滋养体、华支睾吸虫卵、肝片形吸虫卵、姜片虫卵、蛔虫卵、粪类圆线虫幼虫等。

9.脑脊液检查

在患者脑脊液中，可查见的寄生虫有弓形虫、溶组织内阿米巴大滋养体、致病性自生生活阿米巴(耐格里阿米巴或棘阿米巴)、肺吸虫卵、异位寄生的日本血吸虫卵、棘球坳的原头节、粪类圆线虫幼虫、棘颚口线虫幼虫和广州管圆线虫幼虫等。

10.浆膜腔积液检查

人体的浆膜腔主要有胸腔、腹腔和心包膜腔。在一些病理改变的情况下，这些腔隙中会存有大量的积液。下列寄生虫可在人体浆膜腔积液中被发现：弓形虫、微丝坳、粪类圆线虫幼虫、卫氏并殖吸虫卵和棘球坳原头节等。

11.口腔内刮拭物及挑取物检查

口腔内可检查到的寄生虫有：美丽筒线虫、齿龈内阿米巴和口腔毛滴虫。

12.其他皮肤组织活组织检查

(二)免疫学检查

在临床上，一些寄生虫感染(病)，医生很难根据其症状或体征及病原检查做出诊断，此时采用免疫学检查方法辅助诊断则迎刃而解。免疫学检查在一些寄生虫早期轻度感染、单性感染(仅有雄虫)和隐性感染的诊断中，以及特殊的寄居部位而使病原检查十分困难和一些流行病学研究中，显示出其独特的优越性。理想的免疫学诊断应具备判定现症感染、估计感染度和进行疗效考核的价值。

1. 皮内反应

这是一种速发型超敏反应，操作简单，并且可在短时内观察结果。一般认为其阳性检出率可达90%以上，但特异性较低，寄生虫病之间有明显的交叉反应，一些病人在治疗若干年时间里，皮内试验仍呈阳性反应。因此，皮内反应不能作为确诊的依据，也不宜用于疗效考核，只能在流行区对可疑患者进行筛选之用。

2. 血清学诊断

在血清学诊断研究方面，不仅方法多样，而且已从简单血清沉淀试验和凝集试验发展为微量、高效和快速的免疫标记技术，以及具有分子水平的酶联免疫印渍技术等。这些免疫诊断技术可用以检测感染宿主体内的循环抗体或循环抗原，并可望用以鉴别不同的病期、新感染活动期或治疗效果的评价等。

(1)循环抗体(CAb)检测。经动物实验和病人的检测表明,寄生虫感染者血清抗体水平的动态变化,用现有的血清学诊断方法均可有效的反映出来,特异性抗体阳性表明患者过去或现在的感染。可以认为,今后沿用检测特异性抗体仍为较理想的、可取的诊断病人及流行区疫情监测的有效方法。

(2)循环抗原(CAg)检测。由于现有的循环抗体检测方法不能区别患者是现症感染还是过去感染,作为评价疗效尚不够理想。因此人们注意力集中在检测 CAg 来解决上述存在的问题。据实验研究表明,宿主体内 CAg 比 CAb 出现早,主要是虫体释放的排泄分泌物质,故与虫体的生活力有关;其释放量与感染度或虫血症水平大体上一致,因此检测 CAg 有可能作为早期诊断、活动感染、感染负荷和治疗效果等依据。迄今 CAg 的检测研究已扩大到许多寄生虫感染,对于病原诊断比较困难的组织寄生虫病几乎都提出了 CAg 检测的要求,包括血吸虫病、丝虫病、弓形虫病、利什曼病,并殖吸虫病、阿米巴病、旋毛虫病、锥虫病和包虫病等。

近年来,一些学者采用细胞因子检测技术用于了解宿主机体的免疫状态、抗寄生虫感染的免疫机制或作为考核疗效评价的参考指标。目前,国内外发展起来的蛋白质芯片技术可望为寄生虫感染的免疫诊断带来新的突破。

(三)分子生物学诊断

1.DNA 探针技术

是利用DNA分子的变性、复性以及碱基互补配对的高度精确性,对寄生虫某一特异性DNA序列进行探查的新技术。本技术特异性强,敏感性高,是具有潜力的诊断技术之一。目前已在很多寄生虫病的诊断、现场调查及虫种鉴定等方面使用了 DNA 探针技术。目前应用 DNA 探针技术作为诊断工具的寄生虫病有:疟疾、利什曼病、丝虫病、深组织内阿米巴、蓝氏贾第鞭毛虫病、细粒棘球绦虫病、旋毛虫病和并殖吸虫病等。

2.PCR 技术

PCR技术利用靶DNA上特定区域的片段杂交或合成的寡核苷酸引物进行酶促反应,合成特定的 DNA 序列。本技术以其高度的特异性、敏感性、稳定性和简便易行而方兴未艾。目前,在常规 PCR 的基础上又衍生了多种 PCR 技术。PCR 技术比 DNA 探针技术更灵敏、快速,已用于锥虫病、利什曼病、肺孢子虫病和弓形虫病等寄生虫病的诊断。今后在寄生虫学领域 PCR 技术将应用得更加广泛、深入。

3.DNA 微阵列(DNA microarray)

又称 DNA 阵列或 DNA 芯片,比较通俗的名字是基因芯片(gene chip)。它是基因组学和遗传学研究的工具。研究人员应用基因芯片就可以在同一时间定量的分析大量(成千上万个)的基因表达的水平,具有快速、精确、低成本之生物分析检验能力。该技术对于包括寄生虫感染(病)在内的感染性疾病和遗传性疾病的基因诊断带来一场革命。

(房丽娜)

第二节　寄生虫标本的类别与技术操作

Section 2

一、标本类别与观察方法

寄生虫标本一般分为玻片标本(包括封片标本和染色标本)、小瓶装标本、针插标本、活体标本和大体(病理)标本(福尔马林固定标本或浸制标本)5 类。在观察这 5 类标本时,应注意采用不同的观察方法进行学习。

(一)玻片标本

它们是要求观察和掌握的主要标本。这些体积较小的蠕虫卵、幼虫、成虫和原虫等，分别采用不同方法封制而成。要求观察的方法是:

(1)首选应注意玻片标本内封装的内容是虫卵、虫体、部分虫体、组织压片或病理切片等，注意标本的正反面。对于较大的虫体，需用放大镜或解剖镜进行观察。如需使用显微镜观察，应先在低倍镜下找到观察标本，并将其移至视野中，然后依次转换高倍镜或油镜下进行详细的观察。原虫标本很小，需要在油镜下观察才能辨清其形态结构。

(2)由于不同种类寄生虫标本厚薄和颜色深浅的不同，虫体大小亦不同，在观察这些玻片标本时，应随时注意调节显微镜的光线和不同的放大倍，以求能清晰观察到每一种标本的外部形态和内部结构。

(3)观察显微镜下标本时，必须以下图示所标明的标本顺序观察法，仔细进行标本观察，避免遗漏，影响被检结果的准确性。

(4)对示教室内展示的示教标本，因老师已将标本展示在显微镜视野中央，同学在观察时，请勿随意移动玻片，以免影响其他同学观察学习。

(二)小瓶装标本

为封装小型虫体、部分虫体或中间宿主等，这类标本主要观察虫体大小、形状和颜色等，应与活体寄生虫标本相比较。

(三)针插标本

一般为昆虫标本，装在透明玻璃管中或平皿中，用肉眼或放大镜观察，了解这些昆虫的外部基本形态结构。

(四)活体标本

为实验室保存的活体寄生虫标本。这类标本观察主要的内容是:注意在活体状态下，虫体形状、大小、颜色和运动状态等，应与小瓶装死亡固定以后的标本相比较。

(五)大体(病理)标本

主要为较大的寄生虫虫体、中间宿主和一些寄生虫所致大体病理标本。这些标本可用肉眼或用放大镜进行观察。观察这类标本时，首先要辨认是哪种寄生虫，虫期和器官组织;然后，仔细观察其形态、大小、颜色和结构，结合其致病与诊断，进行系统的理论和实验的学习。如果是大体病理标本，应联系寄生虫的致病机制，仔细观察其所致病理改变的特征，并且与其他寄生虫所致疾病如何进行鉴别。

二、实验技术操作

系指寄生虫检验学实验过程中涉及的各种技术操作，包括对粪便、血液或体液、活体动物各种寄生虫的检测方法。这些检测方法要求学生掌握实验标本的采集、标本处理、标本染色、标本制作、标本检测和标本观察等方法，以及寄生虫阳性动物模型制作等技术。学生在实验过程中，必须按照实验指导和带教老师的要求，首先对实验设计的原理进行了解，然后熟悉每个实验环节。在操作的过程中，有目的按要求认真进行操作。碰到不懂的问题或者不清楚的事情，及时请教老师或左右同学，所得实验结果要仔细认真加以分析，最后做出结论。实验结束后，要及时认真的处理实验后所有的污物和废弃物，尤其要注意对传染性废弃物严格管理，要避免实验过程中粪便、血液和其他体液对实验室与实验环境的污染。

(房丽娜)

第九章
Chapter 9
临床免疫学检验

第一节　免疫球蛋白、循环免疫复合物及补体测定
Section 1

一、免疫比浊法测定 IgG、IgA、IgM

1.检测项目名称

IgG、IgA、IgM 测定。

2.采用的方法

免疫比浊法测定 IgG、IgA、IgM。

3.参考区间(表 9-1)

表 9-1　各年龄组 IgG、IgA、IgM 参考值(单位:g/L)

年龄	IgG	IgA	IgM
新生儿	9.70 ± 4.00	0.008 ± 0.005	0.13 ± 0.07
4 个月	5.20 ± 1.98	0.24 ± 0.11	0.57 ± 0.34
7 个月	5.40 ± 2.34	0.23 ± 0.18	0.56 ± 0.32
1 岁	6.40 ± 2.80	0.32 ± 0.24	0.82 ± 0.44
3 岁	7.20 ± 3.38	0.64 ± 0.50	0.84 ± 0.44
7 岁	7.80 ± 2.80	0.86 ± 0.52	0.94 ± 0.50
12 岁	10.20 ± 3.84	1.21 ± 0.58	0.85 ± 0.56
15 岁	9.80 ± 3.44	1.39 ± 0.90	0.94 ± 0.52
18 岁	10.30 ± 3.84	1.49 ± 0.96	0.93 ± 0.52
成人	12.87 ± 1.35	2.35 ± 0.34	1.08 ± 0.24

(1)试剂应在有效期内使用,每批试剂均需严格标定。

(2)不同的厂家,不同批号的试剂不能混用。

(3)轻度脂血、溶血、黄疸的标本不影响本法的测定。

4.临床意义

(1)年龄。年龄与血中 Ig 含量有一定关系，新生儿可由母体获得通过胎盘转移来的 IgG，故血清含量较高，接近成人水平。婴幼儿由于体液免疫功能尚不成熟，免疫球蛋白含量较成人低。

(2)血清免疫球蛋白降低。有先天性和获得性两类。先天性低 Ig 血症主要见于体液免疫缺损和联合免疫缺陷病。一种情况是 Ig 全缺，如 Bruton 型无 Ig 血症，血中 IgG < lg/L，IgA 与 IgM 含量也明显降低。另一种情况是 3 种 Ig 中缺 1 种或 2 种，或仅某一亚类缺失。最多见的是缺乏 IgA，患者易患呼吸道反复感染；缺乏 IgG 易患化脓性感染；缺乏 IgM 易患革兰阴性细菌引起的败血症。获得性低 Ig 血症血清中 IgG < 5g/L，引起的原因较多，如有大量蛋白丢失的疾病(剥脱性皮炎、肠淋巴管扩张症、肾病综合征等)、淋巴系统肿瘤(如淋巴肉瘤、霍奇金病)中毒性骨髓疾病等。

(3)血清免疫球蛋白增高。常见于各种慢性细菌感染，如慢性骨髓炎、慢性肺脓肿。子宫内感染时脐血或出生后 2d 的新生儿血清中 IgM 含量可 > 0.2g/L 或 0.3g/L。在多种自身免疫病、肝脏疾病(慢性活动性肝炎、原发性胆汁性肝硬化、隐匿性肝硬化)患者可有 3 类 Ig 升高。SLE 以 IgG、IgA 或 IgG、IgM 升高较多见；类风湿性关节炎以 IgM 升高为主。

(4)M 蛋白血症。主要见于浆细胞恶性病变，包括多发性骨髓瘤、巨球蛋白血症等。此病血清中某类 Ig(M 蛋白)升高，而其他类 Ig 水平正常或降低。

二、ELISA 测定 IgE

1.检测项目名称

IgE 测定。

2.采用的方法

ELISA 测定 IgE。

3.参考区间

男性：(31 ～ 5 500)μg/L 或(631 ± 128)U/mL。

女性：(31 ～ 2 000)μg/L 或(337 ± 60)U/mL。

注：1U = 2.4ng。

4.附　　注

(1)试剂盒自冷藏处取出后应恢复至室温。

(2)不同的厂家，不同批号的试剂不能混用；不用过期试剂。每批试剂均需用标准品制备标准曲线。

(3)反应过程中每次洗涤时均需按试剂盒说明书规定次数与时间认真洗涤，在下一步反应前孔内残留液体必须在吸水纸上拍干。

(4)连续动态监测，观察其变化情况。

5.临床意义

IgE 升高常见于超敏反应性疾病(如过敏性鼻炎、外源性哮喘、枯草热、变应性皮炎、慢性荨麻疹)、寄生虫感染以及 IgE 型多发性骨髓瘤、AIDS、非霍奇金淋巴瘤、高 IgE 综合征(Job 综合征)患者。

三、循环免疫复合物测定

(一)聚乙二醇沉淀比浊法测定循环免疫复合物

1.检测项目名

循环免疫复合物测定。

2.英文缩写

CIC。

3.采用的方法

聚乙二醇沉淀比浊法测定循环免疫复合物。

4.参考区间

0～8.3(A)。

按试剂盒说明书规定的参考值，或检查一定数量正常人群建立自己实验室的参考值。

5.附　注

(1)低密度脂蛋白可引起浊度增加，故应空腹取血。

(2)高γ球蛋白血症以及血清标本反复冻融，均易造成假阳性。

(3)此法快速简便，但特异性较差，仅适于筛查。

(二)ELISA 法测定循环免疫复合物

1.检测项目名

循环免疫复合物测定。

2.英文缩写

CIC。

3.采用的方法

ELISA 法测定循环免疫复合物。

4.临床意义

抗体与相应抗原形成免疫复合物，是机体清除病原微生物抗原和被修饰的自身抗原的一种生理机制。正常情况下这些 CIC 被活化的补体系统和单核吞噬细胞系统清除，对机体组织器官不造成损害。当 CIC 大量的持续存在并沉积于血管壁、肾小球基底膜与血管外组织时，可通过活化补体以及与载有 Fc 受体和补体受体的血小板、粒细胞、肥大细胞、巨噬细胞、淋巴细胞等细胞结合，诱导血管活性胺、溶酶体酶的释放以及干扰各种淋巴细胞的功能，导致血管炎、肾小球肾炎、关节炎、皮炎以及其他多种组织的复杂的免疫病理损伤。这种情况最常见于感染性疾病和自身免疫性疾病。CIC 的消长一般可反映疾病的严重性和监测治疗效果。但一次测定意义不大，世界卫生组织（WHO）建议，首次检测后数周必须复测才能证实其与疾病的相关性。ELISA(Clq 结合法)所测 CIC 阳性率在系统性红斑狼疮为 75%～80%，类风湿性关节炎为 80%～85%，血管炎为 73%～78%。PEG 沉淀比浊法与 ELISA 类似但检出率稍低，两法结合不一定完全一致。

四、补体测定

(一)补体经典途径溶血活性(CH_{50})测定

1.检测项目名

补体经典途径溶血活性(CH_{50})测定。

2.英文缩写

CH_{50}。

3.参考区间

CH_{50}:25 ～ 57U/mL。

4.附　　注

(1)待测血清须新鲜,不得溶血。

(2)本试验为筛查试验,CH_{50}降低只能总体反映补体系统活性低下,不能具体提示何种补体成分缺陷。

5.临床意义

CH_{50}测定,主要反映补体(C1 ～ C9)经经典途径活化的活性。在急性炎症、感染、组织损伤(如风湿热急性期、结节性动脉周围炎、皮肌炎、伤寒、Reiter综合征和多发性关节炎)、癌肿、骨髓瘤等,常可见补体活性的升高。低补体活性血症多见于急性肾小球肾炎、膜增殖性肾小球肾炎、系统性红斑狼疮活动期、类风湿性关节炎、亚急性细菌性心内膜炎、急性乙型病毒性肝炎、慢性肝病和遗传性血管神经性水肿等。

(二)补体C3、C4含量测定

1.检测项目名称

补体C3、C4含量测定。

2.参考区间

C3含量:0.8 ～ 1.6g/L;C4含量:0.1 ～ 0.4g/L。

3.附　　注

(1)补体容易失活、降解。待测血清在室温不得超过6h,2 ～ 8℃不得超过24h,故应于抽血分离血清后立即测定。否则－20℃冻存。

(2)不同的厂家,不同批号的试剂不能混用。

(3)轻度脂血、溶血、黄疸的标本不影响本法的测定。

4.临床意义

C3、C4也属急性期反应蛋白,故在全身性感染、风湿热、皮肌炎、Reiter综合征、心肌梗死、严重创伤及妊娠时血清C3、C4含量均可增高,但这种测定结果无助于疾病的诊断。在活动性免疫复合物性疾病(如狼疮性肾炎、慢性活动型肝炎、系统性红斑狼疮、类风湿性关节炎等),C3、C4水平应与CH_{50}同时降低。遗传性C3、C4缺陷患者血清C3或C4水平降低。

(陈雷)

第二节　自身抗体测定

Section 2

一、免疫比浊法测定类风湿因子(RF)

1.检测项目名称

类风湿因子(RF)测定。

2.英文缩写

RF。

3.采用的方法

免疫比浊法。

4.参考区间

正常人血清 RF < 20U/mL。

5.附　　注

(1)试剂盒自冷藏处取出后应恢复至室温再行使用，未用完试剂应及时冷藏。试剂盒不得冰冻保存。

(2)待测血清 4℃保存应于 3d 内检测，否则－20℃冻存。检测前试剂盒恢复到室温，避免反复冻融标本。

(3)不同的厂家，不同批号的试剂不能混用。不用过期试剂。

6.临床意义

(1)70%～90%的 RA 患者 RF 阳性。但 RF 阴性不能排除 RA 诊断。

(2)除 RA 外，还有许多其他疾病 RF 亦可阳性，如干燥综合征，混合性结缔组织病，2 型混合性冷球蛋白血症，慢性活动型肝炎，亚急性细菌性心内膜炎，全身性红斑狼疮，多种细菌、真菌、螺旋体、寄生虫、病毒感染等。因此，RF 阳性时应结合临床全面检查，对其意义做出综合分析。

(3)健康人群中约有 5%的人 RF 阳性，70 岁以上的人阳性率可高达 10%～25%，但临床意义不太明确。有人认为，RF 阳性常早于临床症状许多年出现，这些人患 RF 的风险较 RF 阴性的人要高 5～40 倍。

(4)胶乳凝集法和免疫比浊法测定的主要是 IgM 类 RF，而双抗原夹心 ELISA 法测定的是各 Ig 类 RF 的总和，为总的 RF。

(5)IgG、IgA、IgM 类 RF 的分类测定成本较高。有人认为，IgM 类 RF 的水平与 RA 的活动性无关，IgG 类 RF 与 RA 患者的关节滑膜炎、血管炎有关，IgA 类 RF 与 RA 患者关节外症状有关，IgG 类、IgA 类 RF 水平升高对进行性关节侵蚀有预测价值，但对这些尚存在不同的看法。

二、ELISA 法测定抗环瓜氨酸肽抗体

1.检测项目名称

抗环瓜氨酸肽抗体测定。

2.采用的方法

ELISA 法。

3.参考区间

定性试验：正常人血清抗 CCP 抗体 P/N 值< 2.1。

定量试验：抗 CCP 抗体参考值待确定，< 5RU/mL 供参考。各实验室可按照试剂盒说明书规定的参考值，或检查一定数量正常人群建立自己实验室的参考值。

4.临床意义

抗 CCP 抗体的检测对类风湿性关节炎(RA)的诊断有高度的特异性，并可用于 RA 的早期诊断。目前认为抗 CCP 抗体对 RA 诊断敏感性为 50%～78%，特异性为 96%，早期患者阳性率可达 80%。抗 CCP 抗体阳性患者比抗体阴性的患者易发展成为影像学能检测到的骨关节损害。

三、间接免疫荧光法(IIF)测定抗核抗体(ANA)

1.检测项目名称

抗核抗体(ANA)测定。

2.英文缩写

ANA。

3.采用的方法

间接免疫荧光法(IIF)。

4.参考区间

正常参考滴度＜1 ∶ 100

荧光模型(阳性反应):抗核抗体(ANA)可与很多基质发生不同程度的反应,但如果专门检测和区分抗核抗体时,应用 HEp-2 细胞和灵长类肝冰冻组织切片的联合基质。对应不同的荧光模型,细胞核显示不同的特异性荧光。如果标本阴性,细胞核无特异性荧光。对每一反应区,应同时观察间期和分裂期的 HEp-2 细胞以及肝细胞是否呈现特异性荧光模型,并且尽可能多观察几个视野。

如果阳性对照不出现特异性的荧光模型或阴性对照出现特异性荧光,则结果不可用,试验必须重做。

5.临床意义

已证实抗核抗体(ANA)对很多自身免疫性疾病有诊断价值。不同疾病(特别是风湿性疾病)有不同的特征性抗体谱,其中特别重要的如表 9-2 所示。

表 9-2 各种疾病的特征性抗体谱

自身免疫性疾病	ANA 阳性率
系统性红斑狼疮(SLE) 活动性 非活动性	95%～100% 80%～100%
药物诱导的红斑狼疮	100%
混合性结缔组织病(MCTD,夏普综合征) 类风湿性关节炎 其他风湿性疾病	100% 20%～40% 20%～50%
进行性系统性硬化症 多肌炎和皮肌炎 干燥综合征	85%～95% 30%～50% 70%～80%
慢性活动性肝炎 溃疡性结肠炎	30%～40% 26%

抗 dsDNA 抗体是系统性红斑狼疮最重要的诊断标志之一。dsDNA 与相应自身抗体形成的免疫复合物可导致皮下、肾脏和其他器官的组织损伤,该抗体滴度与疾病的活动性相关。另外,抗 Sm 抗体也是系统性红斑狼疮的特异性标志。此病中还可检出其他抗体,如抗多核苷酸、核糖核酸、组蛋白以及其他核抗原抗体(见表 9-3)。而药物诱导的红斑狼疮中常可检出抗组蛋白抗体。

表 9-3　系统性红斑狼疮中的自身抗体

抗原	阳性率
dsDNA	60%～90%
ssDNA	70%～95%
RNA	50%
组蛋白	95%
U1-nRNP	30%～40%
Sm	20%～40%
SS-A(Ro)	20%～60%
SS-B(La)	10%～20%
细胞周期蛋白(PCNA)	3%
Ku	10%
RNP:核糖体 P 蛋白	10%
Hsp-90:热休克蛋白,90kDA	50%
心磷脂	40%～60%

高滴度的抗 UI-nRNP 抗体是混合性结缔组织病(MCTD,夏普综合征)的标志(见表 9-4),抗体滴度与疾病的活动性相关。

表 9-4　混合性结缔组织病中的自身抗体(MCTD,夏普综合征)

抗原	阳性率
U1-nRNP	95%～100%
单链 DNA	20%～50%

抗原阳性率 U1-nRNP 95%～100%单链 DNA 20%～50%超过半数的类风湿性关节炎患者中可检出抗组蛋白抗体,而抗 U1-nRNP 抗体却很少见。抗 RANA(类风湿性关节炎核抗原)抗体不能用 HEp-2 检测。

在其他很多疾病中可检出抗核抗体,如原发性胆汁性肝硬化("核点型",SS-A)和慢性活动性自身免疫性肝炎(SS-A,板层素)。有时,在健康人中也可检出抗核抗体,但常为低滴度(各种免疫球蛋白类型均可出现,主要为 IgM)。

有时不易区分抗 HEp-2 细胞浆成分抗体,只有少数与细胞浆反应的自身抗体与特定疾病相关,如:与原发性胆汁性肝硬化相关的抗线粒体抗体,与多肌炎和皮肌炎相关的抗 JO-1、PL-7 和 PL-12 蛋白抗体。在多肌炎中还可偶见抗 OJ、EJ 和信号识别粒子(SRP)抗体。其他的细胞浆抗体有抗核糖体、高尔基体、溶酶体和细胞骨架成分(如肌动蛋白、波形蛋白和细胞角蛋白)抗体,这些抗体的临床价值不高。抗有丝分裂相关抗原抗体的诊断价值还有待于进一步研究。

6. 附　注

(1) 抗核抗体的靶抗原无种族、种属的特异性,故抗原片多采用动物的细胞。但不同来源的细胞核内所含抗原的种类和量不同,故检测结果有所差异。

(2)各实验室必须在自己具有的实验条件下进行一定数量的正常人调查，定出正常人血清ANA水平上限。

(3)判定阳性或阴性时，首先用低倍镜观察，以“+”以上为阳性。

(4)荧光图谱只有相对的参考意义，不能据此做出某种抗核抗体的肯定诊断。

(5)不同试剂盒所用抗原片种类、固定方法等都不尽相同，因此，报告的结果常不完全相同，必须使用国际参考品标化的阳性血清使结果标准化。

四、间接免疫荧光法(IIF)测定抗dsDNA抗体

1.检测项目名称

抗dsDNA抗体测定。

2.采用的方法

间接免疫荧光法(IIF)。

3.参考区间

正常人血清抗dsDNA抗体滴度＜1∶10。

4.附　注

(1)本法需优质荧光显微镜。

(2)待测血清最好于采集当日检测。于2～8℃保存一周，抗dsDNA常由阳性转为阴性。

(3)本法结果对系统性红斑狼疮特异性较高，但敏感性偏低。

(4)试剂盒自冷藏处取出后应恢复至室温方可使用。

五、抗ENA抗体测定

核抗原有3个组成部分：组蛋白、DNA、可溶性核抗原。后者是一组可溶于磷酸盐缓冲液或生理盐水中的多肽抗原，故名可提取的核抗原(ENA)。从分子水平识别ENA多肽抗体是抗核抗体研究的重大进展，现已发现有临床诊断价值的这类抗体十多种，抗ENA抗体为其总称。

1.检测项目名称

抗ENA抗体测定。

2.采用的方法

免疫印记法。

3.参考区间

正常人血清抗ENA抗体阴性。

4.附　注

(1)免疫印迹法的优点是一次可同时检测7种多肽抗体，但由于其作用的靶抗原多经过热变性处理，使得原先存在于分子表面的抗原表位发生了改变，致使结果阴性。因此，相应多肽抗体阴性，并不能排除某种风湿病的存在。

(2)免疫印迹法判定结果时，应将试剂盒提供的标准带0线与反应带的0线对齐再进行比较。

(3)为保证实验的可靠性，每个试剂盒都提供了一个已显色的阳性条带，显示此试剂盒所能检测到的所有条带。

(4)每个膜条都有一个人IgG条带，位于0线附近。试验中此条带显色即表明实验操作正确。

(5)阳性条带与标准带的偏差不应超过1mm，当＞1mm时，则不能再判断为相应的自身抗体。

(6)某些多肽抗体形成的色条带彼此十分靠近，难以区分。必要时可用特异抗原包被反应板的ELISA法加以区别。

(7)免疫印迹法常可检测到与非特异细胞蛋白反应的未知抗体，但与以上各种风湿病的标志抗体无关。

(8)膜条温育过程中，注意不要使膜条干燥，不要用手接触抗原膜条，要用试剂盒提供的镊子夹取膜；膜条与血清温育后，倾倒反应液或冲洗载片时应注意避免交叉污染。

(9)无论是免疫印迹法还是免疫斑点法，阳性区带显色的深浅都不能作为判断抗体滴度高低的依据。

5.临床意义

(1)抗Sm抗体和抗dsDNA一样，对系统性红斑狼疮有高度特异性，且不论是否活动期，抗Sm均可阳性，可作为系统性红斑狼疮的标志性抗体。抗SLE患者中抗Sm阳性者仅占30%左右，故抗Sm阴性时不能排除SLE诊断。

(2)抗U1-nRNP自身抗体在多种风湿病患者血中均可检出，系统性红斑狼疮患者的阳性率为30%～50%。

(3)抗SS-A/Ro抗体最常见于干燥综合征，也见于系统性红斑狼疮及原发性胆汁性肝硬化，偶见于慢性活动性肝炎。

(4)抗SS-B/La抗体几乎仅见于女性患者（男女比例为1∶29），可出现在干燥综合征（40%～95%）及SLE（10%～20%）患者。

(5)抗SCL-70抗体主要见于PSS的弥漫型，是该病的标志性抗体，其阳性率为25%～70%。

(6)抗JO-1抗体的相应抗原只位于细胞质，为组氨酰tRNA合成酶。

(7)抗Rib抗体主要见于SLE患者，阳性率为10%～40%，在其他疾病很少出现，可视为SLE的另一标志性抗体。

六、免疫印迹法测定抗核糖体抗体

1.检测项目名称

抗核糖体抗体测定。

2.采用的方法

免疫印迹法。

3.参考区间

正常人抗核糖体抗体阴性。

4.临床意义

抗核糖体抗体几乎只对系统性红斑狼疮有特异性，阳性率为10%～40%。系统性红斑狼疮患者伴有狼疮性脑病时，此抗体阳性率可达56%～90%，小儿系统性红斑狼疮患者此抗体阳性率高。在抗核抗体阴性的系统性红斑狼疮患者，抗核糖体抗体阳性有重要诊断价值。

七、间接免疫荧光法(IIF)测定抗线粒体抗体

1.检测项目名称

抗线粒体抗体测定。

2.英文缩写

IIF。

3.采用的方法

间接免疫荧光法(IIF)。

4.参考区间

正常人血清1∶100稀释时为阴性。

5.临床意义

由于抗M1抗体即为抗心磷脂抗体,它与梅毒、系统性红斑狼疮、干燥综合征等疾病相关,目前不列入AMA检测中。

抗M2 AMA对原发性胆汁性肝硬化患者的特异性为97%,敏感性为95%～98%。

抗M3抗体见于吡唑酮系列药物诱发的假红斑狼疮综合征患者。

抗M4抗体在PBC患者中的阳性率高达55%,多见于活动期、晚期患者,常与抗M2抗体同时阳性,该抗体可能是疾病迅速发展的风险指标。

抗M5抗体可出现于SLE和自身免疫性溶血性贫血患者中,但阳性率不高。

抗M6抗体见于异丙烟肼诱导的药物性肝炎。

抗M7抗体出现于一些原因不明的急性心肌炎和心肌病,它的靶抗原有器官特异性,存在于心肌细胞的线粒体中。

抗M8抗体见于自身免疫性肝炎和闭塞性血栓血管炎,在PBC患者中阳性率可高达55%。

抗M9抗体主要见于PBC疾病早期抗M2抗体阴性患者,其中大约有90%为IgM型。当抗M2抗体为阳性时,抗M9抗体的阳性率下降为37%。此外,抗M9抗体亦可见于其他急、慢性肝炎患者。

八、间接免疫荧光法测定特异性ANCA

1.检测项目名称

特异性ANCA测定。

2.采用的方法

间接免疫荧光法。

3.参考区间

按试剂盒说明书规定的参考值,正常人血清中上述各种抗体为阴性。

4.临床意义

(1)蛋白酶3是继弹性蛋白酶、组织蛋白酶G后于嗜中性粒细胞嗜天青颗粒中发现的第3种中性丝氨酸蛋白酶,是c-ANCA的主要靶抗原。抗蛋白酶3自身抗体在Wegener肉芽肿患者阳性率为85%,显微镜下多血管炎阳性率为45%,其他血管炎患者阳性率5%～20%。该抗体水平与疾病活动性密切相关,常用作判断疗效和疾病复发的评估指标。

(2)髓过氧化物酶是p-ANCA的主要靶抗原,约占嗜中性粒细胞蛋白总量(干重)的5%,相对分子质量133 000～155 000,等电点11.0,是嗜中性粒细胞杀灭吞噬微生物的重要物质。抗髓过氧化物酶自身抗体的阳性率在特发性肾小球肾炎(坏死性新月体型肾小球肾炎)为65%,变应性肉芽肿性脉管炎为60%,显微镜下多血管炎为45%,而在Wegener肉芽肿患者阳性率仅10%。此抗体水平也与病情活动性相关,可用于疗效与预后判断。

(3)抗乳铁蛋白抗体、抗弹性蛋白酶和抗组织蛋白酶G抗体等缺乏疾病特异性。

九、电化学发光免疫分析法测定 A-TG、A-TPO

1.检测项目名称

A-TG、A-TPO 测定。

2.采用的方法

电化学发光免疫分析法。

3.参考区间

A-TG ＜ 115IU/mL; A-TPO ＜ 34IU/mL。

根据试剂盒提供的参考值，各实验室应结合自身情况，用固定的试剂盒建立自己的参考值范围。

4.附　　注

(1)本法不受黄疸(胆红素＜ 0.66g/L)、溶血(血红蛋白＜ 15g/L)、脂血(脂质＜ 21g/L)和生物素(＜ 60ng/mL)等干扰，亦不受类风湿因子(1 500U/mL)的干扰。

(2)接受高剂量生物素(＞ 5mg/d)治疗的患者，至少要等最后一次摄入生物素 8h 后才能采血。

(3)待测血清不需要加热灭活，各种标本、标准品和质控液禁用叠氮钠防腐。

5.临床意义

抗甲状腺球蛋白抗体主要见于：①自身免疫性甲状腺病：包括桥本(Hashimoto)甲状腺炎，阳性率为 36%～ 100%; 原发性黏液性水肿，阳性率为 72%; Graves 病，阳性率为 50%～ 98%。②自身免疫性内分泌病：糖尿病，阳性率为 20%; Addision 病，阳性率为 28%; 恶性贫血，阳性率为 27%。③其他：甲状腺癌，阳性率为 13%～ 65%; 非毒性甲状腺肿，阳性率为 SLE 等结缔组织病患者血清 A-TG 检出率为 20%～ 30%，A-TG 阳性尤其高水平阳性者，对治疗方法的选择应慎重。对部分 A-TG 低水平阳性者做甲状腺活检研究发现，这类患者甲状腺组织中均有局限性的淋巴细胞浸润。

A-TPO 抗体主要以 IgG 类为主，该抗体主要见于自身免疫性甲状腺病，如桥本甲状腺炎(85%～ 100%)、Graves 病(65%)、原发性黏液性水肿患者；也见于其他器官特异性自身免疫病，如 1 型糖尿病(14%)、Addision 病(31%)、恶性贫血(55%)及产后甲状腺炎(15%)等。目前认为，A-TM(A-TPO)为人类自身免疫性甲状腺炎较理想的标志抗体，阳性结果可支持自身免疫性甲状腺疾病的诊断。

A-TG 与 A-TPO 抗体联合进行检测，自身免疫性甲状腺疾病的检出率(1 种抗体阳性)可提高至 98%。外表正常的人群该类抗体阳性被认为是将来易患自身免疫性甲状腺病的危险因子。高滴度抗体似与疾病的严重程度无明确关系，随着病程的延长或缓解，抗体滴度可下降。如在疾病的缓解期抗体水平再度升高，提示有疾病复发的可能。

十、抗心磷脂抗体(ACA)与抗β_2-GP1 抗体测定

1.检测项目名称

抗心磷脂抗体(ACA)与抗β_2-GP1 抗体测定。

2.采用的方法

ELISA 法。

3.参考区间

正常人血清ACA、抗β_2-GP1抗体为阴性。

4.附　　注

与一般ELISA间接法相同。

5.临床意义

ACA主要存在于各种自身免疫病（如SLE、RA、干燥综合征、皮肌炎、硬皮病、白塞综合征等）患者中，在某些恶性肿瘤、药物诱发性和感染性疾病中也多见，如梅毒、麻风、AIDS、疟疾感染者及淋巴细胞增生障碍性疾病。在抗磷脂抗体综合征（ACA敏感性86%，特异性75%）、复发性动静脉血栓形成、反复自然流产、血小板减少症及中枢神经系统疾病患者中，ACA均有较高的阳性检出率，且高滴度的ACA可作为预测流产发生及血栓形成的一种较为敏感的指标。脑血栓患者以IgG型ACA阳性率最高，且与临床密切相关；约70%未经治疗的ACA阳性孕妇可发生自然流产和宫内死胎，尤其是IgM型ACA可作为自然流产或死胎的前瞻性指标；血小板减少症则以IgG型ACA多见，且与血小板减少程度呈正相关。

抗β_2-GP1抗体主要见于抗磷脂抗体综合征（敏感性为30%～60%，特异性98%）和SLE患者。同时测定抗β_2-GP1和ACA，可使抗磷脂抗体综合征的诊断率达95%。

十一、抗精子抗体、子宫内膜抗体

1.检测项目名称

抗精子抗体、子宫内膜抗体。

2.英文缩写

As-Ab、EM-Ab。

3.采用的方法

间接免疫荧光法。

4.参考区间

正常参考滴度＜1∶10。

5.临床意义

AsAb是由于男性血睾屏障受损，精子或可溶性抗原逸出，使机体产生抗椅子的自身抗体；而女性则由于精子和精浆中的抗原物质进人阴道和子宫被吸收后分泌产生的抗体。AsAb是导致不明原因不孕不育症的主要因素之一。

EM-Ab人工流产刮宫时，胚囊也可能作为抗原刺激机体产生抗体，便会导致不孕、停孕或流产。不少女性因在初次妊娠时做了人工流产，而继发不孕，这种继发不孕患者多数是因体内产生抗子宫内膜抗体所致不孕。抗子宫内膜抗体阳性引起的不孕属于免疫性不孕。

十二、抗卵巢抗体（AoAb）测定

1.检测项目名称

抗卵巢抗体（AoAb）测定。

2.英文缩写

AoAb。

3.采用的方法

ELISA法。

4.参考区间

血清中AoAb为阴性。参考值范围参照厂家试剂盒说明书，各实验室最好建立自己的参考值。

5.附　　注

与一般ELISA间接法相同。

6.临床意义

抗卵巢抗体最早发现于卵巢功能早衰、早绝经患者，此外，也见于卵巢损伤、感染、炎症患者。AoAb阳性检出率在卵巢功能早衰、早绝经患者中达50%～70%，不孕症患者阳性率为20%。AoAb测定可作为监测人工授精的一项指标。在首次人工授精后的第10～15d，某些接受治疗者血清中的IgM类AoAb，高滴度的AoAb可影响治疗效果。由于AoAb的靶抗原本质和生理功能尚不清楚，对AoAb阳性结果的意义应结合临床其他检查综合考虑。

十三、间接免疫荧光法测定抗胰岛细胞抗体

1.检测项目名称

抗胰岛细胞抗体测定。

2.英文缩写

ICA。

3.采用的方法

间接免疫荧光法。

4.参考区间

正常人血清ICA为阴性。

5.附　　注

(1)每批试验必须设阳性与阴性对照。

(2)此法常作ICA的筛查试验，必要时可用重组GAD(谷氨酸的脱羧酶同工酶GAD65)和重组酪氨酸磷酸酶(IA2)建立的双抗原夹心ELISA法予以证实。

6.临床意义

(1)ICA主要发现于1型糖尿病和少数胰岛素依赖型糖尿病患者，起病初期(多为青少年)阳性率可达85%，成人为70%～80%。随病程的延长ICA检出率下降，病程达10年时该抗体阳性率不到10%。患者直系亲属如ICA阳性，则5年内发生糖尿病的风险＞50%。

(2)用重组抗原检测抗GAD和抗IA2抗体可以用国际标准品制备标准曲线进行定量(U/mL)。健康儿童抗IA2阳性提示将很快发生临床症状明显的1型糖尿病。

十四、抗肾小球基底膜抗体(GBM-Ab)测定

1.检测项目名称

抗肾小球基底膜抗体(GBM-Ab)测定。

2.英文缩写

GBM-Ab。

3.采用的方法

间接免疫荧光法。

4.参考区间

正常人血清1：10稀释抗GBM抗体为阴性。

5.附　　注

(1)批试验必须设阳性与阴性对照。

(2)此法作为抗GBM抗体的筛查试验,必要时可用ELISA法复查和定量。

6.临床意义

抗肾小球是包括肺出血肾炎综合征在内的所有抗肾小球基底膜型肾小球肾炎的血清学标志。抗肾小球基底膜抗体型肾小球肾炎和典型的肺出血肾炎综合征中的主要靶抗原为Ⅳ型胶原NCI结构域中的α_3链。在未累及肺的病理中抗GBM抗体的阳性率为60%,而在累及肺的病例中抗GBM抗体的阳性率为80%～90%,这些抗体主要是IgG类抗体,很少为IgA类。临床病程与抗体滴度相关,高滴度的抗GBM循环抗体提示疾病将恶化。在抗GBM抗体阴性但仍怀疑为抗肾小球基底膜抗体型肾小球肾炎时,应进行肾脏组织活检。

十五、抗血小板抗体

1.检测项目名称

抗血小板抗体。

2.英文缩写

PIAg-Ab。

3.采用的方法

间接免疫荧光法。

4.参考区间

正常参考滴度＜1∶10。

5.临床意义

抗血小板抗体可出现于原发性血小板减少性紫癜(ITP)中,也与系统性红斑狼疮有关。滴度升高(阳性):见于原发性血小板减少性紫癜、系统性红斑狼疮、类风湿性关节炎、败血症、高γ-球蛋白血症、肝病、母婴血小板不合等。

十六、抗中性粒细胞抗体测定(ANCA)

1.检测项目名称

抗中性粒细胞抗体测定(ANCA)。

2.英文缩写

ANCA。

3.采用的方法

间接免疫荧光法。

4.参考区间

正常参考滴度＜1∶10。

5.临床意义

cANCA对韦格纳氏肉芽肿具有很高的特异性，韦格纳氏肉芽肿是一种以发热以及鼻咽、肺和肾的慢性肉芽肿为特征的疾病，在活动期，cANCA阳性率可高达90%以上，在缓解期为30%～40%。抗体的滴度与疾病的临床活动性相关。在个别病例中，检测该抗体可区分复发和过量的免疫抑制剂治疗所致的败血症综合征。

抗髓过氧化物酶抗体在间接免疫荧光法检测时表现为pANCA的荧光模型，提示急性、危及生命的疾病（急性进行性肾小球肾炎，多微血管炎和其他形式的血管炎），所以对急诊病例应立即进行pANCA和cANCA的血清学检测。在溃疡性结肠炎、原发性硬化性胆管炎和其他疾病中，有时也可检出pANCA，其靶抗原主要为髓过氧化物酶以外的其他抗原，其中部分抗原尚不清楚。

十七、自免肝间接免疫荧光法检测

1.检测项目名称

自免肝间接免疫荧光法检测。

2.采用的方法

间接免疫荧光法。

3.参考区间

正常参考滴度＜1∶100。

4.临床意义

体外定性或定量检测人血清或血浆中的各种自免肝炎相关的各种抗体荧光模型（阳性反应）：许多基质都可用作抗核抗体（ANA）的检测基质，但人上皮细胞（HEp-2）是检测和区分抗核抗体的最佳基质。标本阳性时，细胞核呈现与数种特征性模型相对应的典型荧光。阴性标本则细胞核无特异性荧光。每次判断结果时，都需同时观察分裂间期和分裂期细胞，最好多观察几个视野。

抗肝肾微粒体（LKM）抗体与鼠肝具有很好的反应性，在肝细胞胞浆中产生均匀的荧光。在大鼠肾中，特别是在皮质区域，近曲小管胞浆呈现细颗粒样荧光，而远曲小管为阴性。肝细胞的荧光强度一般会比近曲小管强。

许多组织基质和HEp-2细胞都可用来检测抗线粒体抗体（AMA），但大鼠肾脏冰冻组织切片是检测该抗体的标准基质。近曲和远曲小管细胞浆呈现明显的颗粒样、基底部增强的荧光，肾小球仅有微弱的荧光。阳性标本的荧光模型与阳性对照基本上相同，管腔部位（刷状缘）的荧光为非特异性的，不对其做结果判定。

抗平滑肌抗体（ASMA）在肌层、黏膜肌层和黏膜层腺体间收缩纤维呈现明显的胞浆型荧光。阳性标本的荧光模型与阳性对照基本一致，阴性标本收缩纤维无荧光。对其他组织结构中出现的荧光不做结果判定。

抗心肌抗体（HMA）与灵长类心脏的冰冻组织切片反应，心肌细胞的胞浆显示出典型的横纹状荧光。如果存在罕见的抗润盘抗体，在这些结构中将表现出平滑的荧光。

抗横纹肌抗体与重症肌无力有关，但只有在滴度很高时才有诊断价值。

重症肌无力是一种比较常见的自身免疫病，该病是由于突触后膜上乙酰胆碱受体的不可逆性阻断引起的神经肌肉接头兴奋传递障碍所致。90%的患者中可检出抗乙酰胆碱受体抗体。

该病的典型症状为横纹肌运动无力，尤其以眼部、面部、颈部和四肢肌肉最为明显。可因吞咽和呼吸麻痹而出现并发症。

该病多见于女性，发病年龄以 20 ～ 40 岁为多见。50 岁以前和以上的男性很少发病。75% 的患者有胸腺异常（胸腺增生、胸腺瘤）。

在重症肌无力中，还常伴有其他自身免疫性疾病，大约半数的患者中可检出一种以上的自身抗体（如抗核抗体）。

在其他很多疾病中可检出抗核抗体，如原发性胆汁性肝硬化和慢性活动性自身免疫性肝炎。有时在健康人中也可检出抗核抗体，但常为低滴度（各种免疫球蛋白类型均可出现，主要为 IgM）。

十八、抗 AMA M2、LKM-1、LC-1 和 SLA/LP 抗体

1.检测项目名称

抗 AMA M2、LKM-1、LC-1 和 SLA/LP 抗体。

2.采用的方法

免疫印记法。

3. 参考区间

正常参考阴性。

4.临床意义

检测抗可溶性肝抗原/肝胰抗原（SLA/LP）抗体是诊断自身免疫性肝脏疾病的一种很重要的新工具，抗 SLA/LP 抗体是自身免疫性肝炎的主要标志性抗体。

自身免疫性肝脏疾病包括：自身免疫性肝炎（AIH）、PBC 和原发性硬化性胆管炎（PSC）。

自身免疫性肝炎（AIH，以前又叫类狼疮肝炎或慢性活动性肝炎）主要感染女性患者，临床表现有胆红素、肝脏相关酶类和免疫球蛋白增高以及典型的组织学变化（肝脏活检可见实质细胞坏死以及淋巴细胞和浆细胞的浸润）和出现各种自身抗体。

如果不及时治疗，AIH 可迅速发展成肝硬化。相反，尽早开始使用免疫抑制剂治疗，并且终生坚持，就可使病人有正常的生活。为了做鉴别诊断，可检测相应的血清学参数以排除肝炎病毒目前的感染情况。

循环性自身抗体的检测对诊断 AIH 具有很重要的意义。

十九、抗胰岛细胞抗体

1.检测项目名称

抗胰岛细胞抗体。

2.英文缩写

ICA。

3.采用的方法

间接免疫荧光法。

4.参考区间

正常参考滴度＜1：10。

5.临床意义

抗胰岛细胞抗体是诊断胰岛依赖性糖尿病高敏感性和高特异性的指标。胰岛素依赖型糖尿病（IDDM）是一种慢性自身免疫性疾病，以胰腺β细胞进行性破坏和葡萄糖代谢紊乱为特征。

在IDDM患者中，约54%其血中ICA阳性。临床上，ICA主要用于胰岛素依赖型糖尿病和非依赖型糖尿病的鉴别诊断。在其他自身免疫性疾病的患者血清中，也可出现ICA抗体阳性。

二十、抗谷氨酸脱羧酶抗体(GAD)

1.检测项目名称

抗谷氨酸脱羧酶抗体(GAD)。

2.英文缩写

GAD。

3.采用的方法

ELISA定量。

4.参考区间

正常参考< 15 IU/mL。

5.临床意义

(1)糖尿病的分型诊断，一般GAD抗体在1型糖尿病患者中其检出率高于ICA和IAA，且可维持较长时间，有报告在空腹血糖最初增高时(达糖尿病诊断标准)，GAD抗体阳性率可达85%～90%。

(2)在1型糖尿病的一级亲属中筛查GAD抗体，结合ICA和IAA检查以及HLA中易感基因检查，可预测1型糖尿病。

二十一、抗肾小球基底膜抗体

1.检测项目名称

抗肾小球基底膜抗体。

2.英文缩写

GBM。

3.采用的方法

免疫印记法。

4.参考区间

正常参考< 20 IU/mL。

5.临床意义

GBM抗体是抗基底膜抗体型肾小球肾炎特异性抗体，包括Goodpasture综合征、急进型肾小球背炎及免疫复合物型肾小球肾炎，患者可伴有或不伴有肺出血。抗肾小管基底膜自身抗体也可见于药物诱导的间质性肾炎，但它在发病中的作用不明。GBM抗体阳性的患者约50%病变局限于肾脏，另50%有肾脏和肺部病变。仅有肺部病变的抗GBM抗体阳性者非常少见。

检测Goodpasture综合征患者血清中自身抗体对诊断和治疗均非常重要。约< 1/3(15%左右)患者有GBM抗体，但绝大多数有ANCA。抗体检测有助于判断预后，GBM抗体阳性者预后最差，其次是PR3-ANCA相关性系统性血管炎、韦格纳血管瘤和MPO-ANCA相关性系统性微脉管炎。

二十二、过敏原

1.检测项目名称

过敏原。

2.采用的方法

欧蒙印迹法体。

3.参考区间

小于一个“+”。

4.临床意义

慢性荨麻疹患者血清中存在的过敏原，为其预防和治疗提供可靠的科学依据。

（陈雷）

第三节　自身免疫病的免疫学检验

Section 3

一、概　述

自身免疫病（autoimmune disease，AID）是指由于过度而持久的自身免疫反应导致组织、器官损伤并引起相应器官病变或临床症状的一类疾病。

正常情况下，免疫系统对自身的组织和细胞不产生或仅产生微弱的免疫应答，此现象称为自身免疫耐受（autoimimine-tolerance）。自身免疫耐受是机体维持免疫平衡的重要因素，其机制与胚胎期的免疫接触有关。根据Bumet的克隆选择学说，在胚胎期或新生期免疫系统尚未发育成熟时，抗原刺激不会引起免疫应答，只引起相应的淋巴细胞克隆抑制，被抑制的细胞群称为禁忌克隆。通常胚胎期免疫系统能够接触到的抗原都是自身物质。另一方面，几乎所有可暴露的自身抗原都在胚胎期接触过免疫系统，因此出生后免疫系统对自身抗原表现为天然免疫耐受。

当某些原因使自身免疫耐受遭到破坏时，免疫系统就会对自身组织成分发生免疫应答，产生针对自身成分的自身抗体或自身反应性T淋巴细胞，此现象称为自身免疫。自身免疫属于正常的生理现象，在健康人体内都有一定量的自身抗体和自身反应性T细胞的存在，它们在维持免疫自身稳定中发挥重要作用，大多数自身抗体的效价较低，不足以引起自身组织的损伤，但可协助清除衰老蜕变的自身成分，故亦称为“生理性自身抗体”。

（一）自身免疫病的基本特征

自身免疫病种类繁多，但都具有如下一些共同特征：

(1)多数病因不明，往往女性高发，且具有遗传倾向性。

(2)患者体内可检出高效价的自身抗体和（或）自身反应性T淋巴细胞。

(3)一般病程较长，多呈反复发作和慢性迁延不愈，疾病转归与自身免疫应答的强度密切相关。

(4)肾上腺皮质激素等免疫抑制治疗可缓解症状。

(5)常有其他自身免疫病同时存在。

(6)可在体外复制出相关动物病理模型。

（二）自身免疫病的分类

目前自身免疫病尚无统一的分类标准，多以受累组织、器官的范围、解剖系统及发病原因等方法进行分类。

1.按自身抗原的分布范围分类

按自身抗原的分布范围分类，可分为器官特异性自身免疫病和非器官特异性自身免疫病两大类。

(1)器官特异性自身免疫病(organ specific autoimmune disease)，指病变局限于某一特定器官或组织，其自身抗原为该器官组织的特定成分。

(2)非器官特异性自身免疫病(non-organ specific autoimmune disease)，又称“全身性或系统性自身免疫病”，是指侵犯多种器官、组织的自身免疫病，其自身抗原为多种器官、组织所共有的成分，如细胞核成分、线粒体等，由于其常累及结缔组织，故又称“结缔组织病”或“胶原病”。

通常，器官特异性自身免疫病的预后较好，而非器官特异性自身免疫病的病变广泛，预后不良。

2.按发病部位的解剖系统分类

按发病部位的解剖系统分类，可分为结缔组织(系统性红斑狼疮、类风湿关节炎、干燥综合征、混合性结缔组织病等)、内分泌系统(桥本甲状腺炎、Graves病、Addison病、胰岛素依赖性糖尿病等)、消化系统(萎缩性胃炎、溃疡性结肠炎、原发性胆汁性肝硬化等)、血液系统(恶性贫血、自身免疫性溶血性贫血、特发性血小板减少性紫癜、特发性白细胞减少症等)等自身免疫病。

3.按发病先后分类

(1)原发性自身免疫病。大多数自身免疫病的发生与遗传因素密切相关，原发病因不明，称为“原发性自身免疫病”。此类疾病可以是器官特异性的，也可以是非器官特异性的。

(2)继发性自身免疫病。某些自身免疫病由特定的外因所致，如药物、外伤、感染等，而与遗传无关，一般愈后良好，称为“继发性自身免疫病”，如慢性活动性肝炎、交感性眼炎等。此类疾病多属器官特异性自身免疫病。

二、自身免疫病发生的相关因素

大部分自身免疫病的发病原因和发病机制尚不清楚。但无论何种原因使机体产生了针对自身抗原的自身抗体和(或)自身反应性T细胞，都可以通过各种途径导致免疫炎症，使机体发生组织损伤或器官功能障碍，表现出相应的临床症状。

（一）自身抗原因素

1.隐蔽抗原的释放

隐蔽抗原是指在解剖位置上体内某些与免疫系统在解剖位置上隔绝的组织成分，如精子、眼内容物、脑等。正常情况下，其终身不与免疫系统接触，机体对这些组织、细胞的抗原成分无免疫耐受性。在手术、外伤、感染等情况下，隐蔽抗原得以释放，与免疫活性细胞接触进而诱导相应的自身免疫应答，导致自身免疫病的发生。例如：因眼外伤使眼晶状体蛋白和眼葡萄膜色素隔离抗原释放，刺激机体产生特异性的CTL，CTL可对健侧眼睛的细胞发动攻击，引发交感性眼炎。临床上常见的还有甲状腺球蛋白抗原释放后，可引起桥本甲状腺炎；精子抗原释放可引起男性不育；脑脊髓和神经髓鞘蛋白抗原释放可引起脱髓鞘脑脊髓炎和外周神经炎等。

2.自身抗原的改变

生物因素(如细菌、病毒、寄生虫等)、物理因素(如冷、热、电离辐射等)、化学因素(如药物等)均可影响自身细胞抗原的性质，诱导自身免疫应答，导致自身免疫病。如：多种药物可改变血细胞的抗原性引起自身免疫性溶血性贫血和血小板减少性紫癜等；变性的自身IgG可刺激机体产生抗变性IgG的自身抗体，这类抗体又称为类风湿因子（rheumatoid factor, RF）。RF与变性IgG结合形成的免疫复合物可导致类风湿关节炎。

3.共同抗原的存在

感染是诱发自身免疫的重要因素。某些病原微生物具有与宿主正常细胞或细胞外基质相似的抗原表位，宿主针对该病原微生物产生的免疫效应产物能与其共同抗原发生交叉反应，引起炎症和组织破坏，导致自身免疫病。

4.表位扩展

一个抗原分子可存在有优势表位（dominant epitope）和隐蔽表位（cryptic epitope）。正常情况下，优势表位是众多表位中首先激发免疫应答的表位，隐蔽表位并不引起免疫应答。在异常情况时，免疫系统在针对一个优势表位发生免疫应答后，可能对隐蔽表位相继引发免疫应答，此种现象称为表位扩展（epitope spreading）。随着疾病的进程，机体的免疫系统不断扩大所识别自身抗原表位的范围，因而使自身抗原不断受到新的免疫攻击，使疾病迁延不愈并不断加重。表位扩展与类风湿关节炎、系统性红斑狼疮、多发性硬化症、胰岛素依赖性糖尿病的发病相关。

（二）免疫调节机制紊乱因素

1.多克隆刺激剂的旁路活化

在某些情况下，机体对自身抗原的免疫耐受是由于T淋巴细胞对这些自身抗原处于耐受状态所致，B细胞仍然保持着对自身抗原的免疫应答性。多克隆刺激剂（如EB病毒、细菌内毒素等）和超抗原（金黄色葡萄球菌外毒素TSST-1、肠毒素SEA等）可直接激活处于耐受状态的T细胞，辅助刺激自身反应性B细胞活化产生自身抗体，引发自身免疫病。

2.Th1和Th2细胞的功能失衡

不同的病原微生物感染或组织损伤等因素所产生的炎症反应，能通过分泌细胞因子而影响Th0细胞向Th1或Th2细胞分化。Th1和Th2细胞的比例失调和功能失衡与自身免疫病的发生相关。Th1细胞功能亢进，可促进某些器官特异性自身免疫病的发生，如胰岛素依赖性糖尿病。Th2细胞的功能亢进，可促进抗体介导的全身性自身免疫病的发生，如系统性红斑狼疮。

3.MHC-Ⅱ类抗原的表达异常

在正常情况下，大多数组织、细胞仅表达MHC-Ⅰ类抗原，而不表达MHC-Ⅱ类抗原。在某些因素（如IFN-γ）作用下，组织细胞表面可异常表达MHC-Ⅱ类抗原，从而可能将自身抗原提呈给Th细胞，启动自身免疫应答，导致自身免疫病。已发现原发性胆汁性肝硬化的胆管上皮和糖尿病的胰岛B细胞表面均表达MHC-Ⅱ类抗原。

4.自身反应性淋巴细胞逃避“克隆丢失”

自身反应性淋巴细胞在胸腺（或骨髓）内的分化成熟过程中，通过识别基质细胞所提呈的自身抗原肽-MHC分子而发生凋亡，此即阴性选择。由于胸腺（或骨髓）功能障碍或微环境发生改变，某些自身反应性淋巴细胞可能逃避阴性选择，该克隆细胞进入外周血即可对相应自身抗原产生应答，引发自身免疫病。

5.淋巴细胞的突变

由于理化因素、生物因素或某些原发因素的影响，可能导致淋巴细胞突变，其抗原识别能力异常，对自身抗原产生免疫应答，从而引发自身免疫病。

6.Fas/FasL表达的异常

Fas属TNFR/NGFR家族成员，又称CD95，普遍表达于多种细胞包括淋巴细胞表面。其配体Fas L（Fas ligand）通常出现于活化的T细胞，如CTL和NK细胞膜上，又可以分泌脱落至细胞外。无论是膜结合型或游离型的Fas L，与细胞膜上的Fas结合后均可诱导细胞凋亡。Fas

(CD95)/Fas L(CD95配体)基因缺陷的患者，因为激活诱导的自身应答性淋巴细胞的凋亡机制受损，易发生多种自身免疫病。凋亡调节蛋白的过度表达，也与自身免疫病的发生相关。正常胰岛细胞不表达Fas，在IDDM发病的过程中，局部APC和CTL相互作用所产生的IL-1β和NO可选择性地使B细胞表达Fas，激活的CTL表达Fas L，进而通过细胞间的相互作用或释放可溶性Fas L使表达Fas的B细胞遭到破坏。多发性硬化症、桥本甲状腺炎等多种自身免疫病的发生也与Fas/FasL表达异常有关。

（三）生理因素

1.自身免疫病发病率随年龄的增长而升高

临床上，老年人自身抗体的检出率较高，可能是老年人胸腺功能低下或衰老导致免疫系统功能紊乱的缘故所致。

2.某些自身免疫病与性别有关

某些自身免疫病好发于女性，如类风湿关节炎的患者中女性与男性之比为4∶1。女性发生系统性红斑狼疮和多发性硬化症(MS)的可能性比男性大10～20倍。有些自身免疫病好发于男性，如患强直性脊柱炎的男性约为女性的3倍。

3.某些自身免疫病与性激素变化有关

系统性红斑狼疮患者的雌激素水平普遍升高。实验显示，给系统性红斑狼疮小鼠应用雌激素可加重其病程。

（四）遗传因素

许多自身免疫病的发生与个体的MHC基因型有关。不同型的MHC分子结合提呈抗原的能力不同。有些个体的MHC分子适合提呈某些自身成分的抗原肽，因此易患某些自身免疫病。例如，携带HLA-DR3的个体易患系统性红斑狼疮、重症肌无力、胰岛素依赖性糖尿病；HLA-DR4与类风湿关节炎有关；强直性脊柱炎患者中90%以上为HLA-B27阳性。

三、自身免疫病的免疫损伤机制

引起自身免疫病的原因和机制是多种多样的，自身免疫病实际上是由自身抗体、自身反应性T淋巴细胞，或二者共同引起的针对自身抗原的超敏反应性疾病。其自身组织损伤的机制类似于Ⅱ型、Ⅲ型、Ⅳ型超敏反应。针对自身抗原引起的免疫应答，可通过一种或几种方式共同作用导致免疫损伤，继而引发自身性免疫病。

（一）自身抗体引起的免疫损伤

在这种自身免疫病的发生过程中，由针对自身细胞表面或细胞外基质抗原物质的IgG类和IgM类自身抗体启动细胞和组织的损伤。

1.抗细胞表面抗原的自身抗体引起的免疫损伤

自身抗体直接与靶抗原结合，通过激活补体、吸引中性粒细胞和单核细胞、促进吞噬作用及局部释放炎症介质等，导致细胞和组织损伤。例如：某些药物可吸附在红细胞、血小板或中性粒细胞等血细胞的表面并改变细胞的抗原性，进而刺激机体产生抗红细胞、血小板或中性粒细胞等血细胞的自身抗体，自身抗体与血细胞结合并激活补体系统，可直接导致靶细胞的裂解。临床常见的有药物引起的溶血性贫血、自身免疫性血小板减少性紫癜、中性粒细胞减少症等疾病。

2.抗细胞表面受体的自身抗体引起的细胞和组织功能障碍

自身抗体与细胞表面特异性受体结合后，可通过以下机制导致该受体功能障碍。

(1)模拟配体作用。自身抗体与受体结合，模拟其配体的作用，刺激靶细胞功能亢进。例如：Graves病患者血清中存在抗促甲状腺激素受体的自身IgG类抗体，此抗体与TSHR结合，可模拟促甲状腺激素的作用，刺激甲状腺细胞分泌过量甲状腺激素，导致甲状腺功能亢进；某些低血糖症患者体内产生抗胰岛素受体（激动剂样）的自身抗体，此类抗体与胰岛素受体结合，可发挥类似于胰岛素样的效应，引起低血糖症。

（2）竞争性阻断效应。自身抗体与受体结合，可阻断天然配体与受体结合，或改变受体结构，从而抑制受体功能。例如：某些胰岛素耐受性糖尿病患者体内产生抗胰岛素受体（拮抗剂样）的自身抗体，此类抗体可竞争性抑制胰岛素与受体结合，引发糖尿病。

（3）介导受体内化与降解。自身抗体与受体结合后，介导受体内化并降解，或通过激活补体系统而引发细胞损伤。例如：重症肌无力患者体内存在抗神经肌肉接头部位乙酰胆碱受体的自身抗体，该抗体可竞争性抑制乙酰胆碱与受体结合，并促使乙酰胆碱受体内化、降解，从而降低骨骼肌细胞对运动神经元所释放乙酰胆碱的反应性，出现以骨骼肌无力为特征的临床表现。

（二）免疫复合物引起的免疫损伤

可溶性自身抗原与相应抗体结合可形成循环免疫复合物，随血流抵达某些组织部位并沉积下来，激活补体，促进炎性细胞浸润，造成组织损伤，干扰相应器官的正常生理功能，此类疾病属于Ⅲ型超敏反应引起的自身免疫病。系统性红斑狼疮乃为此类疾病的代表，患者体内持续产生针对自身细胞核抗原的自身 IgG 类抗体，形成大量循环免疫复合物，沉积在肾小球、关节、皮肤及其他器官的毛细血管，进而引起肾小球肾炎、关节炎、皮肤红斑及多部位脉管炎等多器官、多系统病变，最终导致广泛而严重的小血管炎性损伤。其他的免疫损伤机制也可参与系统性红斑狼疮的发病。

（三）自身反应性 T 细胞引起的免疫损伤

自身反应性T细胞在多种自身免疫病（尤其是器官特异性自身免疫病）的免疫损伤中起重要作用。$CD8^+$ CTL 和 $CD4^+$ Th1 细胞均可介导自身组织、细胞损伤，其机制为Ⅳ型超敏反应，主要引起淋巴细胞和单核细胞浸润为主的炎性病变。在胰岛素依赖性糖尿病（IDDM）发病中，$CD8^+$和 $CD4^+$ T 细胞浸润胰岛组织，CTL 特异性杀伤胰岛 B 细胞，Th1 细胞产生细胞因子引起炎症反应损伤胰岛细胞，致使胰岛素的分泌严重不足。在实验性自身免疫性脑脊髓炎（EAE）发病中，髓鞘碱性蛋白（MBP）特异性 Th1 细胞介导中枢神经系统损害，过继转移 MBP 特异性 Th1 细胞克隆给正常动物，可成功诱发 EAE。此外，自身反应性 T 细胞在慢性淋巴细胞性甲状腺炎、恶性贫血及自身免疫性心肌炎等自身免疫病的发病中也起重要作用。

四、常见的自身免疫病

自身免疫病种类繁杂，各种不同的自身免疫病所累及的器官、组织和部位也不尽相同。本事以临床常见的系统性红斑狼疮、类风湿关节炎、弥漫性甲状腺肿和系统性血管炎等四种自身免疫病为代表做简要介绍。

（一）系统性红斑狼疮

系统性红斑狼疮（systemic lupus erythematosus，SLE）是年轻妇女最常有的多系统疾病。多发生在 20 ~ 30 岁的女性，男女的发病比例约为 1∶10。疾病的严重性往往随病程呈复发与缓解交替起伏，该病高死亡率主要由肾病引起，治疗原则主要是延长存活期。

SLE 病因不清，发病机制复杂，但是患者体内存在有多种抗核抗体，如抗核抗体、抗 DNA 抗体、抗 Sm 抗体等，也可产生抗红细胞、血小板、白细胞和凝血因子等自体抗体。这些自身抗体和抗原形成的大量免病复合物，可沉积在皮肤、肾小球、关节、脑或其他部位的血管基底膜，激活补体及 ADCC，造成组织、细胞免疫损伤，引起肾小球肾炎、关节炎、皮肤红斑等多种脏器损害。被损伤的细胞释放的核抗原又刺激 B 细胞产生更多的自身抗体，进一步加重病理损伤。

不同的自身抗体致病机制各异，但多数尚待阐明。

SLE依据美国风湿病学会（ACR）1997年制定的分类标准进行诊断，诊断标准有11项：抗核抗体阳性；面颊红斑；盘状红斑；光过敏；口鼻溃疡；非侵蚀性关节炎；胸膜炎或心包炎；肾小球肾炎；神经、精神病变；血细胞减少；其他SLE血清学特征性自身抗体（抗Sm、抗dsDNA、抗心磷脂、狼疮抗凝物、RPR假阳性）。满足4项可诊断为SLE，其中2项标准是血清学指标：抗核抗体阳性和检测到SLE特征性自身抗体。

（二）类风湿关节炎

类风湿关节炎（rheumatic arthritis，RA）是一种以关节组织慢性炎症病变为主要表现的全身性疾病，呈世界性分布，男女患者比例为1∶3，任何年龄均可发病，但高发期在40多岁。其发病机制是患者体内IgG分子发生了变性，从而刺激机体产生抗变性IgG的自身抗体。这种自身抗体以IgM为主，也可以是IgG或IgA类抗体，临床称为类风湿因子（rheumatoid factor，RF）。RF与自身变性IgG结合形成的免疫复合物，沉积于关节滑膜，引起类风湿关节炎。RA病程与SLE相似，可时缓时重甚至痊愈，但是炎症常持续加重。RA的病变主要发生在手与足的对称性小关节，晚期常导致进行性关节破坏、变形。患者除关节疼痛和活动障碍，还常产生系统性病症，如皮下结节、贫血、胸膜炎、心包炎、间质性肺炎、血管炎等。

美国风湿病学会1987年的RA分类诊断标准有7项：①关节晨僵；②至少3个关节部位有关节炎；③手关节性关节炎；④对称性关节炎；⑤类风湿结节；⑥血清类风湿因子含量增高；⑦关节放射性改变。标准①～④至少持续6周，至少符合4个标准可诊断为RA。类风湿因子虽然作为RA诊断标准之一，在RA患者中检出阳性率和滴度高，但是它不是特异性指标。

（三）Graves病

Graves病是一种病因未明的自身免疫病，患者血清中出现针对促甲状腺激素受体（thyroid stimulating hormone receptor，TSHR）的抗体，结合能持续刺激甲状腺细胞分泌过量的甲状腺素，从而引发患者出现甲状腺功能充进（hyperthyroidism）。由于它的效应与促甲状腺激素（TSH）相似，但作用时间较长，故又称为长效甲状腺刺激抗体（long-activating thyroid-stimulating antibody，LATSA），属于IgG类抗体。LATSA还可通过胎盘转移导致新生儿甲状腺功能亢进，但此症状可随来自母亲的IgG抗体水平下降而逐渐消失。此类抗体结合TSHR的部位及其作用机制均与TSH相同，即激活TSHR的腺苷酸环化酶，使胞内cAMP水平上升，从而导致甲状腺素合成和分泌增加。LATSA与多种组织细胞（如脂肪细胞）存在明显交叉反应，可使眼眶内脂肪细胞增生而致突眼症状。此外，也有人从甲状腺组织中检出IgM和IgE类自身抗体，提示本病可能还涉及其他体液免疫应答机制。

Graves病多发生于30～40岁人群，男女比例为7∶1。LATSA几乎只存在于Graves病患者中，检出阳性率及滴度最高，在其他甲状腺疾病中常为阴性。

（四）系统性血管炎

血管炎是指发生于血管壁及其血管周围的炎症性疾病，可发生于大动脉、小动脉、静脉等血管床，病谱可从急性坏死性血管炎到慢性血管炎，患者多伴有倦怠、发热、体重减轻等症状。累及小血管，多表现为明显紫癜、多神经炎、巩膜层炎、溶血或镜下血尿；累及中等大小血管，则可导致心脏、肾脏、肠道、肢端甚至脑组织的梗死；累及大血管，可表现为主动脉弓综合征或者是血栓性静脉闭塞。检测抗中性粒细胞胞浆抗体对某些小血管炎有一定诊断价值。

五、自身免疫病的免疫学检验

自身免疫病的免疫学检验主要是检测血清中的自身抗体，也可检测淋巴细胞、免疫球蛋白、免疫复合物和补体等，这些检测为临床自身免疫病提供诊断依据，对判断疾病活动程度、观测疗效、指导临床用药具有重要意义。

(一)自身抗体的检测

自身抗体是自身免疫病的重要标志。患者体内存在的高效价的自身抗体和(或)自身反应性T淋巴细胞是自身免疫病的重要特征，也是临床诊断的重要依据。自身免疫病常检测的自身抗体主要有抗核抗体、类风湿因子、抗中性粒细胞胞浆抗体等。许多自身免疫病可产生多种自身抗体，而同一种自身抗体可涉及多种自身免疫病，因此临床需要结合多项指标进行综合判断。

1.抗核抗体检测

抗核抗体(antinuclear antibody，ANA)是泛指针对真核细胞核成分的一类自身抗体的总称。检测ANA是诊断SLE的重要指标，但是ANA并非SLE所特有，很多疾病也ANA阳性，如药物诱导性狼疮、混合性结缔组织病、皮肌炎等疾病。ANA是活动性SLE非常敏感的指标，阳性率＞99%，ANA阴性基本上可以排除SLE。此外，ANA滴度、荧光着色模式及不同类型ANA检测对SLE与其他系统性自身免疫病的鉴别诊断、SLE病情观测等也有重要意义。

(1)常见抗核抗体类型。①抗DNA抗体：抗DNA抗体包括抗双链DNA(double stranded DNA，dsDNA)抗体(抗天然DNA抗体)和抗单链DNA(single stranded DNA，ssDNA)抗体(抗变性DNA抗体)两大类。抗dsDNA抗体是SLE的特征性标志之一，阳性率为60%～90%，其滴度高低与疾病活动性相关，可作为监控治疗的指标。此外，在MCTD、RA、SS等自身免疫病中也可有部分，阳性。抗ssDNA抗体常见于SLE患者(70%～95%)、其他结缔组织病和少数非结缔组织病患者，特异性较差，因此通常不检测抗ssDNA抗体。②抗ENA抗体：可提取性核抗原(extractable nuclear antigen，ENA)是用盐水或鳞酸缓冲液提取的核抗原的总称，是非组蛋白核蛋白，属酸性蛋白抗原，由许多小分子RNA(100～215个核苷酸)与各自对应的特定蛋白质组成核糖核蛋白颗粒(RNP)，该组成使其各自的抗原性得以增强，分子中不含DNA，对核糖核酸酶敏感。ENA主要包括U1-RNP、Sm、SS-A、SS-B、Scl-70、Jo-1、Rib等抗原，不同的自身免疫病可产生不同的抗ENA抗体。A.抗U1-RNP抗体：U1-RNP由U1-RNA和蛋白质组成，对核糖核酸酶和胰蛋白酶敏感，抗原表位在73 000、32 000和17 500多肽上。高滴度的抗U1-RNP抗体为混合性结缔组织病(mixed connected tissue disease，MCTD；Sharp综合征)的特征性抗体，阳性率为95%～100%。在其他结缔组织病的阳性率较低，SLE约30%(几乎总是与抗Sm抗体同时出现)，SS约20%，PSS约70%。B.抗Sm抗体：抗Sm抗体最初在一位叫Smith的患者血清中发现，便以其名字的前两个字母命名。Sm抗原属于snRNP，由Ul、U2和U4-6 5个snRNA与多肽组成，对DNase和RNase均不敏感，但经碘酸盐及胰蛋白酶处理后可被水解，抗原表位在29 000、28 000和13 500多肽上。抗Sm抗体对SLE具有高度特异性，与抗dsDNA抗体一起，被认为对SLE具有确诊价值，阳性率为20%～40%。C.抗SS-A(Ro)抗体：SS-A抗原为一个小核糖核蛋白，由一个RNA分子和两种不同的蛋白质(52 000和60 000)组成。抗SS-A抗体最常见于干燥综合征(40%～95%)，也见于SLE(20%～60%)以及原发性胆汁性肝硬化(20%)，偶见于慢性活动性肝炎。此外，发现抗SS-A抗体在新生儿红斑狼疮的发生率几乎为100%。D.抗SS-B(La)抗体：SS-B为SS的B抗原，属于SnRNP，是DNA和蛋白质的混合物，可被胰蛋白酶、轻度加热或改变溶液pH而破坏，抗原表位在45 000、47 000和48 000多肽上。抗SS-B抗体几乎仅见于女性患者(29：1)，可出现于干燥综合征(40%～95%)以及SLE(10%～20%)患者中。在干燥综合征，抗SS-B阳性患者，几乎总是会同时出现抗SS-A抗体，反之则不然。E.抗Scl-70抗体：Scl-70抗原是DNA拓扑异构酶Ⅰ的降解产物，抗原表位在70 000的片段上。抗Scl-70抗体是进行性系统性硬化症(弥散型)的标志性抗体，25%～70%的患者抗Scl-70抗体阳性，而局限性硬皮病患者此抗体为阴性。F.抗 Jo-1 抗体：Jo-1 是组氨酰 tRNA 合成酶，是分子量为 50 000 的细胞浆磷酸蛋白。抗 Jo-1 抗体见于多发性肌炎（伴有间质性肺纤维化），阳性率为 25%～ 35%。G.抗 Rib 抗体：核糖体（ribosome，Rib）在核仁合成，然后转入胞质。抗原表位在大亚基的 38 000、16 500 和 15 000 多肽上。抗 Rib 抗体主要见于 SLE，阳性率为 10%～ 20%，是 SLE 的特异性抗体之一，可能与 SLE 的精神症状有关（存在争议），但与小儿 SLE 的相关性已被证实。③抗组蛋白抗体：阳性率最高可达 80%，且常伴有抗 dsDNA 阳性。与许多药物诱导的狼疮综合征相关。④抗 PCNA（增生细胞核抗原）：对 SLE 有很好的特异性，但灵敏度仅为 3%。⑤抗 Ki（SL）抗体：对 SLE 的灵敏度为 7%～ 21%。⑥核糖体蛋白 P 抗体：几乎只对 SLE 特异，但灵敏度仅为 10%～ 20%。⑦抗磷脂抗体：阳性见于原发性抗磷脂综合征（APS）。在 SLE 中阳性率可达 17%～ 70%，存在高滴度抗磷脂抗体的SLE患者，与动静脉血栓、习惯性流产、血小板减少、Coombs 阳性的溶血性贫血和某些罕见症状相关。

(2) 检测方法。ANA 大多数属于 IgG 型的抗体，也有部分属于 IgM、IgA、IgD 和 IgE 类。ANA 无器官特异性和种属特异性，可与不同动物来源的细胞核发生反应。ANA 主要存在于血清中，也可存在于其他体液如滑膜液、胸腔积液和尿液中。

目前已知 ANA 至少有百种以上，检测时先进行总 ANA 的筛查，阳性者再进一步检测个别 ANA，对鉴别诊断、病情观测、疗效评价及预后均具有重要意义。ANA 主要采用间接免疫荧光法（indirect immunofluoresence，IIF）检查，抗原基质片常用人喉癌上皮细胞（Hep-2）制作，也可用其他细胞系或动物组织（如鼠肝）制作；检测抗 dsDNA 抗体的抗原基质片，常采用马疫锥虫或绿蝇短膜虫制作，因为虫体内鞭毛动基体由纯环状 dsDNA 构成，不含有其他核抗原。抗原基质片与适当稀释的受检病人血清进行反应，再用荧光标记的抗人免疫球蛋白抗体或其 F(ab')2 染色，然后在荧光显微镜下观察细胞核荧光着色情况，判断荧光核型。

ENA 可用盐水或磷酸盐缓冲液从细胞核中提取，检测抗 ENA 抗体的方法较多，早期常采用双向免疫扩散和对流免疫电泳的方法检测，但是特异性和敏感性较低，目前常采用免疫印迹法和斑点酶免疫法进行检测。

(3)临床意义。ANA 的滴度以及荧光核型对于 SLE 等疾病的自身抗体检测具有重要意义。常见的荧光核型有：均质型、斑点型（核颗粒型）、核膜型（周边型）、核仁型、着丝点型等。①均质型（homogeneous，H）：Hep-2 细胞核均匀着染荧光，分裂期细胞的浓缩染色体荧光着色增强，染色体周围荧光较弱。与均质型相关的自身抗体主要有抗组蛋白抗体及抗核小体抗体。高滴度均质型主要见于SLE患者，低滴度均质型可见于RA、慢性肝脏疾病、传染性单核细胞增多症或药物诱发的狼疮患者。②斑点型（speckled，S）：细胞核内出现颗粒状荧光，胞浆部分无荧光着色。分裂期细胞染色体无荧光显色，染色体以外显示颗粒荧光。抗 ENA 抗体、抗 PCNA 抗体呈现斑点型着色，常见于 MCTO、SLE、硬皮病、SS 等自身免疫病。③核膜型（membranous，M）：主要在细胞核的周边荣光着色，核轮廓鲜明，核中心荧光弱或无；分裂期细胞染色体区出现荧光着色；在灵长类肝组织切片中显现特征明显的沿核膜走向的环状荧光。核膜相关的抗体含有板层素性抗体，与中间丝相关，可见于慢性活动性自身免疫性肝病，尤其是 PBC。④核仁型（micleolar，N）：荧光均匀着色主要在核仁区，分裂期细胞染色体无荧光着色。相关抗体是抗核仁特异性低分子量的 RNA、抗 RNA 聚合酶-1、抗 U3RNP、抗 PM-Scl 等。核仁型在硬皮病中出现率最高，尤其高滴度对诊断硬皮病具有一定特异性，也见于重叠综合征和雷诺现象者。

此外，ANA 滴度高低常与 SLE 临床症状平行。缓解时降低，加重时升高；且先于疾病活动而升高，后于疾病缓解而降低。ANA 滴度变化也与其他检测的指标，如补体、狼疮细胞、血沉、尿蛋白等变化相一致。

2.类风湿因子及相关抗体检测

(1)类风湿因子检测。类风湿因子(rheumatoid factor,RF)是一种存在于人或动物体内抗变性 IgG Fc 的自身抗体,常见的有 IgM、IgG、IgA、IgE 型,其中 IgM 型被认为是 RF 的主要类型。检测 RF 是诊断类风湿关节炎的重要指标之一,但是在其他许多疾病甚至生理情况下亦常出现 RF。

检测 RF 目前主要是使用 RIA、ELISA 或免疫浊度方法,与过去常用的胶乳凝集试验比较,敏感性和特异性有明显提高。

70%～ 90%RA 患者 RF 为阳性,高滴度 RF 对 RA 的诊断具有特异性。RF 并非 RA 所特有,因此 RF 阴性并不能排除 RA,RF 阳性也不能简单断定是 RA,应综合分析。此外,临床检测 RF 也可用于以下三个方面:①用于 RA 病情判断和预后,血清 RF 阳性者关节炎程度较阴性者重;RF 阳性率及滴度越高,RA 患者的关节损伤程度越重;而且 RF 滴度越高,患者越易发生血管炎、皮下结节,且预后较差。②用于 RA 患者疗效观测,有效治疗后 RF 滴度会下降。③用于鉴别诊断,如 SLE、硬皮症、皮肌炎等亦可 RF 阳性,但常见的关节病变如痛风、骨性关节炎等 RF 为阴性。

(2) 相关自身抗体。近年发现数种自身抗体对 RF 诊断有较大意义,下面予以介绍。①抗角蛋白抗体(anti keratin antibody,AKA)又称为抗聚丝蛋白抗体(anti-filaggrin antibody,AFA)或抗角质层抗体(anti corneum antibody,ASCA)。主要见于 RA,阳性率为 36%～ 59%,特异性为 95%～ 99%,因此其阴性不能排除 RA 诊断。可先于临床表现而出现,对 RA 早期患者和 RF 阴性患者有较高诊断价值。AKA 与 RA 活动度有关,高滴度预示 RA 较严重。②抗环瓜氨酸肽抗体(anti-cyclic citrullinated peptide,抗 CCP)。研究发现聚丝蛋白中的瓜氨酸是抗原表位的主要成分,用合成的环化瓜氨酸多肽(CCP)作为抗原基质检测抗 CCP,是用于 RA 早期诊断的一个高度特异的新指标。阳性患者比阴性患者易发展为影像学可见的骨关节损害。③抗核周因子(APF)。与 RA 活动度有关,尤其对 RA 早期患者和 RF 阴性患者有较高诊断价值。

3.抗中性粒细胞胞浆抗体

抗中性粒细胞胞装抗体(antineutrophil cytoplasmic antibodies,ANCA)是一组以人中性粒细胞胞质成分为靶抗原,与临床多种小血管炎性疾病密切相关的抗体,是系统性血管炎的标志性抗体。除了系统性坏死性血管炎,ANCA 也可见于慢性炎性肠病和自身免疫性肝炎。常采用间接免疫荧光法检测 ANCA,主要有 3 种荧光图形。

(1)胞浆型 ANCA(cANCA):主要针对的靶抗原是中性粒细胞胞浆颗粒中的一种丝氨酸蛋白酶,与存在于中性粒细胞嗜天青颗粒中的丝氨酸蛋白酶-蛋白酶 3(PR3)非常相似,所以 cANCA 能与 PR3 发生特异性反应。阳性见于韦格纳肉芽肿病、变应性肉芽肿性脉管炎、微细型多动脉炎、坏死性肾小球肾炎等。

(2)核周型 ANCA(peripheral anti-neutrophil cytoplasmic antibody,pANCA):主要针对的靶抗原是中性粒细胞嗜天青颗粒中的髓过氧化物酶(MPO)。阳性见于微细型多动脉炎、变应性肉芽肿型脉管炎、肺出血-肾炎综合征、肼苯哒嗪诱导的红斑狼疮等。

(3)非典型 ANCA(aANCA):主要针对的靶抗原有待进一步研究。相关疾病为慢性炎症性肠病(克罗恩病、溃疡性结肠炎)、原发性硬化性胆管炎等。

4.其他自身抗体

自身免疫病患者的血清中除存在上述自身抗体外,还有许多其他临床疾病相关的自身抗体,常用采用标记技术进行检测(表 9-5)。

表 9-5 其他自身抗体的检测方法及其相关疾病

自身抗体	检测方法	相关疾病
抗甲状腺球蛋白抗体	荧光免疫法、ELISA、RIA	桥本甲状腺炎
抗甲状腺过氧化物酶抗体	ELISA	桥本甲状腺炎
抗乙酰胆碱受体抗体	ELISA、RIA	重症肌无力
抗平滑肌抗体	荧光免疫法、ELISA	原发性胆汁性肝硬化、慢性活动性肝炎
抗心肌抗体	荧光免疫法	心脏术后综合征、心肌梗死后综合征、风湿性心脏病
抗线粒体抗体	荧光免疫法、ELISA	原发性胆汁性肝硬化、漫性活动性肝炎、长期持续性肝阻塞
抗胰岛B细胞抗体	ELISA	胰岛素依赖性糖尿病
抗精子抗体	荧光免疫法、ELISA	不育症、不孕症
抗心磷脂抗体	ELISA、RIA	SLE、自发性流产、抗磷脂综合征
抗感特异性脂蛋白抗体	ELISA、放射免疫沉淀法、放射免疫自显彰法	自身免疫性肝炎
抗中性粒细胞胞浆抗体	荧光免疫法、ELISA、RIA、IBT	系统性血管炎、Wegner 肉芽肿病
抗子宫内膜抗体	荧光免疫法、ELISA、双向免疫扩散法	不孕症、流产、子宫内膜异位症
抗卵巢抗体	荧光免疫法、ELISA、RIA	卵巢早衰、不孕症、流产、子宫内膜异位症
抗胃壁细胞抗体	荧光免疫法	恶性贫血、Graves 病；桥本甲状腺炎、萎缩性胃炎
抗肾小球基底膜抗体	荧光免疫法	Goodpasture 综合征、狼疮肾炎、增生性肾炎
抗红细胞抗体	Coombs 试验	自身免疫性溶血性贫血
抗血小板抗体	ELISA	原发性血小板减少性紫癜

(二)其他相关的免疫学检测

1.淋巴细胞检测

虽然自身免疫病多与自身抗体有关，但仍有部分疾病不存在相关的自身抗体，而与致敏淋巴细胞有关，还可能与免疫调节异常或其他因素有关。淋巴细胞数量和功能的改变是介导免疫病理损伤的重要因素。检测淋巴细胞数量及功能可反映患者体内免疫细胞状况，为临床治疗提供参考指标。

(1)特异性致敏淋巴细胞。检测致敏淋巴细胞可用器官特异性抗原作诱导剂，进行淋巴细胞增生试验或吞噬细胞移动抑制试验等；皮肤试验也能反映机体致敏情况，但有诱导超敏反应的危险，实验结果需结合临床或其他检查进行综合分析。溃疡性结肠炎、外周神经炎及实验性变态反应性脑脊髓炎等疾病可能与自身反应性致敏淋巴细胞有关。

(2)淋巴细胞数量和比值。在免疫缺陷或免疫失调时易发生自身免疫病，因此进行淋巴细胞数量和亚群比例的检测有一定的意义。检测内容包括淋巴细胞总数、T细胞和B细胞分类计数及CD4/CD8比值测定等。SLE、RA、MG和自身免疫性溶血性贫血等疾病CD4/CD8比值升高，原发性胆汁性肝硬化患者CD4/CD8比值降低。

2.狼疮细胞试验

狼疮细胞(LE)是胞质内含有大块聚合DNA的中性粒细胞。狼疮病人血清中的抗核抗体可诱导LE的形成，因此称为"LE因子"。用病人血清与正常人中性粒细胞一起培养，可使后者变成LE，该试验称为"狼疮细胞试验"。SLE病人有75%～80%狼疮细胞试验阳性。在RA、PSS、部分肝炎、结节性多动脉炎、多发性硬化症和DM等偶尔也可呈阳性。

3.免疫球蛋白、补体和免疫复合物的检测

自身免疫病患者由于体内产生了大量自身抗体，故血清中免疫球蛋白含量往往高于正常值，尤以IgG升高明显。免疫球蛋白含量的波动与疾病的活动性相关，故动态观察血清或局部体液中免疫球蛋白量的变化，可协助判断疾病进程。

在以Ⅱ、Ⅲ型超敏反应机制发生的自身免疫病中，补体可通过经典或替代途径参与反应。在疾病活动期时消耗大量补体，其总补体活性(CH_{50})及单一补体含量均可明显降低；而当疾病缓解期，补体含量又可逐渐恢复正常。但致敏性T细胞引起的自身免疫性损伤疾病，补体不参与发病，故此类患者血清补体含量无明显变化。

同时自身免疫病的活动期尚可出现循环免疫复合物增加等情况，故在病程中检测补体活性和含量以及免疫复合物对于了解疾病的进程和疗效具有重要意义。

4.细胞因子的检测

由于自身免疫病的发生与免疫调节紊乱有重要关系，尤其表现为Th1细胞与TH2细胞平衡的失调。由于Th1细胞活化分泌大量IFN-γ、IL-2、TNF-β等细胞因子，这些细胞因子可促进T_{DTH}、$CD8^+$ CTL产生，而抑制Th2细胞。TH2细胞活化可分泌大量IL-4、IL-5、IL-10、IL-13，这些细胞因子可促进B细胞活化，产生大量自身抗体，抑制Th1细胞。这些异常表达的细胞因子在介导免疫病理损伤中起重要作用。此外，近年来发现Th17细胞在介导自身免疫病的发生中起重要作用。

临床上已开始尝试用基因工程制备的抗细胞因子抗体治疗某些自身免疫病，其目的就是阻断异常表达过程、降低过高的免疫应答、缓解免疫病理损伤，如用抗IL-10单抗治疗SLE有一定疗效，用抗TNF-α抗体治疗类风湿关节炎有显著效果，均说明自身免疫病的发生、发展与多种细胞因子有关。故在疾病进程中检测某些细胞因子不但对研究疾病发生机制有作用，也可了解病程。

(陈雷)

第四节　性病的免疫学检验

Section 4

一、梅毒快速血浆反应素试验(RPR)

1.检验方法

间接凝集法。

2.检验标本

静脉血。

3.送检要求

抽取静脉血2mL注入干燥试管送检。

4.检验部门

性病实验室。

5.参考区间

阴性。

6.临床意义

作为诊断梅毒的初筛试验。人体感染梅毒螺旋体后，除产生特异性的抗梅毒螺旋体抗体外，受损的宿主细胞可释放一种具抗原性的类脂质，它又能刺激机体产生抗类脂质的抗体，即反应素。RPR为非梅毒螺旋体抗原试验，此试验敏感性很高，而特异性较差，一些非梅毒病人血清中可暂时或长期测出反应素，称为生物学假阳性(BFP)。故对结果的解释需结合临床具体分析。

二、甲苯胺红试验(TRUST)

1.检验方法

间接凝集法。

2.检验标本

静脉血。

3.送检要求

抽取静脉血2mL注入干燥试管送检。

4.检验部门

性病实验室。

5.参考区间

阴性。

6.临床意义

同RPR试验。

三、梅毒螺旋体血凝试验(TPHA)

1.检验方法

间接血凝法。

2.检验标本

静脉血。

3.送检要求

抽取静脉血2mL注入干燥试管送检。

4.检验部门

性病实验室。

5.参考区间

阴性。

6.临床意义

作为诊断梅毒的证实试验。本试验特异性虽高，但麻风、传染性单核细胞增多症及某些结缔组织病变可能导致生物学假阳性(BFP)。因此，做出梅毒诊断尚需结合临床症状。

四、梅毒螺旋体明胶凝集素试验(TPPA)

1.检验方法

明胶凝集法。

2.检验标本

静脉血。

3.送检要求

抽取静脉血 2mL 注入干燥试管送检。

4.检验部门

性病实验室。

5.参考区间

阴性。

6.临床意义

TPPA 试验敏感性高、特异性强，是梅毒诊断较好的确证试验。TPPA 试验阳性患者，即使经抗梅毒治疗也可终身阳性，因此不能作为治疗效果观察的指标。此类试验特异性强，很少出现假阳性。但据统计，也可有 1%生物假阳性存在，应结合临床症状综合分析。

五、荧光梅毒螺旋体抗体吸收试验(FTA-ABS)

1.检验方法

荧光免疫法。

2.检验标本

静脉血。

3.送检要求

抽取静脉血 2mL 注入干燥试管送检。

4.检验部门

性病实验室。

5.参考区间

阴性。

6.临床意义

FTA-ABS 试验被认为是梅毒诊断的"金标准"，特异性高、敏感性强，可用于各期梅毒的诊断(相对其他血清确证试验)。

六、人免疫缺陷病毒抗体(Anti-HIV Ⅰ/Ⅱ)

1.检验方法

ELISA 法、胶体金快速法。

2.检验标本

静脉血。

3.送检要求

抽取静脉血 2mL 注入干燥试管送检。

4.检验部门

性病实验室。

5.参考区间

阴性。

6.临床意义

作为 HIV 感染的筛查。获得性免疫缺陷综合征(AIDS)是由 HIV 引起的(1981 年发现),该病毒主要侵犯人体 T 细胞(尤其是 TH 细胞),使患者细胞免疫功能缺陷,最终因条件致病菌繁殖引起感染致死。HIV 有 2 个血清型:HIV-Ⅰ和 HIV-Ⅱ,后者少见。此试验阳性者应进一步作证实试验。

七、单纯疱疹病毒血清学检测(HSV-IgM/IgG)

1.检验方法

酶联免疫吸附试验。

2.检验标本

静脉血。

3.送检要求

抽取静脉血 2mL 注入干燥试管内及时送检。

4.检验部门

性病实验室。

5.参考区间

阴性。

6.临床意义

特异性HSV-IgM抗体在首次感染 4d 即可出现,持续 8 周左右,IgG 抗体在 2 周后出现高滴度。HSV 血清学检测适用于对培养或抗原检测等方法阴性者进行确认,诊断隐性病人,性伴侣为疱疹感染的人群筛查、婚检、孕妇及新生儿的筛查等。据报道,HSV-1 在 60%～ 85%的成人体内普遍存在,HSV-2 常为隐性感染,其中 90%为无症状带毒者,故此血清学检测阳性并不能认为现症感染,对结果解释需结合临床综合分析。

八、单纯疱疹病毒抗原检测(HSV-Ag)

1.检验方法

酶联免疫吸附试验。

2.检验标本

水疱液,患处分泌物,痂皮。

3.送检要求

取样最好在水疱出现早期。水疱:使用针头刺破水疱,用灭菌拭子蘸取疱液;溃疡:先用无菌拭子拭去多余的脓液,用灭菌拭子轻轻刮取样本;愈合期结痂:使用灭菌镊子将痂皮掀开,再用生理盐水湿润的火菌拭子在痂的基底部取样。置无菌试管中及时送检。

4.检验部门

性病实验室。

5.参考区间

阴性。

6.临床意义

单纯疱疹病毒(HSV)是人类最常见的病原体,人是其唯一的自然宿主,HSV主要有2个血清型:HSV-1、HSV-2。HSV-1主要侵犯躯体腰以上部位,HSV-2侵犯躯体腰以下部位,主要是生殖器,它是引起性病的主要病原体之一。健康人通过与患者直接密切接触和性接触而被感染:妊娠期胎儿可能通过胎盘传染,分娩时可经产道感染。病毒感染后以隐性感染最为常见。仅有10%～20%的初次感染者出现症状,HSV抗原检测适用于原发感染、有症状病人、有明显疱疹出现的患者。

九、肉芽肿荚膜杆菌

1.检验方法

片染色镜检。

2.检验标本

溃疡面分泌物。

3.送检要求

用生理盐水清洁溃疡面,直接在溃疡面上压片,立即送检。

4.检验部门

性病实验室。

5.参考区间

阴性。

6.临床意义

找到杜诺凡小体可帮助确诊腹股沟肉芽肿。

十、梅毒螺旋体检查

1.检验方法

暗视野显微镜检查法。

2.检验标本

硬下疳组织渗出液、淋巴结穿刺液、羊水。

3.送检要求

(1)皮肤黏膜损害部位取材。先在载玻片上加无菌生理盐水1滴,用无菌棉拭子擦去皮损部位污物,如有痂皮,可用钝刀除去,嘱患者用手挤压皮损周围,使组织渗出,用钝刀轻轻刮取组织液(避免出血),将组织渗出液与载玻片上无菌盐水混合,立即送检。

(2)淋巴结取材。用1mL注射器配12号针头,吸取0.25～0.5mL无菌生理盐水,按无菌操作穿刺淋巴结并注入盐水,再吸入注射器内,如此反复2～3次,抽取淋巴液立即送检。

(3)羊膜穿刺由妇科有经验医生行羊膜穿刺术抽取羊水,立即送检。

4.检验部门

性病实验室。

5.参考区间

阴性。

6.临床意义

暗视野检查可作为梅毒诊断的确证试验，被认为是“金标准”，若发现梅毒螺旋体，即可确诊为梅毒感染，此法特别适用于血清学试验阴性的早期梅毒诊断。

十一、杜克雷嗜血杆菌染色显微镜检查

1.检验方法

革兰染色镜检。

2.检验标本

溃疡分泌物、淋巴结穿刺液。

3.送检要求

(1)溃疡。用无菌拭子将溃疡表面的痂皮和污物擦去，再用另一拭子从溃疡基底部取材，置无菌试管立即送检。

(2)淋巴液。用注射器按无菌操作，从肿大的淋巴结中抽取淋巴液。

4.检验部门

性病实验室。

5.参考区间

阴性。

6.临床意义

发现典型的革兰阴性短杆菌，呈链状或鱼群状排列，结合临床资料可作初步诊断，但革兰染色检查敏感性＜50%，故未检出并不能排除杜克雷嗜血杆菌感染。

十二、线索细胞检查

1.检验方法

湿片法、干片革兰染色法。

2.检验标本

阴道分泌物。

3.送检要求

同白带常规。

4.检验部门

性病实验室。

5.参考区间

阴性。

6.临床意义

当线索细胞占全部上皮细胞的20%以上时一般认为可诊断细菌性阴道炎(BV)。湿片法诊断BV敏感性在80%以上，特异性在90%以上。革兰染色镜检观察阴道上皮细胞中线索细胞的

敏感性和特性高于湿片法，分别为89%和93%。

（陈雷）

第五节　免疫缺陷病的免疫学检验

Section 5

免疫缺陷病（immunodeficiency disease，IDD）是由于遗传因素或其他因素造成免疫系统先天发育障碍或后天损伤引起的各种临床综合征。免疫缺陷可致免疫系统在发育、分化、代谢、调节等不同环节上发生障碍，引起机体免疫功能缺陷或低下，临床表现为反复或持续感染，并易伴发过敏性疾病、肿瘤、自身免疫病等。

一、概　　述

（一）免疫缺陷病的分类

免疫缺陷病按其发病原因可分为两大类：原发性免疫缺陷病和继发性免疫缺陷病。

1.原发性免疫缺陷病

原发性免疫缺陷病（primary immunodeficiency disease，PIDD）是免疫系统的遗传缺陷或先天发育不全所致的临床综合征。在人群中总的发病率约为0.01%，种类较多，迄今文献报道的已达90余种。按其累及的免疫成分不同，又可分为原发性B细胞免疫缺陷病（体液免疫缺陷）、原发性T细胞免疫缺陷病（细胞免疫缺陷）、原发性联合免疫缺陷病（T、B细胞缺陷）、原发性吞噬细胞缺陷病和原发性补体系统缺陷病。各型所占比例分别为：原发性B细胞免疫缺陷病占50%，原发性T细胞免疫缺陷病占18%，原发性联合免疫缺陷病占20%，原发性吞噬细胞缺陷病占10%，原发性补体系统缺陷病占2%。

2.继发性免疫缺陷病

继发性免疫缺陷病（secondary immunodeficiency disease，SIDD）是免疫系统受到后天因素，如感染、肿瘤、营养不良、代谢性疾病和其他疾病作用引起免疫功能低下所致的临床综合征。按其免疫功能受损类型可分为继发性T细胞功能缺陷、继发性低丙种球蛋白血症、继发性吞噬细胞缺陷和继发性补体缺陷。

（二）免疫缺陷病的特征

不同类型免疫缺陷病的临床表现各异，与其缺陷的成分、程度、范围有关，但是均具有以下共同临床特征。

1.易感染

免疫缺陷病患者对病原体的易感性增加，易发生反复感染，且病情迁延不愈、难以控制，是导致患者死亡的主要原因。感染的性质和严重程度主要取决于免疫缺陷的类型及程度。一般而言，以抗体缺陷为主者，易发生化脓性感染；以T细胞缺陷为主者，易发生病毒、胞内寄生菌感染、真菌和原虫感染；T、B细胞联合免疫缺陷对各种病原体易感，机会性感染是其重要特点；补体成分缺陷者，易发生奈瑟菌属感染；中性粒细胞功能缺陷者，易感染金黄色葡萄球菌。

2.易伴发恶性肿瘤

免疫缺陷病患者易发生恶性肿瘤，尤其是T细胞缺陷患者恶性肿瘤发生率比正常人高100～300倍，多为病毒所致肿瘤和淋巴系统肿瘤。

3.易伴发自身免疫病

免疫缺陷病患者有高发自身免疫病倾向，其自身免疫病发生率高达14%，而正常人群仅为

0.001%～0.01%，以 SLE、类风湿关节炎和恶性贫血等多见。

二、原发性免疫缺陷病

（一）原发性 B 细胞缺陷病

原发性 B 细胞缺陷（primary B lymphocytes deficiency）是由于 B 细胞发育、分化受阻，或 B 细胞不能接受 Th 细胞传递的信号，导致抗体合成或分泌障碍。患者体内 Ig 水平降低或缺陷，外周血 B 细胞数量减少或缺陷，T 细胞数量正常。根据 Ig 缺陷程度的不同，可分为低丙种球蛋白血症和无丙种球蛋白血症。主要临床表现为反复化脓性感染、肠道病毒感染等。

1.性联无丙种球蛋白血症

性联无丙种球蛋白血症（X-linked agammaglobulinemia，XLA）是一种典型的先天性 B 细胞缺陷病，1952 年由 Bruton 首次报道，又称 Bruton 综合征。该病的发生与 Bruton 酪氨酸：蛋白激酶（Bruton tyrosin kinase，Btk）缺乏有关。编码 Btk 的基因位于 Xq22 染色体上，当该基因缺陷或发生突变时，使得 B 细胞发育过程中的信号传导受阻，导致 B 细胞发育停滞于前 B 细胞阶段，影响 B 细胞分化成熟。该病属 X 连锁隐性遗传，一条染色体带有缺陷基因但表型正常的母亲如将缺陷基因遗传给儿子，可致其发病；遗传给女儿，可使其为携带者。

患儿多在出生 6 个月后发生反复化脓性细菌感染，包括中耳炎、鼻窦炎、支气管炎、肺炎、皮肤感染、败血症等。常见的易感病原体有葡萄球菌、肺炎球菌、溶血性链球菌、流行性感冒杆菌等。患者细胞免疫功能正常，对水痘、麻疹等病毒，以及胞内感染仍有较强的抵抗力。其免疫学主要特征为：血清中各类 Ig 含量明显降低（IgG ＜ 2g/L，总 Ig ＜ 2.5g/L），外周血成熟 B 细胞和浆细胞几乎为零，淋巴结无生发中心，患者接种抗原后不产生抗体应答，但 T 细胞数量和功能正常。

2.性联高 IgM 综合征

性联高 IgM 综合征（X-linked high IgM syndrome，XLHM）是一种罕见的原发性 B 细胞缺陷病，为 X 性联隐性遗传。其发病机制是 X-染色体上 CD40L 基因突变，使 T 细胞表达：CD40L 缺陷，与 B 细胞上 CD40 的相互作用受阻，导致 B 细胞活化增生和进行抗体类别转换障碍，只能分泌 IgM，不能产生其他类别的 Ig。

患儿多于 1 ～ 2 岁发病，临床表现为反复化脓性感染，尤其是呼吸道感染。血清 IgM 水平高，IgG、IgA、IgE 水平低下，IgD 水平正常或增高。外周血成熟 B 细胞（表达 mlgM 和 mlgD）数量正常，但几乎没有表达 mlgG 和 mlgA 的 B 细胞。

3.选择性 IgA 缺陷

选择性 IgA 缺陷（selective IgA deficiency）是最常见的体液免疫缺陷病，发病率约为 1‰，为常染色体显性或隐性遗传。患者表达 mlgA 的 B 细胞发育障碍，不能分化成为分泌 IgA 的浆细胞，但确切机制尚不清楚。

大多数患者无明显症状，或仅表现为易患呼吸道、消化道、泌尿道感染，少数患者可出现严重感染，超敏反应、自身免疫病发生率增加。免疫学主要特征为：血清 IgA ＜ 50mg/L，分泌型 IgA 缺陷，其他 Ig 水平正常。

（二）原发性 T 细胞缺陷病

原发性 T 细胞缺陷（primary T lymphocytes deficiency）是由于 T 细胞的发生、分化受阻而导致的 T 细胞功能障碍。T 细胞缺陷不仅使细胞免疫功能受损，而且由于 T 细胞对 B 细胞产生抗体有辅助调节作用，也会在一定程度上影响体液免疫功能。虽然某些患者血清 Ig 水平正常，但对抗原刺激却不产生特异性抗体。

1.先天性胸腺发育不全

本病亦称为DiGeorge综合征，是典型的T细胞缺陷性疾病。其发病是由于妊娠早期胚胎第三、四咽囊发育障碍，导致起源于该部位的器官，如胸腺、甲状旁腺、主动脉弓、唇、耳等发育不全。该病属非遗传性疾病，但90%以上的患者染色体22q11.2区域有缺失。据报道，母体酒精中毒与DiGeorge综合征有关。

患儿表现有特殊面容，表现为：眼距增宽，双耳下移，"鱼形"嘴（人中短），颌小畸形等，并常伴有心脏和大血管畸形。由于甲状旁腺发育不全，患儿出生后24h内可发生低钙性手足抽搐。临床表现为易发生病毒、真菌、胞内寄生菌等反复感染，接种卡介苗、麻疹疫苗等可发生严重不良反应。免疫学特征表现为：外周血T细胞显著减少，细胞免疫功能严重受损，B细胞数量正常，但对TD抗原刺激不产生特异性抗体。

2.T细胞活化和功能缺陷

T细胞膜表面分子或胞内信号转导分子表达异常可导致T细胞活化或功能受损。如TCR通过CD3复合分子和ZAP-70等向胞内转导活化信号。TCR和CD3复合分子基因变异可使T细胞识别抗原及将抗原信号传入胞内受阻，从而严重影响细胞免疫功能；ZAP-70基因变异，导致TCR信号向胞内下游传导障碍，T细胞不能增生分化为效应细胞。

（三）原发性联合免疫缺陷病

联合免疫缺陷病（combined immunodeficiency disease，CID）是指T细胞和B细胞均有分化发育障碍，导致细胞免疫和体液免疫联合缺陷所致的疾病。其发病机制涉及多种，共同特征是：患者全身淋巴组织发育不良，淋巴细胞减少；易发生严重和持续性的细菌、病毒和真菌感染，且常为机会性感染；接种某些减毒活疫苗可引起严重的全身感染，甚至死亡。一般免疫治疗很难有效，骨髓移植治疗有一定效果，但可能发生移植物抗宿主反应。

1.重症联合免疫缺陷病

重症联合免疫缺陷病（severe combined immunodeficiency disease，SCID）较为罕见，是性联或常染色体隐性遗传病，发病率约1/10万。患儿在出生后6个月即表现为严重的细胞和体液免疫功能缺陷，对各种病原体、机会菌易感，常因严重感染死亡。

（1）性联重症联合免疫缺陷病（X-linked SCID，XLSCID）。约占SCID的50%，属X连锁隐性遗传。其发病机制是IL-2受体γ链（IL-2Rγ）基因突变。IL-2Rγ链是多种细胞因子受体（IL-2R、IL-4R、IL-7R、IL-9R、IL-15R）共有的亚单位，它参与多种细胞因子的信号转导并调控T细胞、B细胞的分化发育和成熟，γ链突变使T细胞发育停滞于祖T（pro-T）细胞阶段，从而发生SCID。患者成熟T细胞和NK细胞缺乏或严重减少，B细胞数量正常但功能受损，血清Ig水平降低，对特异性抗原应答能力下降。

（2）腺苷脱氨酶缺陷症。腺苷脱氨酶缺陷症（adenosine deaminase，ADA）是一种常染色体隐性遗传病，约占SCID的20%。其发病机制是由于定位于第20对染色体的ADA基因突变导致ADA缺乏，使腺苷和脱氧腺苷分解障碍，造成核苷酸代谢产物dATP和dGTP在细胞内大量累积，对发育早期T、B细胞有毒性作用而影响其发育成熟，造成T细胞和B细胞缺陷。

2.毛细血管扩张性共济失调综合征

毛细血管扩张性共济失调综合征（ataxia telangiectasia syndrome，ATS）也是一种常染色体隐性遗传病，以进行性共济失调，皮肤和球结膜的毛细血管扩张为特征。免疫学改变可见胸腺发育不全或缺失，扁桃体、淋巴结和脾脏中淋巴组织减少，网状细胞增生。患者周围血中淋巴细胞减少，对皮肤致敏抗原的延迟性过敏反应减弱。

（四）原发性吞噬细胞缺陷病

吞噬细胞缺陷主要涉及单核-巨噬细胞和中性粒细胞，表现为吞噬细胞数量减少和功能障碍，包括趋化作用、吞噬作用等。患者易患各种化脓性感染，重者可危及生命。

1.原发性中性粒细胞缺陷

按照中性粒细胞缺陷的程度，临床上分为粒细胞减少症和粒细胞缺乏症（agranulocytosis）。前者外周血中性粒细胞数＜1.5×10^9个/L，而后者外周血几乎没有中性粒细胞。其发病机制是由于粒细胞集落刺激因子（G-CSF）基因突变使粒细胞分化受阻所致。患者多在出生1个月内即开始发生各种细菌的反复感染。

2.白细胞黏附缺陷

白细胞黏附缺陷（leukocyte adhesion deficiency，LAD）为常染色体隐性遗传，可分为LAD-1和LAD-2两型。LAD-1型是由于整合素p2亚单位（CD18）基因突变，使得中性粒细胞、巨噬细胞、T细胞、NK细胞表面整合素家族成员表达缺陷，导致中性粒细胞不能与内皮细胞黏附、移行并穿过血管壁到达感染部位。LAD-2型为一种岩藻糖基因突变，使得白细胞和内皮细胞表面缺乏能与选择素家族成员结合的寡糖配体Sialyl-Lewisx（Slex），导致白细胞与内皮细胞间黏附障碍。患者主要表现为反复化脓性细菌感染。

3.慢性肉芽肿病

慢性肉芽肿病（chronic granulomatous disease，CGD）多属性联隐性遗传，少数为常染色体隐性遗传。其发病机制是由于编码还原型辅酶Ⅱ（NADPH）氧化酶系统的基因缺陷，使吞噬细胞呼吸爆发受阻，不能产生足量的有氧杀菌物质，如超氧离子、过氧化氢、单态氧离子等，使得吞入细胞内的微生物，尤其是能产生过氧化氢酶的微生物非但不能被杀死，反而得以继续存活、繁殖，并随吞噬细胞游走播散，造成反复的慢性感染。持续的感染可刺激$CD4^+$ T细胞增生形成肉芽肿。患者表现为反复的化脓性细菌感染，淋巴结、皮肤、肝、肺、骨髓等器官有慢性化脓性肉芽肿或伴有瘘管形成。

（五）原发性补体系统缺陷病

原发性补体系统缺陷（primary complement system deficiency）属最少见的原发性免疫缺陷病，大多为常染色体隐性遗传，少数为常染色体显性遗传。缺陷可发生在补体系统中几乎所有的成分，包括补体固有成分、补体调控蛋白和补体受体。临床表现为反复化脓性细菌感染及自身免疫病。

1.补体固有成分缺陷

补体两条激活途径的固有成分均可发生遗传性缺陷。C3缺陷可导致严重的甚至是致命的化脓性细菌感染；C4和C2缺陷使经典途径激活受阻，常引发SLE、肾小球肾炎等免疫复合物病；C5～C9缺陷可引起奈瑟菌属感染；P因子、D因子缺陷使旁路途径激活受阻，易致反复化脓性细菌感染。

2.补体调控蛋白缺陷

（1）遗传性血管神经性水肿是最常见的补体缺陷病，为常染色体显性遗传。其发病是由于C1抑制因子（C1 inhibitor，C1 INH）基因缺陷所致。由于C1 INH缺乏，不能控制C1酯酶活性，使C2的裂解过多，产生过多的C2a，使血管通透性增高，引起遗传性血管神经性水肿。临床表现为反复发作的皮肤、黏膜水肿，如发生在咽喉可致窒息死亡。

（2）阵发性夜间血红蛋白尿。阵发性夜间血红蛋白尿（paroxysmal nocturnal hemoglobinuria，PNH）是由于编码N-乙酰葡糖胺转移酶的PIG-A基因突变，导致GPI合成障碍，红细胞不能与补体调节成分DAF和MAC抑制因子（MIRL）结合，从而使红细胞对补体介导的溶血敏感。

3.补体受体缺陷

补体受体主要存在于红细胞和吞噬细胞表面，其表达缺陷可致循环免疫复合物清除障碍，从而发生SLE等自身免疫病。

三、继发性免疫缺陷病

继发性免疫缺陷病(SIDD)可涉及免疫系统的各个方面,临床表现和免疫特征与相应的原发性免疫缺陷病相似,发病率高于原发性免疫缺陷病。SIDD 种类多种多样,多数是暂时性的,消除病因后可恢复。少数 SIDD 难以恢复,如由人类免疫缺陷病毒引起的获得性免疫缺陷综合征,又称艾滋病。

(一)继发性免疫缺陷病的常见原因

1.感　　染

许多病毒、细菌、真菌、原虫感染常可引起机体免疫功能低下,其中以人类免疫缺陷病毒感染所致的艾滋病最为严重。

2.肿　　瘤

恶性肿瘤尤其是淋巴系统的恶性肿瘤,如白血病、淋巴肉瘤、骨髓瘤、胸腺瘤等常可进行性抑制患者的免疫功能,加上肿瘤患者放疗、化疗以及营养不良、消耗等因素,致使恶性肿瘤患者常伴有免疫功能缺陷。

3.营养不良

这是引起 SIDD 最常见的原因。蛋白质、脂肪、糖类、维生素和微量元素摄入不足,均可影响免疫细胞的发育和成熟,导致不同程度的免疫功能降低。

4.药　　物

长期使用免疫抑制剂、抗肿瘤药物、大剂量抗生素等均可降低免疫功能。

5.其　　他

脾切除、胸腺切除、阑尾切除、其他外科大手术、创伤、电离辐射、中毒、妊娠等均可降低机体免疫功能。

(二)获得性免疫缺陷综合征

获得性免疫缺陷综合征(acquired immunodeficiency syndrome, AIDS)又称艾滋病,是由人类免疫缺陷病毒(human immunodeficiency virus, HIV)感染引起的继发性免疫缺陷病。其特点是:患者以 $CD4^+$T 细胞减少、细胞免疫功能严重缺陷为主要特征,临床表现为反复机会性感染、伴发恶性肿瘤及中枢神经系统退行性病变。自 1981 年在美国首次报道该病以来,全球感染人数不断上升,蔓延范围越来越广。我国自 1985 年发现第一例患者至今,感染人数也在不断增加。目前尚无有效治疗方法,AIDS 已成为人类最棘手的疾病之一。

1.病 原 学

1983 年,法国病毒学家 Montagnier 等从 AIDS 患者体内首次分离出一种 RNA 逆转录病毒,WHO 于 1987 年将该病毒正式命名为 HIV。HIY 属逆转录病毒科慢病毒属,可分为 HIV-1 和 HIV-2 两型。目前,全球流行的 AIDS 主要由 HIV-1 所致,约占 95%;HIV-2 主要在西非流行。两者的基因结构相似,但核苷酸和氨基酸序列有区别,对抗体的反应也有不同。

成熟的病毒颗粒直径为 100 ~ 120nm,由病毒核心和外膜组成。病毒内部为 20 面体对称的核衣壳,核心为圆柱状,含有病毒 RNA、逆转录酶和核心蛋白(p24、P17)。包膜上嵌有病毒编码的刺突状结构的糖蛋白,其中 gpl20 和 gp41 与 HIV 入侵宿主细胞有关。HIV 在体内增生速度很快,每天可产生 10^9 ~ 10^{10} 个病毒颗粒,且易发生变异(突变率约为 3×10^{-5}),因此容易逃避宿主免疫系统的作用。

2.致病机制

HIV 的传染源主要是 HIV 携带者和 AIDS 患者。HIV 存在于血液、精液、阴道分泌物、乳汁、唾液和脑脊液中。传播方式主要有：①性传播；②血液传播，输入 HIV 感染者的血液或被 HIV 污染的血制品，以及静脉毒瘾者共用 HIV 污染的注射器和针头等，均可造成传播；③垂直传播，HIV 可经胎盘或分娩时母亲血液传播，产后可通过乳汁传播。

进入机体的 HIV 主要侵犯 $CD4^+$ T 细胞，此外，表达 CD4 分子的单核-巨噬细胞、树突状细胞、神经胶质细胞等也是其侵犯的重要细胞。HIV 通过其包膜上 gp120 与靶细胞表面 CD4 分子高亲和性结合，同时也与表达在靶细胞表面的趋化因子受体 CXCR4 和 CCR5 结合，再由 gp41 插入细胞膜，介导病毒包膜与靶细胞膜融合，使病毒的核衣壳进入靶细胞。HIV 感染靶细胞后，病毒 RNA 逆转录产生的 DNA 可与宿主细胞 DNA 整合，形成潜伏感染，潜伏期可达数月甚至数年。当宿主受到微生物感染、细胞因子等刺激时，受感染的靶细胞转录因子 NF-κB 和 SP1 被激活，启动病毒复制，HIV 在细胞内大量复制，最终导致靶细胞死亡。此外，HIV 感染细胞表面表达的 gp120 分子可与未感染细胞表面的 CD4 分子结合，导致细胞融合形成多核巨细胞，加上抗 HIV 抗体和特异性 CTL 对靶细胞的攻击，使 $CD4^+$ T 细胞进行性减少，从而导致患者全身性、渐进性细胞免疫功能下降。

3.临床特点

多数 HIV 感染者初期无症状或仅表现为流感样症状，潜伏期一般为 6 个月至 4～5 年，随后可出现 AIDS 相关综合征，患者表现为持续发热、体重减轻、腹泻、全身淋巴结肿大等，进一步发展为典型的 AIDS，常出现三大典型症状：①机会性感染，常见病原体是卡氏肺囊虫和白色念珠菌，其他有巨细胞病毒、带状疱疹病毒、隐球菌和鼠弓形虫等，是 AH3S 死亡的主要原因；②恶性肿瘤，AIDS 患者易伴发 Kaposi 肉瘤和恶性淋巴瘤，也是 AIDS 死亡的常见原因；③神经系统损害，大约 60%的 AIDS 患者会伴有 AIDS 痴呆症。

4.免疫学特征

AIDS 的主要免疫学特征是：①$CD4^+$ T 细胞数量明显减少，CD4/CD8 细胞比例倒置，常＜0.5。②T 细胞功能严重障碍，细胞激活和应答能力降低。Thl 和 Th2 细胞平衡失调，潜伏期患者 Th1 细胞占优势，分泌 IL-2 刺激 $CD4^+$ T 细胞增生；至 AIDS 期患者 Th2 细胞占优势，分泌 IL-4 和 IL-10 抑制 Th1 功能，同时减弱 CTL 的细胞毒效应。③抗原提呈细胞功能降低。HIV 侵犯巨噬细胞和树突状细胞后，可损伤其趋化、杀菌和处理抗原能力，同时引起细胞表面 MHC-Ⅱ类分子表达降低，抗原提呈能力下降。此外，感染 HIV 的巨噬细胞和树突状细胞不能有效杀死 HIV，反而成为其庇护所，成为晚期 AIDS 患者血中高水平病毒的主要来源。④B 细胞功能异常，表现为多克隆激活、高 Ig 血症并可产生多种自身抗体。这是由于 gpl20 属超抗原，加上 HIV 感染者易合并 EBV 感染，造成多克隆 B 细胞被激活所致。

四、免疫缺陷病的免疫学检测

免疫缺陷病的病因和临床表现多种多样，其缺陷涉及免疫系统的多种成分，因此检测也是多方面、综合性的。实验室检测的内容主要包括体液免疫、细胞免疫、补体和吞噬细胞等方面，如 T 细胞、B 细胞、吞噬细胞数量和功能的测定，免疫球蛋白、补体、细胞因子含量的测定等。检测方法主要采用免疫学方法和分子生物学方法。此外，一些常规和特殊的检测手段，如血液检查、胸腺、皮肤、淋巴结活检等对确诊和明确分型也十分重要。

（一）B 细胞缺陷病的检测

B 细胞缺陷病主要表现为 B 细胞数量减少或缺陷导致体内 Ig 水平降低，以及抗体产生功能障碍。因此，其检测主要包括 B 细胞数量和功能的检测、体内 Ig 水平的检测等。

1.B 细胞数量的检测

(1)B 细胞表面 SmIg 的检测。SmIg 是 B 细胞最具特征的表面标志。检测 SmIg 不仅可以测算 B 细胞的数量,还可以根据 SmIg 的类别判断 B 细胞的成熟情况。所有体液免疫缺陷患者都有不同程度的 B 细胞数量和成熟比例的异常。其检测方法常采用免疫荧光法和流式细胞分析法。

(2) B 细胞表面 CD 抗原的检测。B 细胞表面存在着 CD10、CD19、CD20、CD22 等抗原。CD10 只出现于前 B 细胞,CD19 和 CD20 在不同成熟度 B 细胞表面均存在,CD22 只在成熟 B 细胞表面表达。检测 B 细胞表面 CD 抗原可了解 B 细胞的数量、亚型、分化成熟情况。其检测方法主要采用流式细胞术。

2.血清 Ig 的测定

(1) 血清各类 Ig 的测定。Ig 测定的方法很多,IgG、IgM 和 IgA 多采用免疫浊度法,缺乏仪器设备的条件下也可采用单向免疫扩散法;IgD 和 IgE 由于含量低,多采用 RIA 或 ELISA 等技术测定; IgG 亚类可用 ELISA 和免疫电泳法测定。B 细胞缺陷患者均存在着不同程度的 Ig 水平降低。Ig 缺陷有 2 种,即所有 Ig 都缺陷和选择性 Ig 缺陷。前者血清中 IgG、IgM、IgA、IgE 均降低,而 IgD 可正常。后者最常见的是选择性 IgA 缺陷,其血清中 IgA ＜ 0.05g/L,外分泌液中测不出 IgA,IgG 和 IgM 正常或偏高。

判断体液免疫缺陷病时应注意:①血清中 Ig 总量的生理范围较宽,不同测定方法检测的结果差异较大,对 Ig 水平低于正常值下限者,应在一段时间内反复测定,才能判断有无体液免疫缺陷;②患者多为婴幼儿,应注意其正常生理水平及变化规律。

(2)同种血型凝集素的测定。同种血型凝集素,即 ABO 血型抗体(抗 A 抗体和抗 B 抗体)。已知它不是先天产生的,而是出生后针对红细胞表面 A 物质和 B 物质应答产生的抗体,因此,检测其滴度是判定机体体液免疫功能简单而有效的方法。通常,除婴儿和 AB 型血外,其他体液免疫功能正常的人,均含有 1 ∶ 8(抗 A)或 1 ∶ 4(抗 B)或更高滴度的天然抗体。这种天然抗体属 IgM 类,可帮助诊断 Bruton 症、SCID、选择性 IgM 缺陷症等。

3.抗体产生能力的测定

(1)特异性抗体产生能力的测定。正常人接种某种疫苗或菌苗后 5 ～ 7d 可产生特异性抗体(IgM 类),若再次接种会产生更高效价的抗体(IgG 类)。因此,接种疫苗后检测特异性抗体产生情况可判断机体是否存在体液免疫缺陷。常用的抗原为伤寒疫苗和白喉类毒素,可在接种后 2 ～ 4 周测定相应抗体。接种伤寒疫苗常用直接凝集试验测定抗体效价,接种白喉类毒素常用锡克试验检测相应抗体。

(2) 噬菌体试验。人体清除噬菌体的能力被认为是目前观察抗体应答能力最敏感的指标之一。正常人甚至新生儿,均可在注射噬菌体后 5d 内将其全部清除。抗体产生缺陷者,清除噬菌体的时间明显延长。

(二)T 细胞缺陷病的检测

T 细胞缺陷病主要表现为 T 细胞数量减少和功能缺陷,导致机体细胞免疫功能缺陷,并影响机体体液免疫功能。因此,其检测主要包括 T 细胞数量和功能的检测。

1.T 细胞数量的检测

(1)T 细胞总数的测定。T 细胞在外周血中占 60%～ 80%,当 T 细胞总数＜ 1.2×10^9 个/L 时,提示可能存在细胞免疫缺陷。通常采用免疫荧光技术或流式细胞术检测 T 细胞标志 CD3 以反应外周血中 T 细胞总数。

(2)T 细胞亚群的测定。T 细胞按其功能不同分为许多亚群,如 $CD4^+$ T 细胞、$CD8^+$ T 细胞等,可通过检测 CD3/CD4 和 CD3/CD8 对其亚群进行检测,并观察 $CD4^+$ T 细胞/$CD8^+$ T 细胞比例。正常情况下，外周血中 $CD4^+$ T 细胞约占 70%，$CD8^+$ T 细胞约占 30%。

2.T 细胞功能的检测

（1）皮肤试验。皮肤试验可检测体内 T 细胞的迟发性超敏反应能力，从而反应受试者的细胞免疫功能。常用于皮试的抗原是在自然界中易于接触而使机体致敏的物质，包括结核菌素、白色念珠菌素、毛发菌素、链激酶-链道酶（SK-SD）、腮腺炎病毒等。为避免个体差异、接触某种抗原的有无或多少以及试剂的质量和操作误差等因素影响，试验常用几种抗原同时进行。凡3种以上抗原皮试阳性者为细胞免疫功能正常，2种或少于2种阳性或在48h反应直径＜10nm，提示细胞免疫功能缺陷或低下。但2岁以下儿童可能因未曾致敏而出现阴性反应，只需对一种抗原反应阳性，即可判定细胞免疫功能正常。

（2）T细胞增生试验，是体外检测T细胞功能的常用技术，用非特异性刺激剂或特异性抗原（最常采用的是 PHA）刺激淋巴细胞，通过观察淋巴细胞增生和转化能力来反映机体的细胞免疫功能。T 细胞缺陷患者会表现增生应答能力降低，且增生低下程度与免疫受损程度一致。新生儿出生后不久即可表现出对 PHA 的反应性，因而，出生1周以后的新生儿若出现对 PHA 的刺激反应，即可排除严重细胞免疫缺陷的可能。

（三）吞噬细胞缺陷病的检测

吞噬细胞包括单核细胞、巨噬细胞和中性粒细胞，其缺陷可表现为细胞数量减少和功能缺陷，包括细胞吞噬能力、胞内杀菌作用、趋化运动等减弱或消失。

1.白细胞计数

外周血中性粒细胞计数，当成人＜ 1.8×10^9 个/L，儿童＜ 1.5×10^9 个/L，婴儿＜ 1.0×10^9 个/L时，可认为是中性粒细胞减少。在排除其他外来因素的情况下，应考虑是遗传因素的作用。

2.趋化功能检测

趋化运动是吞噬细胞发挥功能的前提。常采用滤膜渗透法（Boyden 小室法），用微孔滤膜将趋化因子和白细胞分开，观察白细胞穿越滤膜的能力，从而判断其趋化功能。对于懒惰白细胞病、家族性白细胞趋化缺陷症等有诊断价值。

3.吞噬和杀伤试验

吞噬和杀伤试验是检测吞噬细胞功能的经典试验。可将白细胞与一定量的细菌悬液混合孵育，取样涂片、染色、镜检，观察白细胞对细菌的吞噬和杀伤情况，用吞噬率和杀伤率表示。慢性肉芽肿患者由于吞噬细胞缺少过氧化物酶而无法杀菌，表现为吞噬率正常，但杀菌率显著降低。

4.NBT 还原试验

NBT 还原试验是一种检测吞噬细胞还原杀伤能力的定性试验。吞噬细胞杀菌时，能量消耗剧增，耗氧量也随之增加，氢离子的传递使添加的淡黄色 NBT 被还原成蓝黑色甲臜颗粒，沉积于胞质中，称 NBT 阳性细胞。正常值为 7%～15%，＜5%表明杀菌能力降低，可用于检测慢性肉芽肿病和 6-磷酸葡萄糖脱氢酶缺乏症。

（四）补体系统缺陷病的检测

补体系统的检测包括总补体活性和补体单个成分的测定。补体溶血试验可反应补体系统总的活性，单个补体成分常检测 C3、C1q、C4、B 因子、C1 酯酶抑制物等含量。由于补体缺陷涉及成分多，又有多条激活途径，对补体系统缺陷病的分析较为困难。原发性补体缺陷的发病率较低，注意与自身免疫病相鉴别。测定 C1 酯酶抑制物可协助诊断遗传性血管神经性水肿。

（五）基因检测

采用分子生物学手段，对一些原发性免疫缺陷病的染色体 DNA 进行序列分析，检测是否存在与缺陷相关的基因突变或缺损的部位。常见的原发性免疫缺陷病的基因突变位点见表 9-6。

表 9-6 常见的原发性免疫缺陷病基因突变位点

疾病	突变基因
X-SCID	Xq13.1 ～ 13.3
XLA	Xq21.3
XLHM	Xq26.3 ～ 27.1
ADA 缺乏	20q13.2 ～ 13.11
PNP 缺乏	14q13.1
X-CGD	Xp21.1

（六）AIDS 的检测

1.病原学检测

病原学检测是指直接从 HIV 感染者体内分离出病毒或检测出 HIV 组分。但病毒分离培养和鉴定需要时间较长，对实验技术和条件要求较高，目前多采用分子生物学技术从患者外周血单个核细胞、骨髓细胞或血浆中检测 HIV-cDNA、HIV-RNA 等。

2.免疫学检测

主要包括针对 HIV 感染后产生抗原、抗体的检测和 T 淋巴细胞的检测。

(1) 抗原的检测。感染 HIV 后，血液中最先出现 HIV-p24 抗原，持续 4 ～ 6 周后消失。检测常采用 ELISA 抗原捕获法，以确定是否为 HIV 急性感染。

(2) 抗体的检测。HIV 感染 2 ～ 3 个月后可出现抗体，并可持续终身，是 HIV 感染的重要标志。HIV 抗体检测分为初筛试验和确认试验。初筛试验常采用 ELISA 法，敏感性高，特异性不够强。其检测试剂必须是 HIV-1/2 混合型的，并经卫生部批准或注册，批批鉴定合格的产品，进口试剂还必须提供进口许可证和中国生物制品检定所检定合格证书。确认试验主要用免疫印迹法，敏感性和特异性均很高。HIV 抗体初筛试验通常需要在经过鉴定并取得资格的 HIV 抗体初筛实验室和（或）确认实验室进行，HIV 抗体的确认和检测阳性报告必须由取得资格的确认实验室进行。我国的判定标准为：①HIV 抗体阳性：至少出现 2 条包膜蛋白带（gp41/gp120/gpl60）或出现 1 条包膜蛋白带和 1 条 p24 带；②HIV 抗体阴性：无 HIV 特异性条带出现；③HIV 抗体可疑：出现 HIV 特异性条带，但带型不足以确认阳性者。

(3) 淋巴细胞的检测。AIDS 患者淋巴细胞总数减少，常 $< 1.5 \times 10^9$ 个/L；$CD4^+$ T 细胞数绝对值下降，$< 0.5 \times 10^9$ 个/L 易发生机会感染，$< 0.2 \times 10^9$ 个/L 则发生典型 AIDS；CD4/CD8 比值下降，常 < 0.5，比值越低，细胞免疫功能受损越严重。

3.其他检测

主要是指不直接针对病原体 HIV，但与其感染及 AIDS 病情进展相关的非特异性检测项目，如其他相关微生物检查、Ig 检测、T 细胞增生反应、皮肤迟发型超敏反应、红细胞计数、血沉等。

（陈雷）

第六节 感染性疾病的免疫学检验

Section 6

人类的发展史也是人类与传染病作斗争的历史，因此抗感染免疫研究是免疫学研究中的一个永恒的主题。随着抗感染防御和治疗措施的不断发展和完善，社会文明的进步，卫生条件持续改善，经济和生活水平不断提高，现在大规模的烈性传染病的发生已基本控制甚至消灭，但是抗感染的形势依然严峻，新的传染病不断发生(如艾滋病、SARS、禽流等)，旧的传染病又卷土重来(如结核病、白喉、登革热、霍乱、鼠疫、疟疾、狂犬病等)，给人类和社会造成了严重的灾难，故对感染性疾病的预防、诊断和治疗是预防医学和临床医学面临的主要任务之一。免疫学检验作为发现传染病最快捷的检测技术，从免疫学检测技术建立之初就用于传染病的诊断，在传染病的防治中起着极为重要的作用。

感染性疾病的免疫学检验应根据不同微生物感染的特点采用不同的检测手段，主要包括病原抗原、血清特异性抗体检测等。由于感染类型的不同，病原微生物的差异等多因素原因的影响，对感染性疾病的诊断应结合病原体的分离、培养鉴定以及分子生物学检测，密切结合临床，综合分析，综合判断。本节主要介绍感染的类型与免疫特点、免疫学检测的方法应用和常见感染性疾病的检测。

一、感染的类型与免疫特点

导致感染的病原体有细菌、病毒、真菌和寄生虫等。各类病原体在结构、生物学特性、致病力等方面各有特点，因此它们的感染特征、机体的免疫学防御机制及检测应用也不尽相同，但有一定规律可寻。

(一)机体对微生物免疫应答的一般特性

虽然机体抗微生物感染的应答机制和类型复杂，但是抗微生物免疫有一些共同的特征。

1.免疫防御由固有和适应性免疫共同介导

固有免疫系统提供了早期抗微生物防御机制，适应性免疫为后续应答提供了更强大、更持久的防御效应。许多病原微生物有逃避和抵抗固有免疫的作用，如抗吞噬作用、抗吞噬细胞胞内杀灭作用、胞内寄生作用等，针对这样的微生物的防御保护作用关键依赖于适应性免疫。因为适应性免疫能增强固有免疫的防御功能，诱导效应细胞清除微生物，并形成记忆细胞，以保护个体防止再感染。

2.免疫系统能最有效地对不同类型微生物进行选择性应答

不同微生物侵袭和在宿主中的定植方式不同，机体能采用不同的防御机制对不同微生物进行应答，例如体液免疫应答在抗胞外微生物感染中起极重要作用，细胞免疫在抗胞内微生物感染中更有效。

3. 微生物在宿主体内的存活和致病性主要与微生物的侵袭能力或抗免疫效应机制有关

微生物感染是否能在宿主体内存活和致病，取决于微生物与机体免疫应答斗争的果，主要与微生物的侵袭力、逃避和抗免疫效应机制有关。例如，细菌的荚膜、侵袭性酶类有助于感染的扩散；病毒在胞内定位，甚至隐藏在免疫不易发挥作用的神经组织中，或与宿主DNA整合，对微生物有保护作用；有些微生物能破坏机体防御机制，或通过抗原变异逃避已建立的适应性效应机制。

4.抗感染免疫应答本身也可引起组织损伤和疾病

免疫防御机制对于保护机体抗感染是必需的，但是在某种情况下也可引起免疫性疾病或组织损伤，例如链球菌感染后的肾小球肾炎、乙型肝炎病毒引起的肝组织损伤、HIV感染等均可引起免疫机制受损。

(二)微生物感染类型与免疫学检测

感染类型可根据病原微生物在宿主体内胞内、外的定位分为胞内微生物感染和胞外微生物感染；也可根据机体感染后不同时段病原微生物的可检测水平或感染模式常将微生物感染分为3类：急性感染、慢性感染和潜伏感染。不同微生物感染类型与免疫学检测对象的选择、技术应用及结果分析密切相关。

1.细胞内和细胞外感染与免疫学检测

不同类型的微生物在宿主胞内、外感染的定位不同，机体抗感染的效应机制也有较大差异，主要表现在抗胞外感染主要是由体液免疫介导，抗胞内感染主要是以细胞免疫为主。因此这两类感染免疫学检测的对象有较大差别，除了检测抗原外，在诊断感染疾病中前者的重要检测对象还包括抗体，后者可辅助细胞免疫技术进行检测。

胞内感染的微生物包括专性胞内微生物(obligate intracellular microbe)和兼性胞内微生物(facultative intracellular microbe)。专性胞内微生物是指不能在宿主细胞外生存，只能在宿主细胞内存活和增生的微生物，包括病毒、衣原体、立克次体。兼性胞内微生物既可在细胞内寄生，也可在细胞外生存和繁殖，包括分枝杆菌、单核细胞增生性李斯特菌、嗜肺军团菌、布鲁菌、土拉菌、沙门菌等。抗真菌感染的适应性免疫也主要是细胞免疫。此外，有些真菌如深部感染性真菌新生隐球菌、荚膜组织胞浆菌等也是兼性胞内微生物。寄生虫分为原虫和蠕虫，前者为单细胞性寄生虫，后者为多细胞性寄生虫。通常原虫在胞内寄生，清除感染的机制类似于其他胞内微生物感染，蠕虫是胞外感染，消除感染的机制常依赖于特异性抗体应答，但是机体抗寄生虫感染免疫能力相对较弱，因此寄生虫常引起慢性感染。

2.微生物感染的模式与免疫学检测

(1)急性感染与免疫学检测。急性感染的免疫学特点是急性感染后病原微生物被宿主免疫完全清除。大多数胞外细菌、病毒感染属于这一类型。对急性感染检测病原微生物抗原及特异性IgM类抗体有较大的诊断价值。抗原检测对急性感染有确诊价值，但是应注意检测标本应尽早采取，到疾病晚期检出率会因病原抗原被清除而降低或消失。特异性IgM应答是短暂的，由脾脏和引流至淋巴结生发中心的浆细胞产生，在感染后2周达到高峰，随后维持2～4周后降低，因此高水平特异性IgM除有诊断价值外，还表示感染在病程中或晚期或正在痊愈中。实际工作中也可采用双血清标本检测特异性抗体水平，第一份血清标本应尽早在发病初采集，第二份标本应在此后2～3周采集，若第二份血清标本特异性抗体滴度高于第一份血清标本4倍以上，对急性感染病有较大的诊断价值。

(2)慢性感染与免疫学检测。慢性感染的特点是感染的微生物在宿主体内较长期或终身存在，通常发生于宿主免疫防御未能在急性感染期完全将病原体清除的情况下。常见于衣原体、真菌、寄生虫、胞内寄生菌、HIV、HBV、HCV等。抗原检测在急性期检出率高，在慢性期检出率低甚至阴性。检测特异性抗体类型及其水平对慢性感染的诊断、病情分析有较大的价值。

(3)隐伏感染与免疫学检测。隐伏感染的特点是在急性感染后伴潜伏性感染，在潜伏期无症状，也很难检出感染的微生物抗原，但是有抗体持续存在，因此检测抗原应在发作期检测。引起典型隐伏感染的病原主要是疱疹病毒科成员HSV、VZV和EBV；此外，衣原体也可引起隐伏感染。

二、免疫学监测的应用

感染性疾病的诊断包括病原学诊断、免疫学诊断、分子生物学诊断等，由于免疫学检测具有特异性高、敏感性高和便捷等特点，故在临床感染性疾病的诊断中应用广泛。

(一)微生物抗原的检测

无论是显性感染、隐性感染还是带菌、带毒状态，从机体检出微生物抗原就标志着有感染；

再者，一般具有交叉反应性抗原微生物的重叠感染是非常罕见的，所以检测微生物抗原有确诊价值。免疫学检测微生物抗原常用定性检测方法，主要用于两个方面：菌种鉴定和直接检测标本中的抗原。

鉴定菌种最可靠、便捷的方法是血清学反应，也可用于细菌的分群和分型，尤其在肠道细菌检查中应用十分广泛。常采用玻片凝集的方法进行鉴定。

直接检测标本中微生物抗原的基本原则是尽量选择最敏感又特异的检测方法，免疫标记技术应用最广。

（二）微生物特异性抗体的检测

病原微生物感染之后可产生多种抗体，在免疫应答中所起的作用也不尽相同。例如某些肠道杆菌感染后机体会产生菌体抗体、鞭毛抗体、表面抗体、菌毛抗体等；病毒感染后机体也会产生多种抗体，如 HBV 感染机体可产生抗 HBsAg、HBcAg、HBeAg 等抗体，流感病毒感染会产生抗表面抗原血凝素（HA）和神经氨酸酶（NA）、核心蛋白、基质蛋白等抗体。此外，微生物的分泌代谢产物如毒素、酶等，也刺激机体产生抗体。有些抗原成分刺激机体产生 IgM 类抗体（如革兰阴性杆菌的菌体抗原、许多细菌的荚膜抗原），有的刺激产生 IgG 类抗体（如鞭毛、菌毛抗原），有的产生中和抗体（如中和毒素或病毒的抗体），有的刺激产生补体结合抗体等。因此，检测抗体有 3 个基本原则：①应注意选择不同的诊断抗原和实验方法；②检测抗体要采用定量检测法；③检测结果通常仅有辅助诊断价值。

抗体检测对微生物感染的诊断仅有辅助诊断价值，这是因为感染后机体内产生的抗体尤其是 IgG 可长期存留，微生物之间交叉反应又较普遍，甚至会出现非特异性刺激“回忆反应”。因此，只能应用定量测定法进行检测，通过特异性抗体水平的增高情况进行辅助诊断。检测结果应结合病史、临床表现、传染病流行情况、相关微生物学知识等进行综合分析。尤其是有些试验用的诊断抗原采用的是非特异性交叉反应性抗原，如检测某些立克次体病的外-斐试验、检测梅毒感染的反应素检测试验，在分析结果时更应注意。

此外，也应注意不同抗体产生的动力学特点，及不同抗体所表达的临床意义。IgM 抗体产生早，维持时间短，检测特异性 IgM 类抗体对某些急性传染病及先天性感染诊断价值较大，尤其是对甲型肝炎、风疹病毒、巨细胞病毒、单纯疱疹病毒、梅毒螺旋体、弓形虫等。急性感染过程中抗体水平提高 4 倍以上诊断价值更大。中和抗体水平提高有抗感染保护作用。如果抗 HBcAg 抗体与 HBsAg 较长时间同时检出常表示感染在向慢性感染转化。

（三）细胞免疫功能的检测

由于抗胞内微生物感染的免疫应答以细胞免疫为主，因此检测细胞免疫水平对这些传染病的诊断有一定意义。常用的特异性免疫检测技术主要有皮肤试验和肽-MHC 四聚体检测。

皮肤试验是利用迟发型超敏反应原理进行测定，如对细菌的结核菌素试验、麻风菌素试验，对真菌的荚膜组织胞浆素（菌丝期荚膜组织胞浆菌抗原提取物）试验等。由于成人普遍感染过结核杆菌、真菌，因此假阳性率较高，应注意结合临床仔细分析。皮肤试验在临床诊断中应用较少。

此外，在急性感染中特异性 T 数量会增高数千倍以上，也可用肽-MHC 四聚体技术检测特异性 $CD4^+$和 $CD8^+$ T 细胞数量，对急性感染性疾病进行诊断，但是检测试剂和所需仪器昂贵，较难开展。

免疫学检测除用于感染性疾病的诊断外，也可用于病情分析、预后、疗效观测或流行病学调查等。

三、常见感染性疾病的免疫学检验

(一)常见细菌性感染疾病的免疫学检测

临床上除对病原菌进行培养鉴定外，还利用免疫学检验手段进行感染性疾病的诊断与疗效观察。

1.链球菌感染的免疫学检测

链球菌溶血素O(streptolysin O)是A族溶血性链球菌的重要代谢产物之一，对所有真核细胞的细胞膜、细胞质和细胞器都有毒性，故又称溶细胞素。它能刺激机体产生对应的抗体，称为抗链球菌溶血素O(anti-streptolysin O, ASO)。该抗体能特异性抑制溶血素O的溶红细胞活性，因此临床上测定溶血素O抗体的含量，能辅助诊断链球菌感染后引起的相关免疫性疾病，如感染性心内膜炎、扁桃体炎、风湿热以及链球菌感染后肾小球肾炎等。该试验的原理是一个中和试验的原理。

溶血性链球菌感染1周后，ASO即开始升高，4～6周达高峰。由于ASO可持续几个月或几年，因此ASO阳性不一定是近期感染的指标，应多次动态观察。

2.伤寒和副伤寒沙门菌感染的血清学检测

沙门菌属感染中以伤寒、副伤寒沙门菌和鼠伤寒沙门菌引起的疾病最为常见，前者主要引起伤寒，后者则以食物中毒或败血症为主要临床表现。伤寒、副伤寒沙门菌感染常用肥达(Widal)试验作为协助诊断。

伤寒杆菌属于沙门菌属中的D群，副伤寒甲、乙、丙沙门菌分别属于沙门菌属中的A、B和C群。用伤寒杆菌O抗原和副伤寒杆菌甲(A)、乙(B)、丙(C)的H抗原作为诊断抗原，检测机体中的相应抗体水平，协助伤寒、副伤寒的诊断。

机体感染伤寒杆菌、副伤寒杆菌1周后，能逐渐产生菌体O抗原和鞭毛H抗原的抗体。将定量伤寒、副伤寒杆菌的诊断菌液分别与患者用生理盐水系列倍比稀释的血清进行凝集反应，根据凝集效价判定结果。正常时伤寒O凝集效价＜1∶80，伤寒H凝集效价＜1∶160，副伤寒A、B、C凝集效价＜1∶80。

O抗原刺激机体产生IgM类抗体，产生早，消退快；而H抗原刺激机体产生IgG类抗体，出现晚，维持时间长。肥达试验作为伤寒、副伤寒的辅助诊断，应结合临床表现、病史、病程及流行病学综合判断。

(1)O升高，H正常，伤寒发病早期或沙门菌属中其他菌种引起的交叉反应。

(2)O正常，H升高，可能为疾病晚期或以往患过伤寒、副伤寒或菌苗接种后的回忆反应。

(3)O和H均升高，伤寒可能性大。

(4)O和H均升高，另A、B、C任何一项升高，可能分别为副伤寒甲、乙、丙。

另外，应注意肥达反应单次效价增高，判断的可靠性差，必要时进行动态观察。若双份血清抗体效价增高＞4倍，则诊断价值较大。早期使用抗生素和肾上腺皮质激素以及免疫功能低下的伤寒患者，肥达反应可出现阴性。

3.结核分枝杆菌感染的检测

随着对结核病研究的不断深入以及现代免疫学技术的应用，结核病的免疫学诊断方法不断推出，诊断价值越来越受到重视。血清免疫学试验包括结核杆菌抗原、抗体和特异性免疫复合物的检测。但由于实验方法的局限以及其他因素的影响，其诊断仍然要和临床结合，综合判断。

结核分枝杆菌抗原、抗体检测的标本除了血清外，还可采用痰液、脑脊液以及胸、腹腔积液等。其临床意义为：

(1)结核杆菌抗原阳性有助于临床诊断。

(2)分枝杆菌IgG水平协助诊断活动性结核病。结核分枝杆菌感染机体后，可刺激机体产生IgM、IgG、IgA类抗体。一般认为，抗体的产生并不能保护受染宿主抵御感染，因为结核分枝杆菌常寄生于单核-吞噬细胞内。活动性肺结核患者结核IgG抗体水平明显增高并与病变活动程度存在平行关系。

(3) 特异性免疫复合物对活动性结核的诊断具有一定意义。活动性结核病患者体液中特异性IgG类免疫复合物会明显增加，故检测各种体液中的特异性免疫复合物优于特异性IgG的检测。

(二)常见病毒性感染疾病的免疫学检测

1.临床常见的病毒感染和免疫学检测

临床常见的病毒感染包括肝炎病毒、呼吸道病毒(流行性感冒病毒、副流感病毒、呼吸道合胞病毒等)、EB病毒(Epstein-Barr virus)、肠道病毒(脊髓灰质炎病毒、柯萨奇病毒A组和B组病毒、人类轮状病毒以及其他新型肠道病毒等)、登革病毒(dengue virus，DV)和流行性出血热(epidemic hemorrhagic fever，EHF)病毒感染等。应用分子生物学技术，可以直接检测病毒的DNA或RNA及其变异结构，但因为条件因素的影响，限制了在临床诊断中的应用。而通过免疫学技术可以检测不同标本中的病毒抗原或抗体，对于流行病学调查和临床诊疗具有重要的意义。

2.病毒性肝炎的免疫学检测

病毒性肝炎是由肝炎病毒引起的传染性疾病，目前已经确定的有甲型、乙型、丙型、丁型和戊型5种病毒，有待阐明的有庚型肝炎病毒、TTV及SEN-V等。病毒性肝炎血清标志物包括病毒本身、病毒抗原成分和抗病毒抗体等。临床上通过各种肝炎病毒血清标志物检测，能准确地进行病毒性肝炎的诊断。

(1)甲型肝炎病毒血清标志物测定。甲型肝炎病毒(hepatitis A virus，HAV)属于小RNA病毒科肝病毒属，是一种无包膜的具有单链正股RNA的小RNA病毒。HAV是甲型病毒性肝炎的病原体，主要经消化道途径感染。目前只发现一种血清型。

HAV感染人体后可以产生抗-HAV IgM、IgG、IgA、IgE等各种类型抗体，目前主要通过粪便中病毒抗原的检测和用EUSA法或固相放射免疫法检测血清中抗-HAV IgM或抗-HAV总抗体。其临床意义如下：①血清中抗-HAV IgM出现于甲型肝炎感染的早期，发病后数日滴度很快升至峰值，持续时间较短(2～4周)，发病后1～2个月滴度和阳性率下降，于3～6个月消失。因此，抗-HAV IgM阳性，常表明急性HAV感染或复发。②血清中抗-HAV IgG的出现较抗-HAV IgM晚，于2～3个月达高峰，然后缓慢下降持续多年或终身。单份抗-HAV IgG阳性表示受过HAV感染，但不能区分是否为新近感染，主要适用于流行病学调查和疫苗效果评价等。如果经双份血清(初发期与恢复期)检测，抗-HAV IgG滴度有4倍以上增长，可作为诊断甲型肝炎的依据。③应用固相放射免疫法检测HAV Ag，起病前2周粪便中即可测到，发病后1周阳性率为45%，2周则降至12%。提示甲型肝炎急性期或无症状感染者，可用于甲型肝炎患者粪中排毒规律或传染期的观察。

(2)乙型肝炎病毒标志物测定。乙型肝炎病毒(hepatitis B virus，HBV)为DNA病毒科成员。完整的HBV颗粒直径42nm，亦称Dane颗粒，结构分为两部分，即包膜(含HBsAg)和核心(HBcAg、双链DNA、DNA聚合酶和HBeAg)。临床上HBV感染的免疫学诊断以HBV感染的血清标志物的免疫学测定为主，包括：HBsAg、抗-HBs、HBeAg、抗-HBe、抗-HBc、PreS1、抗-PreSl、PreS2和抗-PreS2等。

乙型肝炎病毒表面抗原(HBsAg)测定：HBsAg是检测HBV感染的主要标志，位于HBV颗粒的外壳层，是一种糖蛋白。HBsAg有不同亚型，各亚型均含有共同的抗原决定簇a及两组相互排斥的亚型抗原决定簇d/y和w/r，构成HBsAg的4个基本亚型adr、adw、ayw和ayr。各亚型有明显的地理分布差异，并与种族、遗传有关。我国主要的亚型为adr，新疆、内蒙古、西藏等少数民族地区则以ayw为多见。近年来，HBV基因组序列研究发现，其血清型并不能反映基因组的异质性，因为不同的血清型可属同一基因型，而同一血清型又可分布于不同基因型，并提示人类感染HBV病毒基因型的类别可能与疾病的感染谱及疾病的进展有一定的相关性。

HBsAg主要在感染HBV后1～2个月在血清中出现，可维持数周、数月至数年，也可能长期存在。血清HBsAg阳性提示HBV感染，可见于下列多种群体：乙型肝炎潜伏期和急性期；慢性迁延性肝炎、慢性活动性肝炎、肝硬化、肝癌；HBsAg携带者。HBsAg也可从许多乙肝患者体液和分泌物中测出，如唾液、精液、乳汁、阴道分泌物等。

HBsAg阴性的HBV感染已有报道（≤3%），可能与S基因变异导致其抗原性和免疫原性的改变有关。另外，有报道在HBsAg阴性，HBVDNA阳性的患者中发现其124位的半胱氨基缺失，结果导致HBsAg的分泌障碍。目前，临床检测发现HBsAg和抗-HBs同时阳性的检出率亦有增高趋势，可能是由于试剂敏感度特别是抗-HBs的检测率提高所致，其临床意义在于提示有免疫复合物形成、HBV多种亚型的交叉感染以及机体免疫功能紊乱等。

抗乙型肝炎病毒表面抗原抗体（抗-HBs）测定：抗-HBs是机体针对HBsAg产生的中和抗体，它是一种保护性抗体，能清除病毒，防止HBV感染，在急性乙肝中最晚出现（发病后3个月），常提示疾病恢复开始，抗体可持续多年，其滴度与特异性保护作用相平行。

抗-HBs阳性：①表示既往曾感染过HBV，现已恢复，且对HBV有一定免疫力；②是乙肝疫苗接种效果的评价指标；③如以与HBsAg形成免疫复合物的形式出现，提示可能参与肝细胞的免疫病理损伤。

乙型肝炎病毒e抗原（HBeAg）测定：HBeAg位于Dane颗粒的核心部分，为一种可溶性抗原，实际上只是HBcAg肽链的一部分，其合成受HBV遗传基因调控，HBeAg的出现为HBV复制的指标之一。HBeAg较HBsAg稍后出现。

HBeAg阳性：①提示病毒在复制，且有较强的传染性；②可作为抗病毒药物疗效考核指标之一；③HBeAg持续阳性，可发展为慢性乙肝；④孕妇HBeAg阳性，造成母婴垂直传播率可高达90%。

抗乙型肝炎病毒e抗原抗体（抗-HBe）测定：抗-HBe是HBeAg的对应抗体，但它不是中和抗体，无保护作用。

抗-HBe阳性可能为：①急性乙肝患者中抗-HBe的出现表示病情恢复，病毒复制减少或终止；②慢性乙肝患者抗-HBe的出现显示病毒复制减少，并不意味着疾病的恢复，且易发生HBV DNA整合现象；③抗-HBe阴性，而HBV DNA检出阳性（50%左右）的慢性乙肝，提示前C区变异株可能。

抗乙型肝炎病毒核心抗原抗体（抗-HBe）测定：HBcAg主要存在于HBV颗粒中，少数游离的也与高滴度抗-HBe作用形成免疫复合物，所以一般方法在血清中检测不到。需经去垢剂处理使HBcAg暴露后再检测，HBcAg阳性是HBV复制的标志，患者具有传染性。抗-HBe是HBcAg的对应抗体，它不是中和抗体，包括有IgG、IgA和IgM三型，目前临床检测的主要是总抗-HBe和抗-HBc IgM。

高滴度的抗-HBe阳性，表明肝内HBV在复制，低滴度则表示既往感染，如果检出抗-HBe IgM则表示感染早期，意味着有特异性肝损伤，是急性乙肝诊断的主要指标；慢性乙肝活动期可呈阳性，缓解期可消失。

乙型肝炎病毒前S1蛋白和抗前S1（PreS1和抗-PreS1）测定：PreS1是HBV外膜蛋白的成分，由108～110个氨基酸组成，通常连接在PreS2的氨基末端。PreSl蛋白的21～47位的肽段是 HBV 与肝细胞的结合位点，与 HBV 侵入肝细胞有关。因而，PreSl 的检测在临床上对判断 HBV 的复制和疾病预后具有重要参考价值，抗-PreS1 则是 PreS1 的对应抗体。

PreS1 阳性提示 HBV 复制活跃，具有较强的传染性。抗-PreS1 是 HBV 的中和抗体，能阻止 HBV 入侵肝细胞，抗-PreS1 在急性期和恢复早期出现，预示病毒正在或已被清除，疾病预后良好。

乙型肝炎病毒前 S2 蛋白和抗前 S2 蛋白（PreS2 和抗-PreS2）测定：PreS2 也是 HBV 外膜蛋白成分，含 55 个氨基酸，其 C 末端直接与 HBsAg 的 N 末端相连。PreS2 N 端 109 ～ 133 位肽段为聚合人血清白蛋白受体（PHSA-R），可与 PHSA 结合，而人肝细胞膜上也有 PHSA-R，也可与 PHSA 结合。推测，HBV 入侵肝细胞有可能通过病毒受体-PHSA-肝细胞膜受体的途径入侵肝细胞。PreS2 具强免疫原性，可诱发机体产生抗-PreS2。其阳性结果的临床意义如上述 PreS1 和抗-PreS1。

观察乙型肝炎血清标志物的常见变化和联合检测，在临床对乙肝的诊断、疗效、愈后判断均具有重要的参考价值（表 9-7）。

表 9-7　HBV 血清标志物联合检测常见模式的临床意义

模式	HBsAg	抗-HBs	HBeAg	抗-HBe	抗-HBc	临床意义
1	+	－	+	－	+	急、慢性乙肝，高传染性
2	+	－	－	+	+	急、慢性乙肝或 HBsAg 携带者
3	+	－	－	－	+	急性趋向恢复或慢性乙肝，弱传染性
4	－	+	－	－	+	急性感染康复或既往感染，有免疫力
5	－	－	－	+	+	乙肝恢复期，弱传染性
6	－	－	－	－	+	急性感染“窗口期”或既往感染乙肝
7	－	+	－	－	－	疫苗接种后或 HBV 感染后康复
8	－	+	－	+	+	急性乙肝康复期，开始产生免疫力
9	－	－	－	－	－	非乙肝感染

（3）丙型肝炎病毒标志物测定。丙型肝炎病毒（hepatitis C virus，HCV）属黄病毒科，球形颗粒，直径 30 ～ 60mn，由核心和包膜两部分组成。核心部分的基因组约 10kb，为单股正链 RNA，包膜部分由结构蛋白和非结构蛋白区域组成，非结构蛋白区域易发生变异。HCV 为丙型病毒性肝炎的病原体，主要通过血液传播，是引起输血后肝炎的病原体之一。临床上诊断 HCV 感染的主要依据为抗-HCV IgM、抗-HCV IgG 及 HCV-RNA 的测定，健康人检测结果为阴性。

抗-HCV 测定常用 EUSA 法，根据包被抗原不同，目前已发展到第三代试剂（第一代的抗原为 C100-3；第二代的为第一代加 NS3 和 NS4；第三代则在第二代基础上又加上 NS5）。随着试剂代数的增加，其特异性和灵敏度也随之增加。

抗-HCV 为一种非保护性抗体，测定结果阳性是诊断 HCV 感染的重要依据。①抗-HCVIgG 于发病后 1 ～ 3 个月呈阳性，其检出对丙型肝炎感染的诊断有意义，但对病人的病情和疾病转归无价值，因为病愈后其抗-HCV IgG 仍可持续达数年之久。②抗-HCV IgM 阳性常见于：A.急性 HCV 感染是诊断丙型肝炎的早期敏感指标；B.急性 HCV 感染是 HCV 活动的指标，在慢性 HCV 感染时，若抗-HCV IgM 阳性只表示病毒活动，常伴有 ALT 增高；C.急性 HCV 感染是判断 HCV 传染性的指标。③血清抗-HCV IgG 和 IgM 的检测不能对丙型肝炎患者有无传染性及病毒复制做出确切判断，何况从 HCV 感染到血清抗体出现有一段“窗口期”。此外，HCV 可在病毒血症很低时，甚至在血清抗体呈阳性状况下仍处于复制状态。HCV RNA 的检测不仅能直接反映病毒复制与否，而且还能区分有无传染性等。

(4)丁型肝炎病毒标志物测定，丁型肝炎病毒(hepatitis D virus, HDV)是一种缺陷性 RNA 病毒，需要有乙型肝炎病毒作为辅助病毒。即患者只有在感染 HBV 后，才会感染 HDV，因此，临床上常见为乙肝与丁肝病毒同时感染或重叠感染。

HDV Ag 存在于肝细胞内，游离于血清中往往被 HBsAg 包裹，所以常规不易检出。如用去垢剂处理再检，检出率低。临床上检测抗-HDV 多见。阳性时其临床意义包括：①抗-HDV 总抗体，一般在急性感染后 3 ～ 8 周检出(多 90%)，但滴度不高(＜ 1：100)。抗-HDV 不是中和抗体，高滴度时提示感染持续存在，一旦 HDV 感染终止，抗-HDV 滴度下降或转阴。②如用捕获 ELISA 法检出抗-HDV IgM，对急性 HDV 感染有价值，并有助于区分与 HBV 是混合感染还是重叠感染。前者，抗-HDV IgM 呈一过性，随之出现或不出现抗-HDV IgG；后者则表现为低水平或波动性抗-HDV IgM，抗-HDV IgG 则为高滴度。

(5)戊型肝炎病毒标志物测定。戊型肝炎病毒(hepatitis E vires, HEV)属嵌杯病毒科，是一种单股 RNA 病毒，近球形二十面体颗粒，无包膜，直径 27 ～ 38nm，基因组全长为 7.6kb。HEV 的传播方式及临床表现与甲型肝炎相似。病毒感染后，机体可产生抗-HEV IgM 和抗-HEVIgG 抗体，因此临床上以这两种抗体的检测作为近期感染的标志物。健康人测得结果为阴性。

用间接 ELISA 法检测抗-HEV IgG 或 IgM 是目前常用的诊断方法。抗-HEV IgM 是急性期感染标志，消失快(2 ～ 4 周)，易漏检。抗-HEV IgG 次阳性有时不能作为近期感染的诊断指标，当其呈动态增高趋势具有诊断意义。

(6)其他肝炎病毒标志物测定。除已知能引起病毒性肝炎的肝炎病毒外，目前尚认为有新的病毒存在，如庚型肝炎病毒(HGV)、TTV 以及 SEN-V 等。目前对这些病毒的生物学特性等了解不多，但这些病毒对肝炎的关系越来越引起人们关注。有关研究采用的手段为分子生物学相关技术。

(三)TORCH 感染的免疫学检测

优生优育筛选检测部分致畸因素被综合称为 TORCH。其中，“T”代表弓形虫(toxoplasma gondii)，“R”代表风疹病毒(rubella virus)，“C”代表巨细胞病毒(cytomegalovirus)，“H”代表单纯疱疹病毒(herpes simplex virus)，“O”(other infections)指其他相关病原体，如梅毒螺旋体、柯萨奇病毒、衣原体或支原体等的感染。这组病原体可通过宫内感染直接影响胎儿发育，并引起相似临床症状和体征，如围产期感染、流产、死胎、早产、先天性畸形和智力障碍等，值得深入关注。

1.TORCH 感染

(1)弓形虫感染。弓形虫(toxoplasma gondii, TOX)是猫科动物的肠道球虫，亦称刚地弓形体，因其滋养体呈弓形而得名，亦称弓形体。弓形虫可引起人畜共患的弓形虫病，尤其在宿主免疫功能低下时，可造成严重后果，往往是致死性的。

(2)人类巨细胞病毒感染。人类巨细胞病毒(HCMV)或称人疱疹病毒 5 型，与人疱疹病毒 6 型、7 型同属β疱疹病毒亚科，是一种双链 DNA 病毒。HCMV 是围生期感染最常见的病原，病毒结构复杂，对宿主或组织细胞培养具有高度种属特异性。

HCMV 感染时对免疫功能低下的高危人群如孕妇、器官移植者可造成严重危害，并且与动脉粥样硬化、冠心病以及潜在性致癌有一定关联，故日益受到人们的重视。

(3)风疹病毒感染。风疹病毒(rubella virus, RV)属被膜病毒科。病毒颗粒直径为 60nm，含单股正链 RNA，仅有一种抗原型。风疹病毒感染引起风疹，其临床表现绝大多数为隐性感染，少数显性感染者症状较轻，以躯体出疹，尤以枕后淋巴结肿胀较为突出。风疹病毒亦可通过母婴垂直传播途径，导致先天性风疹综合征，临床表现为先天性白内障、先天性心脏病、神经性耳聋、小头畸形和智力障碍等。

(4)单纯疱疹病毒感染。单纯性疱疹病毒(herps simplex virus, HSV)属疱疹病毒科，有包膜双链DNA病毒，病毒颗粒直径150～200nm。病毒包膜蛋白与病毒吸附、入侵和刺激机体免疫反应有关。病毒的包膜蛋白至少有11种，gC与补体成分C3b结合，gE和gI与IgG Fc部分相互作用，gG和gC则是型特异性蛋白，诱导产生的抗体可将单纯疱疹病毒区分为单纯疱疹病毒-Ⅰ(gC)和Ⅱ型(gG)，gH和gL形成复合物，与病毒入侵细胞有关。此外，gD还诱导产生中和抗体。

HSV主要引起疱疹性口腔炎、疱疹性角膜炎、疱疹性脑膜炎、疱疹性外阴阴道炎、湿疹性疱疹、新生儿疱疹等。非生殖器官感染的HSV多为HSV-Ⅰ型(占95%)，而生殖器官HSV感染主要由HSV-Ⅱ型所致(占78%)。怀孕早期感染HSV可导致流产，妊娠中、晚期感染者则可引起胎儿和新生儿发病。

2.免疫学检测内容和方法

TORCH感染免疫学检测包括特异性抗体(IgG、IgA和IgM)以及病毒抗原。常用的检测方法为ELISA、直接或间接荧光素染色或酶标记抗体酶等免疫组化技术。常用的检测标本多为孕妇、婴儿的血清、脐带血和羊水穿刺液等。

病毒特异性抗体(IgG、IgM、IgA等)的定性或定量检测，对临床感染的分期诊断，鉴别先天性或获得性感染以及急性或既往感染有重要意义。在结果分析时应注意以下几个方面：

(1)IgM抗体阳性一般代表近期感染或继发活动感染。IgM分子不能通过胎盘，故一旦脐血中特异性IgM抗体阳性，可诊断为新生儿先天性感染和胎儿宫内感染。

(2)IgM抗体阳性或IgG抗体由阴性转为阳性提示原发感染，若IgG抗体滴度呈4倍以上增高亦可以提示复发性感染或潜伏病毒的激活感染。

(3)来自母亲IgG抗体一般于出生后逐渐消失。如果抗体效价持续高水平或呈上升趋势，提示是新生儿自身产生的抗体。

(4)由于IgM抗体出现早、消失快，如检测到IgG抗体一般只提示既往感染，除非其恢复期血清中抗体效价较急性期升高＞4倍，方有诊断价值。

(5)风疹病毒的原发感染时，如风疹病毒抗体IgG或IgM由阴性转为阳性者，尤其是早孕(孕周＜15周)，可能导致胎儿先天性风疹综合征，造成畸形、死胎、流产或出生后死亡。

(6)抗风疹病毒IgM阳性，代表患者有近期感染。风疹病毒再感染者也能测到IgM抗体，但滴度低，持续时间短。IgG抗体与IgM抗体应答反应几乎同时出现，IgG抗体持续时间可达数十年。对育龄妇女检测IgG抗体，一方面有助于判断是否原发感染，另一方面可了解对风疹的免疫状况。

病毒抗原检测的常用方法有酶免疫检测、免疫荧光法和免疫组化方法等。

3.项目的选择与临床应用

优生优育筛选试验的对象是孕妇，特别是早孕妇女。其目的在于早发现、早处理。值得注意的是，由于孕妇机体的免疫状况及检测时间的差别，单一的结果仍难以判断的病例，尚需借助其他检测方法来确诊，如PCR、抗原检测以及羊水穿刺检测等。

一般认为孕妇中上述病原体为原发性感染时，对胎儿的影响远大于激活感染组；而激活感染在孕晚期对胎儿的影响由于胎盘屏障作用的逐渐完善而减弱。目前临床上对TORCH感染的治疗尚无有效措施，建议早期筛选确诊。再孕者往往需要经过治疗，IgM型抗体转阴后应定期监测。

(四)性传播疾病的免疫学检测

性传播疾病(sexually transmitted diseases, STDs)是国际上通用的病名，我国简称为性病，是一组以性行为为主要传播途径的传染病。以往性病只包括梅毒、淋病、软下疳、性病淋巴肉芽肿和腹股沟肉芽肿。目前，除上述5种经典性病外，WHO将艾滋病、非淋球菌尿道炎、尖锐性湿疣、生殖器疱疹、生殖器念珠菌病、滴虫病、细菌性阴道炎等20余种也列入其中。引起性病的病原体种类繁多，包括病毒、衣原体、支原体、细菌、螺旋体、真菌和原虫等。

1.人类免疫缺陷病毒感染及检测

人类免疫缺陷病毒（human immunodeficiency virus，HIV）是获得性免疫缺陷综合征（ac-quired immunodeficiency syndrome，AIDS/艾滋病）的病原体。HIV是一种逆转录病毒，病毒颗粒呈球形，直径为100～200nm，包膜上含有糖蛋白gp120和跨膜蛋白gp41。HIV的基因由2条相同的单链RNA组成，还有核蛋白P24和逆转录酶。

HIV感染至发病的潜伏期长短不一，一般为3个月以上至数年或10余年，甚至长期感染而免疫功能仍正常，即所谓的长期无进展感染。HIV感染者的临床进展分为3个阶段，即急性原发性感染期、无症状持续感染期和有症状艾滋病期。一旦进入艾滋病期，其主要临床表现为机体免疫功能受损，易患各种机会性感染及某些罕见的肿瘤。

HIV有2种血清型，即HIV-1和HIV-2。HIV-1为常见，通常指的HIV主要为该型，HIV-2在某些地区（西非）分离。两者的基因结构相似，核苷酸序列略有不同，而免疫原性以及免疫反应性也有不同。所以，临床上往往同时检测两型。

HIV感染的血清标志物包括病毒标志、免疫标志和相关标志三大类。①病毒标志：指直接从HIV感染者体内分离出病毒或检出病毒组分，如HIV DNA阳性或HIV病毒颗粒分离培养细胞阳性。②免疫标志：指HIV感染后，HIV抗原物质（P24、gpl20、gp41）以及针对抗原刺激产生的相应抗体、T细胞功能的检查。③相关标志：指与HIV感染、AIDS病情进展密切相关的某些检测内容，如红细胞计数下降、血沉增加，其他微生物的伴随感染等。

（1）特异性抗体的测定。HIV抗体检测一般采用ELISA方法检测，待检标本为血清或血浆，可用于HIV感染的流行病学调查和现患者的诊断。HIV抗体阳性有以下几种可能：①处在HIV感染的潜伏期；②HIV隐性感染期；③艾滋病相关综合征或艾滋病。ELISA法是标准的HIV抗体筛选方法，初试阳性者应重新取样进行双孔复试，复试阳性者应按“全国HIV检测管理规范”送有关实验室做免疫印迹确证实验。

免疫印迹试验（western blot），是将HIV特异性蛋白抗原先做电泳分离，然后将电泳后的蛋白区带转印到硝酸纤维素膜上，再覆盖以待检血清，血清中HIV抗体与膜上的HIV抗原结合，经酶标二抗检出，能明确HIV某些抗原分子的抗体，如抗gpl20、抗gp41和抗p24的确定，特异性强。阳性可以确定HIV感染的诊断。

（2）特异性抗原的测定。病毒感染到其抗体的检出具有一个“窗口期”。由于各检测方法的灵敏度不同，“窗口期”长短亦不一。病毒感染后抗原的出现早于血清抗体，HIVp24抗原的检出可以作为早期诊断指标。

（3）T细胞检查及相关标志物的测定。AIDS患者可发现T淋巴细胞总数减少（$< 1.5 \times 10^9$个/L），CD4细胞绝对值下降$\leqslant (2 \sim 4) \times 10^8$/L，CD4/CD8比值下降到2∶1。如果比值<1.0，提示免疫状况不佳。此外，反映细胞免疫功能的指标均呈下降趋势，如皮试、淋巴细胞对各种有丝分裂原的增生反应性等。

（4）检测项目的选择和临床应用。HIV感染的感染过程分为3个阶段，整个过程完成随个体差异长短不一。所以，通过流行病学资料分析和免疫功能测定，可了解病人的免疫功能状态，但最终的诊断必须依靠病原学包括抗原、核酸以及相应抗体的测定等。

2.沙眼衣原体感染及检测

衣原体（chlamydiae）是一类专性细胞内寄生的原核细胞型微生物。根据生物学特性将其分为3种，即沙眼衣原体（C.trachomatis，CT）、鹦鹉热衣原体和肺炎衣原体。这3种衣原体的宿主范畴不同，所致疾病也不同。沙眼衣原体又分为3个生物变种，其中沙眼衣原体变种专性寄生人类，无动物储存宿主，易感部位是黏膜的鳞状、柱状上皮细胞。临床表现为沙眼、结膜炎、泌尿生殖道感染等。

沙眼衣原体感染的实验室诊断方法主要有病原体分离、血清学试验及分子生物学技术。在免疫学诊断方面主要是检测其抗原和特异性抗体。

(1)沙眼衣原体抗原的测定。以病变部位刮取的上皮细胞或受感染组织细胞作为样本，用荧光素标记抗体进行检测，观察组织细胞中是否存在沙眼衣原体抗原。

(2)抗沙眼衣原体抗体的测定。目前抗沙眼衣原体血清抗体检测的意义尚未得到肯定，其原因是不易获得沙眼衣原体感染者的双份血清，即急性期和恢复期血清。

(3)检测项目的选择和临床应用。沙眼衣原体为细胞内寄生性，其分离培养比较困难。而细胞涂片，用荧光素标记抗体去检测其相应抗原，操作简便，适用于大规模的筛选，但结果的判断受主观因素影响大。免疫层析法简便易行，结果判断客观，特异性高，是目前临床上使用最广的一种方法。连接酶反应(ligasechainreaction，LCR)是集改良的 PCR 法和磁珠酶免疫检测法为一体的方法，敏感、特异、安全(除非污染)，且适用于非损伤性标本的检测(晨尿)，只是成本较为昂贵。

3.梅毒螺旋体感染及检测

梅毒螺旋体（treponema pallidum）是对人有致病性的密螺旋体中最主要的一种，为梅毒(syphilis)的病原体。梅毒作为一种性传播疾病，具有较强的传染性，病程迁延复杂，晚期梅毒可累及全身所有系统的组织和脏器，导致功能失常，组织破坏。梅毒螺旋体可通过胎盘进入胎儿血液，扩散至肝、脾及肾上腺等脏器中并大量繁殖，引起胎儿全身性感染，导致流产、早产、死胎或先天性梅毒儿。引起梅毒的梅毒螺旋体不易体外人工培养，目前临床梅毒的实验室诊断方法仍以免疫学检测为主，可分为非特异性的类脂抗原试验和特异性密螺旋体抗体试验两大类。

(1)类脂抗原试验。类脂抗原试验又称血清反应素试验，属非特异性试验。试验的原理是利用正常牛心肌的脂质作为抗原，检测血清中与其结合反应的物质反应素，作为梅毒诊断的筛选试验，常用的方法有以下几种：①性病研究实验室试验（venereal disease research laboratory，VDRL)：本实验是用从牛心肌中提取的心类脂，加入一定量的卵磷脂和胆固醇作为抗原，简称 VDRL 抗原。实验时，将加热处理的待检血清加 1 滴于玻片上，再加等量抗原悬液并振摇混合，观察凝集颗粒。可作为定性和定量试验检测患者血清中的反应素。②不加热血清反应素试验(unheated serum reagin，USR)：为一种改良的 VDRL 法，优点在于采用的抗原统一配制且保持稳定，待检血清标本不必加热灭活，简化操作，结果判定如同 VDRL 法。③快速血浆反应素试验(rapid plasma reagin，RPR)：在 USR 抗原基础上添加活性炭颗粒成为 RPR 法用抗原，反应在特别的白色纸卡片上进行，阳性结果呈现为白色底板上有黑色的凝集颗粒，结果明显、易判断，易被广泛接受与推广。

上述类脂质抗原试验对一期梅毒的阳性反应出现较早，且有简便、快速等特点，可用于大规模普查筛选，但不可能作为唯一的筛选实验。因为这类方法的特异性不高，常有假阳性反应，如麻风、结核、红斑狼疮、类风湿关节炎、回归热以及一些发热性疾病和免疫接种等都可能出现假阳性。此外，妊娠、老年人以及吸毒者亦会出现假阳性。

(2)密螺旋体抗体试验。用梅毒螺旋体(Nichols 株)经超声波粉碎后作为抗原，来检测病人血清中的相应抗体，特异性高，可作为梅毒的确诊试验。①荧光密螺旋体吸收试验(fluorescent treponemal antibody-absorption，FTA-ABStest)：是一种间接荧光抗体法。测试前，先用 Reiter 螺旋体（一种由梅毒螺旋体 Nichols 株经实验室多次传代获取的灭毒株）超声波裂解物对待检血清标本做吸收试验，目的是除去可能存在的具有交叉反应的抗体以增加结果的特异性。当吸收过的血清与固相已知梅毒抗原结合，经荧光素标记二抗染色后在荧光显微镜下呈现特异性荧光，可判为阳性。②梅毒螺旋体血凝试验(treponemal pallidum hemagglutination test，TPHA)：

是一种间接凝集试验。先以梅毒螺旋体抗原与红细胞结合形成致敏红细胞，当与待检血清标本中特异性抗体相遇，结合呈现红细胞凝集，其滴度≥1 ： 80判为阳性。用梅毒螺旋体抗原致敏于明胶颗粒，替代上述致敏红细胞，便形成了目前临床上常用的TPPA法，解决了醛化红细胞的不稳定性。③酶联免疫吸附试验(ELISA)：ELISA法的应用可以将病人血清中特异性抗体分型(IgG或IgM型)。抗梅毒螺旋体IgM可存在于梅毒患者的不同期，即早期、潜伏期和晚期，但IgM不能通过胎盘或健全的血胎屏障，因此，可作为先天性梅毒或活动性神经梅毒的诊断指标。④免疫印迹法(Western blot)：将梅毒螺旋体(Nichols株)菌株细胞经SDS破碎，先进行SDS-PAGE电泳，然后在电转移到硝酸纤维素膜上，最后检测病人血清中针对梅毒螺旋体的特异性抗体，适用于二、三期梅毒和神经性梅毒的确诊，但不适用于先天性梅毒的诊断。

以上各种方法无论对早期梅毒还是晚期梅毒都有很高的敏感性和特异性，且阳性出现时间早，已成为梅毒诊断的证实实验。但是，患者经药物治疗后临床症状改善，其反应仍不会转阴，故不能用作疗效的评价。

(3)检测项目的选择和临床应用。梅毒根据其传播方式不同可分为获得性梅毒和先天性梅毒；而梅毒患者由于机体反应性的差异，其临床病程又可分为3个不同期。所以，免疫学检测在梅毒的诊断上至关重要。类脂抗原试验对一期梅毒的阳性反应出现较早，具有简便、快速等优点，可用于低危人群的大规模筛选。但由于非特异性抗原的假阳性干扰，不可作为唯一的筛选指标，配合梅毒螺旋体特异性抗体的检测可提高其诊断的特异性。现通常用TPHA或TPPA法与PRP或VDRL法结合起来，作为梅毒的筛选实验，并通过抗体滴度测定诊断疾病和观察疗效。

4.淋病奈瑟菌感染及检测

淋球菌属于奈瑟菌属，称为淋病奈瑟菌(Neisseria gonorhoeae)或淋球菌(gonococcus)。

淋病奈瑟菌所致的泌尿生殖系统化脓性疾病简称淋病。主要通过性接触或直接接触感染，也可通过血行传播。淋病是目前世界上发病人数较多的性传播疾病之一。

淋病奈瑟菌是典型的黏膜表面感染微生物，淋球菌感染后可诱导机体发生体液免疫和细胞免疫应答。由于感染宿主的免疫功能影响，其临床表现颇为复杂。目前，培养检查淋球菌为最可靠的确诊手段，检测患者抗体用于淋病诊断尚未成功，主要是因为淋球菌抗原的异质性，以及与其他奈瑟菌存在交叉抗原。但采用抗淋病奈瑟菌的单克隆抗体建立的直接免疫荧光试验或ELISA法来检测、鉴定淋病奈瑟菌已初露端倪。

(五)寄生虫感染的免疫学检测

人体寄生虫主要为原虫和蠕虫。由寄生虫引起的寄生虫病在感染性疾病中也占有相当重要的地位。寄生虫病的病原学诊断虽具有确诊的价值，但由于敏感性较差，易造成漏诊。免疫学诊断方法敏感，结合生物化学等相关检验，其特异性诊断的价值亦有显著提高。

1.原虫感染的免疫学检测

(1)疟原虫感染的检测。疟原虫(plasmodium)是疟疾的病原体，经雌性按蚊传播。一般的病原学检查方法对原虫血症密度较低的疟疾患者或带虫者的诊断比较困难，近年来借助免疫学技术，建立的免疫学方法不仅满足疾病诊断的需要，而且将该病的流行病学研究推向深入。其检测方法包括下列两种：①疟原虫抗原的测定：利用固相放射免疫抑制试验和酶联免疫吸附试验(ELISA)抑制法或双抗体夹心法，即用已知抗体检测红细胞内疟原虫抗原。若使用单克隆抗体，则特异性明显提高。②抗疟原虫抗体的测定：常用间接荧光抗体试验、酶联免疫吸附试验及斑点免疫结合试验或间接血凝试验。其中间接荧光抗体试验为国内外广泛采用。一般认为受检血清稀释度在1 ： 20以上时才有意义，而间接血凝抗体效价≥1 ： 16时才有价值。

(2)卡氏肺孢子虫感染的检测。卡氏肺孢子虫(pneumocystis carinii，PC)，简称肺孢子虫，广泛存在于人和其他哺乳动物的肺组织内，可引起肺孢子虫肺炎，或称卡氏肺孢子虫病(pneurnocystis carinii pneumonia,PCP)。它是一种肺部机会感染的病原体,主要侵犯对象为婴幼儿、体质虚弱及免疫功能低下者(尤其艾滋病患者)。

鉴于大多数正常人都曾患有肺孢子虫隐性感染,血清中可存有特异性抗体,而免疫功能低下时导致的肺孢子虫肺炎患者常常表现为血清特异性抗体水平下降或消失,故检测血清抗体对该病诊断价值不大。采用各种特异性抗体检测患者血清中的特异性抗原包括循环抗原、卡氏肺孢子虫包囊或前包囊等,有较高的敏感性和特异性,但费用较高,其诊断价值亦尚在探讨中。

(3)贾第鞭毛虫感染的检测。贾第虫病是由蓝氏贾第鞭毛虫引起的腹痛、腹泻和吸收不良等症状的一种常见的肠道原虫病。水源感染是造成疾病发生、流行的重要原因,所以在旅游者中发病率较高,故又称旅游者腹泻。其检测方法包括下列两种:①贾第虫抗原的测定:利用对流免疫电泳技术来检测贾第虫抗原,既可早期诊断又可用于药物疗效的考核。其敏感性略低于 ELISA 或间接荧光抗体法,但该方法快速、准确、简便且不需要大型仪器、特殊试剂。②抗贾第虫抗体的测定:ELISA 法、间接荧光抗体法或间接血凝试验均可用于贾第虫抗体的检测,其中 IgG 型抗体阳性有意义,因为正常人血清中几乎不出现阳性反应,与其他寄生虫病偶有交叉反应。但对无症状的包囊携带者,其阳性检出率及重复性均欠理想。

(4)隐孢子虫感染的检测。人体的隐孢子虫感染(cryptosporidiosis)主要由小隐孢子虫(cryptosporidium parvum)引起,临床表现以难治性腹泻为特征,是一种人畜共患性疾病。宿主的免疫功能与营养状况是本病发病的重要因素,也是临床症状轻重程度的决定因素。婴幼儿或免疫功能缺陷者如艾滋病患者感染本虫,则可出现持续性水样腹泻,并可致死。

隐孢子虫感染的诊断迄今仍以粪便直接涂片染色为检测手段,一旦查到卵囊即可确诊。隐孢子虫病的免疫学诊断即利用特异性单克隆抗体检查粪便中隐孢子虫卵囊,其敏感性较涂片染色法好。血清中特异性抗体的检测,则有助于隐孢子虫病易感性的判断。因为免疫功能正常者表现为高滴度抗体,而异常患者则呈低滴度。

(5)阿米巴感染的检测。阿米巴病是由溶组织内阿米巴(简称痢疾阿米巴)引起的以肠阿米巴病为主的一种寄生虫病。临床上根据虫体入侵部位不同,分为肠内阿米巴和肠外阿米巴两型。肠内阿米巴病以肠炎为主要特征,表现为发热、腹痛、腹泻;肠外阿米巴病则以阿米巴肝脓肿为主要特征,临床表现为发热、腹痛,但不伴有腹泻。

目前临床上阿米巴病的诊断主要以查到病原体为确诊依据。应用阿米巴纯抗原可做多种免疫血清诊断试验,在体内有侵袭性病变时,抗体检出率较高,但仅作为临床辅助诊断。

2.蠕虫感染的检测

蠕虫为多细胞的无脊椎动物,成虫虫体两侧对称,无体腔或仅有假体腔,人体寄生的蠕虫主要有血吸虫、绦虫和丝虫等。

(1)血吸虫感染的检测。在人体寄生的血吸虫(schistosoma)主要有 5 种,即日本血吸虫、曼氏血吸虫、埃及血吸虫、湄公血吸虫和间插血吸虫。在我国流行的是日本血吸虫病。

血吸虫病的确诊有赖于病原学诊断,即从病人粪便或组织内查出虫卵或毛蚴。病原学诊断的敏感性较差,易发生漏诊。利用免疫学检测可弥补其不足之处。临床常用的检测方法有下列 3 种:①环卵沉淀试验(COPT):COPT 是一种抗原抗体反应,虫卵抗原与病人血清中相应抗体能特异性结合,一旦虫卵与抗体结合,虫卵周围形成泡状、指状或条状并有明显折光性的沉淀物。COPT 的操作简便,成本不高,敏感性较高,沿用至今;但反应所需时间长,会有漏检现象。②间接红细胞凝集试验(IHA):将血吸虫虫卵或成虫抗原吸附"O"型人红细胞,检测受检者血清中的相应抗体。IHA 的敏感性较高,操作简便,结果直观,是目前国内应用仍较广泛的一种血清学诊断法。但有假阳性,尤其与肺吸虫、肝吸虫等有交叉反应;另外,由于抗原致敏红细胞的稳定性不同,可产生批间误差。③酶联免疫吸附试验(ELISA):固相包被已知抗原或抗体,可用于检测受检标本中相应的抗体或抗原,通过酶标记抗体和底物的显色反应结果来进行半定量。以后又逐步进行改良，出现斑点 ELISA、快速 ELISA 以及免疫酶染法或酶联免疫印迹试验等。这些改良方法较一般的血清学方法，在保持其高度特异性的前提下，提高了检出率并可缩短检测时间，具有强劲的发展趋势。

(2) 包虫病 (hydatidosis) 检测。亦称棘球蚴病，由棘球绦虫感染所致。人体感染棘球绦虫主要是由于误食其虫卵所致。临床诊断时对病史可疑者应采用 X 线、B 超、CT 及核素扫描，综合分析后诊断。ELISA 血清免疫学诊断技术的应用，进一步推进了该病诊断的特异性和灵敏度。另一优点是方法的安全性，因为临床上不提倡诊断性穿刺来确诊该病原体，由于囊液的外溢会诱发超敏反应，而原头蚴的渗漏亦会导致继发性感染。

(3)囊虫感染检测囊虫病(cysticercosis)，是由绦虫囊尾蚴寄生于人体心脏、脑、眼及肌肉等组织、器官所致的疾病。感染的途径多数为误食含囊尾蚴的肉制品(生的或半生的)。

囊虫侵犯、寄生部位虫量增多可形成虫体结节，引起局部压迫症、水肿以及功能障碍等。

囊虫病的病原学诊断较困难，免疫学检测具有较高的辅助诊断价值。常采用的方法有：ELISA、间接血凝试验或单克隆抗体检测循环抗原等。其中间接血凝法成本低，操作简便但敏感性逊色于 ELISA。ELISA 法特异、敏感，且适宜批量检测。单克隆循环抗原法可用于确定有无现症感染及疗效评价。

(4)丝虫感染检测。丝虫病(hlariasis)是由丝虫经吸血节肢动物传播的一类寄生性线虫病。已知寄生人体的丝虫有 8 种，我国仅有 2 种，即班氏丝虫和马来丝虫。

丝虫病的实验诊断主要依赖血象改变以及微丝蚴的检出(夜间采血查找微丝蚴)，免疫学检验只作为辅助诊断，包括用特异性丝虫抗原来检测待检血清中相应抗体，阳性符合率较高(≥90%)；亦可用已知单抗来检测患者体内循环抗原的存在与否，其中尿液中循环抗原的检出率较高。

除上述病原体以外，临床上导致感染的微生物种类繁多，所致疾病也复杂多样，临床检测项目也较多，现将临床常见的其他微生物感染检测归纳如下(表 9-8)。由于方法学不同或反应条件差异，检验的结果判定及其意义需要综合分析、综合判断。

表 9-8　其他微生物感染的免疫学检测

病原体	所致疾病	检测方法	临床意义
肺炎支原体	原发性非典型性肺炎	补体结合试验(1∶8 以下) 间接 ELISA 冷凝集试验	单份血清抗体效价＞1 ∶ 64 时有意义。双份血清呈 4 倍增高有意义 检测 IgM 抗体(早期诊断) 非特异实验效价≥1 ∶(64 ～ 128)有意义
肺炎衣原体	肺炎衣原体肺炎	免疫荧光试验	选择 IgM 抗体的检测用作早期诊断
解脲脲原体	非淋球菌性泌尿生殖道炎	代谢抑制试验(MIT)	新生儿测得高效价 IgM 型抗体，示宫内感染 临床以分离病原体为主要诊断依据
人型支原体	泌尿生殖系炎	MIT	血清抗体滴度，1 ∶ 128 为阳性
伯氏螺旋体	莱姆病	免疫荧光试验、ELISA(IgM 捕获法)	检测 IgM 抗体阳性，早期诊断参考；IgG 抗体呈 4 倍以上增高有意义
立克次体	斑疹伤寒	外-斐试验(＜1 ∶ 160) 补体结合试验(1 ∶ 8 以下) 免疫荧光试验(＜1 ∶ 16)	血清滴度＞1 ∶ 160 为阳性，且在病程中有 4 倍增高，才有诊断意义 需双份血清，增高 4 倍以上有意义 单份血清抗体滴度≥1 ∶ 128 有意义。双份血清呈 4 倍增高有意义

(房丽娜)

第七节 生殖免疫与免疫学检验

Section 7

生殖免疫学是随着免疫学及生殖医学的发展而形成的一门重要的边缘学科，是从免疫学角度探索和研究生殖医学的问题，涉及生殖生理、妊娠生理、病理妊娠以及生殖控制等。精子进入卵子形成受精卵是妊娠的开始，但要经过十月怀胎并出生为一个健康的婴儿，将受到多种因素的影响。正常妊娠对胚胎抗原呈免疫耐受，这有赖于一系列的免疫调节。一旦免疫调节失常，免疫耐受状态被打破，可出现过度的免疫反应，使胚胎遭受异常的免疫攻击，导致病理妊娠，如流产、不孕等。免疫性不孕是由针对生殖系统抗原自身免疫或同种异体免疫引起，例如：精子、精浆、卵子的透明带、卵巢产生类固醇激素的细胞及宫内膜细胞作为特异性抗原，刺激机体产生特异性抗体引起不孕。其中常见的疾病为抗精子免疫性不孕和抗透明带免疫性不孕。

一、抗精子免疫性不孕

精子作为一种抗原，与机体免疫系统接触后可引起自身或同种免疫反应，产生抗精子抗体(antisperm antibody，AsAb)。有资料显示，体内存在AsAb可导致不孕，该情况占不孕患者的10%～30%以上。因此，由抗精子抗体导致的免疫性不孕在临床上较常见。

(一)发生机制

1.精液中的抗原

一般认为，凡是分子量超过10 000的蛋白质分子都具有较强的免疫原性。人精液由精浆(human seminal plasma，HSP)和精子两部分组成，它们含有大量的蛋白质，因此这两部分存在多种抗原。

(1)精浆抗原。包括：①人类精液可含有A、B、O血型抗原；②含有HLA抗原；③还含有数十种其他抗原，其中大多数可以在血液中测出，如前白蛋白、白蛋白、球蛋白和转铁蛋白等。

(2)精子抗原。精子抗原种类繁多，目前已涉及100多种。按来源特异性分为精子特异性抗原和精子非特异性抗原；按其存在的部位分为包被抗原、膜固有抗原、胞浆抗原和核抗原。

特异性精子抗原：包括：①受精抗原-1(fertilization antigen-1，FA-1)是一种精子的膜糖蛋白，主要位于精子的顶体后区，其次为中段和尾部。调查表明，抗精子抗体阳性的不孕妇女宫颈黏液及血清中有IgG和IgA类FA-1抗体，阳性率为50%～80%。②受精抗原-2(fertilization antigen-2，FA-2)亦为精子膜抗原，主要定位于活的精子顶体区域，也可同时出现在赤道区。FA-2的生物学作用尚待进一步研究。③卵裂信号-1(cleavage signal-1，CS-1)定位于精子膜上，推测CS-1的作用是：CS-1由精子带入卵子，作为卵裂的初始信号。经检测，免疫性不育患者血清中有CS-1抗体。④其他抗原：在精子特异性抗原中还包括：精子/滋养层交叉反应抗原、乳酸脱氢酶-C4和精子蛋白-10等。

非特异性精子抗原：包括肌酸憐酸激酶(reatinephosphokinase，CPK)、甘露糖配体受体(mannose-ligand receptors，MLR)、c-myc蛋白和c-ras蛋白等。

2.防止抗精子自身免疫反应的机制

(1)血-睾屏障。血-睾屏障(blood testis barrier)由相邻的支持细胞基部牢固而紧密地连接构成，它还包括血管内皮基膜、结缔组织和曲细精管基膜。血-睾屏障可防止精子与免疫系统接触，致淋巴细胞不能识别精子抗原。因此，在正常情况下，尽管在精子发生、发育过程中有一些新抗原出现，但由于精子被阻挡在男性生殖道内，与机体免疫系统隔绝，成为隐蔽的自身抗原，不引起自身免疫反应。

(2)精浆中的免疫抑制物质。正常的精液中含有一些具有免疫抑制活性的物质，称为精浆免疫抑制物质(seminal plasma immuno-suppressive material，SPIM)。人类精子中含有30多种抗原，其中大部分具有很强的免疫原性。它们作为“异物”进入女性生殖道后，通常并不引起全身或局部的细胞与体液免疫反应，其原因与精浆中含有SPIM有密切关系。精浆的免疫抑制活性，可能是多种物质的综合反映。这些物质中包括妊娠血浆蛋白A(PAPP-A)、丝氨酸蛋白酶、前列腺素、多胺氧化酶等。SPIM随精子一起进入女性生殖道，抑制了局部和全身免疫应答，使精子和受精卵免遭排斥，保障受精卵着床发育。

SPIM对补体有显著的抑制作用，经精浆作用的正常人血清，总补体溶血活性(CH_{50})下降，其机制为抑制C3和B因子的活化。SPIM对补体的这种抑制作用，有助于保护精子免遭抗体参与的补体介导的溶细胞反应。另外，SPIM对T、B、NK、巨噬细胞和多形核白细胞都有抑制作用。

3.抗精子抗体的产生机制

(1)男性AsAb的形成。男性的精子属于隐蔽的自身抗原，正常情况下，因血-睾屏障的存在，使机体免疫系统不接触精子抗原，因此机体不发生抗精子的免疫反应。但当血-睾屏障遭到破坏(如手术、外伤等)，使机体的淋巴细胞能够识别精子抗原，从而产生AsAb。生殖道感染也可造成AsAb的发生率增高，可能与存在精子膜抗原有交叉反应的抗微生物抗体有关，或者感染使免疫细胞进入生殖道，与精子抗原接触后产生AsAb。

精浆中，免疫抑制物质的失效在某些情况下如生殖道的感染、创伤和阻塞又可诱发机体产生抗SPIM抗体。有人通过ELISA方法检出抗SPIM的IgG、IgA抗体，并且发现在不育男性的血清中抗体的检出率和水平均明显高于生育组，精浆中SPIM-Ab水平增高者的精子密度、精子成活率、精子运动速度均明显降低。

(2)女性AsAb的形成。通过性活动，女性生殖道反复接触数以百万计的精子。尽管对女性而言，精子是异己的，但仅有少数敏感的女性产生AsAb，其原因尚不清楚，可能与免疫反应存在个体差异有关，也可因丈夫精液中缺乏免疫抑制因子所致。生殖道感染或性传播疾病可使局部的非特异性免疫反应加强而产生AsAk在生殖道黏膜破损的情况下，精子抗原可通过女性生殖道破损的黏膜上皮屏障与上皮下B淋巴细胞相遇，产生AsAb。

4.抗精子抗体对生殖的影响

(1)AsAb对精子在女性生殖道内运行的影响。抗精子抗体具有阻止精子穿过宫颈黏液的作用。这是因为当AsAb与精子表面抗原结合后，其AsAb的Fc段黏附于宫颈黏液的蛋白分子团上使精子活动受限所致。AsAb的分布不仅限于阴道和宫颈，免疫荧光法已证实输卵管是含有免疫球蛋白最多并能充分发生局部免疫反应的组织。即使精子已通过了宫颈，在女性生殖道中的运行仍存在障碍，妨碍受精。

(2)对精子酶的影响。抗精子抗体影响精子酶的活力，抑制透明带和放射冠的分散作用。

(3)影响精子穿过透明带及精卵融合。取人的卵子和事先与抗体孵育过的人精子进行精子-透明带相互作用试验证实，FA-1的抗体可明显减少精子与透明带的结合，其作用机制尚不清楚。

(二)免疫学检验

1.抗精子抗体的检测

AsAb可存在于血清、精浆、宫颈黏液和精子表面。血清内的AsAb主要是IgG和IgM，精浆和宫颈黏液内主要是IgG和IgA，少数患者有IgE，而精子表面的AsAb主要是吸附来自精浆的抗体。

(1)体液中抗体的检测。用ELISA及生物素-亲和素酶联免疫吸附试验(BA-ELISA)检测血清、宫颈黏液或精浆中的抗体。现将供精者精子吸附于聚氯乙烯反应板，将待检标本与精子结合，加入酶标抗入Ig抗体和酶的底物，用酶标仪进行测定，可进行定量。固相酶染色法（SESA）：基本原理同，但在玻片上进行，可观察精子的着色部位而进行抗体定位测定。

（2）精子与宫颈黏液接触试验。精子与宫颈黏液接触试验（sperm-cervical mucus contact test，SCMC）是检测精浆及宫颈黏液中局部抗体的简便方法。取1滴排卵前期宫颈黏液放在玻片上，加1滴精液，加盖玻片使之混匀，室温置30min后观察快速颤动而不前进精子的百分率，＞50%为阳性，如夫妇间精液和宫颈黏液为阳性则可用供精或供者宫颈黏液做交叉试验，以确定AsAb是存在于精液还是存在于宫颈黏液中，此类AsAb主要为IgA。

（3）性交后试验。性交后试验（post-coital test，PCT）是检查性交后活动精子在宫颈黏液中的数量及其成活率和活动度，借以评价性交后若干小时内精子存在及功能表现，反映精子和宫颈黏液的异常情况。当有AsAb存在时，精子很快失去动力而表现为PCT异常，当然这也与宫颈黏液的pH、黏液性状有关。

（4）混合抗球蛋白反应。混合抗球蛋白反应（mixed autiglobulin reaction，Mar test）是检测精子表面抗体，其方法为用混合的未加处理的新鲜精液与包被人IgG的乳胶颗粒混合，再向混合液中加入特异的抗人IgG血清，在胶乳粒与活动精子之间形成混合凝集，证明精子表面有IgG抗体存在。这可用作常规筛选方法。多50%的活动精子同颗粒黏附，表示可能为免疫性不育；10%～50%活动精子与颗粒黏附，可疑为免疫性不育。

（5）免疫珠试验。免疫珠试验（IBT）也是检测精子表面抗体的一种方法，可同时检测IgA、IgG和IgM类抗精子抗体。用抗人免疫球蛋白抗体包被的丙烯酰胺微球与精子悬液在玻片上混匀，这种有抗体的微球能与结合抗精子抗体的精子结合。在相差显微镜下观察，可见微球随精子移动。≥20%的活动精子同免疫珠黏附时为阳性，但至少有50%活动精子被免疫珠免疫才被认为有临床意义。

2.精浆免疫抑制物质的检测

大量的临床实验究表明，SPIM活性含量降低与不育（孕）、习惯性流产的发生密切相关。目前常用的SPIM检测方法有抗补体法、间接免疫荧光法、单向免疫扩散法和固相酶联免疫测定法。

（1）抗补体法。将待测精浆加至补体（混合豚鼠血清）中，再加入指示系统（致敏羊红细胞）与不加精浆的对照管比较，观察溶血活性是否降低。

（2）间接免疫荧光法。用间接免疫荧光法对精子表面的SPIM分布进行分析，在荧光显微镜下观察精子体表染色浓厚的荧光斑点定位于精子头部、颈部、尾部。正常男性SPIM位于精子头部者占69.7%，颈部者占21.2%，尾部者9.1%。一般认为，精子头部SPIM的分布减少，可能是造成不育和流产的重要原因。

二、抗透明带免疫性不孕

透明带（zona pellucid，ZP）是一层包绕着卵母细胞及着床前孕卵的非细胞性明胶样酸性糖蛋白膜，内含特异性精子受体，在诱发精子顶体反应、精卵识别、结合、穿透和阻止多精子入卵的过程中起着重要作用。实验研究表明，透明带抗原可刺激同种或异种抗体产生免疫应答，透明带经抗血清处理后，失去了与同种精子的结合能力；在体内，透明带抗体能干扰孕卵表面的透明带脱落而妨碍着床。

（一）发生机制

1.透明带的生物特性

精子与卵子接触前，首先必须与透明带结合并穿透之。精子首先与ZP的特异受体位点结合后，依靠精子的酶系统产生局部溶解作用。受精后ZP恢复完整性，保护受精卵的发育，防止受精卵在输卵管内溶解，并保证受精卵向宫腔内运送。哺乳类一旦受精后，其他精子不能与ZP结合，并抵制蛋白溶解，使之不再发生ZP反应，这是因为受精卵膜的皮脂颗粒释放某些物质，可以抑制再次受精。

2.透明带的生化特性

细胞化学研究发现，兔的ZP为唾液酸，也有报道为一复杂的硫酸化合物、中性黏多糖及蛋白质等，以糖蛋白形式与双硫键结合。

3.抗透明带抗体的产生机制

透明带蛋白在卵巢中含量很少。卵母细胞的成熟及透明带的形成晚于机体免疫系统的形成和成熟，因此，透明带抗原可刺激自身免疫系统，产生抗透明带抗体。正常情况下，每月仅一次排卵，极微量的透明带抗原反复刺激诱导机体免疫活性细胞对其产生免疫耐受。但当机体遭受与透明带有交叉抗原性的抗原刺激或透明带抗原变性时，引起免疫活性细胞产生抗透明带抗体。

4.抗透明带抗体对生殖的影响

目前认为，透明带抗体是女性不育的原因之一。它降低生育的机制有：①封闭精子受体，阻止精子与透明带结合；②使透明带变硬，即使受精发生，也因透明带不能从孕卵表面脱落而干扰着床。

（二）免疫学检验

检测抗透明带抗体的方法有免疫沉淀反应、间接免疫荧光、间接血凝、胶乳凝集及放射免疫法。无论何种检测方法，均需透明带抗原。由于人卵透明带来源有限，而许多动物如猪、牛、鼠卵的ZP与人卵的ZP有交叉免疫反应，检测ZP抗体多采用动物特别是猪卵ZP为抗原。现已发现，人血清中存在有能与猪卵ZP结合的异种凝集素。如果试验时，不用猪红细胞吸收待测血清，去除其中的异种凝集素，结果会出现假阳性。也有学者用纯化的猪ZP3组分作为抗原来避免假阳性的出现。一般敏感而常用的检测方法为EUSA及BA-ELISA法。

（张美玲）

第八节　神经系统免疫疾病与免疫学检验

Section 8

机体在维持自身生理平衡和稳定过程中，主要依靠神经系统、内分泌系统和免疫系统的调节和控制。已有大量证据表明这三大调节系统的功能是相互作用、密切相关的，已发现经典的内分泌腺体、神经元和神经胶质细胞能够分泌多种细胞因子及表达其受体，机体免疫细胞也能产生多种肽类激素和肽类神经递质，并有其受体存在，说明在神经、内分泌和免疫系，统之间可进行直接的双向联系。肽类激素、神经递质和细胞因子是神经系统、内分泌系统和免疫系统相互交流的“共同语言”，它们使三大系统相互调节、相互依赖形成一个网络，以维持内环境的稳定及对外环境的适应。正是由于神经系统和免疫系统所具有的密切联系，因此当机体的免疫系统出现异常的时候，就可以引起某些神经系统的疾病，常见的有重症肌无力和多发性硬化症。

一、重症肌无力

重症肌无力（myasthenia gmvis，MG）由于机体胸腺发育异常或其他原因产生抗乙酰胆碱受体（acetycholine receptor，AchR）抗体，破坏突触后膜运动终板上的乙酰胆碱受体，导致出现肌无力症状的一类自身免疫病。乙酰胆碱受体的抗体介导的体液免疫反应和细胞免疫反应是其主要的病因和发病机制，近来发现，胸腺、T淋巴细胞、神经-肌肉接头（neuromuscular junction，NMJ）其他相关抗体、细胞因子等均在MG发病中起一定作用。MG基本病理机制是终板突触后膜上乙酰胆碱受体（AchR）的减少。由于AchR分子大量丢失，导致神经-肌肉传递功能障碍，从而引发了一系列临床症状的出现，如疲劳、虚弱、四肢无力，呼吸肌受累常常是致命的死因。本病的发病率为（0.5～5）/10万。

（一）发病机制

发病原因尚不清楚，可能与下列因素有关：①胸腺异常：90%的MG患者胸腺异常，其中60%～75%为胸腺增生，10%～15%为胸腺瘤，20%～30%为胸腺萎缩。MG发生之所以与胸腺有关，主要是因为胸腺具备参与MG发病的三个基本要素：自身抗原（肌样细胞）、抗原呈递细胞（并指状细胞）和活化的AchR特异的T细胞。②遗传因素：MG与多基因遗传有关。4%以上的患者有家族史，单卵双生的患病一致性为36%。③环境因素：病毒感染、分子模拟及AchR结合新抗原是促发MG的环境因素。④药物：D青霉胺治疗时，患者可出现MG症状。但这种症状是可逆的，停用D-青霉胺，MG样症状可消失。

1.体液免疫

MG患者胸腺中有大量成熟的T细胞和多克隆的B细胞，导致MG自身耐受性受到广泛的特异性破坏，从而引起一种或多种自身抗体产生，如AchRAb、抗肌质网抗体、抗突触前膜和抗横纹肌抗体等。其基本发病机制是胸腺依赖性自身抗原AchR和自身抗体（即抗AchR抗体）结合，通过：①加速受体的内胞饮和降解，阻断乙酰胆碱与受体的结合位点；②在补体参与下，直接破坏AchR，使神经-肌肉信号传递发生障碍而导致MG发生；③直接封闭位于AchR上的离子通道，引起神经-肌肉接头的损害。但AchRAb阳性率与肌无力严重程度无明显关系。

2.细胞免疫

有些患者虽然AchR Ab阴性，但肌无力症状同样可以很重，提示除体液免疫应答外，T细胞介导的细胞免疫应答异常在MG发生中可能发挥更重要的作用。AchR Ab的产生必须有AchR特异性$CD4^+$ T细胞参与。由T细胞受体-AchR（特异性抗原）-MHC-Ⅱ类分子构成了MG免疫应答的基础。

动物实验和临床试验测定均证明，自身AchR是导致MG的自身抗原。自身AchR诱发相应抗体产生的免疫应答过程尚不清楚。目前认为，有一定遗传倾向的个体，在病毒感染等因素作用下，使AchR免疫原性发生改变、胸腺内部分细胞改变或因分子模拟机制等原因，导致胸腺内产生抗自身AchR抗体，从而使运动神经终板的突触前膜向突触后膜释放乙酰胆碱的功能受阻，造成疲劳等MG症状出现。

（二）免疫学检验

MG主要是体内产生抗AchR抗体引起的，因此检测患者血清中是否存在AchR抗体可以作为临床诊断MG的依据之一。

1.免疫沉淀法

AchR抗体是否结合到了肌细胞AchR上，可用125I-α-BuTx环蛇毒素）标记肌细胞抽提物以免疫沉淀法来检测，此方法同样可以用来检测患者血清中的抗AchR抗体。血清1～5mL加入标记的抽提物中室温下2h或4℃过夜，5 000r/min离心3min取沉淀，经离心、洗涤2～3次，然后用γ-计数仪计数。用正常人血清做正常对照。α-BuTx以nmol为单位。Cut-off值各实验室不同，但是结果＞0.5nmol/L通常被认为是阳性。正常个体的值通常＜0.2nmol/L。

2.ELISA法

α-BuTx是从银环蛇毒液中提取的一种肽类分子量为8 000左右，它能高度选择性与AchR

结合，这种结合几乎是不可逆的，如用ELISA法可用α-BuTx预先包被固相载体，然后利用其特异性吸附加入的AchR再测定待测血清中的抗AchR抗体。

临床上85%～90%的全身性重症肌无力患者血清中的抗AchR抗体阳性。某些疾病，例如，迟发性运动障碍、肌萎缩侧索硬化、多发性肌炎、原发性胆汁性肝硬化、用青霉胺治疗，的类风湿关节炎和无MG表面的胸腺瘤患者可出现抗AchR抗体弱阳性，通常与最终发展成MG有关。抗AchR抗体的量在MG患者中变化很大，与疾病的严重程度无明确的相关性。然而在同一个体血清中抗体与疾病的临床表现是很相关的。例如，比抗体滴度原始值降低50%以上时通常在临床表现上有显著改善。

二、多发性硬化症

多发性硬化症（multiple selerosis，MS）是一种原因未明的、以中枢神经系统炎性脱髓鞘为特征的自身免疫病。因视神经、脊髓和脑内蛋白质有散在的多灶性脱髓鞘硬化斑而得名。在北欧、北美的发病率在（60～200）/10万，而在发病率低的地区例如日本只有它们的1/10。MS主要影响青壮年，好发年龄段为15～50岁，尽管有的病例报告表明，MS可发生在10～13个月的儿童中，但11岁以下儿童诊断为MS的比例占0.2%以下，在11～16岁诊断为MS的占2.5%～4%。女性患MS的危险性是男性的1.5～2倍。MS患者病情有复发与缓解的倾向，且病情进展因人而异，但多数患者呈慢性进行性加重的趋势。其临床特点为病灶的多数性和时间的多发性。

（一）发病机制

目前，依据以下四方面证据推断MS是一种自身免疫疾病：①典型的MS患者脑白质中有炎症斑块，并含有浸润的淋巴细胞和单核细胞。②与免疫反应基因有关，病损区的细胞有MHC-Ⅱ类抗原表达，有免疫活性细胞分泌的细胞因子。③类固醇、硫唑嘌呤、干扰素-β（interferon-β，IFN-β）等免疫抑制剂和免疫调节剂治疗MS能改变疾病活动度；MS的动物模型-实验性自身免疫性脑脊髓炎（experimental autoimmune encephalomyelitis，EAE）能通过注射蛋白脂蛋白（pro-lipoprotein，PLP）抗原而诱导，也可通过髓鞘碱性蛋白（myelin basic protein，MBP）特异的T细胞注射敏感动物而转移。④MS患者脑脊液中IgG含量增加，其特征表现为电泳条带分布的有限异质性（寡克隆带），其强度与淋巴细胞浸润及组织损伤的发展密切相关。

1.感染因素导致MS的机制

MS可能是CNS病毒感染引起的自身免疫病，感染能引起MS的两个主要机制是：分子模拟（molecular mimicry），即外来病原体带有与自身抗原相同或相似的表位，使自身反应性淋巴细胞被激活；旁路激活（bystander activation），由于非特异性炎症导致自身反应性淋巴细胞被激活。

（1）分子模拟。在外周血或组织中被病毒抗原激活的T淋巴细胞，由于病毒抗原与神经细胞的自身抗原存在共同抗原表位，因此扩增后的活化T细胞，可以通过血-脑屏障进入中枢神经系统识别自身抗原。现已发现与MS发生有关的病毒主要是人类疱疹病毒-6（HHV-6）和EB病毒。病毒感染与MS的关系主要是因为HHV-6及EBV基因序列中有一些部分与髓鞘中的成分相似（如HHV-6中一段序列中7个氨基酸与MBP的完全相同），当HHV-6或EBV感染后，激活T淋巴细胞，被病毒激活的T细胞误将髓鞘作为病毒进行攻击，从而导致自身免疫性反应。

（2）旁路激活。旁路激活机制分两种：一种是通过炎症细胞因子、超抗原和分子识别模式（Toll样受体活化）等非TCR依赖旁路激活自身反应性T细胞；另一种是在病原体感染后，导致宿主细胞被破坏，使自身抗原释放出来，被特异性T细胞识别，最后导致自身反应性T细胞活化。

2.MS 免疫应答反应

(1)$CD4^+$ T 细胞。在 MS 急性发作时,$CD4^+$ T 细胞数量增多,IFN-γ分泌增加;如果 MS 患者使用 IFN-γ治疗,可使病情复发或加重,因此认为 $CD4^+$ T 细胞在 MS 的病理过程中发挥主要作用。主要有以下 5 个方面的依据:①在 MS 患者中,$CD4^+$ T 细胞占脑脊液(CSF)的 80%左右;②HLA-DR 或 DQ 的个体易患 MS;③表达 HLA-DR 或 DQ 分子的人源化转基因小鼠易被诱导成 EAE;④在临床试验性治疗中,用一修饰的 MBL 肽类配基诱导交叉反应性 $CD4^+$ Th1 细胞活化,结果导致 MS 患者病情加重;⑤$CD4^+$ Th 细胞对抗体产生、$CD8^+$ 细胞成熟、适应性免疫应答和固有免疫应答均具有调节作用。

(2)$CD8^+$ 细胞。在 MS 和其他自身免疫病发病过程中,人们对 $CD8^+$ T 细胞作用的了解要比 $CD4^+$ T 细胞少得多。在 MS 病理过程中,$CD8^+$ T 细胞可能是导致中枢神经系统损伤的主要原因:①除了小胶质细胞,没有中枢神经细胞表达 MHC-Ⅱ类分子 IFN-γ可以诱导星形胶质细胞表达,但不能诱导少突胶质细胞或者神经元表达 MHC-Ⅱ类分子,因此后者只能被 $CD8^+$ T 细胞所识别;②在 CSF 和 MS 脑组织中,发现 $CD8^+$ 记忆性 T 细胞寡克隆显著扩增,并且在 CSF 和血液中持续存在相同的 $CD8^+$ T 细胞克隆;③在 MS 脑组织中,$CD8^+$ T 细胞比 $CD4^+$ T 细胞更普遍存在;④MHC-Ⅰ类分子能被诱导表达在神经元上,病毒特异性 $CD8^+$ T 细胞可以通过 Fas/Fas L 相互作用直接裂解神经元;⑤已确定多个针对 MBP、蛋白脂蛋白(PLP)和髓磷脂相关糖蛋白(MAG)的 MHC-Ⅰ类分子限制性髓磷脂表位,并且在 MS 患者体内 $CD8^+$ 细胞毒性 T 细胞对 MBP 的应答是增强的;⑥髓磷脂特异性 $CD8^+$ T 细胞分泌趋化因子(IL-16、IP-10)吸引髓磷脂特异性 $CD4^+$ T 细胞到达病变部位。

(3) B 细胞和抗体。早在 1948 年 Kabat 就发现 MS 患者 CSF 中 Ig 增高,而血清中不高。1989 年 Trotter 和 Rust 应用电泳法分离 CSF 蛋白,发现 CSF 中存在 IgG 寡克隆带(oligockmal bands,OCB)。在 MS 患者的脑脊液中,Ig 浓度的升高是最重要和最早期的证据,说明 B 细胞和抗体在 MS 病理上的作用。脑脊液中 Ig 的增加与 MS 恶化有关,一些良性的 MS 患者缺乏 OCB。正常情况下 B 细胞不能通过完整的血-脑屏障,但当出现炎症的时候,B 细胞、抗体和补体就可进入中枢神经系统。MS 患者 CSF 中 Ig 增加而血清中不增加,说明 Ig 是在局部产生的。B 细胞和抗体以多种形式在 MS 发病过程中发挥作用:①B 细胞可作为自身反应性 T 细胞的 APC 细胞;②B 细胞为自身反应性 T 细胞的活化提供协同刺激分子;③B 细胞和结合有 Ig 的组织能募集自身反应性 T 细胞到达 CNS;④髓磷脂特异性抗体的产生和硬化斑块内髓磷脂被破坏是 B 细胞参与 MS 病理过程的最重要体现。

总之,引发 MS 的确切抗原及免疫活化机制仍不清楚,可能是外周的某种感染或髓鞘成分激活免疫系统,活化的免疫细胞及抗体进入中枢神经系统,引起一系列免疫应答反应,损伤髓鞘,产生 MS 的临床表现。

(二)免疫学检验

检查脑脊液的细胞数、蛋白和髓磷脂碱性蛋白的变化,是临床诊断多发性硬化症(MS)的重要辅助手段。

1.脑脊液淋巴细胞的检测

多发性硬化症患者脑脊液的压力一般正常。多数病人细胞数变化不明显,急性期可能有轻度的细胞数增高,仅少数人有轻度或中度增高,通常在 30×10^6 个/L,主要表现为淋巴细胞和浆细胞的增多,但以淋巴细胞为主。

2.脑脊液蛋白的检测

多发性硬化症 40%患者脑脊液的蛋白有轻度增高,但很少超过 100mg/dl。70%～ 80%病例

IgG 增高，90%～ 98%病例可见 IgG 寡克隆带（OCB）。但 IgG 增高及 0CB 阳性并非特异，亦可见于神经梅毒、脑炎、风湿性疾病和亚急性硬化性全脑炎以及寄生虫病等其他疾病，但其增高不如多发性硬化症明显。总蛋白正常的 CSF 中出现寡克隆带对 MS 的诊断有重要意义。

3.脑脊液髓磷脂碱性蛋白的检测

髓磷脂碱性蛋白（MBP）浓度的升高，提示中枢神经系统脱髓的程度。急性发作期后 1 周内 90%的患者 MBP 可暂时增高，2 周后则可恢复至正常。MBP 增高并非特异，脑白质营养不良、脑梗死、脑炎和代谢性脑病等亦可有增高。

（张美玲）

第十章

Chapter 10

临床生物化学检验

第一节　蛋白质测定

Section 1

蛋白质是人体生命活动最重要的物质，许多疾病情况下可出现体内蛋白质代谢紊乱。本节主要介绍人体蛋白质常用的检测方法。

一、血清总蛋白测定

血清总蛋白是所有循环蛋白质的总和，它是血液的一个重要成分，它是组成极为复杂、功能广泛的一类化合物。

对生物体液（血清、尿液和脑脊液）中总蛋白质含量的测定，人为地规定：①所有蛋白质分子都由纯多肽构成，氮含量的质量百分比为16%；②体液中含有数百个蛋白质分子，每个分子对测定反应都具有非常相似的特性。用于生物体液中总蛋白的测定，有很多特异性的方法。重要的方法有双缩脲法、紫外分光光度法、染料结合法、凯氏定氮法、沉淀法。这里介绍的是最常用的双缩脲法。正常人混合血清经凯氏定氮法准确定值后，是常规血清总蛋白测定最佳的标准品。

（一）双缩脲法

1.原　　理

血清中蛋白质的肽键（-CO-NH-），在碱性溶液中能与 Cu^{2+} 结合，生成蓝紫色的化合物，这种蓝紫色化合物在540nm处有明显的吸收峰，吸光度与肽键的数量呈正比关系，经与同样处理的蛋白质标准液比较，即可求得蛋白质含量。此反应和两个尿素缩合生成的双缩脲（H_2N-OC-NH-CO-NH_2）在碱性溶液中与铜离子作用形成紫红色的反应相似，故称为双缩脲反应。

2.试　　剂

（1）6.0mol/L NaOH 溶液。使用新开瓶的优质氢氧化钠，减少碳酸盐的污染。称取240g NaOH 溶于约800mL 新鲜制备的蒸馏水或刚煮沸冷却的去离子水中，再加水至1L。置于聚乙烯塑料瓶中，密塞，放室温中保存。

（2）双缩脲试剂。称取未风化的 $CuSO_4 \cdot 5H_2O$ 结晶3.00g，溶解于500mL 新鲜制备的蒸馏水或刚煮沸冷却的去离子水中，加酒石酸钾钠9.00g 和 KI 5.0g。待完全溶解后，加入6mol/L NaOH 溶液100mL，然后加蒸馏水至1L，置于聚乙烯塑料瓶中，密塞，放室温中保存，至少可稳定6个月以上。该试剂在波长540nm 的吸光度必须在0.095～0.105，否则要重新配制。

双缩脲试剂中各成分的作用：碱性酒石酸钾钠的作用是与铜离子形成络合物，并维持铜离子在碱性溶液中的稳定性；碘化物是抗氧化剂；在双缩脲反应中，铜离子与肽键的羰基氧原子和酪氨基氮原子生成有色的络合物。

(3)双缩脲空白试剂。试剂中不含硫酸铜，其他成分和双缩脲试剂相同。

(4)蛋白标准液。可用正常人混合血清，经凯氏定氮法测定总蛋白浓度。或购买有批准文号的优质的市售试剂盒。

3.操　　作

按表 10-1 进行操作。

表 10-1　血清总蛋白测定操作步骤

加入物(mL)	测定管	标准管	空白管
待检血清	0.1		
蛋白标准液		0.1	
蒸馏水			0.1
双缩脲试剂	5.0	5.0	5.0

混匀，在温度 37℃，加热 10min，分光光度计波长 540nm，比色杯光径 1.0cm，用空白管调零，读取标准管和各测定管的吸光度。

4.计　　算

$$血清总蛋白(g/L)=\frac{测定管吸光度}{标准管吸光度}\times 蛋白标准液浓义(g/L)$$

5.参考范围

健康成人走动后血清总蛋白浓度为 64 ～ 83g/L；健康成人静卧时血清总蛋白浓度为 60 ～ 78g/L。

6.注意事项

(1)当遇到血清浑浊、黄疸或溶血标本时，应设"标本空白管"，用测定管吸光度减去标本空白管吸光度后的净吸光度，计算总蛋白浓度。

(2)血清蛋白质的浓度用"g/L"表示，因为血清中各种蛋白质的相对分子质量不同，所以不能用 mol/L 表示。

(3)吸光度的大小与试剂的组分、pH 值、反应温度有关。当试剂的组分、pH 值、反应温度等在标准化的条件下测定，可以不必每次都做标准管，可依据比吸光度法计算蛋白质浓度。

(4)酚酞、溴磺酞钠在碱性溶液中呈色，影响双缩脲的测定结果。右旋糖酐可使测定管浑浊亦影响测定结果。理论上这些干扰均可用相应的标本空白管来消除，但如果标本空白管吸光度太高，可影响测定的准确度。

(5)氨基酸和二肽不发生双缩脲反应。三肽、寡肽和多肽与铜离子的双缩脲复合物，呈粉红色到红紫色。

(二)双缩脲比吸光度法

1.原　　理

按照Doumas方法所规定的配方配制双缩脲试剂、控制反应条件和校准分光光度计的情况下，双缩脲反应的呈色强度是稳定的，可以根据蛋白质双缩脲复合物的比吸光度，直接计算血清总蛋白浓度。

2.试　　剂

同双缩脲法。

3.操　　作

(1)取2支试管标明“测定管”及“试剂空白管”，各试管中准确加入双缩脲试剂5.0mL。

(2)于“测定管”中准确加入100μL血清，于“试剂空白管”中准确加入蒸馏水100μL。

(3)取“标本空白管”，加入双缩脲空白试剂5.0mL及血清100μl。

(4)各管立即充分混匀后，置(25±1)℃水浴中保温30min。

(5)用经过校准的高级分光光度计，在波长540nm，比色杯光径1.0cm，读取各管吸光度。读“测定管”及“试剂空白管”吸光度时，用蒸馏水调零点。读“标本空白管”吸光度时，用双缩脲空白试剂调零点。

4.计　　算

$$\text{校正吸光度}(Ac)=At-(Ar+As)$$

式中At为测定管吸光度；Ar为试剂空白管吸光度；As为标本空白管吸光度。

如测定所用的分光光度计波长准确，带宽≤2nm、比色杯光径准确1.0cm时，血清总蛋白含量可以根据比吸光度直接计算：

$$\text{血清总蛋白}(g/L)=\frac{Ac}{0.298}\times\frac{5.1}{0.1}=\frac{Ac}{0.298}\times 51(g/L)$$

0.298为蛋白质双缩脲复合物的比吸光系数，是指按Doumas双缩脲试剂定的标准配方，在上述规定的测定条件下，双缩脲反应溶液中蛋白质浓度为1.0g/L时的吸光度。

5.临床意义

(1)血清总蛋白浓度增高。①蛋白质合成增加。大多发生在多发性骨髓瘤患者，此时主要是球蛋白的增加，其量可超过50g/L，总蛋白则可超过100g/L。②血清中水分减少，使总蛋白浓度相对增高。凡体内水分的排出大于水分的摄入时，均可引起血清浓缩，尤其是急性失水时(如呕吐、腹泻、高热等)，变化更为显著。如休克时，由于毛细血管通透性的变化，血浆也可发生浓缩。

(2)血清总蛋白浓度降低。①营养不良和消耗增加：营养失调、低蛋白饮食、维生素缺乏症或慢性肠道疾病所引起的吸收不良，使体内缺乏合成蛋白质的原料；或因长期患消耗性疾病，如严重结核病、甲状腺功能亢进和恶性肿瘤等，均可造成血清总蛋白浓度降低。②血浆被稀释：如静脉注射过多低渗溶液或各种原因引起的水钠潴留。③蛋白质合成障碍：当肝功能障碍时，蛋白质的合成减少，以白蛋白的下降最为显著。④蛋白质丢失增加：严重烧、烫伤时，大量血浆渗出；或大出血时，大量血液的丢失；肾病综合征时，尿液中长期丢失蛋白质；溃疡性结肠炎可从粪便中长期丢失一定量的蛋白质。

二、血清白蛋白测定

白蛋白是由肝实质细胞合成，在血浆中的半寿期为15～19d，是血浆中含量最多的蛋白质，占血浆总蛋白的40%～60%。

测定血浆白蛋白和球蛋白，早期使用盐析法沉淀球蛋白，再用双缩脲法测定上清液中白蛋白和血清总蛋白，然后分别计算白蛋白和球蛋白浓度。后期应用染料结合法测定白蛋白，操作更容易，方法特异，现今大多数临床实验室，用BCG或BCP染料结合法，进行血清白蛋白浓度的自动分析测定。下面注意介绍溴甲酚绿法。

1.原　　理

血清白蛋白分子在pH值为4.2的缓冲液中带正电荷，在有非离子型表面活性剂存在时，与带负电荷的溴甲酚绿（BCG）生成蓝绿色复合物，在波长628nm处有吸收峰，其颜色深浅与白蛋白浓度成正比，与同样处理的白蛋白标准比较，可求得白蛋白含量。

2.试　　剂

（1）BCG试剂。向950mL蒸馏水中加入0.105g BCG，8.85g琥珀酸，0.1g叠氮钠，和4mL Brij-5（聚氧化乙烯月桂醚，300g/L）。待完全溶解后，用6md/L氢氧化钠溶液调节至pH值为4.15～4.25。最后，用蒸馏水加至1L。贮存于聚乙烯塑料瓶中，密塞。该试剂置室温中至少可稳定6个月。

（2）BCG空白试剂。不加入BCG外，其余成分和配制程序完全同BCG试剂的配制方法。

（3）40g/L白蛋白标准液，需要冰箱保存。

3.操　　作

按表10-2进行操作。

表10-2　血清白蛋白测定操作步骤

加入物（mL）	测定管	标准管	空白管
待检血清	0.02		
白蛋白标准液		0.02	
蒸馏水			0.02
BCG试剂	5.0	5.0	5.0

分光光度计波长628nm，用空白管调零，然后逐管定量地加入BCG试剂，并立即混匀。每份血清标本或标准液与BCG试剂混合后（30±3）s，读取吸光度。

如标本因严重高脂血症而混浊，可做标本空白管（血清0.02mL，加入BCG空白试剂5.0mL）分光光度计波长628nm，用BCG空白试剂调节零点，读取标本空白管吸光度。用测定管吸光度减去标本空白管吸光度后的净吸光度，计算血清白蛋白浓度。

4.计　　算

$$血清白蛋白(g/L)=\frac{测定管吸光度}{标准吸光度}\times 白蛋白标准液的浓度(g/L)$$

5.参考范围

4～14岁儿童，血清白蛋白浓度为38～54g/L。

健康成人，血清白蛋白浓度为34～48g/L。

6.注意事项

（1）白蛋白标准是一个复杂的问题。实验证明，BCG不但与白蛋白呈色，而且与血清中多种蛋白成分呈色。其中以α_1球蛋白、转铁蛋白、结合珠蛋白更为显著，但其反应速度较白蛋白稍慢。BCG与血清混合后，在30s读取吸光度，可明显减少非特异性结合反应。

（2）当60g/L白蛋白标准与BOG结合后，比色杯光径1.0cm，在628nm测定的吸光度应为0.811±0.035，如达不到此值，表示灵敏度较差。

（3）配制BCG试剂也可用其他缓冲液如枸橼酸盐或乳酸盐缓冲液。但以琥珀酸盐缓冲液为首选。

（4）试剂中的聚氧化乙烯月桂醚也可用其他表面活性剂代替，如吐温-20等，用量为2mL/L。

7.临床意义

血清白蛋白在肝脏合成，是血清中含量最多的一种蛋白质。血清白蛋白浓度增高常由于严重失水、血浆浓缩所致，并非蛋白质绝对量的增加。临床上，尚未发现单纯白蛋白浓度增高的疾病。白蛋白浓度降低的原因与总蛋白浓度降低的原因相同，血浆中水分增加，血浆被稀释，包括大量出血或严重烧伤时血浆大量丢失。慢性降低主要由于肝脏合成功能障碍或肾病时在排尿中丢失。

球蛋白浓度增高。临床上常以γ-球蛋白增高为主。球蛋白增高的原因，除水分丢失的间接原因外，主要有下列因素：①感染性疾病，如结核病、疟疾、黑热病、血吸虫病、麻风病等。②自身免疫性疾病，如系统性红斑狼疮、硬皮病、风湿热、类风湿性关节炎、肝硬变等。③多发性骨髓瘤，此时γ-球蛋白明显增加。球蛋白浓度降低主要是合成减少。

正常婴儿出生后至3岁内，由于肝脏和免疫系统尚未发育完全，球蛋白浓度较低，属于生理性低球蛋白血症。肾上腺皮质激素和其他免疫抑制剂有抑制免疫功能的作用，会导致球蛋白的合成减少。

三、脑脊液总蛋白测定

脑脊液(CSF)蛋白质主要是经脉络膜丛上的毛细血管壁超滤作用而生成的，超滤过程已除去大部分血浆蛋白。还有一些蛋白质是CSF特有的蛋白，由中枢神经系统合成。下面主要介绍邻苯三酚红钼络合显色法。

1.原　　理

邻苯三酚红和钼酸络合形成红色复合物（吸收峰在475nm），在酸性条件下与蛋白质结合形成有色复合物，其吸收峰移至604nm，该复合物颜色的深浅与蛋白质含量成正比。用比色方法，求出标本中蛋白质的含量。

2.试　　剂

(1)0.1mol/L甘氨酸一盐酸缓冲液(pH值3.0)。取甘氨酸7.5g，氯化钠5.844g，加蒸馏水至1 000mL。取此液81份加0.1mol/LHCI溶液19份，混匀即成。

(2)显色试剂。取邻苯三酚红27mg，钼酸铵30mg，用0.1mol/L甘氨酸-盐酸缓冲液(pH值3.0)溶解后，稀释至1 000mL，置棕色瓶内，25℃以下保存。

(3)蛋白标准液。同脑脊液总蛋白浊度法测定。

3.操　　作

按表10-3进行。

表10-3　脑脊液蛋白测定操作步骤

加入物(mL)	测定管	标准管	空白管
脑脊液	0.1		
蛋白标准液		0.1	
生理盐水			0.1
显色试剂	5.0	5.0	5.0

表中各管混匀，室温下放置20min，在1h内，用分光光度计波长604nm，比色杯光径1.0cm，空白管调零，读取各管吸光度。

4.计　　算

$$脑脊液蛋白(mg/L)=\frac{测定管吸光度}{标准管吸光度}\times 500(mg/L)$$

5.注意事项

(1)表面活性剂。如十六烷基三甲基溴化铵、Triton X-100 和 Tween-80 对本试验有干扰，实验中要避免表面活性剂的污染。

(2)本法蛋白含量 2g/L 以下呈线性。

6.临床意义

测定CSF总蛋白主要用于检查血和(或)脑屏障对血浆蛋白质的通透性增加或检查鞘内分泌免疫球蛋白增加。

四、血清蛋白醋酸纤维素膜电泳

1.原　　理

血清中各种蛋白质分子都有它特定的等电点，在等电点时，蛋白质分子所带正负电荷量相等，呈现电中性。在 pH 值为 8.6 的缓冲液中，血清中几乎所有蛋白质分子均形成带负电荷的质点，在电场中向正极泳动。由于血清中各种蛋白质的等电点不同，所带电荷量有差异，加上相对分子质量不同，所以在同一电场中泳动速度不同，可以区分出 5 条主要区带：从正极端起依次为白蛋白、α_1球蛋白、α_2球蛋白、β球蛋白、γ球蛋白区带。

2.试　　剂

(1) 巴比妥-巴比妥钠缓冲液 (pH 值为 8.6，离子强度 0.06)。称取巴比妥 2.21g、巴比妥钠 12.36g 于 500mL 蒸馏水中，加热溶解，待冷至室温后，再用蒸馏水补足至 1L。

(2)染色液。①丽春红 S 染色液：称取丽春红 S 0.4g，三氯醋酸 6g，用蒸馏水溶解，并稀释至 100mL。②氨基黑 10B 染色液：称取氨基黑 10B 0.1g，溶于无水乙醇 20mL 中，加冰醋酸 5mL，甘油 0.5mL，使溶解。另取磺基水杨酸 2.5g，溶于 74.5mL 蒸馏水中，再将二液混合摇匀。

(3)漂洗液。①3%(V/V)醋酸溶液：适用于丽春红染色的漂洗。②甲醇 45mL，冰醋酸 5mL 和蒸馏水 50mL，混匀。适用于氨基黑 10B 染色的漂洗。

(4)透明液。称取柠檬酸 21g 和 N-甲基 2-吡咯烷酮 150g，以蒸馏水溶解，并稀释至 500mL。亦可选用十氢萘或液体石蜡透明。

(5)0.4mg/L 氢氧化钠溶液。

3.器　　材

(1)电泳仪。选用晶体管整流的稳压稳流电源，电压 0 ~ 600V，电流 0 ~ 300mA。

(2)电泳槽。选购适合醋酸纤维素薄膜(以下简称醋纤膜)的电泳槽，电极用铂(白金)丝。

(3)血清加样器。可用微量吸管(10μL，分度 0.5μL)或专用的电泳血清加样器。

(4)光密度计。国产或进口的各种型号均可。

(5)分光光度计。

(6)醋酸纤维素薄膜。2cm × 8cm，各实验室可根据自己的需要选购。

4.操　　作

(1)将缓冲液加入电泳槽内，调节两侧槽内的缓冲液，使其在同一水平面。

(2)醋纤膜的准备。取醋纤膜(2cm × 8cm)1 张，在无光泽面一端(负极侧)1.5cm 处，用铅笔轻画一横线，作点样标记，将醋纤膜无光泽面朝下置于巴比妥-巴比妥钠缓冲液中浸泡，待充分浸透后取出（一般约 20min）。夹于洁净滤纸中间，吸去多余的缓冲液。

（3）将醋纤膜无光泽面向上贴于电泳槽的支架上拉直，用微量吸管吸取无溶血血清在横线处沿横线加样 3 ～ 5μL。样品应与膜的边缘保持一定距离，以免电泳图谱中蛋白区带变形，待血清渗入膜后，反转醋纤膜，使光面朝上平直地贴于电泳槽的支架上，用双层滤纸或 4 层纱布将膜的两端与缓冲液连通，稍待片刻。

（4）接通电源。注意醋纤膜上的正、负极，切勿接错。其电压应为 90 ～ 150V，电流为 0.4 ～ 0.6mA/cm 宽，夏季通电 45min，冬季通电 60min，待电泳区带展开 25 ～ 35mm，即可关闭电源。

（5）染色。通电完毕，取下薄膜直接浸于丽春红 S 或氨基黑 10B 染色液中，染色 5 ～ 10min（以白蛋白带染透为止），然后在漂洗液中漂去剩余染料，直至背景无色为止。

（6）定量。①洗脱比色法：将漂洗净的薄膜吸干，剪下各蛋白区带放入相应的试管内，在白蛋白管内加 6.4mol/L 氢氧化钠 6mL（计算时吸光度乘以 2），其余各加 3mL，振摇数次，置 37℃水浴箱 20min，使其染料浸出。氨基黑 10B 染色用分光光度计，在 600 ～ 620nm 处读取各管吸光度，然后计算出各自的含量（在醋纤膜的无蛋白质区带部分，剪一条与白蛋白区带同宽度的膜条，作为空白对照）。②丽春红 S 染色法：用 0.1mol/L 氯氧化钠脱色，10min 后，向白蛋白管内加 40%（V/V）醋酸 0.6mL（计算时吸光度乘以 2），其余各管加 0.3mL，以中和部分氢氧化钠，使色泽加深。必要时离心沉淀，取上清液，用分光光度计，在 520nm 处，读取各管吸光度，然后计算出各自的含量（同上法做空白对照）。③光密度计扫描法：透明。吸去薄膜上的漂洗液（为防止透明液被稀释影响透明效果），将薄膜浸入透明液中 2 ～ 3min（延长一些时间亦无碍）。然后取出，以滚动方式平贴于洁净无划痕的载物玻璃片上（勿产生气泡），将此玻璃片竖立片刻，除去一定量透明液后，置于已恒温至 90 ～ 100℃烘箱内，烘烤 10 ～ 15min，取出冷至室温。用此法，透明的各条蛋白区带鲜明，薄膜平整，可供直接扫描和永久保存。扫描定量。将已透明的薄膜放入全自动光密度计内，进行扫描分析。

5.计　　算

$$各组分蛋白(\%)=\frac{A_X}{A_T}\times 100\%$$

$$各组分蛋白(g/L)=\frac{各组分蛋白百分数\%}{100}\times 血清总蛋白(g/L)$$

6.参考范围

由于各实验室采用的电泳条件不同，故参考值可能有差异，各实验室应根据自己的实验条件建立参考范围。

各种方法的参考区间见表 10-4、表 10-5、表 10-6。

表 10-4　丽春红 S 染色直接扫描参考范围

蛋白质组分	g/L	占总蛋白百分比(%)
白蛋白	35 ～ 52	57 ～ 68
α_1 球蛋白	1.0 ～ 4.0	1 ～ 5.7
α_2 球蛋白	4.0 ～ 8.0	4.9 ～ 11.2
β球蛋白	5.0 ～ 10.0	7 ～ 11.2
γ球蛋白	6.0 ～ 13.0	9.8 ～ 18.2

表 10-5　氨基黑 10B 染色直接扫描参考范围

蛋白质组分	g/L	占总蛋白百分比(%)
白蛋白	48.8 ± 5.16	6.6 ± 6.6
α_1球蛋白	1.5 ± 1.1	2 ± 1
α_2球蛋白	3.9 ± 1.4	5.3 ± 2
β球蛋白	6.1 ± 2.1	8.3 ± 1.6
γ球蛋白	13.1 ± 5.5	17.7 ± 5.8

表 10-6　氧基黑 10B 染色洗脱比色法参考范围

蛋白质组分	占总蛋白百分比(%)
白蛋白	57.45 ～ 71.73
α_1球蛋白	1.76 ～ 4.48
α_2球蛋白	4.04 ～ 8.2
β球蛋白	6.79 ～ 11.39
γ球蛋白	11.18 ～ 22.97

7.注意事项

(1) 电泳槽缓冲液的液面要保持一定高度，同时电泳槽两侧的液面应保持同一水平面，否则，通过薄膜时有虹吸现象，将会影响蛋白分子的泳动速度。

(2)每次电泳时应交换电极，可使两侧电泳槽内缓冲液的正、负离子相互交换，使缓冲液的pH 值维持在一定水平。

(3) 电泳失败的原因。①蛋白各组分分离不佳，点样过多、电流过低、薄膜结构过分细密、透水性差、导电差等。②电泳图谱不整齐，点样不均匀、薄膜未完全浸透或温度过高致使膜面局部干燥或水分蒸发、缓冲液变质；电泳时薄膜放置不正确，使电流方向不平行。③染色后白蛋白中间着色浅，由于染色时间不足或染色液陈旧所致；若因蛋白含量高引起，可减少血清用量或延长染色时间，一般以延长 2min 为宜。④透明膜上有气泡：玻璃片上有油脂，使薄膜部分脱开或贴膜时滚动不佳。⑤薄膜透明不完全：温度未达到 90℃以上将标本(醋纤膜条)放入烘箱，透明液陈旧和浸泡时间不足等。

8.临床意义

正常血清蛋白醋纤膜电泳，通常可分离出白蛋白、α_1球蛋白、α_2球蛋白、β球蛋白、γ球蛋白 5 条区带。在下列疾病时醋纤膜图明显变化。

(1)M 蛋白血症。单克隆γ球蛋白(M 蛋白)血症，主要见于多发性骨髓瘤、巨球蛋白血症、重链病等。在β球蛋白与γ球蛋白区段出现一条致密的 M 蛋白。

(2)蛋白缺乏症。主要包括α_1抗胰蛋白酶缺乏症、γ球蛋白缺乏症等，电泳图形表现为α_1或γ球蛋白缺乏或显著降低。

(3)肾病。见于急、慢性肾炎、肾病综合征、肾功能衰竭等，电泳图形表现为 Alb 降低，α_2球蛋白和β球蛋白升高。

(4)急慢性炎症。表现为α_1球蛋白、α_2球蛋白、β球蛋白均升高。

(5)肝病。包括急慢性肝炎和肝硬变，主要表现 Alb 降低，α_2球蛋白和β球蛋白增高，出现 Alb 降低，β球蛋白、γ球蛋白增高，出现β～γ桥。

五、糖化血清蛋白测定

葡萄糖可以和体内很多蛋白质中的氨基不可逆地以共价键结合。此过程不需要酶的参与，反应速度主要取决于血液葡萄糖的浓度，这种反应称为糖化作用。这种被葡萄糖糖化的蛋白质主要存在于糖尿病或其他高血糖患者血液中；糖化过程经常缓慢进行，一旦形成，不再解离，所以对血糖或尿糖波动较大的患者来说，采用糖化血红蛋白来诊断或追踪病情的发展有其独特的临床意义，它可以反映较长时间的以来的血糖浓度。

1.原 理

血清葡萄糖能与白蛋白及其他血清蛋白分子 N 末端的氨基发生非酶促糖化反应，形成高分子酮胺结构。此酮胺结构能在碱性环境中与硝基四氮唑蓝(NBT)发生还原反应，生成甲臜。以 1-脱氧-1-吗啉果糖(DMF)为标准参照物，进行比色测定。

2.试 剂

(1) 0.1mol/L 碳酸盐缓冲液(pH 值为 10.8)。无水碳酸钠 9.54g，碳酸氢钠 0.84g，溶于蒸馏水并稀释至 1 000mL。

(2) 0.11mol/L NBT 试剂。称取氯化硝基四氮唑蓝 100mg，用上述缓冲液溶解并稀释至 1 000mL，置冰箱保存，至少可稳定 3 个月。

(3)4mmol/L DMF 标准液。称取 DMF 99.6mg，溶于 40g/L 牛血清白蛋白溶液 100mL 中。

3.操 作

测定管加待检血清 0.1mL，空白管加蒸馏水 0.1mL，各管加 37℃预温的 NBT 试剂 4mL，混匀，于 37℃水浴准确放置 15min，立即取出，流水冷却(＜ 25℃)。冷却后 15min 内，用分光光度计波长 550nm，比色杯光径 10mm，以空白管调零，读取测定管吸光度。从标准曲线查得测定结果。以果糖胺报告。

4.标准曲线

取 4mmol/L DMF 标准液，用牛血清白蛋白溶液（40g/L）稀释成 1mmol/L、2mmol/L、3mmol/L、4mmol/L，并以牛血清白蛋白溶液（40g/L）为空白，与测定管同样操作，读取各浓度 DMF 相应的吸光度。以 DMF 浓度为横坐标，吸光度为纵坐标，制成标准曲线。浓度在 4mmol/L 以内与吸光度呈线性关系。

5.参考范围

健康成年人糖化血清蛋白(1.9 ± 0.25)mmol/L。

6.注意事项

(1)血清蛋白经非酶促糖化反应可形成酮胺结构。DMF 在适当的 pH 值及温度条件下，经过结构重排也可由氧环式结构形成 1-脱氧-1-氨基-2-酮基的酮胺结构。因此，用它作为标准参照物是合理的。以“mmol/L”报告结果较为理想。

(2)pH 值、反应温度、反应时间对本试验影响较大，必须严格控制。

(3)用定值冻干糖化血清蛋白作标准，测定结果更稳定。因为用不同标准物时所测得结果不完全一致，最好建立实验室的参考值。

7.临床意义

(1)血清白蛋白半寿期较短。本试验可以有效地反映患者过去 1 ～ 2 周内平均血糖的水平。

(2)本试验不受临时血糖浓度波动的影响，故为临床糖尿病患者的诊断和较长时间血糖控制水平的研究，提供了很好的指标。同一患者前后连续检测结果的比较更有价值。

（闫红艳）

第二节　血清非蛋白含氮类化合物测定

Section 2

非蛋白含氮化合物包括除蛋白质以外的尿素、肌酐、肌酸、氨基酸、核苷酸、嘌呤等多种含氮有机物。临床上应用较多的有尿素、肌酐、尿酸、肌酸及它们的最终代谢产物，如氨等。

尿素、肌酐、尿酸和肌酐清除率可作为肾小球滤过功能的指标，尿酸水平还能反映嘌呤代谢紊乱的情况。

一、血清尿素测定

尿素氮大约占血液中非蛋白氮的75%，它通过肝脏中的氨进行合成，是蛋白质脱氨作用的产物。通过肾小球从血液中过滤尿素到尿中，是消除体内多余氮的主要方法。

血液尿素氮（BUN）水平是肾功能以及肾前状态和肾后状态的度量标准，肾前因素引起的BUN的升高包括心脏代偿失调，缺水或增加的蛋白质分解代谢。水平增加的肾脏因素有急性肾小球肾炎、慢性肾炎、多囊肾、肾纤维化和肾小管坏死。任何类型的泌尿道的梗死受阻是BUN水平升高的肾后因素。肾小球清除尿素和肌酸酐，但是，随后尿素部分地被肾小管重吸收，然而肌酸酐却不会。因此，血清尿素氮和血清肌酐测定经常同时用于肾功能的不同诊断中。

（一）酶偶联速率法

1.原　理

尿素在尿素酶催化下，水解生成氨和二氧化碳。氨在α-酮戊二酸和还原型辅酶Ⅰ存在下，经谷氨酸脱氢酶（GLDH）催化，生成谷氨酸。同时，NADH被氧化成NAD，可在340nm波长处监测吸光度下降的速率，计算样品中尿素的含量。反应式如下。

$$\text{尿素} + 2H_2O \xrightarrow{\text{尿素酶}} 2NH_4^+ + CO_3^{2-}$$

$$NH4^+ + \alpha\text{-酮戊二酸} + NADH + H^+ \xrightarrow{GLDH} \text{谷氨酸} + NAD^+ + H_2O$$

2.试　剂

(1)还原型辅酶Ⅰ3mmol/L；α-酮戊二酸15mmol/L；ADP 1.5mmol/L。液体酶试剂在冰箱存放可稳定10d，室温（15～25℃）只能保存3d。

(2)5mmol/L尿素标准应用液。

3.操　作

(1)自动生化分析仪二点法。温度37℃，波长340nm，延迟时间30s，读数时间60s。

(2)手工法。取试管3支，标明测定管、标准管和空白管，然后按表10-7操作。各管依次逐管加入已预温的酶试剂，混匀后立即在分光光度计波长340nm处监测吸光度下降速率，自动计算出上$\triangle A$/min。

表 10-7　酶法尿素测定操作步骤

加入物	测定管	标准管	空白管
血清(μL)	15		
尿素(μL)		15	
去氨蒸馏水(μL)			15
酶试剂(mL)	1.5	1.5	1.5

4.计　　算

$$尿素(mmol/L)=\frac{测定\triangle A/\min-空白\triangle A/\min}{标准\triangle A/\min-空白\triangle A/\min}\times 5(mmol/L)$$

5.参考范围

健康成年人血清尿素浓度：2.9～8.2mmol/L。

6.注意事项

(1)血氨升高时，可使尿素测定结果偏高，对血标本对测定有干扰。

(2)标本最好用血清。

(3)在测定过程中，各种器材和蒸馏水应无氨离子污染，否则结果偏高。

(二)二乙酰一肟显色法

1.原　　理

在酸性反应环境中加热，尿素与二乙酰缩合，生成色原二嗪(diazine)，称为 Feaion 反应。因为二乙酰不稳定，通常由反应系统中二乙酰一肟与强酸作用，产生二乙酸。二乙酸和尿素反应，缩合生成红色的二嗪。

2.试　　剂

(1)酸性试剂：在三角烧瓶中加蒸馏水约 100mL，然后加入浓硫酸 44mL 及 85%磷酸 66mL，冷至室温，加入硫氨脲 50mg 及硫酸镉 2g，溶解后用蒸馏水稀释至 1L。置棕色瓶中，存放冰箱内保存，可稳定 6 个月。

(2)二乙酰一肟溶液：称取二乙酰一肟 20g，加蒸馏水约 900mL，溶解后，再用蒸馏水稀释至 1L。置棕色瓶中，贮放冰箱内可保存 6 个月。

(3)5mmol/L 尿素标准应用液。

3.操　　作

按表 10-8 进行操作。

表 10-8　二乙酰一肟法尿素测定操作步骤

加入物(mL)	测定管	标准管	空白管
血清	0.02		
尿素标准液		0.02	
蒸馏水			0.02
二乙酰一肟溶液	0.5	0.5	0.5
酸性试剂	5	5	5

混匀后/置沸水浴中加热12min，取出，置于冷水中冷却5min后，分光光度计波长540nm，比色杯光径1.0cm，空白管调零，读取标准管及测定管吸光度。

4.计　　算

$$血清尿素(mmol/L)=\frac{测定管吸光度}{标准管吸光度}\times 5(mmol/L)$$

$$血清尿素(mg/L)=尿素(mmol/L)\times 28(mg/L)$$

5.参考范围

健康成年人血清尿素浓度为2.9～8.2mmol/L。

6.注意事项

(1)20μL微量加样器必须校准，使用时务必注意清洁干燥，加量务必准确。

(2)本法线性范围达14mmol/L尿素，如遇高于此浓度的标本，必须用生理盐水作适当的稀释后重测，结果乘以稀释倍数。

(3)尿液中尿素也可以用此法进行测定，由于尿液中尿素含量高，标本需用蒸馏水作1∶50稀释。如果显色后吸光度仍超过本法的线性范围，还需将稀释尿再稀释，重新测定。

7.临床意义

(1)血液尿素浓度升高的两个因素。血液尿素浓度升高，分生理性因素和病理性因素两个方面。

生理性因素：高蛋白饮食引起血清尿素浓度和尿液中的排出量显著升高。血清尿素浓度男性比女性平均高0.3～0.5mmol/L。随着年龄的增加有增高的倾向，成人的日间生理变动平均为0.63mmol/L。

病理性因素：有肾脏因素和非肾脏因素。血液尿素增加的原因可分为肾前、肾性及肾后3个方面：①肾前性。最重要的原因是失水，引起血液浓缩，使肾血流量减少，肾小球滤过率减低而使血液中尿素潴留。常见于剧烈呕吐、幽门梗阻、肠梗阻和长期腹泻等。②肾性。急性肾小球肾炎、肾病晚期、肾衰竭、慢性肾盂肾炎及中毒性肾炎都可出现血液中尿素含量增高。③肾后性。前列腺肿大、尿路结石、尿道狭窄、膀胱肿瘤致使尿道受压等都可能使尿路阻塞，引起血液中尿素含量增加。

(2)血液中尿素减少。血液中尿素减少较为少见，常表示严重的肝病，如肝炎合并广泛性肝坏死。妊娠妇女由于血容量增加，尿素浓度比非孕妇低。

二、肌酐测定

肌酐是肌细胞内产生的肌酸的最终代谢产物。血清肌酐浓度取决于肌细胞肌酐的产量及尿中肌酐的排泄量。尿中肌酐的排泄量与肌肉总量成正比，不受食物、尿量、肾小管重吸收的影响，因此可用于肾小球滤过功能的检查。

肌酐的酶学测定方法虽成本较高，但方法特异性高，结果准确，适用于各种自动分析仪，亦可用于干化学方法或电化学方法。

肌氨酸氧化酶法：

1.原　　理

样品中的肌酐在肌酐酶的催化下水解生成肌酸。在肌酸酶的催化下肌酸水解产生肌氨酸和尿素。肌氨酸在肌氨酸氧化酶的催化下氧化成甘氨酸、甲醛和H_2O_2，最后偶联Trinder反应，比色法测定。

第一反应，消除样品中的内源性肌酸及肌氨酸。第二反应，样品中的肌酐在肌酐酶的作用下生成肌酸。然后，在肌酸酶和肌氨酸氧化酶的作用下生成醌类色素，以测定肌酐浓度。

2.试　剂

(1)试剂Ⅰ。TAPS缓冲液(pH8.0)30mmol/L；肌酸酶(微生物)≥333μKat/L；肌氨酸氧化酶(微生物)≥133μKat/L；抗坏血酸氧化酶(微生物)≥33μKat/L；HTIB 5.9mmol/L。

(2)试剂Ⅱ。TAPS缓冲液(pH8.0)50mmol/L；肌酐酶(微生物)≥500μKat/L；过氧化物酶(辣根)≥16.7μKat/L；4-氨基安替比林2.0mmol/L；亚铁氰化钾163μmol/L。(HTIB为2，4，6-三碘-3-羟基苯甲酸；TAPS为N-三羟甲基代甲基-3-氨基丙磺酸)

(3)肌酐校准物。

3.操　作

按照表10-9所示进行操作。

表10-9　血清肌酸酶法测定操作步骤

加入物(μL)	测定管(*U*)	校准管(*S*)
样品	6	
校准液		6
试剂Ⅰ	250	250
混匀，37℃恒温5min，主波长546nm，次波长700nm，测定各管吸光度*A*		
试剂Ⅱ	125	125

各管混匀，37℃孵育5min，主波长546nm，次波长700nm，再测定各管吸光度A2。

4.计　算

$$血清肌酐(\mu mol/L)=\frac{A_{U2}-A_{U1}}{A_{S2}-A_{S1}}\times 校准物浓度(\mu mol/L)$$

5.参考范围

肌氨酸氧化酶法，健康成年男性为59～104μmol/L；健康成年女性为45～84μmol/L。

6.注意事项

(1)肌酐酶偶联肌氨酸氧化酶法，为了消除样品中肌酸的干扰，利用自动分析中双试剂法的特点，在第一试剂中加入了肌酸酶，二步反应可以消除内源性肌酸的干扰。

(2)Trinder反应受胆红素和维生素C的干扰，可在试剂Ⅰ中加入亚铁氰化钾和抗坏血酸氧化酶消除。

(3)肝素、枸橼酸、EDTA、氟化钠等在常规用量下对本测定无干扰。

7.临床意义

肌酐经肾小球滤过后不被肾小管重新吸收，通过肾小管排泄。在肾脏疾病初期，血清肌酐值通常不升高，直到肾脏实质性损害，血清肌酐值才会增高。在正常肾血流条件下，肌酐值升高至2～4mg/dL(176～353μmol/L)，提示为中度至严重的肾损害。所以，血清肌酐测定对晚期肾脏病临床意义较大。

三、血清尿酸测定

尿酸是嘌呤、核酸和核蛋白代谢产物，因此，尿酸永平异常可作为监测上述物质代谢异常的指征。

尿酸(UA)的测定方法有磷钨酸(PTA)法、尿酸酶法和HPLC法。目前最流行的方法是尿酸酶-过氧化物酶反应体系。该法灵敏且不需要去蛋白,主要干扰物质是维生素C和胆红素。在反应体系中加入抗坏血酸氧化酶和胆红素氧化酶,可以消除这两种物质的干扰。另外,使用酚取代基化合物(是一种能产生高吸光度的色原),可以减少血清用量,降低胆红素的干扰。

尿酸酶-过氧化物酶偶联法:

1.原　理

尿酸在尿酸酶催化下,氧化生成尿囊素和过氧化氢。过氧化氢与4-氨基安替比林(4-AAP)和3,5二氯-2-羟苯磺酸(DHBS)在过氧化物酶的催化下,生成有色物质(醌亚胺化合物),其色泽与样品中尿酸浓度成正比。反应式如下:

$$\text{尿素} + O_2 + 2H_2O \xrightarrow{\text{尿素酶}} \text{尿囊素} + H_2O_2 + CO_2$$

$$2H_2O_2 + 4APP + DHBS \xrightarrow{\text{过氧化物酶}} \text{有色化合物} + H_2O$$

2.试　剂

(1)酶混合试剂。试剂成分和在反应液中的参考浓度:尿酸酶160U/L;过氧化物酶1 500U/L;4AAP 0.4mmol/L;DHBS 2mmol/L;磷酸盐缓冲液(pH值为7.7)100mmol/L。

(2)300μmol/L尿酸标准应用液。

3.操　作

(1)试剂准备在实验开始前半小时做好准备工作,将干粉试剂加入蒸馏水复溶。

(2)取12mm×100mm的试管4支,标明测定管、质控管、标准管和空白管,然后按表10-10操作。

表10-10　尿酸酶偶联法测定操作步骤

加入物(mL)	测定管	质控管	标准管	空白管
血清	0.1			
质控血清		0.1		
标准液			0.1	
蒸馏水				0.1
酶试剂	1.5	1.5	1.5	1.5

混合,室温下放置10min,分光光度计波长520nm,比色杯光径1.0cm,以空白管调零,读取各管的吸光度。

4.计　算

$$\text{血清尿素}(\mu mol/L) = \frac{\text{测定管吸光度}}{\text{标准管吸光度}} \times 300(\mu mol/L)$$

5.参考范围

用酶法测定,健康成年人血清尿酸应为:男性208～428μmol/L;女性155～357mol/L。

6.注意事项

高浓度维生素C的标本,可使测定结果偏低,应在试剂盒中加入抗坏血酸氧化酶(双试剂法),能消除维生素C的干扰。

7.临床意义

血清尿酸测定对痛风诊断最有帮助，痛风患者血清中尿酸增高，但有时亦会呈现正常尿酸值；在核酸代谢增加时，如白血病、多发性骨髓瘤、真性红细胞增多症等血清尿酸值亦常见增高；肾功能减退时，常伴有血清尿酸增高；在氯仿中毒、四氯化碳中毒及铅中毒、子痫、妊娠反应及食用富含核酸的食物等，均可引起血尿酸含量增高。

四、血清胱抑素C测定

1.原　　理

血清中胱抑素C与超敏化的抗体胶乳颗粒反应，产生凝集，使反应溶液浊度增加。其浊度的增加值与血清中胱抑素C的浓度呈正比，可在波长570nm处监测吸光度的增加速率，并与标准品对照，计算出胱抑素C的浓度。

2.试　　剂

(1)试剂Ⅰ。Tris缓冲液。

(2)试剂Ⅱ。抗人胱抑素C多克隆抗体乳胶颗粒悬浊液。

(3)胱抑素C标准品。

3.样　　品

血清或血浆(EDTA或肝素抗凝)。

4.操　　作

血清3μL，加试剂Ⅰ125μL，混匀，孵育5min，再加试剂Ⅱ125μL，混匀。延迟时间60s，监测时间90s，记录吸光度增高速率(△*A*/mm)。

5.计　　算

血清样品的△*A*/min，从标准曲线上查出胱抑素C的浓度(mg/L)。

6.标准曲线

试剂盒配套的高中低浓度的标准品，稀释成系列浓度，按照操作方法进行测定，读取各浓度标准管的△*A*/min，与相应的胱抑素C浓度绘制标准曲线。

7.参考范围

健康成年人血清和(或)血浆胱抑素C浓度为0.59～1.03mg/L。建议各实验室最好建立自己的参考范围。

8.临床意义

胱抑素C(Cys-C)是一种小分子蛋白质(13KD)，是胱氨酸蛋白酶的一种抑制剂，由机体所有有核细胞产生，产生率恒定。循环血液中胱抑素C几乎仅经肾小球过滤而被清除，是反映肾小球滤过率变化的理想的内源性标志物。作为肾小球滤过率GFR的标志物，Cys-C的敏感性和特异性均优于血清肌酐。

（闫红艳）

第三节　糖类测定

Section 3

一、血清葡萄糖测定

血液中的葡萄糖称为血糖。应用酶学方法测定血液葡萄糖是临床化学中的主流方法。最常用的酶学方法有葡萄糖氧化酶法和己糖激酶法。酶学方法的特点是具有较高的灵敏度、准确度和精密度，使用温和的反应条件，操作简单方便，适于自动分析仪。

葡萄糖氧化酶法的测定技术有极谱分析法和比色法两类。但二者的初始反应都是在葡萄糖氧化酶的催化下，葡萄糖被氧化成葡萄糖酸，同时消耗溶液中的氧，产生过氧化氢。极谱分析法是用氧电极监测溶液中氧的消耗量。氧消耗量与葡萄糖浓度成正比。比色分析法是用葡萄糖氧化酶和辣根过氧化物酶的偶联反应系统，初始反应中过氧化氢的生成量与葡萄糖浓度成正比，在辣根过氧化物酶催化下，过氧化氢和各种色原反应，生成有色化合物，可进行比色测定。该法的缺点是易受还原性物质如胆红素、抗坏血酸和尿酸等的干扰。

己糖激酶方法第一步是在己糖激酶催化下，葡萄糖和ATP发生磷酸化反应，生成葡萄糖6-磷酸；第二步是在葡萄糖6-磷酸脱氢酶催化下，葡萄糖6-磷酸和NAD或NADP发生氧化还原反应，生成6-磷酸葡萄糖酸和NADH或NADPH。在波长340nm处，监测吸光度的增高，吸光度的净增高值与葡萄糖浓度成正比。己糖激酶方法对葡萄糖的特异性高，不受尿酸和抗坏血酸的干扰。下面介绍葡萄糖氧化酶法。

1.原　　理

葡萄糖氧化酶(GOD)催化葡萄糖氧化成葡萄糖酸(D-葡萄糖酸δ内酯)，并产生过氧化氢。在过氧化氢酶(POD)及色原性氧受体(4-氨基安替比林)的存在下，过氧化氢释放氧，使色素原氧化生成红色醌类化合物，吸收峰在505nm处，醌的生成量与葡萄糖含量成正比。

$$\text{葡萄糖} + O_2 + 2H_2O \xrightarrow{\text{葡萄糖氧化酶}} \text{葡萄糖酸} + 2H_2O_2$$

$$\text{4-氨基安替比林} + \text{苯酚} + 2H_2O_2 \xrightarrow{\text{过氧化物酶}} \text{红色醌类化合物}$$

用505nm波长测定红色醌类化合物的吸光度，与测定同样处理葡萄糖标准吸光度比较，计算出标本中葡萄糖含量。

2.试　　剂

(1)0.1mol/L磷酸盐缓冲液(pH值为7.0)。溶解无水磷酸氢二钠8.67g及无水磷酸二氢钾5.3g于800mL蒸馏水中，用1mol/L氢氧化钠或盐酸调节至pH值为7.0，然后用蒸馏水稀释至1L。

(2)酶试剂。取葡萄糖氧化酶1 200U、过氧化物酶1 200U、4-氨基安替比林10mg，加入上述磷酸盐缓冲液至80mL左右，调节至pH值为7.0，再加入磷酸盐缓冲液至100mL，置冰箱保存，至少可稳定3个月。

(3)酚溶液。取蒸馏酚100mg溶于100mL蒸馏水中，贮存于棕色瓶中。

(4)酶酚混合试剂。酶试剂及酚溶液等量混合，存于棕色瓶中，在冰箱内可以存放1个月。

(5)12mmol/L苯甲酸溶液。于900mL蒸馏水中加入苯甲酸(MW122.12)1.46g，加热助溶，冷却后置于1L容量瓶中，加蒸馏水至刻度。

(6)葡萄糖标准贮存液(100mmol/L)。称取标准纯度的无水葡萄糖(MW180.16，预先置于80℃烤箱内干燥恒重后，移置于干燥器内保存)1.802g，以12mmol/L苯甲酸溶液溶解并转移到100mL容量瓶内，再以12mmol/L苯甲酸溶液稀释至10mL刻度处，至少放置2h后方可应用。

(7) 葡萄糖标准应用液（5mmol/L）。吸取葡萄糖标准贮存液 5mL，置于 100mL 容量瓶中，用 12mmol/L 苯甲酸溶液稀释至刻度，混匀。

3.操　　作

按表 10-11 进行操作。

表 10-11　葡萄糖氧化酶法操作步骤

加入物(mL)	测定管	标准管	空白管
血清	0.02		
葡萄糖标准应用液		0.02	
蒸馏水			0.02
酶酚混合试剂	3.0	3.0	3.0

混匀，置 37℃水浴中，保温 15min，分光光度计波长 505nm，比色杯光径 1.0cm，以空白管调零，分别读取标准管和测定管的吸光度。

4.计　　算

$$\text{血清葡萄糖(mmol/L)} = \frac{\text{测定管吸光度}}{\text{标准管吸光度}} \times 5\text{(mmol/L)}$$

5.参考范围

健康成年人，空腹血清葡萄糖 3.9 ～ 6.1mmol/L（70 ～ 110mg/dL）。注意事项如下：

(1) 氧化酶对β-葡萄糖有高度特异性，溶液中的α-葡萄糖占 36%，β葡萄糖占 64%，其比例是恒定的，α型通过变旋反应方可转变成β型。国外试剂中大多含有变旋酶。自配试剂则以孵育时间来达到变旋过程。故新配制的葡萄糖标准液需要放置 2h 以上，待变旋过程完成后方可使用。

(2) 葡萄糖氧化酶的特异性较强，干扰物较少，而过氧化氢酶易受其他物质的影响，如维生素 C、谷胱甘肽均能竞争过氧化氢而导致负偏差。

6.临床意义

血糖浓度受神经系统和激素的调节而保持相对稳定，当这些调节失去原有的相对平衡时，则出现高血糖或低血糖。

(1) 生理性或暂时性血糖增高。生理性或暂时性血糖增高，多见于饭后摄入高糖食物、紧张训练、剧烈运动和情绪紧张，肾上腺分泌增加。

(2) 病理性血糖增高。①胰岛素分泌不足：胰岛素相对或绝对分泌不足，临床表现为糖尿病。青年型糖尿病患者常为胰岛素的绝对不足，成年型糖尿病患者常为胰岛素的相对不足。②内分泌疾病：嗜铬细胞瘤、甲状腺毒症、肢端肥大症、巨人症、Cushing 综合征、高血糖素细胞瘤。③胰腺疾病：急性或慢性胰腺炎、流行性腮腺炎引起的胰腺炎、胰腺囊性纤维化、血色病（血红蛋白沉着症）、胰腺肿瘤。④抗胰岛素受体抗体与有关疾病，如棘皮症。⑤由于脱水引起的高血糖，如呕吐、腹泻、高热，血糖轻度增高。⑥麻醉、窒息、肺炎等急性传染病、癫痫、子痫等疾病由于加速肝糖原分解，使血糖增高，甚至引起酸中毒。

(3) 生理性或暂时性低血糖。生理性或暂时性低血糖，多见于饥饿和剧烈运动后。

(4) 病理性低血糖。①病理性低血糖，可见于胰岛细胞瘤、高血糖素缺乏。②对抗胰岛素的激素分泌不足，如垂体前叶功能减退、肾上腺皮质功能减退和甲状腺功能减退而使生长激素、肾上腺皮质激素和甲状腺素分泌减少。③严重肝病患者，肝细胞糖原储存不足及糖原异生功能低下，肝脏不能有效地调节血糖。

二、口服葡萄糖耐量试验

1.原　　理

口服葡萄糖耐量试验(oral glucose tolerance test，OGTT)是检查人体血糖调节功能的一种方法。受检者口服一定量葡萄糖后，定时检测血液葡萄糖含量，2h内葡萄糖浓度又恢复到空腹水平，称为耐糖现象。若在服用一定量葡萄糖后，血液葡萄糖和尿糖，血液葡萄糖水平急剧升高，2～3h内，不能恢复服用以前浓度则为耐量异常。临床上对症状不明显的患者，可采用口服葡萄糖耐量试验来判断有无糖代谢异常。

2.操　　作

(1)受检者检查前3d正常饮食(每天碳水化合物量一般控制在250～300g)，停用胰岛素治疗。试验前一日晚餐后不再进食，空腹过夜(8～14h)。

(2)次日晨空腹抽取静脉血2mL，并同时收集尿液分别测定血与尿的含糖量。

(3)将75g无水葡萄糖溶于200～300mL水中，让患者在5min内饮完。对于儿童可按每千克体重给1.75g葡萄糖，计算口服葡萄糖用量，直至达到75g葡萄糖时为止。

(4)口服葡萄糖后，准确服后0.5h、1h、2h，抽取血液，测定血糖，并同时查尿糖1次。将各次测得的血糖浓度与对应的时间作图，绘制耐糖曲线。

3.参考范围

一般服糖前血糖应在正常空腹血糖范围，服糖后血糖上升，于30min和60min达高峰7.78～8.89mmol/L，在90～120min回复到空腹血糖水平。全部尿糖试验均为阴性。

4.注意事项

(1)要求空腹血糖≥5.6mmol/L的个体均应接受OGTT检测，可以大大提高糖尿病或糖尿病前期的检出率以减少漏诊。

(2)不能口服或患有明显影响葡萄糖吸收的患者，可改用静脉注射法。静脉注射的方法是：30min内缓慢静脉滴注，每公斤体重注入0.5g葡萄糖，或给受试者静脉注射500g/L葡萄糖50mL，于注射后30min、60min、120min，抽取静脉血测血糖。正常人血糖高峰见于注射完毕时，可达11.1～13.9mmol/L，1.5h后开始下降，2～3h回复注射前水平。

5.临床意义

(1)糖尿病患者空腹时血糖值往往超过正常，服糖后血糖更高，而且维持高血糖时间很长，每次尿液中均能检出糖。

(2)肾性糖尿。由于肾小管重吸收的功能减低，肾糖阈下降，以致肾小球滤液中正常浓度的葡萄糖也不能完全被重吸收，此时出现的糖尿，称为肾性糖尿。

(3)其他内分泌疾病，如垂体前叶功能亢进时，生长激素或促肾上腺皮质激素分泌过多或患肾上腺皮质、肾上腺髓质肿瘤时，肾上腺皮质激素或肾上腺髓质激素分泌过多等，都会导致高血糖和糖尿。阿狄森病患者，因肾上腺皮质功能减退，血糖浓度较正常人低，进食大量葡萄糖后，血糖浓度升高不明显，短时间内即可恢复原值。

(4)急性肝炎患者服用葡萄糖后在30～60min血糖急剧增高，可超过正常。

三、脑脊液葡萄糖测定

葡萄糖测定的酶法均适用于脑脊液葡萄糖测定。由于脑脊液中葡萄糖含量较低，为了提高测定的敏感度，可将标本用量加倍，算出的结果除以2。脑脊液标本应在抽出后迅速送检，若要保存较长时间，应采用血糖抗凝管。

1.参考范围

儿童：2.8 ～ 4.5mmol/L（50 ～ 80mg/dL）。

成人：2.5 ～ 4.5mmol/L（45 ～ 80mg/dL）。

2.临床意义

脑脊液中葡萄糖的测定常用于细菌性脑膜炎与病毒性脑膜炎的鉴别诊断。患化脓性或结核性脑膜炎时，葡萄糖被感染的细菌所分解而浓度降低。病毒性感染时，脑脊液葡萄糖含量正常。糖尿病及某些脑炎患者的脑脊液葡萄糖可见增高。

（闫红艳）

第四节　血脂及脂蛋白测定

Section 4

一、血清总胆固醇测定

血清中胆固醇的浓度可作为脂类代谢的指标，但脂类代谢又常与糖类和激素的代谢密切相关，故在其他物质代谢异常时也可影响血清胆固醇的浓度。

酶法（COD-PAP 法）：

1.原　　理

血清中的胆固醇包括游离胆固醇和与脂肪酸结合的胆固醇酯。胆固醇酯被胆固醇酯水解酶水解成游离胆固醇和游离脂肪酸，胆固醇在胆固醇氧化酶的氧化作用下生成胆甾烯酮并产生过氧化氢，再经过氧化物酶（POD）催化，使4-氨基安替比林与酚（三者合称PAP）反应，生成红色醌亚胺色素（Trinder 反应）。醌亚胺的最大光吸收在500nm左右，吸光度与标本中TC含量成正比。

2.试　　剂

（1）胆固醇液体酶试剂组成如下：GOOD's 缓冲液（pH 值为 6.7）50mmol/L；胆固醇酯酶≥200U/L；胆固醇氧化酶≥100U/L；过氧化物酶≥3 000/L；4-AAP0.3mmol/L；苯酚 5mmol/L。

（2）胆固醇标准溶液。

3.操　　作

见表 10-12。

表 10-12　TC 手工测定操作步骤

加入物（μL）	测定管	标准管	空白管
血清	10		
标准液或定值血清		10	
蒸馏水			10
酶试剂	1 000	1 000	1 000

各管摇匀，置37℃水浴5min，分光光度计波长500mm或520nm，以试剂空白调零，读取各管吸光度 A。

4.计　算

按下式计算：

$$\text{T-Ch(mmol/L)} = \frac{\text{测定管}A}{\text{标准管}A} \times \text{校准物浓度(mmol/L)}$$

5.参考范围

人群血脂水平主要取决于生活因素，特别是饮食和营养，所以各地区调查所得参考值高低不一，以至于各地区有各自的划分标准。我国的标准为 2.3 ～ 6.5mmol/L。

6.注意事项

(1)检测标本可用血清和血浆(EDTA・2Na 作抗凝剂)，但后者结果比前者低 3%。国内习惯用血清测定，如用血浆标本应乘以校准系数 1.03 或报告单上注明。

(2)试剂中酶的质量影响测定结果。

7.临床意义

总胆固醇增高：高总胆固醇是冠心病的主要危险因素之一，有原发和继发两种。原发常由遗传因素引起，继发的见于肾病综合征、甲状腺功能减退、糖尿病、胆总管阻塞、黏液性水肿、妊娠等。

总胆固醇降低：低总胆固醇也有原发和继发两种。前者常由遗传因素引起，后者由甲状腺功能亢进、营养不良、慢性消耗性疾病、恶性贫血、溶血性贫血引起。

二、血清三酸甘油测定

甘油三酯是自然界中脂肪的主要形式，它的主要功能是为细胞提供能量。

磷酸甘油氧化酶法：

1.原　理

样品中的甘油三酯经脂蛋白脂酶(LPL)作用，水解产生甘油和游离脂肪酸(FFA)。甘油在甘油激酶(GK)存在的条件下被三磷酸腺苷(ATP)磷酸化，产生甘油-3-磷酸。甘油-3-磷酸在GPO(甘油-3-磷酸氧化酶)存在的情况下被分子氧氧化，产生过氧化氢(H_2O_2)和磷酸二羟丙酮。H_2O_2和4-氯酚、4-氨基安替比林(4AAP)在过氧化物酶催化下被氧化，产生红色化合物，在500nm有最大吸光度。在520/600nm的吸光度的增加与标本中甘油三酯的含量成正比。

$$\text{甘油三酯} + 3H_2O \xrightarrow{\text{脂肪酶}} \text{甘油} + 3\text{-脂肪酸}$$

$$\text{甘油} + \text{ATP} \xrightarrow{GK,\ Mg^{2+}} \text{甘油-3-磷酸} + \text{ADP}$$

$$\text{甘油-3-磷酸} + O_2 \xrightarrow{\text{GPO}} H_2O_2 + \text{磷酸二羟丙酮}$$

$$H_2O_2 + \text{4-氯酚} + \text{4-AAP} \xrightarrow{\text{脂肪酶}} \text{醌亚胺} + 2H_2O + \text{HCl}$$

2.试　剂

(1)甘油三酯液体稳定试剂。GOOD's 缓冲液(pH 值为 7.2)50mmol/L；脂蛋白脂酶≥4 000U/L；甘油激酶＞ 40U/L；磷酸甘油氧化酶≥2 000U/L；ATP 2.0mmol/L；硫酸镁 15mmol/L；4-ΔAP 0.4mmol/L；4-氯酚 4.0mmol/L。

(2)三油酸甘油酯标准物。

3.操　作

步骤见表 10-13。

表 10-13 测定操作步骤

加入物(μL)	测定管	标准管	空白管
血清	10		
标准液		10	
蒸馏水			10
酶试剂	1 000	1 000	1 000

各管摇匀，置 37℃水浴 5min，分光光度计波长 500nm，以空白调零，读取各管吸光度 *A*。

4.计 算

$$甘油三酯(\text{mmol/L})=\frac{样本吸光度}{标准吸光度}\times 标准液浓度$$

5.参考范围

正常人 TG 水平高低受生活条件的影响，我国人低于欧美人，成年以后随年龄上升。TG 水平的个体间差异比 TC 大，人群调查的数据比较分散，呈明显正偏态分布。

我国提出的判断标准如下：

正常范围：0.55 ～ 1.70mmol/L。

临界阈值：2.30mmol/L。

危险阈值：4.50mmol/L。

6.注意事项

(1)血清甘油三酯受饮食影响，在进食脂肪后可以观察到甘油三酯明显上升，2 ～ 4h 内可出现血清浑浊，8h 以后接近空腹水平。因此，要求空腹 12h 后再进行采血，并要求 72h 内不饮酒，否则会使检测结果偏高。

(2)对试剂盒的质量要求。要求其稳定性为试剂盒贮于 2 ～ 8℃应能稳定 1 年。开封后至少稳定 3 个月。

(3)血清或血浆贮于密闭瓶内 2 ～ 8℃，1 周内 TG 稳定，置－ 20℃数月内稳定。

7.临床意义

高 TG 血症有原发性与继发性两类。前者多有遗传因素，其中包括家族性高 TG 血症与家族性混合型高脂(蛋白)血症等。继发的见于糖尿病、糖原累积病、甲状腺功能衰退、肾病综合征、妊娠、口服避孕药、酗酒等。但往往不易分辨原发或继发。高血压、脑血管病、冠心病、糖尿病、肥胖与高脂蛋白血症等往往有家族性集聚现象，其间可能有因果关系，但也可能仅仅是伴发现象。例如，糖尿病患者胰岛素与糖代谢异常，可继发 TG(或同时有 TC)升高，但也可能同时有糖尿病与高 TG 两种遗传因素。冠心病患者 TG 偏高者比一般人群多见，但这种患者 LDL-C 偏高与 LDL-C 偏低也多见。一般认为单独有高 TG 不是冠心病的独立危险因素，只有伴以高 TC、高 LDL-C、低 LDL-C 等情况时才有意义。

血清 TG 减低比较少见，慢性阻塞性肺疾患、脑梗死、甲状腺功能亢进、营养不良和消化吸收不良综合征等可引起血清 TC 降低。

三、高密度脂蛋白胆固醇测定

高密度脂蛋白(HDL)是肝脏和小肠合成的一种脂蛋白，血浆脂蛋白是球形颗粒，它包含各种胆固醇、甘油三酯、磷脂和蛋白质。磷脂、游离胆固醇和蛋白质组成了脂蛋白颗粒的外层，内核主要由胆固醇酯和甘油三酯组成。这些颗粒在血流中用于溶解和运输胆固醇和甘油三酯，到肝内处理的生理功能。

过氧化物酶清除法：

1.原　　理

利用脂蛋白与表面活性剂的亲和性差异。加入试剂Ⅰ，在反应促进剂的作用下，血清中CM，VLDL，LDL形成可溶性复合物，它们表层的游离胆固醇在胆固醇氧化酶的催化下发生反应生成H_2O_2，在过氧化物酶的作用下，H_2O_2被清除。加入试剂Ⅱ，在一种特殊的选择性表面活性剂作用下，只有HDL颗粒成为可溶，所释放的胆固醇与胆固醇酯酶和胆固醇氧化酶反应，生成H_2O_2，并作用于4-AAP色原体产生颜色反应。其颜色的深浅与HDL-C的含量成正比。

2.试　　剂

见表10-14。

表10-14　试剂组成

组成		初始浓度
试剂Ⅰ	偶联剂DSBmT	0.5mmol/L
	胆固醇氧化酶	1.0IU/mL
	过氧化物酶	3.0U/mL
	缓冲液	pH值为6.0
试剂Ⅱ	4-AAP	1.0mmol/L
	胆固醇酯酶	0.2U/mL
	表面活性剂	适量
缓冲液		pH值为6.0
试剂Ⅲ		参考物

3.操　　作

见表10-15。

表10-15　过氧化物酶清除法测定HDL-C操作步骤表

加入物(μL)	空白管	标准管或质控管	测定管
试剂Ⅰ	300	300	300
生理盐水或蒸馏水	3		
标准液			
样本			
混合，37℃保温5min，在主波长600nm和副波长700nm下读取各管吸光度($A1_{600}$，$A1_{700}$)			
试剂Ⅱ	100	100	200
混合，37℃保温5min，在主波长600nm和副波长700nm下读取各管吸光度($A1_{600}$，$A1_{700}$)			

4.参考范围

男性：1.40 ± 0.33mmol/L（54.4 ± 12.9mg/dl）。

女性：1.58 ± 0.32mmol/L（61.2 ± 12.3mg/dl）。

因HDL-C含量容易受到诸多因素影响，如抽烟、运动、年龄、性别、激素水平等，一般不同的实验室建立各自的正常值范围。

5.临床意义

HDL是一种抗动脉硬化的脂蛋白，是冠心病的保护因素，冠心病的发病率与血清HDL水平呈负相关。HDIC下降多见于脑血管疾病、糖尿病、肝炎、肝硬变等。高TG血症常伴有低HDL-C；肥胖者、吸烟者的HDL-C也常偏低，但饮酒和长期体力活动会使之升高。

四、低密度脂蛋白胆固醇测定

PVS沉淀法：

1.原　理

血清中聚乙烯硫酸盐-聚乙二醇甲醚（PVS）选择性地沉淀LDL，离心后上层液中含HDL、VLDL和CM，用胆固醇测定酶试剂分别测定上层液和血清总胆固醇含量，二者之差即LDL-C含量。

2.试　　剂

（1）沉淀剂。聚乙烯硫酸盐700mg，聚乙二醇甲醚160mL和EDTA · Na · $2H_2O$ 1.86g，溶于1L去离子水中。

（2）胆固醇测定酶试剂。与总胆固醇测定相同。

（3）校准物。定值人血清。

3.操　　作

（1）LDL分离。于小离心管中加血清200μL和沉淀剂100μL，混匀，置于室温15min，然后1 500g离心10min，上清液供测定。

（2）取上清液与血清同时测定胆固醇，见表10-16。

表10-16　胆固醇测定操作步骤

加入物(μL)	空白管	标准管	测定管1	测定管2
上清液			30	
血清				30
标准液		30		
蒸馏水	30			
酶试剂	2 000	2 000	2 000	2 000

混匀后，37℃保温61mim，空白管调零，500nm波长测定各管吸光度。

4.计　　算

$$\text{TC(mmol/L)}=\frac{\text{TC 测定管}A}{\text{标准管}A}\times\text{校准管浓度(mmol/L)}$$

$$\text{非 LDL-C(mmol/L)}=\frac{\text{非 LDL-C 测定}A}{\text{标准管}A}\times\text{校准管浓度(mmol/L)}$$

$$\text{LDL-C(mmol/L)} = \text{TC(mmol/L)} - \text{非 LDL-C(mmol/L)}$$

5.参考范围

正常人为 1.5 ～ 3.0mmol/L。

随着年龄的升高，LDL-C 水平呈上升趋势。中老年男女平均值在 3.1mmol/L，一般以 3.36mmol/L 以下为正常水平，4.14mmol/L 以上为危险水平，3.36 ～ 4.14mmol/L 为危险阈值。

6.临床意义

LDL 增高是动脉粥样硬化发生发展的主要脂类危险因素。LDUC 水平与 TC 一样，是判断高脂血症、预防动脉硬化的重要指标，LDL-C 水平与冠心病发病率呈正相关，所以临床推荐 LDL-C 为必查指标之一。

五、血清载脂蛋白测定

脂肪在人体内通过脂蛋白复合物的形式进行转运。脂蛋白主要分为 5 类：乳糜微粒（CM），极低密度脂蛋白（VLDL），中密度脂蛋白（IDL），低密度脂蛋白（LDL）和高密度脂蛋白（HDL）。在过去的 10 年，血清中高密度脂蛋白（HDL）的下降与低密度脂蛋白（LDL）的升高被认为是心血管疾病的危险因素。

与脂蛋白相关的 5 类载脂蛋白，被划分从 A 到 E。脂蛋白 A（ApoA Ⅰ 和 ApoA Ⅱ）是高密度脂蛋白（HDL）的主要组成部分，大约 90%的蛋白片断。ApoA Ⅰ 还起到了激活卵磷脂胆固醇和清除肝外游离胆固醇的角色。ApoB 是 LDL 的主要蛋白质，因此，血清中 ApoB 主要代表 LDL 水平，与 LDL 成显著正相关。

（一）免疫透射比浊法测定 ApoA Ⅰ 和 ApoB

1.原　　理

抗原抗体按一定比例反应时，在溶液中生成细小颗粒的抗原抗体复合物均匀分散在溶液介质内。当光线通过这一浑浊液时，浑浊液内的颗粒能吸收光线，光线被吸收的量与浑浊颗粒的量成正比，这一定量方法称为免疫透射比浊法。血清 ApoA Ⅰ 和 ApoB 与试剂中的 ApoA 和 ApoB 抗体相结合，在一定条件下形成不溶性免疫复合物，使反应液产生浊度，浑浊度与 ApoA Ⅰ 和 ApoB 的量成正比，即浊度与吸光度成正比，以此作为定量测定测定 ApoA Ⅰ 和 ApoB 的依据。

2.试　　剂

(1) 样品稀释液。0.01mol/L 的磷酸盐缓冲液（pH 值为 7.4）中含 0.15mol/L 氯化钠，40g/L PEG-6000 及表面活性剂适量，用 G5 玻璃芯漏斗抽滤后用。

(2)羊或兔抗人 ApoA Ⅰ 和 ApoB 抗血清应用液。ApoA Ⅰ 血清效价以 1∶16，ApoB 抗血清效价以 1∶32 ～ 1∶64 为宜。临用前取抗血清 200μL 加 0.9%NaCl 液 700μL，混合待用，4℃可放置 1 周。

(3)参考血清。－ 20℃保存。

3.操　　作

(1)标本应是可分离的空腹血清。

(2)按 ApoA Ⅰ 或 ApoB 抗血清 100μL，加相应的 Apo 缓冲液 900μL，混合成 Apo 抗体液。

(3)按表 10-17 操作。

表 10-17 免疫透射比浊法操作

加入物(μL)	测定管	标准管	空白管
血清标本	5		
参考血清		5	
磷酸盐缓冲液			5
抗血清应用液	1.0	1.0	1.0

各管摇匀，置 37℃水浴 5min，分光光度计波长 340nm 比浊，以空白管调零，读取各管吸光度 A 对照各自的校准曲线，读出 ApoAⅠ或 ApoB 含量。

(4)标准曲线。以 $y = a + bx + cx^2 + dx^3$ 的三次方程回归曲线进行定标，制作参考标准曲线。将定值血清以等比稀释成 1∶1，1∶2，1∶4，1∶8，1∶16 共 5 种浓度，与标本同样操作。根据定值计算出每个标准管 ApoAⅠ或 ApoB 含量，以浓度对吸光度值，按曲线回归作图，因在 Y 轴上有一定截距，所以不能用单点标准。操作准确时浓度与吸光度值的相关系数应在 0.985 以上。

4.参考范围

正常人的 ApoAⅠ平均值为 1.40 ～ 1.45g/L，女性略高于男性，年龄差别的变化不明显，血脂正常者多在 1.20 ～ 1.60g/L 范围内。ApoB 水平不论男女均随年龄上升，70 岁以后不再上升或开始下降。中青年人平均 0.80 ～ 0.90g/L，老年人平均 0.95 ～ 1.05g/L。

5.注意事项

(1)抗血清的纯度和效价至关重抗血清的纯度的鉴定，要购买效价高、单价特异的 ApoAⅠ和 ApoB 抗血清。

(2)抗原、抗体比例要合适。

(3)校准血清定值的可靠性是 ApoAⅠ和 ApoB 准确测定的基本保证，校准血清的定值要求非常严格，生产厂家可以向美国华盛顿大学的西北脂类研究实验室申请 IE 值转移计划，使校准物溯源到 WHO 国际参考材料(ApoAⅠ：SP1-01，ApoB：SP3-07)的值。有条件的单位亦可用原始标准来定校准物的值，但原始标准的制备和纯度以及其定值所用的方法和标准都有严格规定。

(4)抗原位点的暴露。血清 HDL 颗粒中 ApoAⅠ以及 LDL，VLDL 颗粒中 ApoB 的抗原位点不都在脂蛋白颗粒的表面，因此必须经过预处理。有文献报告，用 56℃保温 3h，有机溶剂脱脂，以及尿素、盐酸胍、癸基硫酸钠、四甲基尿素等使脂质和载脂蛋白的联结拆开，使 ApoAⅠ和 ApoB 的抗原位点均充分暴露。但最简便的方法是在反应体系中加入表面活性剂，表面活性剂有助于脂蛋白中抗原位点的暴露，使之能充分地与特异性抗体起反应，还可减轻血清空白的浊度，这对高 TG 样本的正确测定至关重要。PEG6000 有促进抗原抗体反应的作用，其浓度的选择亦很重要。PEG 在 10 ～ 60g/L 范围内反应性随浓度增高而增高，但＞ 50g/L 时，非特异性反应(某些血清蛋白的沉淀)会加大，一般文献采用 40g/L。

6.临床意义

在 HDL 组成中蛋白质占 50%。蛋白质中，ApoAⅠ占 65%～ 70%，其他脂蛋白中 ApoAⅠ极少。所以，血清 ApoA 可以代表 HDL 水平，并与 HDL-C 呈明显正相关。但 HDL 是一系列颗粒大小与组成不均一的脂蛋白。病理状态下 HDL 脂类与组成往往发生变化。ApoAⅠ的升降不一定与 HDL-C 成比例。同时测定 ApoAⅠ与 HDL-C 对病理生理状态的分析更有帮助。冠心病患者 ApoAⅠ偏低，脑血管病患者 ApoAⅠ也明显低下。家族性高 TG 血症患者 HDL-C 往往偏低，但 ApoAⅠ不一定低，不增加冠心病危险。但家族性混合型高脂血症患者，ApoAⅠ与 HDL-C

都会轻度下降，冠心病危险性高。ApoA Ⅰ缺乏症（如 Tangier 病是罕见的遗传性疾病），家族性低α脂蛋白血症、鱼眼病等血清中，ApoA Ⅰ与 HDL-C 极低。

正常情况下，每一个 LDL，IDL，VLDL 与 Lp(a)颗粒中均含有一分子 ApoB100。因 LDL 颗粒居多，大约有 90%的 ApoB 分布在 LDL 中，故血清 ApoB 主要代表 LDL 水平，它与 LDL-C 成显著正相关，但当高 TG 血症时（VLDL 极高），ApoB 也会相应地增高。在流行病学与临床研究中已确认，高 ApoB 是冠心病的危险因素，但还很少有前瞻性研究表明 ApoB 对冠心病风险的估计价值。多数临床研究指出，ApoB 是各项血脂指标中较好的动脉粥样硬化标志物。在冠心病高 ApoB 血症的药物干预实验中表明，降低 ApoB 可以减少冠心病发病及促进粥样斑块的消退。

（二）免疫透射比浊法测定脂蛋白(a)

1.原　　理

血清 LP(a)与试剂中的特异性抗人 Lp(a)抗体相结合，形成不溶性免疫复合物，使反应液产生浊度，在波长 340nm 测出吸光度，浊度高低反映血清标本中 Lp(a)的含量。

Lp(a)抗原＋抗 Lp(a)抗体→抗原抗体复合物。

2.试　　剂

(1)试剂Ⅰ。10mmol/L 磷酸盐缓冲液。

(2)试剂Ⅱ。抗 Lp(a)单克隆抗体。

3.操　　作

(1)标本收集。标本为 EDTA 抗凝血浆。

(2)标准曲线制备。将标准液用 9g/L 的生理盐水按倍比稀释，作标准曲线。用 9g/L 生理盐水作零点。标准曲线范围为 0 ～ 1 000mg/L。

(3)测定步骤见表 10-18。

表 10-18　免疫透射比浊法测定脂蛋白(a)

加入物(μL)	空白管	标准管或质控管	测定管
试剂Ⅰ	350	350	350
生理盐水	3		
标准液		3	
样本			3
混合，于 37℃5min，在主波长 340nm 和副波长 800nm 下读取各管吸光度（A1340，A1800）			
试剂Ⅱ	100	100	200
混合，于 37℃，在主波长 340nm 和副波长 800nm 下读取各管吸光度（A2340，A2800）			

4.计　　算

以 4P-log/logit 非线性方程拟合标准曲线计算结果。

5.参考范围

正常人 Lp(a)数据呈明显偏态分布。虽然个别人可高达 1 000mg/L 以上。但是有 80%的正常人在 200mg/L 以下。文献中的平均数多在 120 ～ 180mg/L。中位数则在 81 ～ 117mg/L。通常以 300mg/L 为分界，高于此水平者冠心病危险性明显增高。人群中大约有 14%高于此水平。有的文献以 450mg/L 或 480mg/L 为参考值高限。Lp(a)水平的性别与年龄差异不明显。

6.注意事项

(1)在各种生化分析仪上使用时，均应严格按照标本、试剂等参数设置。

(2)操作时避免强光照射。

(3)样品浓度超过检测范围时，请用生理盐水稀释后重测。

(4)干扰物质对方法学的影响因素：胆红素、血红蛋白、乳糜血均对测定值有较大干扰。

7.临床意义

Lp(a)水平主要决定于遗传基因，与饮食、生活习惯、年龄、性别无关。血液中的Lp(a)为动脉硬化形成有关的独立因子。血清中高浓度的Lp(a)是动脉粥样硬化性疾病(心、脑血管病，周围动脉硬化)危险程度的指标，因为它与高血压、吸烟、高VLDL-C(高TC)、低HDL-C等因素无明显相关。但LDL-C较高时，高Lp(a)的危险性就更高。在动脉粥样硬化病变形成中，Lp(a)与ApoB起协同作用。冠状动脉搭桥手术者，高Lp(a)易于引起血管再狭窄。因为ApoA与Plg在结构上有同源性，ApoA可能与Plg竞争细胞表面的PMG受体，或直接抑制Plg(纤维蛋白溶酶原)的激活，从而抑制血凝块(纤维蛋白)的溶解，促进动脉粥样硬化的形成。

(郭萍)

第五节　血清无机离子测定

Section 5

一、血清钾钠测定

1.检验项目名称

血清钾钠测定。

2.采用的方法

离子选择电极法(ISE)。

3.参考区间

健康成年人血清钠：136～145mmol/L。

尿钠排泄量：一般为130～260mmol/24h。

血清钾：3.5～5.5mmol/24L。

尿钾排泄量：一般为25～100mmol/24h。

4.附　　注

(1)电解质的排除效应(electrolyte exclusion effect)是指电解质从总血浆体积的固体所占的部分中排除出来。就是说，主要电解质(Na^+、K^+、Cl^-、HCO_3^-)基本上被禁闭在水相中。血浆中总固体(主要是蛋白质和脂类)的体积大约占7%，而大约93%的血浆体积是水。在做火焰光度法或间接ISE测定之前，要将一定量体积(例如10μL)的总血浆进行稀释，而实际上只有9.3μL血浆水(含有电解质)加到稀释液中。因此，一份血浆若用火焰光度法或间接ISE法测得Na^+浓度是145mmol/L，这属于总血浆体积中的钠离子浓度，而不是血浆水体积中的钠离子浓度。如果该份血浆含93%的水，那么血浆水中钠离子的浓度应是145×(100/93)，即156mmol/L。

在血浆电解质分析中出现的这种负“误差”，科学家许多年前已认识到。当血浆水中电解质的浓度属于生理时，只要默认正常个体的血浆水体积非常稳定，这些误差可忽视。实际上，所有电解质参考区间都是基于这种假设，反映的是总血浆体积中的浓度。确实，在临床化学实验室所测定的各种电解质浓度都是指总血浆体积浓度，而不是指血浆水体积浓度。当存在病理情况时，血浆水体积改变了，例如高脂血症和高蛋白血症，此时的电解质排除作用的影响明显了。在这些病理情况下，样品在分析前进行稀释，用火焰光度计或间接ISE法测定时，电解质测定值出现假性偏低。

直接ISE方法测定的浓度是相对离子活度，不需要稀释样品。正因为样品不需要稀释，离子活度与水相中离子浓度成正比。为了使直接ISE法的测定结果与火焰光度计法和间接ISE方法的测定结果相当，将直接ISE方法的测定结果，乘以0.93(总血浆中血浆水的容积分数)。直接ISE测定结果要比间接法测定结果更具有生理意义。

(2)在ISE分析中所观察到的误差，可分为3类：①由于ISE电极缺乏特异选择性造成的误差，例如，Cl^-电极对其他卤素(halide)离子缺乏特异选择性；②由于多次反复使用，离子电极膜上覆盖上一层蛋膜，造成测定误差；③电极膜或盐桥被竞争性离子或能够与选择性离子起反应的离子所污染。

(3)ISE法优点。①选择性高：钠电极选择比，Na^+：K^+= 300：1。缬氨霉素钾电极选择比，K^+：Na^+= 5 000：1。②标本用量少，直接电位法可以用全血标本。③不需要燃料，安全。④自动化程度高。⑤可与自动生化分析仪组合。

5.临床意义

(1)钠。

血清钠降低：血清钠浓度＜135mmol/L为低钠血症，临床上常见于：①胃肠道失钠：可见于幽门梗阻，呕吐，腹泻，胃肠道、胆道、胰腺手术后造瘘、引流等都可丢失大量消化液而发生缺钠。②尿钠排出增多：见于严重肾盂肾炎、肾小管严重损害、肾上腺皮质功能不全、糖尿病、应用利尿剂治疗等。③皮肤失钠：大量出汗时，如只补充水分而不补充食盐。大面积烧伤和创伤时，体液和钠从创口大量丢失，亦可引起低血钠。④抗利尿激素(ADH)过多：肾病综合征的低蛋白血症、肝硬化腹水、右心衰竭时有效血容量减低等都引起抗利尿激素增多，血钠被稀释。

血清钠增高：血清钠超过145mmol/L为高血钠症，可见于：①肾上腺皮质功能亢进：库欣综合征、原发性醛固酮增多症，由于皮质激素的排钾保钠作用，使肾小管对钠的重吸收增加，出现高血钠。②严重脱水：体内水分丢失比钠丢失多时发生高张性脱水。③中枢性尿崩症时ADH分泌量减少，尿量大增，如供水不足，则血钠增高。

(2)钾。①血清钾增高：可见于肾上腺皮质功能减退症、急性或慢性肾功能衰竭、休克、组织挤压伤、重度溶血、口服或注射含钾溶液过多等。②血清钾降低：常见于严重腹泻、呕吐、肾上腺皮质功能亢进、服用利尿剂、胰岛素的应用、钡盐与棉籽油中毒。家族性周期性麻痹在发作时血清钾下降，可低至2.5mmol/L左右，但在发作间歇期血清钾正常。大剂量注射青霉素钠盐时，肾小管会大量失钾。

二、血浆(清)碳酸氢根及总二氧化碳测定

1.检验项目名称

血浆(清)碳酸氢根测定。

2.采用的方法

酶法。

3.参考区间

成年人HCO_3^-：22～27mmol/L。

建议每个实验室使用自己的仪器及试剂，建立本地区的健康男女参考区间。

4.附　注

(1)在准备试剂和收集标本时，应严格密封，避免CO_2逸散。

(2)严重脂血、溶血和黄疸标本应做标本空白管：血清 0.01mL，加生理盐水 2.0mL。

(3)试剂出现混浊或试剂空白吸光度＜ 1.0 时都不能使用。

(4)只能用肝素抗凝剂。草酸盐、柠檬酸盐和 EDTA 都不宜使用。

(5)内源性丙酮酸和 LDH 的干扰可用草氨酸钠消除。

(6)二氧化碳酶法试剂盒有 2 种：一种在 340nm 波长测定；另一种在 380nm 波长测定。两者的试剂成分相同，但浓度有差别。大多数自动生化分析仪只具有 340nm 波长，这里介绍 340nm 波长测定的试剂浓度，血浆与试剂的比例为 1∶200。340mn 时 NADH 的吸收峰，吸光度较高，灵敏度也较高。380nm 波长处于 NADH 吸光曲线的下降坡，吸光度较低，此时可提高酶反应底物 PEP 和 NADH 的浓度，反应线性范围较宽，血浆与试剂的比例为 1∶100，试剂成本相对较高，但不能用于不具 380nm 波长的自动生化分析仪。

5.临床意义

(1)增高。见于代谢性碱中毒，如幽门梗阻、柯兴综合征和服用碱性药物过多等。呼吸性酸中毒，如呼吸中枢抑制、呼吸肌麻痹、肺气肿、支气管扩张和气胸等。

(2)降低。见于代谢性酸中毒，如严重腹泻、肾功能衰竭、糖尿病和服酸性药物过多等。慢性呼吸性碱中毒时，由于长时间呼吸增速，肺泡中 PCO_2 减低，肾小管代偿性 HCO_3^- 排出增多。

三、血清氯化物测定

1.检验项目名称

血清氯化物测定。

2.采用的方法

离子选择电极法。

3.参考区间

血清（血浆）氯化物：110mmol/L；脑脊液氯化物：120 ～ 132mmol/L；尿液氯化物：170 ～ 250mmol/L。

4.附　注

(1)按照仪器说明书进行操作和保养。

(2)每批测定都应同时插入质控血清，以保证本批的检验质量。

5.临床意义

(1)血清(浆)氯化物增高。临床上高氯血症常见于高钠血症、失水大于失盐、氯化物相对浓度增高、高氯血症代谢酸中毒、过量注射生理盐水等。

(2)血清(浆)氯化物减低。临床上低氯血症较为多见。常见原因有氯化钠的异常丢失或摄入减少，如严重呕吐、腹泻，胃液、胰液或胆汁大量丢失，长期限制氯化钠的摄入，阿狄森病，抗利尿素分泌增多的稀释性低钠、低氯血症。

(3)脑脊液低氯症。脑脊液为细胞外液的一部分，低钠血症均伴有脑脊液低氯症。重症结核性脑膜炎时，氯化物含量显著降低；化脓性脑膜炎时偶见减少；普通型脑脊髓灰白质炎与病毒性脑炎时基本正常。重型中枢系统神经感染时，抗利尿素分泌增多，因水潴留而发生稀释性低钠、低氯血症，脑脊液氯化物亦相应降低。

四、血清总钙测定

1.检验项目名称

血清总钙测定。

2.采用的方法

偶氮砷Ⅲ比色法。

3.参考区间

血清钙浓度：2.2 ～ 2.7mmol/L。

4.附　　注

(1)标本加 0.25mol/L 氢氧化钾溶液后应及时滴定，时间过长会推迟终点出现。

0.05mol/L 枸橼酸钠，1mol/L 盐酸。

按如下步骤操作：①吸去血清 0.2mL，置于离心管中，加入去离子水 0.25mL，0.7mol/L 草酸铵 0.05mL，混匀。②置 56℃水浴中 15min。③2 000r/min 离心 10min。④小心倾去上清液，并将离心管倒立于滤纸上沥干。⑤向离心管中加入 1mol/L 盐酸及 0.05mol/L 枸橼酸钠各 0.lmL，溶解沉淀物。⑥按上述操作方法操作和计算（同时滴定一份标准管）。

5.临床意义

(1)血清钙增高常见于下列疾病：甲状旁腺功能亢进症、维生素 D 过多症、多发性骨髓瘤、结节病引起肠道过量吸收钙而使血钙增高。

(2)血清钙减低可引起神经肌肉应激性增强而使手足抽搐，可见于下列疾患：①甲状旁腺功能减退：甲状腺手术摘除时伤及甲状旁腺而引起机能减退，血清钙可下降到 1.25 ～ 1.50mmol/L，血清磷可增高到 1.62 ～ 2.42mmol/L。假性甲状旁腺机能减退并非缺乏甲状旁腺激素，而是肾脏中缺乏对甲状旁腺起反应的腺苷酸环化酶，故引起血清钙减低。②慢性肾炎尿毒症时，肾小管中维生素 D_3⁻羟化酶不足，活性维生素 D_3 不足，使血清总钙下降，由于血浆白蛋白降低使结合钙减低，但代谢性酸中毒而使离子钙增高，所以不易发生手足搐搦。③佝偻病与软骨病：体内缺乏维生素 D，使钙吸收障碍，血清钙、磷均偏低。④吸收不良性低血钙：在严重乳糜泻时，因为饮食中的钙与不吸收的脂肪酸生成钙皂而排出。⑤大量输入柠檬酸盐抗凝血后，可引起低血钙的手足抽搐。

五、血清离子钙测定

1.检验项目名称

血清离子钙测定。

2.采用的方法

计算法。

3.参考区间

健康成年人血清离子钙浓度 1.10 ～ 1.35mmol/L。

4.临床意义

(1)血清离子钙增高。见于甲状旁腺功能亢进、代谢性酸中毒、肿瘤、维生素 D 过多症。

(2)血清离子钙降低。见于原发性和继发性甲状旁腺功能减退、慢性肾衰、肾移植或进行性血透析患者、维生素 D 缺乏症、呼吸性或代谢性碱中毒、新生儿低钙血症等。

六、血清无机磷测定

1.检验项目名称

血清无机磷测定。

2.采用的方法

紫外分光光度法。

3.参考区间

健康成年人血清无机磷浓度：0.8 ～ 1.5mmol/L。

4.附　　注

(1)在血清管中加入三氯醋酸-硫酸亚铁溶液时速度要慢，使蛋白沉淀物呈细颗粒。如蛋白沉淀呈片状，可将无机磷包裹在其中，使测定结果偏低。

(2)若用本法做尿磷测定时，先用50%(V/V)盐酸将尿液调至pH6.0，然后用蒸馏水做1∶10稀释，其后操作步骤与血清相同。

计算公式如下：

尿无机磷(mmol/dL)＝测定管吸光度/标准管吸光度 × 1.292 × 尿液稀释倍数 × 24h 尿量(L)

5.临床意义

(1)血清无机磷增高。①甲状旁腺功能减退症，由于激素分泌减少，肾小管对磷的重吸收增强使血磷增高。②慢性肾炎晚期磷酸盐排泄障碍而使血磷滞留。③维生素D过多，促使肠道的钙、磷吸收，使血清钙、磷含量增高。④多发性骨髓瘤及骨折愈合期。

(2)血清无机磷减低。①甲状旁腺功能亢进症时，肾小管重吸收磷受抑制，尿磷排泄多，血磷降低。②佝偻病或软骨病伴有继发性甲状旁腺增生，使尿磷排泄增多而血磷降低。③连续静脉注入葡萄糖并同时注入胰岛素和胰腺瘤伴有胰岛素过多症，糖的利用均增加。这两种情况需要大量无机磷酸盐参加磷酸化作用，而使血磷下降。④肾小管变性病变时，肾小管重吸收磷的功能发生障碍，血磷偏低，如范可尼综合征。

七、血清镁测定

1.检验项目名称

血清镁测定。

2.采用的方法

Calmagite 染料比色法。

3.原　　理

血清中镁在碱性条件下与 Calmagite 染料生成紫红色络合物，颜色的深浅与镁的浓度成正比。溶液中的 EGTA 可消除钙的干扰，使用表面活性剂可使蛋白胶体稳定，不必去除血清蛋白质而直接测定镁。

4.参考区间

健康成年人血清镁浓度：0.65 ～ 1.05mmol/L。

5.附　　注

(1)溶血标本对本法测定有明显正干扰；脂血标本用本法测定也有明显的正干扰，标本应去脂处理后，方可用本法进行测定。

(2)pH 偏低，显色反应不够敏感。

(3)本法中应用三乙醇胺可代替氰化钾，起到去除血清中重金属的作用。

(4)Triton X-100 可代替原试剂中 Empigen，不仅能使血清中蛋白胶体稳定，而且可减低空白试管的吸光度。

(5)本法也适用于自动生化分析仪。

6.临床意义

(1)血清镁增高有以下几种疾病：①肾脏疾病，如急性或慢性肾衰竭。②内分泌疾病，如甲状腺功能减退症、甲状旁腺机能减退症、阿狄森病和糖尿病昏迷。③多发性骨髓瘤、严重脱水症等血清镁也增高。

(2)血清镁降低有以下几种疾病：①镁由消化道丢失，如长期禁食、吸收不良或长期丢失胃肠液者，慢性腹泻、吸收不良综合征、长期吸引胃液者等。②镁由尿路丢失，如慢性肾炎多尿期，或长期用利尿药治疗者。③内分泌疾病，如甲状腺功能亢进症、甲状旁腺功能亢进症、糖尿病酸中毒、醛固酮增多症等，以及长期使用皮质激素治疗。

八、血清铁和总铁结合力测定

1.检验项目名称

血清铁和总铁结合力测定。

2.英文缩写

Fe、TIBC。

3.采用的方法

比色法。

4.参考区间

6.6 ～ 28μmol/L。

5.附　　注

(1)所用试剂要求纯度高，含铁量极微。

(2)所用之水必须经过去离子水处理。

(3)所用的玻璃器材必须用 10%(V/V)盐酸浸泡 24h，取出后再用去离子水冲洗后方可应用，并避免与铁器接触，以防止污染。

(4)溶血标本对本测定有影响，因此血清应避免溶血。

6.临床意义

(1)血清铁增高：①红细胞破坏增多时，如溶血性贫血。②红细胞的再生或成熟障碍，如再生障碍性贫血、巨红细胞性贫血。

(2)血清铁降低：常见于缺铁性贫血、慢性长期失血、恶性肿瘤等。

(3)血清总铁结合力增高：见于缺铁性贫血、急性肝炎等。

(4)血清总铁结合力降低：见于肝硬化、肾病、尿毒症和血色素沉着症等。

九、血清铜测定

1.检验项目名称

血清铜测定。

2.采用的方法

比色法。

3.参考区间

11 ～ 25μmol/L。

4.附　注

本法十分灵敏，所有试剂要求高纯度。试验中所用仪器、试管、抽血注射器应避免铜的污染。

5.临床意义

铜是人体必需元素，是一组重要酶的组成部分，包括铜蓝蛋白（亚铁氧化酶）、超氧化物歧化酶、细胞色素氧化酶、赖氨酸氧化酶、多巴胺β-羟化酶以及酪氨酸酶。血浆中的铜以两种形式存在，约 90%是牢固地键合在铜蓝蛋白上，它与血浆中铁与转铁蛋白的结合以及铁的利用有关。10%左右与白蛋白疏松结合，白蛋白可作为血浆铜的载体。

血浆铜增高见于：口服避孕药、雌激素治疗、霍奇金病、白血病及其他许多恶性病变、巨幼红细胞贫血、再生障碍性贫血、色素沉着病、风湿热、重型及轻型地中海贫血、创伤及胶原性疾病。

血清铜降低见于：威尔逊病（肝豆状核变性、Wilson's）、Menkes'或丝卷综合征、烧伤患者、某些缺铁性贫血、蛋白质营养不良以及慢性局部缺血性心脏病等。

十、血清锌的测定

1.检验项目名称

血清锌的测定。

2.采用的方法

吡啶偶氮酚显色法。

3.参考区间

健康成年人血清锌浓度：10 ～ 20μmol/L。

4.附　注

（1）本法所用器皿必须经过 10%（V/V）硝酸浸泡过夜，然后用去离子水冲洗干净后备用。

（2）本法所用之水应为去离子水。

5.临床意义

锌是人体重要的营养元素，是许多金屑酶的辅助因子，90 种以上的金属酶有了锌才能发挥正常的功能，包括红细胞碳酸酐酶、碱性磷酸酶以及与 RNA、DNA 合成有关的多种酶。

血清锌降低见于：酒精中毒性肝硬化、肺癌、心肌梗死、慢性感染、营养不良、恶性贫血、胃肠吸收障碍、妊娠、肾病综合征及部分慢性肾衰竭患者。儿童缺锌可出现嗜睡、生长迟缓、食欲低下、男性性腺发育不全和皮肤改变。

血清锌增高见于：工业污染引起的急性锌中毒。

十一、全血铅测定

1.检验项目名称

全血铅测定。

2.采用的方法

原子吸收分光光度法。

3.参考区间

成人：＜ 0.97μmmol/L（＜ 200μg/L）；儿童：＜ 0.48μmol/L（＜ 100μg/L）。

4.附　　注

（1）本法的最低检测浓度为3μg/L；精密度CV为3.7%～ 5.0%（血铅浓度 109 ～ 800（mg/L，n = 6）；血样加标准液的回收率为 95.1 ～ 103.2%（加标准浓度 10 ～ 40μg/L）；血铅标准样品测定符合率为 99.1%。

（2）在测定过程中，干燥、灰化温度和时间的选择很重要，要防止样品的飞溅。每只石墨管的阻值不同，更换石墨管后需重新做标准曲线。

（3）共存物的干扰及去除，血液中 3 倍于正常值 NaCl、K、Ca、Mg 和 3 倍治疗量的 ED-TA 对测定无影响。用标准加入法分析可以消除基体的干扰。

（4）如血样含铅量超出测定范围，可增加稀释倍数。

5.临床意义

铅是对人体有毒害作用的重金属，广泛存在于人的生活环境和食物链中，铅可以铅烟、铅尘和各种氧化物形式被人体经呼吸道和消化道摄入体内，引起以神经、消化道、造血系统障碍为主的全身性疾病。在同一环境中，婴幼儿由于生理因素决定，其受危害的程度相对大于成人。

铅进入人体后，以各种络合物形式经血液输送至各组织器官，主要储存于软组织和骨骼中。血液中 95%的铅在红细胞中，其浓度与机体铅吸收、排出、分布处于平衡状态。当生活环境不变，铅暴露基本稳定的情况下，血铅不仅反映了近期的铅接触水平，也在一定程度上反映体内的铅负荷和铅的健康危害。研究表明，血铅是当前最可行、最能灵敏反映铅对人体健康危害的指标。

（1）国家标准中对血铅的规定指标。①职业性慢性铅中毒诊断标准 GBZ37-2002。观察对象：血铅≥1.9μmol/L（0.4mg/L 或 400μg/L）。轻度中毒：血铅≥2.9μmol/L（0.6mg/L 或 600μg/L）。文件规定：非职业性慢性铅中毒的诊断和处理亦可参照使用。②职业接触铅及其化合物的生物限值（WS/T112-1999）。生物监测指标：血铅生物限值 2.0μmol/L（400μg/L）。

（2）儿童血铅的相关规定。

《儿童高铅血症和铅中毒分级和处理原则（试行）》中“诊断与分级”规定如下：

儿童高血铅血症和铅中毒要依据儿童静脉血铅水平，为 100 ～ 199μg/L。铅中毒：连续两次静脉血铅水平≥200μg/L，并依据血铅水平分为轻、中、重度铅中毒。

轻度铅中毒：血铅水平为 200 ～ 249μg/L。

中度铅中毒：血铅水平为 250 ～ 449μg/L。

重度铅中毒：血铅水平≥450μg/L。

儿童铅中毒可伴有某些非特异性的临床症状，如腹隐痛、便秘、贫血、多动、易冲动等；血铅≥700μg/L 时，可伴有昏迷、惊厥等铅中毒脑病表现。

（郭萍）

第六节　激素测定

Section 6

一、垂体激素测定

（一）促黄体素（LH）测定

检测项目名称：促黄体素（LH）测定。

英文缩写：LH。

1.采用的方法一：CLIA法（化学发光法）

（1）参考区间。

女性：卵泡期：1～18mIU/mL；排卵期：24～405mIU/mL；黄体期：0.4～20mIU/mL；绝经期：15～62mIU/mL。

男性：成人：2～12mIU/mL。

（2）附注。①测定标本严重溶血影响结果。标本应置－20℃存放，并避免反复冻融。②由于LH呈脉冲式分泌，故血中浓度变化较大，慎将一次测定结果用于临床。③测定结果高于标准曲线时应用“0”标准液稀释重测。同时应注意某些激素、药物、体内一些活性物质对测定结果的影响。

（3）临床意义。LH与FSH的联合测定是判断下丘脑-垂体-性腺轴功能的常规检查方法。有关临床意义参见FSH测定的相关部分。

2.采用的方法二：ECLIA法（电化学发光法）

（1）参考区间。

女性：卵泡期：2.4～12.6mIU/mL；排卵期：14.0～95.6mIU/mL；黄体期：1.0～11.4mIU/mL；绝经期：7.7～58.5mIU/mL。

男性：1.7～8.6mIU/mL。

（2）附注。①溶血、脂血、黄疸标本与类风湿因子不影响结果，但标本应置－20℃存放，并避免反复冻融。待测标本及试剂上机前注意回复至室温，避免过度振摇产生泡沫影响测试。②批号不同的试剂不能混用，每批试剂应分别制作标准曲线。

（3）临床意义。LH与FSH的联合测定是判断下丘脑-垂体-性腺轴功能的常规检查方法。有关临床意义参见FSH测定的相关部分。

（二）卵泡刺激素（FSH）测定

检测项目名称：卵泡刺激素（FSH）测定。

1.采用的方法一：ECLIA法（电化学发光法）

（1）参考区间。

女性：卵泡期：3.5～12.5mIU/mL；排卵期：4.7～21.5mIU/mL；黄体期：1.7～7.7mIU/mL；绝经期：25.8～134.8mIU/mL。

男性：1.5～12.4U/L。

2.采用的方法二：CLIA法

（1）参考区间。

女性：卵泡期：4～13mIU/mL；排卵期：5～22mIU/mL；黄体期：2～13mIU/mL；绝经期：20～138mIU/mL。

男性：1.5～12.4mIU/mL。

（2）附注。①测定标本严重溶血影响结果。标本应置－20℃存放，并避免反复冻融。②由于FSH呈脉冲式分泌，故血中浓度变化较大，慎将一次测定结果用于临床。③测定结果高于标准曲线时应用“0”标准液稀释重测。进行雌激素治疗以及某些化学药物、生物物质会影响FSH的测定；妊娠时血中的高绒毛膜促性腺激素水平也会影响测定的准确。

（3）临床意义。FSH一般与LH联合测定，二者的测定是判断下丘脑-垂体-性腺轴功能的常规检查方法。血清中二者增高的疾病有：垂体促性腺激素细胞腺瘤、卵巢功能早衰、性腺发育不全、细精管发育障碍、真性卵巢发育不全、完全性（真性）性早熟症儿童等。血清中二者降低的疾病一般因下丘脑-垂体病变而引起，包括垂体性闭经、下丘脑性闭经、不完全性（假性）性早熟症儿童(性腺或肾上腺皮质病变所致)等。

通过静脉或肌内注射促黄体素释放激素(LHRH) 50 ～ 100 冲后，观察 LH、FSH 的浓度变化，可以动态地测定垂体分泌 LH 的储备功能。正常人注射后浓度可提高 3 倍以上。反应减弱或无反应的疾病有：垂体病变、未经甲状腺激素治疗的原发性甲状腺功能减退伴继发性闭经等。反应正常或延迟的疾病有下丘脑功能紊乱等。反应增高的疾病有原发性性功能低下及性早熟征等。

月经中期，LH 快速升高刺激排卵，此时快速增加的 LH 峰称为“LH 峰”。绝大多数妇女排卵发生在此后的 14 ～ 28h 后，这段时间妇女最易受孕。因此可通过检测“LH 峰”，明确排卵功能是否正常以提高受孕率。

(三)泌乳素(PRL)测定

1.检测项目名称

泌乳素(PRL)测定。

2.英文缩写

PRL。

3.采用的方法

ECLIA 法(电化学发光法)。

4.参考区间

男性：4.4 ～ 15.2ng/mL；女性：4.79 ～ 23.3ng/mL。

5.附　　注

(1)测定标本严重溶血或脂血应避免使用。标本应置－ 20℃存放，并避免反复冻融。

(2)批号不同的试剂不能混用，每批试剂应分别制作标准曲线。同批试剂如超过定标稳定时间，应重新定标。

6.临床意义

下丘脑病变如颅咽管瘤、异位松果体瘤与转移性肿瘤等使下丘脑泌乳素抑制激素生成下降，会使 PRL 分泌增多。垂体生长激素瘤如库欣综合征、空蝶鞍等使 PRL 释放增多。原发性甲状腺功能减退、肾上腺功能减退等疾病对于下丘脑的反馈作用减弱也使其分泌增加。肝肾疾病使其代谢清除减少也会使血中 PRL 升高。此外药物也对测定结果产生一定影响，如口服避孕药，原发性性功能减退、男性乳房发育等也有 PRL 增高。PRL 增高的女性常伴有闭经泌乳、性功能下降、月经不调等症状。患 PRL 瘤的男性中，91%者性功能低下。

垂体前叶功能减退如席汉综合征垂体嫌色细胞瘤等 PRL 分泌减少，并常伴有其他垂体激素减少。部分药物如溴隐亭、降钙素、左旋多巴等可直接或间接抑制 PRL 的分泌与释放，使血中 PRL 浓度下降。

二、人绒毛膜促性腺激素(HCG)测定

1.检测项目名称

人绒毛膜促性腺激素-β亚单位(β-HCG)测定。

2.英文缩写

HCG。

3.采用的方法

ECLIA 法。

4.参考区间

正常情况下血清β-HCG浓度＜6U/L。

5.附　　注

(1)溶血、脂血、黄疸标本与类风湿因子不影响结果，但标本应置－20℃存放，并避免反复冻融。待测标本及试剂上机前注意回复至室温，避免过度振摇产生泡沫影响测试。

(2)批号不同的试剂不能混用，每批试剂应分别制作标准曲线。标本与质控品禁用叠氮钠防腐。

6.临床意义

HCG在月经延期3d左右即可测出，孕期9～12周血中浓度达高峰，可高达150 000U/L(CLIA法)以上，此后逐渐下降，18周时降至最低水平12 000～28 000U/L(UCLIA法)，直至分娩后4d达正常水平。因此，可用于诊断早孕及宫外孕，进行先兆流产的动态观察及判断预后，还可作为孕期的监护观察指标。此外，也可用于绒癌、恶性葡萄胎等作为辅助诊断及治疗后随访的观察指标。因为血中HCG变化较快，能及时地反映出绒毛的分泌活动。男性非精原细胞的睾丸肿瘤患者血中HCG值也很高。

三、甲状腺激素测定

(一)三碘甲状腺原氨酸(T_3)测定

1.检测项目名称

三碘甲状腺原氨酸(T_3)测定。

2.英文缩写

T_3。

3.采用的方法

ECLIA法。

4.参考区间

1.3～3.1nmol/L。

5.附　　注

(1)溶血、脂血、黄疸标本与类风湿因子不影响结果，但标本应置－20℃存放，并避免反复冻融。待测标本及试剂上机前注意回复至室温，避免过度振摇产生泡沫影响测试。

(2)标本与质控品禁用叠氮钠防腐。

(3)批号不同的试剂不能混用，每批试剂应分别制作标准曲线。

6.临床意义

甲状腺功能亢进，包括弥漫性毒性甲状腺肿、毒性结节性甲状腺肿时，血清中T_3显著升高，且早于T_4；而T_3型甲亢，如功能亢进性甲状腺腺瘤、缺碘所致的地方性甲状腺肿与T_3毒血症等血清中T_3值也较T_4升高明显；亚急性甲状腺炎、使用甲状腺制剂治疗过量、甲状腺结合球蛋白结合力增高症等血清中也明显升高。

轻型甲状腺功能低下时，血清中T_3值下降不如T_4明显；黏液性水肿、呆小症、慢性甲状腺炎、甲状腺结合球蛋白结合力下降、非甲状腺疾病的低T_3综合征等患者血清中T_3值均明显降低。

在妊娠时，血清中T_3值升高；当应用皮质激素、含碘药物等时血清中T_3值下降。

(二)甲状腺素(T_4)测定

1.检测项目名称

甲状腺素(T_4)测定。

2. 英文缩写

T_4。

3. 采用的方法

ECLIA 法。

4. 参考区间

66.0 ～ 181.0nmol/L。

5. 附　　注

(1)溶血、脂血、黄疸标本与类风湿因子不影响结果，但标本应置－20℃存放，并避免反复冻融。待测标本及试剂上机前注意回复至室温，避免过度振摇产生泡沫影响测试。

(2)标本与质控品禁用叠氮钠防腐。

(3)批号不同的试剂不能混用，每批试剂应分别制作标准曲线。

6. 临床意义

甲亢、T_3毒血症、大量服用甲状腺素、慢性甲状腺炎急性恶化期、甲状腺结合球蛋白结合力增高症等患者血清值显著升高。

原发或继发性甲状腺功能减退，如黏液性水肿、呆小症，以及服用甲状腺药物、甲状腺结合球蛋白结合力降低、肾病综合征、重症肝病患者及服用某些药物（如苯妥英钠、柳酸制剂等）时血清中 T_4值显著降低。

（三）游离三碘甲状腺原氨酸(FT_3)测定

1. 检测项目名称

游离三碘甲状腺原氨酸(FT_3)测定。

2. 英文缩写

FT_3。

3. 采用的方法

ECLIA 法。

4. 参考区间

3.1 ～ 6.8pmol/L。

5. 附　　注

(1)溶血、脂血、黄疸标本与类风湿因子不影响结果，但标本应置－20℃存放，并避免反复冻融。待测标本及试剂上机前注意回复至室温，避免过度振摇产生泡沫影响测试。

(2)标本与质控品禁用叠氮钠防腐。

(3)批号不同的试剂不能混用，每批试剂应分别制作标准曲线。

6. 临床意义

甲状腺功能亢进包括甲亢危象时，FT_3明显升高；缺碘亦会引起 FT_3浓度的代偿性升高。此外 T_3甲亢、弥漫性毒性甲状腺肿(Graves病)、初期慢性淋巴细胞性甲状腺炎（桥本甲状腺炎）等 FT_3也明显升高。而甲状腺功能减退、低 T_3综合征、黏液性水肿、晚期桥本甲状腺炎等 FT_3则明显降低。应用糖皮质激素、苯妥英钠、多巴胺等药物治疗时可出现 FT_3降低。

（四）游离甲状腺素(FT_4)测定

1. 检测项目名称

游离甲状腺素(FT_4)测定。

2. 英文缩写

FT_4。

3.采用的方法

ECLIA法。

4.参考区间

12.0 ～ 22.0pmol/L。

5.附　　注

(1)溶血、脂血、黄疸标本与类风湿因子不影响结果，但标本应置－20℃存放，并避免反复冻融。待测标本及试剂上机前注意回复至室温，避免过度振摇产生泡沫影响测试。

(2)标本与质控品禁用叠氮钠防腐。

(3)批号不同的试剂不能混用，每批试剂应分别制作标准曲线。

6.临床意义

甲状腺功能亢进包括甲亢危象、多结节性甲状腺肿、弥漫性毒性甲状腺肿、初期桥本甲状腺炎等，FT_4均有明显升高；部分无痛性甲状腺炎、重症感染发热、重危患者、应用某些药物如肝素、乙胺碘呋酮等，亦会引起FT_4的升高。

甲状腺功能减退、黏液性水肿、晚期桥本甲状腺炎、应用抗甲状腺药物等FT_4的降低较FT_3更为明显；服用糖皮质激素、苯妥英钠以及部分肾病综合征患者，其FT_4亦有下降。

四、性激素测定

(一)睾酮(T)测定

1.检测项目名称

睾酮(T)测定。

2.英文缩写

T。

3.采用的方法

ECLIA法。

4.参考区间

男性：2.8 ～ 8.0ng/mL；女性：0.06 ～ 0.820ng/mL。

5.附　　注

(1)溶血、脂血、黄疸标本与类风湿因子不影响结果，但标本应置－20℃存放，并避免反复冻融。待测标本及试剂上机前注意回复至室温，避免过度振摇产生泡沫影响测试。

(2)标本与质控品禁用叠氮钠防腐。

(3)批号不同的试剂不能混用，每批试剂应分别制作标准曲线。

6.临床意义

病理情况下，T分泌过多见于睾丸良性间质细胞瘤，此外，T可比正常高100倍；先天性肾上腺皮质增生、女性皮质醇增多症、女性男性化肿瘤、女性特发性多毛、多囊卵巢综合征、睾丸女性化综合征、中晚期孕妇等血中T均增加，肥胖者也稍增加。

T分泌不足见于垂体病变时，因促性腺激素减少使间质细胞发育不良所致。手术、感染、病理损伤等因素造成睾丸功能低下，T分泌液减少。此外，男性性功能低下、原发性睾丸发育不全性幼稚、阳痿、甲状腺功能减退、高泌乳素血症、部分男性乳腺发育、肝硬化、慢性肾功能不全等患者血中T均减低。

（二）雌二醇（E_2）测定

1.检测项目名称

雌二醇（E_2）测定。

2.英文缩写

E_2。

3.采用的方法

ECLIA 法。

4.参考区间

女性：卵泡期：12.5 ～ 166pg/mL；排卵期：85.8 ～ 498pg/mL；黄体期：43.8 ～ 211pg/mL；绝经期：< 5.0 ～ 54.7pg/mL。

男性：成人：7.63 ～ 42.6pg/mL。

5.附　注

（1）溶血、脂血、黄疸标本与类风湿因子不影响结果，但标本应置－ 20℃存放，并避免反复冻融。待测标本及试剂上机前注意回复至室温，避免过度振摇产生泡沫影响测试。

（2）标本与质控品禁用叠氮钠防腐。

（3）批号不同的试剂不能混用，每批试剂应分别制作标准曲线。

6.临床意义

血清 E_2 测定是检查丘脑下部-垂体-生殖腺轴功能的指标之一，主要用于青春期前内分泌疾病的鉴别诊断和闭经或月经异常时对卵巢功能的评价，也是男性睾丸或肝脏肿瘤的诊断指标。

肾上腺皮质增生或肿瘤时，血中 E_2 水平异常增高。卵巢肿瘤、原发性或继发性性早熟、无排卵功能性子宫出血、男性女性化、多胎妊娠、肝硬化、系统性红斑狼疮和冠心病等患者血清 E_2 均升高。肥胖男子血中 E_2 水平较高，男性吸烟者血中 E_2 水平也明显高于非吸烟者。

下丘脑病变、垂体前叶功能减退、原发性或继发性卵巢功能不足（如垂体卵巢性不孕或闭经、卵巢囊肿等）、绝经期、皮质醇增多症等患者血中 E_2 水平降低；葡萄胎、无脑儿、妊娠期吸烟妇女等血中 E_2 水平也显著降低；重症妊娠高血压综合征患者血中 E_2 水平往往较低，若血中 E_2 水平特别低，则提示有胎儿宫内死亡的可能。

（三）雌三醇（E_3）测定

1.检测项目名称

雌三醇（E_3）测定。

2.英文缩写

E_3。

3.采用的方法

ECLIA 法。

4.参考区间

3.7 ～ 10.4ng/mL。

5.附　注

（1）待测标本及试剂上机前注意回复至室温。

（2）标本严重溶血影响测定结果。标本应置－ 20℃存放，并避免反复冻融。

（3）批号不同的试剂不能混用，每批试剂应分别制作标准曲线。同批试剂如超过定标稳定时间，应重新定标。

6.临床意义

孕妇产前应连续测定 E_3 以观察胎儿一胎盘功能的动态变化，而不限定于一个数值作为临界线。因胎儿先天性肾上腺发育不全或胎儿畸形（如无脑儿）而影响肾上腺功能者，E_3值仅为正常量的1/10；胎儿宫内生长迟缓或孕妇吸烟过多、营养不良而影响胎儿发育，E_3值下降；胎盘功能不良、死胎、妊娠高血压综合征、糖尿病等患者E_3值也显著下降；高龄妊娠者，若E_3值逐步下降，提示妊娠过期，明显降低则为胎儿窘迫的表现。

（四）孕酮（P）测定

1.检测项目名称

孕酮（P）测定。

2.英文缩写

P。

3.采用的方法

ECLIA法。

4.参考区间

女性：卵泡期：0.2～1.5ng/mL；排卵期：0.8～3.0ng/mL；黄体期：1.7～27.0ng/mL；绝经期：0.1～0.8ng/mL。

男性：成人：0.2～1.4ng/mL。

5.附　　注

（1）溶血、脂血、黄疸标本与类风湿因子不影响结果，但标本应置－20℃存放，并避免反复冻融。待测标本及试剂上机前注意回复至室温，避免过度振摇产生泡沫影响测试。

（2）标本与质控品禁用叠氮钠防腐。

（3）批号不同的试剂不能混用，每批试剂应分别制作标准曲线。

6.临床意义

P增高见于葡萄胎、轻度妊娠高血压综合征、糖尿病孕妇、肾上腺癌、库兴综合征、多发性排卵、多胎妊娠、原发性高血压、先天性17α-羟化酶缺乏症、先天性肾上腺皮质增生、卵巢颗粒层膜细胞瘤、卵巢脂肪样瘤等患者。

排卵障碍、卵巢功能减退症、无排卵性月经、闭经、全垂体功能减退症、Addison病、先兆流产、黄体功能不全、胎儿发育迟缓、死胎、严重的妊娠高血压综合征等患者血中孕酮降低。

五、胰岛素测定

（一）胰岛素（Ins）测定

1.检测项目名称

胰岛素（Ins）测定。

2.英文缩写

Ins。

3.采用的方法

ECLIA法。

4.参考区间

空腹时：2.6～24.9μU/mL。

5.附　　注

（1）溶血、脂血、黄疸标本与类风湿因子不影响结果，但标本应置－20℃存放，并避免反复冻融。待测标本及试剂上机前注意回复至室温，避免过度振摇产生泡沫影响测试。

（2）批号不同的试剂不能混用，每批试剂应分别制作标准曲线。标本与质控品禁用叠氮钠防腐。

(3)由于Ins的分泌有时相效应，因此，对于Ins的测定应分时采样测定激发曲线。

6.临床意义

Ins的增高常见于非胰岛素依赖性糖尿病(2型糖尿病)，此类患者常较肥胖，其早期与中期均有高胰岛素血症；胰岛β细胞瘤、胰岛素自身免疫综合征、脑垂体功能减退症、甲状腺功能减退症、Addison病也有异常增高。此外，怀孕妇女，应激状态下如外伤、电击与烧伤等病人Ins的水平也较高。

Ins的减低常见于胰岛素依赖性糖尿病(1型糖尿病)及晚期非胰岛素依赖性糖尿病(2型糖尿病)患者；胰腺炎、胰腺外伤，β细胞功能遗传性缺陷病的患者及服用噻嗪类药、β受体阻滞剂者常见血Ins的降低。

(二)C肽(C-P)测定

1.检测项目名称

C肽(C-P)测定。

2.英文缩写

C-P。

3.采用的方法

ECLIA法。

4.参考区间

250.0 ～ 600.0pmol/L。

5.附　　注

(1)溶血、脂血、黄疸标本与类风湿因子不影响结果，但标本应置－20℃存放，并避免反复冻融。待测标本及试剂上机前注意回复至室温，避免过度振摇产生泡沫影响测试。

(2)批号不同的试剂不能混用，每批试剂应分别制作标准曲线。标本与质控品禁用叠氮钠防腐。

(3)C-P的分泌有时相效应，因此对于C-P的测定应分时采样测定激发曲线。

6.临床意义

由于C-P的测定不受注射胰岛素的影响，因此，对于胰岛素治疗的患者，C-P的变化更能反映胰岛β细胞的功能，以决定是否需继续治疗。此外，C-P的测定也可用于鉴别低血糖的原因，是因胰岛素瘤的过度分泌或是因为病人自己注射了胰岛素。还可用于判定胰岛素瘤的切除是否完整或是否已经转移，及用于胰岛移植手术后的监测。

六、甲状旁腺素(PTH)测定

1.检测项目名称

甲状旁腺素(PTH)测定。

2.英文缩写

PTH。

3.采用的方法

ECLIA法。

4.参考区间

15 ～ 65pg/mL。

5.附　　注

(1)溶血、脂血、黄疸标本与类风湿因子不影响结果,但标本应置－20℃存放,并避免反复冻融。待测标本及试剂上机前注意回复至室温,避免过度振摇产生泡沫影响测试。

(2)批号不同的试剂不能混用,每批试剂应分别制作标准曲线。标本与质控品禁用叠氮钠防腐。

6.临床意义

PTH的升高常见于原发性甲状旁腺功能亢进和由于肾衰、慢性肾功能不全、维生素缺乏、长期磷酸盐缺乏和低磷血症等引起的继发性甲状旁腺功能亢进。骨质疏松、糖尿病、单纯性甲状腺肿、甲状旁腺癌等也可有PTH的升高。

PTH的降低见于甲状旁腺功能低下、甲状腺功能低下、爆发性流脑、高钙血症及类风湿关节炎患者。

七、皮质醇(F)测定

1.检测项目名称

皮质醇(F)测定。

2.英文缩写

F。

3.采用的方法

ECLIA法。

4.原　　理

待测抗原(F)、钌标记的F竞争性地与生物素化的抗F单克隆抗体结合,待测抗原(F)的量与钌标记的F和生物素化的抗F单克隆抗体所形成的免疫复合物的量成反比。加入链霉亲和素包被的磁性微粒捕获后者,在磁场的作用下,捕获免疫复合物的磁性微粒被吸附至电极上,无关的游离成分被吸弃。电极加压后产生光信号,其强度与待检样中一定范围的F含量成反比。

5.参考区间

上午7至10时:6.2～19.4μg/dL;下午16至20时:2.3～11.9μg/dL。

6.附　　注

(1)溶血、脂血、黄疸标本与类风湿因子不影响结果,但标本应置－20℃存放,并避免反复冻融。待测标本及试剂上机前注意回复至室温,避免过度振摇产生泡沫影响测试。

(2)标本与质控品禁用叠氮钠防腐。

(3)批号不同的试剂不能混用,每批试剂应分别制作标准曲线。

(4)F的测定需注意明显的昼夜节律变化,否则无法进行比较。

7.临床意义

F的升高或节律异常常见于皮质醇增多症、高皮质醇结合球蛋白血症、肾上腺癌、垂体促肾上腺皮质激素腺瘤、异位促肾上腺皮质激素综合征、休克或严重创伤所致的应激反应等。其他如肥胖、肝硬化、妊娠等亦可有血中F水平的升高。

F的降低常见于肾上腺皮质功能减退症、Graves病、家族性皮质醇结合球蛋白缺陷症。服用苯妥英钠、水杨酸钠等可使F的水平降低;严重的肝病、肾病和低蛋白血症也可有F水平的降低。

(郭萍)

参考文献

[1]陈葳.检验科手册[M].北京：科学出版社，2008.

[2]汤汇明，汪曼菲，吴志浩，张婷婷.血清胱抑素C在早期糖尿病肾病患者诊断中的应用[J].国际检验医学杂志，2012(08)：906，909.

[3]于水，伦语，伦立民.血栓与止血检验研究进展[J].国际检验医学杂志，2012(22)：2743-2745.

[4]胡丽华，检验与临床诊断输血分册[M].北京：人民军医出版社，2009.

[5]朱明，徐吟亚.肿瘤标志物联合检测对原发性肝癌诊断价值分析[J].国际检验医学杂志，2012(18)：2274-2275.

[6]赵静峰.血液检验在贫血鉴别诊断中的作用[J].齐齐哈尔医学院学报，2013(11)：1658-1659.

[7]许文荣，王建中.临床血液学检验[M].北京：人民卫生出版社，2011.

[8]游娟，丁世家.电化学发光免疫分析及在临床检验中的应用[J].国际检验医学杂志，2008(08)：727-728，730.

[9]丁振若，等.现代检验医学[M].北京：人民军医出版社，2006.

[10]马作新，廉娜，郑立.3种检测方法在诊断自身免疫性疾病中的价值[J].国际检验医学杂志，2010(06)：540-541，543.

[11]府伟灵，黄君富.临床分子生物学检验[M].北京：高等教育出版社，2012.

[12]丁振若，于文彬，苏明权，郝晓柯.实用检验医学手册[M].北京：人民军医出版社，2008.

[13]舒婷，姚军.核磷酸酶基因与肿瘤发生和发展的研究[J].齐齐哈尔医学院学报，2013(10)：1282-1284.

[14]胡明林.骨髓形态检验在难治性贫血与巨幼细胞性贫血鉴别诊断中的应用[J].国际检验医学杂志，2013(13)：1759-1761.

[15]安艳，赵平.临床检验(第二版)[M].北京：人民卫生出版社，2008.

[16]吕建新，樊绮诗.临床分子生物学检验[M].北京：人民军医出版社，2007.

[17]张淑贞，李雪宏，欧丽丽.尿液有形成分分析仪的红细胞研究参数及其信息对血尿来源诊断的应用[J].检验医学与临床，2012(12)：1417-1419.

[18]胡晓波.临床检验基础[M].北京：高等教育出版社，2012.

[19]闫海润，陈宏娟，金春明，仝连信，黄永存，姜蕾，金大伟，鞠传余.恶性肿瘤血液纤溶酶原激活剂与抑制剂检测的临床价值[J].国际检验医学杂志，2011(07)：770，773.

[20]罗昭逊.临床输血学检验试验指导[M].北京：科学出版社，2012.

[21]黄华.新编实用临床检验指南[M].北京：人民军医出版社，2009.